常见疾病规范化护理

CHANGJIAN JIBING GUIFANHUA HULI

■ 主编 孙 芳 王建平 张德刚 于莲莲
郑彩霞 嵇林琳 黄金玲

黑龙江科学技术出版社
HEILONGJIANG SCIENCE AND TECHNOLOGY PRESS

图书在版编目（CIP）数据

常见疾病规范化护理 / 孙芳等主编. -- 哈尔滨：
黑龙江科学技术出版社，2023.2
ISBN 978-7-5719-1790-6

Ⅰ．①常… Ⅱ．①孙… Ⅲ．①常见病－护理 Ⅳ.
①R47

中国国家版本馆CIP数据核字（2023）第029028号

常见疾病规范化护理

CHANGJIAN JIBING GUIFANHUA HULI

主　　编	孙　芳　王建平　张德刚　于莲莲　郑彩霞　嵇林琳　黄金玲	
责任编辑	陈兆红	
封面设计	宗　宁	
出　　版	黑龙江科学技术出版社	
	地址：哈尔滨市南岗区公安街70-2号　邮编：150007	
	电话：（0451）53642106　传真：（0451）53642143	
	网址：www.lkcbs.cn	
发　　行	全国新华书店	
印　　刷	黑龙江龙江传媒有限责任公司	
开　　本	787 mm×1092 mm　1/16	
印　　张	23.5	
字　　数	592千字	
版　　次	2023年2月第1版	
印　　次	2023年2月第1次印刷	
书　　号	ISBN 978-7-5719-1790-6	
定　　价	238.00元	

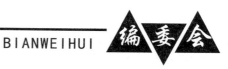

BIANWEIHUI 编委会

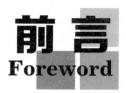

前言
Foreword

　　护理学是以自然科学和社会科学理论为基础的,研究护理理论、知识、技能及其发展规律的综合性应用科学。护理学的任务是促进健康,预防疾病,恢复健康,减轻痛苦。现代社会中护理学作为医学的重要组成部分,其角色和地位更是举足轻重。

　　在现代化医学建设与发展进程中,医学模式、社会模式的不断转变和医学科学技术的飞速发展,带动了护理理念、护理技术的变革,层出不穷的新理论、新技术和新方法在临床实践中被广泛应用,再加上日益多元化的医疗服务需求,都对临床护理人员的工作提出了更高的要求。为进一步规范护理行为,提高专科护理质量和操作水平,指导临床护理人员运用专业技术知识,切实对患者实施优质护理,我们特组织了一批长期在临床一线工作的护理专家,在参考大量文献资料的基础上编写了本书。

　　本书首先简单介绍了临床护理人员必备的基础护理技术,如给药技术、排痰技术、导尿技术等;然后将重点放在临床常见疾病上,不仅讲解了疾病的护理要点,还添加了对疾病的病因病机、诊断和治疗等的概述,旨在使护理人员全面、系统地了解疾病的相关知识,以便更好地为患者服务。本书兼顾科学性、指导性和实用性,内容全面,贴合临床实际,对规范临床护理工作、指导护理教学活动有一定的积极作用,适合广大临床护理人员和医学院校护理专业学生阅读使用。

　　由于现代护理学发展迅速,且本书由多人执笔,加之时间仓促、篇幅有限,若存在疏漏之处,敬请广大读者批评指正。

《常见疾病规范化护理》编委会

2022 年 8 月

目 录
Contents

第一章 基础护理技术

第一节 给药技术

一、口服给药

(一)目的

药物经胃肠黏膜吸收而产生疗效,以减轻症状,治疗疾病,维持正常生理功能,协助诊断,预防疾病。

(二)操作前准备

1.告知患者

服药目的、方法、注意事项、配合方法。

2.评估患者

(1)病情、意识状态、自理能力、心理状况、吞咽能力、合作程度。

(2)用药史、过敏史、不良反应史。

(3)口腔黏膜及食管情况。

3.操作护士

着装整洁、修剪指甲、洗手、戴口罩。

4.物品准备

发药车、服药单、口服药、水壶(备温开水);必要时备量杯、滴管、研钵。

5.环境

整洁、安静。

(三)操作过程

(1)携物至患者床旁,核对腕带及床头卡。

(2)查对药物(核对无误后发药)。

(3)协助患者服药到口。

(4)对老、弱、小儿及危重患者应协助喂药,必要时将药研碎后服入。

(5)患者不在病房或者因故暂不能服药者,暂不发药,做好交班。

(6)发药后再次核对。

（7）患者如有疑问,应重新核对,确认无误后给予解释再给患者服用。

（8）整理用物。

（9）洗手、签字、确认医嘱。

（四）注意事项

（1）严格执行查对制度。

（2）遵医嘱及药品使用说明书服药。

（3）掌握患者所服药物的作用、不良反应及某些服用的特殊要求。如对服用强心苷类药物的患者,服药前应先测脉搏、心率,注意其节律变化,如心率低于 60 次/分,不可以服用。对服用铁剂的患者,指导其用吸管;止咳糖浆类药用后不宜立即饮水,磺胺类药服后宜多饮水等。

（4）观察服药后不良反应。

（5）患者因故暂时不能服药时,做好交班。

（五）评价标准

（1）患者能够知晓护士告知的事项,对服务满意。

（2）遵循查对制度,符合标准预防、安全给药原则。

（3）操作过程规范、准确。

二、皮内注射

（一）目的

用于药物的皮肤过敏试验、预防接种及局部麻醉的前驱步骤。

（二）操作前准备

1.告知患者

操作目的、方法、注意事项、配合方法。

2.评估患者

（1）病情、意识状态、心理反应、自理能力、合作程度、进食情况。

（2）患者药物过敏史、用药史、不良反应史。

（3）注射部位的皮肤状况。

3.操作护士

着装整洁、修剪指甲、洗手、戴口罩。

4.物品准备

医嘱单、注射卡、药液、静脉滴注包、注射器、穿刺盘、75％乙醇或生理盐水、快速手消毒剂、急救药品。

5.评估、查对

评估用物,查对用药。

6.核对

双人核对,治疗室抽吸药液。

7.环境

整洁、安静。

（三）操作过程

（1）携用物至患者床旁,核对腕带及床头卡。

(2)协助患者取适当体位,暴露注射部位。

(3)消毒皮肤。

(4)绷紧皮肤,注射器针头斜面向上与皮肤呈5°刺入皮内,注入0.1 mL药液,使局部呈半球状皮丘,皮肤变白并显露毛孔。

(5)迅速拔出针头(20分钟后,由2名护士观察结果)。

(6)整理床单位,协助患者取舒适、安全卧位。

(7)整理用物,按医疗垃圾分类处理用物。

(8)洗手、记录、医嘱确认。

(四)注意事项

(1)皮试前必须询问过敏史,有过敏史者不可做试验。

(2)消毒皮肤时,避免反复用力涂擦局部皮肤,忌用含碘消毒剂。

(3)正确判断试验结果。对皮试结果阳性者,应在病历、床头或腕带、门诊病历醒目标记,并将结果告知医师、患者及家属。

(4)特殊药物的过敏试验,按要求观察结果。

(5)备好相应抢救药物与设备,及时处理变态反应。

(五)评价标准

(1)患者知晓护士告知的事项,了解操作目的,对服务满意。

(2)操作规范、准确。

(3)遵循查对制度,符合无菌技术、标准预防、安全给药原则。

(4)密切观察病情,及时处理各种变态反应。

三、皮下注射

(一)目的

需要迅速达到药效和不能或不宜经口服给药时采用;预防接种;局部给药等。

(二)操作前准备

(1)告知患者:操作目的、方法、注意事项、配合方法。

(2)评估患者:①病情、年龄、意识状态、合作程度、心理反应。②注射部位皮肤及皮下组织状况。③用药史及药物过敏史。

(3)操作护士:着装整洁、修剪指甲、洗手、戴口罩。

(4)物品准备:医嘱执行单、治疗卡、静脉滴注包、注射器、药液、治疗车、穿刺盘、快速手消毒剂、利器盒、消毒桶、污物桶。

(5)评估用物,查对用药。

(6)双人核对,治疗室抽吸药液。

(7)环境:整洁、安静。

(三)操作步骤

(1)双人核对,在治疗室抽吸药液。

(2)携用物至患者床旁,核对腕带及床头卡。

(3)协助患者取适宜体位。

(4)正确选择注射部位,常规消毒。

(5)再次核对。

(6)排气,绷紧皮肤,进针,抽吸无回血方可推药。

(7)注射完毕,快速拔针,轻压进针处片刻。

(8)再次核对。

(9)整理用物及床单位,按医疗垃圾分类处理用物。

(10)擦拭治疗车。

(11)洗手、记录、确认医嘱。

(四)注意事项

(1)遵医嘱及药品说明书使用药品。

(2)注射时绷紧皮肤,固定针栓,过瘦者可捏起注射皮肤,减小注射角度。

(3)针头刺入角度不宜超过 45°,以免刺入肌层。

(4)观察注射后不良反应。

(5)需长期注射者,有计划地更换注射部位。

(五)评价标准

(1)患者和家属知晓护士告知的事项,对服务满意。

(2)遵循无菌操作原则和消毒制度。

(3)护士操作过程规范、准确。

四、肌内注射

(一)目的

不宜采用口服或静脉的药物,且要求比皮下注射更迅速发生疗效时使用。用于注射刺激性较强或药量较大的药物。

(二)操作前准备

(1)告知患者和家属:操作目的、方法、注意事项、配合方法。

(2)评估患者:①病情、意识状态、自理能力、心理状况、合作程度。②过敏史、用药史。③注射部位的皮肤状况和肌肉组织状况。

(3)操作护士:着装整洁、修剪指甲、洗手、戴口罩。

(4)物品准备:医嘱执行单、注射卡、药液、静脉滴注包、注射器、治疗车、穿刺盘、快速手消毒剂、利器盒、污物桶、消毒桶。集体注射时另备大方盘、治疗巾。

(5)评估用物,查对用药。

(6)双人核对,治疗室抽吸药液。

(7)环境:安静、整洁。

(三)操作过程

(1)携用物至患者床旁,核对腕带及床头卡。

(2)协助患者摆好体位。

(3)暴露注射部位,注意保护患者隐私。

(4)消毒皮肤。

(5)排尽注射器内空气。

(6)一手绷紧皮肤,一手持注射器快速垂直进针。

(7)固定针头,抽动活塞无回血后,缓慢注入药液。

(8)快速拔针,轻压进针处片刻。

(9)整理床单位,观察并询问用药后的反应。

(10)协助患者取舒适、安全卧位。

(11)整理用物,按医疗垃圾分类处理用物。

(12)洗手、记录、确认医嘱。

(四)注意事项

(1)遵医嘱及药品说明书使用药品,需要两种以上药液同时注射时,注意配伍禁忌。

(2)观察注射后疗效和不良反应。

(3)切勿将针头全部刺入,以防针梗从根部折断。

(4)2岁以下婴幼儿不宜选用臀大肌内注射射,最好选择臀中肌和臀小肌内注射射。

(5)出现局部硬结,可采用热敷、理疗等方法。

(6)长期注射者,有计划地更换注射部位,并选择细长针头。

(7)注射时做到"两快一慢"(进针、拔针快,推药慢)。

(8)同时注射多种药液时,应先注射刺激性较弱的药液,后注射刺激性较强的药液。

(五)评价标准

(1)患者和家属能够知晓护士告知的事项,对服务满意。

(2)护士操作过程规范、准确。

(3)遵循查对制度,符合无菌技术、标准预防、安全给药原则。

(4)注意观察患者用药后情况及不适症状。

五、静脉注射

(一)目的

(1)注入药物,用于药物不宜口服、皮下、肌内注射,或需迅速发挥药效时。

(2)注入药物进行某些诊断性检查。

(3)静脉营养治疗。

(二)操作前准备

(1)告知患者:操作目的、方法、注意事项、配合方法。

(2)评估患者:①病情、意识状态、心理状况、自理能力、合作程度。②药物过敏史、用药史。③穿刺部位皮肤及血管情况。

(3)操作护士:着装整洁、修剪指甲、洗手、戴口罩。

(4)物品准备:治疗单、输液卡及输液签字单、药液、静脉滴注包、注射器(必要时备头皮针)、治疗车、穿刺盘、快速手消毒剂、手表、消毒桶、污物桶、利器盒。

(5)评估用物,查对用药。

(6)双人核对,治疗室抽吸药液。

(7)环境:整洁、安静。

(三)操作过程

(1)携用物至患者床旁,核对腕带及床头卡。

(2)协助患者取舒适卧位。

(3)选择血管,系止血带,嘱患者握拳。

(4)消毒皮肤,待干。

(5)核对,注射器排气。

(6)绷紧皮肤,穿刺。

(7)见回血后松止血带、松拳、缓慢推注药液、观察反应。

(8)固定。

(9)缓慢推注药液。

(10)拔针、按压,再次核对。

(11)整理床单位,协助患者取舒适卧位。

(12)观察患者穿刺部位情况及用药后反应,询问患者感受。

(13)整理用物,按医疗垃圾分类处理用物。

(14)擦拭治疗车。

(15)洗手、记录、确认医嘱。

(四)注意事项

(1)选择粗直、弹性好、易于固定的静脉,避开关节、瘢痕和静脉瓣。

(2)推注刺激性药物时,须先用生理盐水引导穿刺。

(3)注射过程中,间断回抽血液,确保药液安全注入血管内。

(4)根据患者年龄、病情及药物性质以适当速度注入药物,推药过程中要观察患者反应。

(5)凝血功能不良者应延长按压时间。

(五)评价标准

(1)患者能够知晓护士告知的事项,对服务满意。

(2)遵循查对制度,符合无菌技术、标准预防。

(3)操作过程规范、安全,动作娴熟。

六、密闭式静脉输液

(一)目的

(1)纠正水和电解质失调,维持酸碱平衡。

(2)补充营养,维持热量。输入药物,达到治疗疾病的目的。

(3)补充血容量,维持血压。

(4)输入脱水剂,提高血浆渗透压,以达到减轻脑水肿,降低颅内压。

(5)改善中枢神经系统功能的作用。

(二)操作前准备

(1)告知患者:操作目的、方法、注意事项、配合方法。

(2)评估患者:①病情、意识状态、心理状况、自理能力、合作程度。②药物过敏史、用药史。③穿刺部位皮肤及血管情况。

(3)操作护士:着装整洁、修剪指甲、洗手、戴口罩。

(4)物品准备:治疗单、输液卡及输液签字单、药液、静脉滴注包、一次性输液器、注射器、治疗车、穿刺盘、快速手消毒剂、手表、消毒桶、污物桶、利器盒。

(5)评估用物,查对用药。

（6）双人核对，治疗室配制药液。

（7）环境：安静、整洁。

（三）操作过程

（1）携用物至患者床旁，核对腕带及床头卡。

（2）协助患者取舒适卧位。

（3）选择血管，系止血带，嘱患者握拳。

（4）消毒皮肤，待干。

（5）核对，输液管排气。

（6）绷紧皮肤，穿刺。

（7）见回血后松止血带、松拳、打开调节器。

（8）固定。

（9）调节滴速（一般成人 40～60 滴/分，儿童 20～40 滴/分）。

（10）再次核对。

（11）整理床单位，协助患者取舒适卧位。

（12）观察患者穿刺部位情况，询问患者感受。

（13）整理用物，按医疗垃圾分类处理用物。

（14）擦拭治疗车。

（15）洗手、记录、确认医嘱。

（四）注意事项

（1）严格执行无菌操作及查对制度。

（2）对长期输液的患者，应当注意合理使用静脉。

（3）选择粗直、弹性好、易于固定的静脉，避开关节、瘢痕和静脉瓣，下肢静脉不应作为成年人穿刺血管的常规部位。

（4）在满足治疗前提下选用最小型号、最短的留置针或钢针。

（5）输注两种以上药液时，注意药物间的配伍禁忌。

（6）输入强刺激性特殊药物，应确定针头已刺入静脉内时再加药。

（7）不应在输液侧肢体上端使用血压袖带和止血带。

（8）定期换药，如果患者出汗多，或局部有出血或渗血，可选用纱布敷料。

（9）敷料、无针接头或肝素帽的更换及固定均应以不影响观察为基础。

（10）发生留置针相关并发症，应拔管重新穿刺，留置针保留时间根据产品使用说明书而定。

（11）连续输液者 24 小时要更换输液器。

（五）评价标准

（1）患者能够知晓护士告知的事项，对服务满意。

（2）护士操作过程规范、准确。

（3）遵循查对制度，符合无菌技术、标准预防。

七、经外周静脉置入中心静脉导管术

（一）目的

建立长期静脉通路，配合治疗、抢救。减少重复穿刺、减少药物对外周静脉的刺激。

（二）操作前准备

1.告知患者和家属

操作目的、方法、注意事项、配合方法;签署知情同意书。

2.评估患者

（1）病情、年龄、意识状态、治疗需求、承受能力、肢体功能状况、心理反应及合作程度。

（2）穿刺部位皮肤和血管条件。是否需要借助影像技术帮助辨认和选择血管。

（3）穿刺侧肢体功能状况。

（4）过敏史、用药史、凝血功能及是否安装起搏器。

3.操作护士

着装整洁、修剪指甲、洗手、戴口罩。

4.物品准备

医嘱单、经外周静脉置入中心静脉导管（PICC）穿刺包、PICC 导管 1 根、局麻药、肝素盐水（50～100 U/mL）、注射器、输液接头 1 个、10 cm×12 cm 透明敷料 1 贴、无菌无粉手套 2 副、无菌手术衣、治疗车、止血带、弹力绷带、纸尺、乙醇、葡萄糖酸氯己定、快速手消毒剂、一次性多用巾、污物桶、消毒桶、利器盒等。

5.环境

安静、整洁。

（三）操作过程

（1）确认已签知情同意书,携用物至患者床旁,核对腕带及床头卡。

（2）协助患者取舒适安全卧位。

（3）选择血管,充分暴露穿刺部位,手臂外展与躯干呈90°。

（4）测量预置导管长度及术侧上臂臂围。

（5）打开 PICC 穿刺包,戴无菌手套。

（6）将一次性多用巾垫在患者术侧手臂下,助手将止血带放好。

（7）消毒穿刺部位,消毒范围以穿刺点为中心直径 20 cm,两侧至臂缘;先用乙醇清洁脱脂,待干后,再用葡萄糖酸氯己定消毒皮肤 3 遍。

（8）穿无菌衣,更换无菌无粉手套,铺孔巾及治疗巾。

（9）置管前检查导管的完整性,导管及连接管内注入生理盐水,并用生理盐水湿润导管。

（10）扎止血带（操作助手于患者术侧上臂扎止血带）,嘱患者握拳。

（11）绷紧皮肤,以 15°～30°实施穿刺。见到回血后降低穿刺角度,再进针 0.5 cm,使套管尖端进入静脉。固定钢针,将导入鞘送入静脉。

（12）助手协助松开止血带,嘱患者松拳。撤出穿刺针芯。

（13）再送入导管,到相当深度后退出导入鞘。

（14）固定导管,撤出导丝,抽取回血再次确认穿刺成功,然后用 10 mL 生理盐水脉冲式冲管、封管,导管末端连接输液接头。

（15）将体外导管放置呈 S 状或 L 形弯曲,用免缝胶带及透明敷料固定。弹力绷带包扎穿刺处 4 小时后撤出。

（16）透明敷料上注明导管的种类、规格、置管深度,日期和时间,操作者姓名。

（17）整理床单位,协助患者取舒适卧位。

（18）整理用物，按医疗垃圾分类处理用物。

（19）脱无菌衣。

（20）擦拭治疗车。

（21）洗手、记录、确认医嘱。

（22）X线拍片确定导管尖端位置，做好记录。

（四）注意事项

（1）护士需要取得 PICC 操作的资质后，方可进行独立穿刺。

（2）置管部位皮肤有感染或损伤、有放疗史、血栓形成史、外伤史、血管外科手术史或接受乳腺癌根治术和腋下淋巴结清扫术后者，禁止在此置管。

（3）穿刺首选贵要静脉，次选肘正中静脉，最后选头静脉。肘部静脉穿刺条件差者可采用B超引导下 PICC 术。

（4）新生儿置管后体外导管固定牢固，必要时给予穿刺侧上肢适当约束。

（5）禁止使用＜10 mL 注射器给药及冲、封管，使用脉冲式方法冲管。

（6）输入化疗药物、氨基酸、脂肪乳等高渗和强刺激性药物或输血前后，应及时冲管。

（7）常规 PICC 导管不能用于高压注射泵推注造影剂。

（8）PICC 后 24 小时内更换敷料，并根据使用敷料种类及贴膜使用情况决定更换频次；渗血、出汗等导致的敷料潮湿、卷曲、松脱或破损时立即更换。

（9）新生儿选用 1.9Fr PICC 导管，禁止在 PICC 导管处抽血、输血及血制品，严禁使用 10 mL 以下注射器封管、给药。

（10）禁止将导管体外部分人为移入体内。

（11）患者置入 PICC 导管侧手臂不能提重物、不做引体向上、托举哑铃等持重锻炼，并需避免游泳等会浸泡到无菌区的活动。

（12）治疗间歇期每 7 天对 PICC 导管进行冲洗，更换贴膜、肝素帽等。

（五）评价标准

（1）患者和家属能够知晓护士告知的事项，对服务满意。

（2）遵循查对制度，符合无菌技术、标准预防、安全静脉输液的原则。

（3）操作过程规范，动作娴熟。

八、密闭式静脉输血

（一）目的

补充血容量，维持胶体渗透压，保持有效循环血量，提升血压。增加血红蛋白，纠正贫血，以促进携氧功能。补充抗体，增加机体抵抗力。纠正低蛋白血症，改善营养。输入新鲜血，补充凝血因子，有助于止血。按需输入不同成分的血液制品。

（二）操作前准备

1.告知患者和家属

操作目的、方法、注意事项、配合方法，并签署输血知情同意书。

2.评估患者

（1）病情、意识状态、合作程度、心理状态。

（2）血型，交叉配血结果、输血种类及输血量。

(3)有无输血史及不良反应。

(4)穿刺部位皮肤、血管情况。

3.操作护士

着装整洁、修剪指甲、洗手、戴口罩。

4.物品准备

医嘱执行单、血液配型单、抗过敏药、输血器、注射器、生理盐水100 mL、治疗车、穿刺盘、快速手消毒剂、利器盒、消毒桶、污物桶。

5.双人核对

医嘱执行单、血型报告单、输血记录单、血袋血型、采血日期、条码编号、血液质量。

6.环境

整洁、安静。

(三)操作步骤

(1)携用物至患者床旁,核对腕带、床头卡及血型。

(2)协助患者取舒适、安全卧位。

(3)选择正确的穿刺部位,按照静脉输液法开放静脉通路,输注少量生理盐水。

(4)两人再次核对输血信息,确实无误方可实施输血,遵医嘱给予抗过敏药物。

(5)轻摇血液使其均匀,静脉输入。

(6)调节输血速度,15～20滴/分,缓慢滴入10分钟后,患者无反应,再根据病情调节输注速度,一般成人40～60滴/分。

(7)再次核对。

(8)输血完毕,再次输注少量生理盐水,使管路中的血液全部输注体内。

(9)如不需要继续治疗,拔针,局部按压。

(10)整理用物及床单位,按医疗垃圾分类处理用物。

(11)擦拭治疗车。

(12)洗手、记录、确认医嘱。

(四)注意事项

(1)血制品不得加热,禁止随意加入其他药物,不得自行贮存,应尽快应用。

(2)输注开始后的15分钟及输血过程应定期对患者进行监测。

(3)1个单位的全血或成分血应在4小时内输完。

(4)全血、成分血和其他血液制品应从血库取出后30分钟内输注。

(5)连续输入不同供血者血液制品时,中间输入生理盐水。

(6)出现输血反应应立即减慢或停止输血,更换输液器,用生理盐水维持静脉通畅,通知医师,做好抢救准备,保留余血,并记录。

(7)空血袋低温保存24小时,之后按医疗废物处理。

(8)输血前应测量体温,体温38 ℃应报告医师。

(五)评价标准

(1)患者和家属能够知晓护士告知的事项,对服务满意。

(2)遵循输血规范,符合消毒隔离、无菌操作原则。

(3)护士操作过程规范、准确。

九、雾化吸入

(一)目的

为患者提供剂量准确、安全、雾量适宜的雾化吸入,促进痰液有效排出。

(二)操作前准备

(1)告知患者和家属:操作目的、方法、注意事项、配合方法。

(2)评估患者:①病情、意识状态、心理反应、自理能力、合作程度。②咳痰能力及痰液黏稠度。③呼吸道、面部及口腔情况。④用药史及药物过敏史。

(3)操作护士:着装整洁、修剪指甲、洗手、戴口罩。

(4)物品准备:治疗车、一次性雾化器(或超声雾化器、空气压缩机)、雾化药液、注射器、氧气装置、快速手消毒剂、消毒桶、污物桶。

(5)评估用物,查对用药。

(6)环境:安静、整洁。

(三)操作过程

(1)携用物至患者床旁,核对腕带及床头卡。

(2)协助患者取舒适体位。

(3)正确安装流量表及一次性雾化器。

(4)注入雾化药液。

(5)调节雾量的大小(一般氧流量每分钟6~8 L)。

(6)戴上面罩或口含嘴,指导患者吸入。

(7)雾化完毕后(一般时间15~20分钟)取下面罩,关闭氧气装置。

(8)协助患者清洁面部,指导或协助患者排痰。

(9)整理床单位,协助患者取舒适、安全卧位。

(10)整理用物,按医疗垃圾分类处理用物。

(11)擦拭治疗车。

(12)洗手、记录、确认医嘱。

(四)注意事项

(1)出现不良反应如呼吸困难、发绀等,应暂停雾化吸入,给予氧气吸入,并及时通知医师。

(2)使用激素类药物雾化后及时清洁口腔及面部。

(3)更换药液前要清洗雾化罐,以免药液混淆。

(五)评价标准

(1)患者和家属能够知晓护士告知的事项,对服务满意。

(2)护士操作过程规范、准确、安全。

(3)遵循查对制度,符合标准预防、安全给药的原则。

(4)注意观察患者病情变化及雾化效果。

十、喷雾给药

(一)目的

使药物直达咽喉部及鼻腔黏膜吸收而产生疗效,用于治疗局部疾病;内镜检查前进行表面麻醉。

(二)操作前准备

1.告知患者

喷药目的、方法、注意事项、配合方法。

2.评估患者

(1)病情、意识状态、自理能力、心理状况、吞咽能力、合作程度。

(2)用药史、过敏史、不良反应史。

(3)鼻腔黏膜各鼻道及咽喉部情况。

3.操作护士

着装整洁、洗手、戴口罩。

4.物品准备

备喷雾器、鼻镜、所用药液、压舌板、一次性手套。

5.环境

整洁、安静、光线适宜。

(三)操作过程

(1)核对患者腕带、药物。

(2)协助患者取舒适恰当的体位。

(3)鼻腔给药:①清理鼻腔,左手持鼻镜撑开一侧鼻腔使鼻道充分暴露,每侧鼻孔喷1~2下。②喷药后注意观察患者的反应,做内镜检查时应反复喷2~3次。

(4)咽喉部给药:①左手持压舌板压住患者舌根处,指导患者说"依",每次喷2下。②喷药后注意观察患者的反应,做内镜检查时应反复喷2~3次。

(5)整理用物,按医疗垃圾分类处理用物;喷头浸泡消毒。

(6)协助患者取舒适卧位。

(7)洗手,记录,确认医嘱。

(四)注意事项

(1)严格执行查对制度。

(2)遵医嘱及药品使用说明书用药。

(3)喷药后可能有少许药物流入口腔,嘱患者吐出即可。

(4)咽喉部给药后嘱患者1~2小时内禁食水,避免呛咳。

(5)观察喷药后不良反应。

(五)评价标准

(1)患者能够知晓护士告知的事项,对服务满意。

(2)遵循查对制度,符合标准预防、安全给药原则。

(3)操作过程规范、准确。

十一、直肠给药

(一)目的

直肠插入甘油栓,软化粪便,以利排出。栓剂中有效成分被直肠黏膜吸收,而达到全身治疗作用,如解热镇痛栓剂。

(二)操作前准备

1.告知患者

操作目的、方法、注意事项、配合方法。

2.评估患者

(1)病情、意识状态、自理能力、合作程度。

(2)肛周情况。

3.操作护士

着装整洁、仪表端庄、洗手、戴口罩。

4.物品准备

直肠栓剂、手套或指套、卫生纸。

5.环境

温度适宜、光线充足、私密。

(三)操作过程

(1)携用物至患者床旁,核对腕带及床头卡。

(2)协助患者取左侧卧位,膝部弯曲,暴露肛门。

(3)戴上指套或手套,嘱患者放松,深呼吸,将栓剂沿直肠壁朝脐部方向送入 6～7 cm。

(4)观察用药后反应。

(5)整理床单位,协助患者取舒适卧位。嘱患者用药后至少平卧15分钟。

(6)整理用物,按医疗垃圾分类处理用物。

(7)洗手、记录、医嘱确认。

(四)注意事项

(1)直肠活动性出血或腹泻患者不宜直肠给药。

(2)确保药物放置在肛门括约肌以上。

(3)自行使用栓剂的患者,护士应给予指导。

(4)婴幼儿直肠给药,可轻抬臀部 5～10 分钟。

(五)评价标准

(1)患者能够知晓护士告知的事项,对服务满意。

(2)操作过程规范、安全,动作娴熟。

十二、阴道给药

(一)目的

治疗阴道炎、宫颈炎及手术后阴道残端的炎症。

(二)操作前准备

1.告知患者

用药目的、方法、注意事项、配合方法。

2.评估患者

阴道及宫颈上药的认知水平、自理能力、合作程度、婚姻情况、心理反应。

3.操作护士

着装整洁、仪表端庄、洗手、戴口罩。

4.物品准备

治疗车、阴道灌洗用物、无菌卵圆钳、消毒长棉签、带线大棉球、一次性多用巾等,遵医嘱准备治疗用药。

5.环境

温度适宜、光线充足、私密。

（三）操作步骤

（1）核对患者腕带,协助其在妇科检查床上。

（2）协助患者取膀胱截石位。

（3）铺一次性多用巾,常规阴道灌洗。

（4）窥阴器暴露宫颈,拭去宫颈黏液或炎性分泌物。

（5）上药:根据药物的不同剂型,分别采用下述方法。①涂擦法:长棉签蘸取药液,均匀涂布于子宫颈或阴道病变处。②喷撒法:药粉可用喷粉器喷撒;或撒于带线大棉球,暴露宫颈后将棉球塞于子宫颈部,退出窥阴器,线尾留在阴道口外,12～24 小时后取出。③纳入法:戴无菌手套,将栓剂、片剂、丸剂等直接放入后穹隆或紧贴宫颈;窥阴器暴露宫颈后,用长镊子或卵圆钳夹药物后放入;或用带线大棉球将药物顶于子宫颈部,线尾留在阴道口外,12～24 小时后取出。

（6）撤去一次性多用巾,协助患者穿好裤子,整理检查床。

（7）整理用物,按医疗垃圾分类处理用物。

（8）洗手、记录、确认医嘱。

（四）注意事项

（1）如为腐蚀性药物,应注意保护正常组织。

（2）棉球尾线露于外阴的长度不超过 2 cm,防止患者误将棉球牵出。

（3）阴道上药后,嘱患者平卧位,减少下地活动。

（五）评价标准

（1）患者能够知晓护士告知的事项,对服务满意。

（2）操作过程规范、安全,动作娴熟。

（孙　芳）

第二节　排　痰　技　术

一、有效排痰法

（一）目的

对不能有效咳痰的患者进行叩背,协助排出肺部分泌物,保持呼吸道通畅。

（二）操作前准备

1.告知患者

操作目的、方法、注意事项、配合方法。

14

2.评估患者

(1)病情、意识状态、咳痰能力、影响咳痰的因素、合作能力。

(2)痰液的颜色、性质、量、气味。

(3)肺部呼吸音情况。

3.操作护士

着装整洁、修剪指甲、洗手、戴口罩。

4.物品准备

听诊器、隔离衣、快速手消毒剂,必要时备雾化面罩、雾化液。

5.环境

整洁、安静。

(三)操作步骤

(1)穿隔离衣,核对腕带及床头卡。

(2)协助患者取侧卧位或坐位。

(3)叩击患者胸背部,手指合拢呈杯状由肺底自下而上、自外向内叩击。

(4)拍背后,嘱患者缓慢深呼吸用力咳出痰液。

(5)听诊肺部呼吸音清。

(6)协助患者清洁口腔。

(7)整理床单位,协助患者取舒适卧位。

(8)整理用物,脱隔离衣。

(9)洗手、记录,确认医嘱。

(四)注意事项

(1)注意保护胸、腹部伤口,合并气胸、肋骨骨折时禁做叩击。

(2)根据患者体型、营养状况、耐受能力,合理选择叩击方式、时间和频率。

(3)操作过程中密切观察患者意识及生命体征变化。

(五)评价标准

(1)患者能够知晓护士告知的事项,对服务满意。

(2)操作过程规范、安全,动作娴熟。

二、经鼻或经口腔吸痰

(一)目的

充分吸出痰液,保持患者呼吸道通畅,确保患者安全。

(二)操作前准备

1.告知患者和家属

操作目的、方法、注意事项、配合方法。

2.评估患者

(1)病情、意识状态、生命体征、承受能力、合作程度。

(2)双肺呼吸音、痰鸣音、氧疗情况、SpO_2、咳嗽能力。

(3)痰液的性状。

(4)义齿、口腔及鼻腔状况。

3.操作护士

着装整洁、修剪指甲、洗手、戴口罩。

4.物品准备

治疗车、治疗盘、吸痰包、一次性吸痰管、灭菌注射用水、负压吸引装置一套、隔离衣、快速手消毒剂、污物桶、消毒桶;必要时备压舌板、开口器、舌钳、口咽通气道、听诊器。

5.环境

整洁、安静。

(三)操作过程

(1)穿隔离衣,携用物至患者床旁,核对腕带及床头卡。

(2)协助患者取适宜卧位,取下活动义齿。

(3)连接电源,打开吸引器,调节负压吸引压力 20.0～26.7 kPa(150～200 mmHg)。

(4)戴一次性无菌手套,连接吸痰管。

(5)吸痰管经口或鼻插入气道(进管时阻断负压),边旋转边向上提拉,每次吸痰时间不超过15秒。

(6)吸痰过程中密切观察患者生命体征、血氧饱和度及痰液情况,听诊呼吸音。

(7)吸痰结束,用手上的一次性手套包裹吸痰管,丢入污物桶。

(8)冲洗管路。

(9)整理床单位,协助患者取安全、舒适体位。

(10)整理用物,按医疗垃圾分类处理用物;消毒仪器及管路。

(11)脱隔离衣,擦拭治疗车。

(12)洗手、记录、确认医嘱。

(四)注意事项

(1)观察患者生命体征、血氧饱和度变化及痰液情况,并准确记录。

(2)遵循无菌原则,插管动作轻柔。吸痰管到达适宜深度前避免负压,逐渐退出的过程中提供负压。

(3)选择粗细、长短、质地适宜的吸痰管。

(4)按需吸痰,每次吸痰时均须更换吸痰管。

(5)患者痰液黏稠时可以配合翻身叩背、雾化吸入,患者发生缺氧症状时如发绀、心率下降应停止吸痰,休息后再吸。

(6)吸痰过程中,鼓励并指导清醒患者深呼吸,进行有效咳痰。

(五)评价标准

(1)患者和家属能够知晓护士告知的事项,并能配合操作。

(2)遵循无菌原则、消毒隔离制度。

(3)操作过程规范、安全、有效,动作轻柔。

三、气管插管吸痰

(一)目的

充分吸出痰液,保持患者呼吸道通畅。

(二)操作前准备

1.告知患者和家属

操作目的、方法、注意事项、配合方法。

2.评估患者

(1)病情、意识状态、合作程度。

(2)心电监护及管路状况。

3.操作护士

着装整洁、修剪指甲、洗手、戴口罩。

4.物品准备

治疗车、负压吸引装置一套、一次性吸痰管、无菌生理盐水、隔离衣、快速手消毒剂、污物桶、消毒桶。

5.环境

安静、整洁。

(三)操作过程

(1)穿隔离衣,携用物至患者床边,核对患者腕带及床头卡。

(2)协助患者取仰卧位,头偏向操作者侧。

(3)吸痰前给予 2 分钟纯氧吸入。

(4)连接电源,打开吸引器,调节负压吸引压力 20.0～26.7 kPa(150～200 mmHg)。

(5)戴一次性无菌手套,连接吸痰管。

(6)正确开放气道,迅速将吸痰管插入至适宜深度,边旋转边向上提拉,每次吸痰时间不超过15 秒。

(7)观察患者生命体征、血氧饱和度变化,痰液的性状、量及颜色,听诊呼吸音。

(8)吸痰结束后再给予纯氧吸入 2 分钟。

(9)吸痰管用手上的一次性手套包裹,丢入污物桶。

(10)冲洗管路并妥善放置。

(11)整理床单位,协助患者取安全、舒适体位。

(12)整理用物,按医疗垃圾分类处理用物。

(13)脱隔离衣,擦拭治疗车。

(14)洗手、记录、确认医嘱。

(四)注意事项

(1)观察患者生命体征及呼吸机参数变化,如呼吸道被痰液堵塞、窒息,发生应立即吸痰。

(2)遵循无菌原则,每次吸痰时均须更换吸痰管,应先吸气管内,再吸口鼻处。

(3)吸痰前整理呼吸机管路,倾倒冷凝水。

(4)掌握适宜的吸痰时间。呼吸道管路每周更换消毒一次,发现污染严重,随时更换。

(5)注意吸痰管插入是否顺利,遇有阻力时,应分析原因,不得粗暴操作。

(6)选择型号适宜的吸痰管,吸痰管外径应≤气管插管内径的 1/2。

(7)吸痰过程中,鼓励并指导清醒患者深呼吸,进行有效咳痰。

(五)评价标准

(1)患者和家属能够知晓护士告知的事项,并能配合操作。

(2)遵循无菌技术、标准预防、消毒隔离原则。

(3)护士操作过程规范、安全、有效。

四、排痰机使用

(一)目的
协助排除肺部痰液,预防、减轻肺部感染。

(二)操作前准备
1.告知患者

操作目的、方法、注意事项、配合方法。

2.评估患者

(1)病情、意识状态、耐受能力、心理反应、合作程度。

(2)胸部皮肤情况及肺部痰液分布情况。

3.操作护士

着装整洁、修剪指甲、洗手、戴口罩。

4.物品准备

振动排痰机、叩击头套、快速手消毒剂。

5.环境

整洁、安静、私密。

(三)操作步骤
(1)携用物至患者床旁,核对腕带及床头卡。

(2)协助患者取适宜体位。

(3)连接振动排痰机电源,开机。

(4)调节强度、频率。

(5)选择排痰模式(自动和手动),定时。

(6)安装适宜的叩击头及套。

(7)叩击头振动后,方可放于胸部背部及前后两侧并给予适当的压力治疗。

(8)治疗结束,撤除叩击头套。

(9)整理床单位,协助患者取安全、舒适卧位。

(10)整理用物,按医疗垃圾分类处理用物。

(11)洗手、记录、确认医嘱。

(四)注意事项
(1)注意皮肤感染、胸部肿瘤、心内附壁血栓、严重心房颤动、心室颤动、急性心肌梗死、不能耐受振动的患者禁忌使用。

(2)密切监测患者病情变化,如患者感到不适,应及时停止治疗。

(3)应将叩击头置于叩击部位不动,持续数秒,再更换叩击部位,或叩击头缓慢在身体表面移动,要避免快速移动,以免影响治疗效果。

(4)根据患者情况选择治疗时间,一般为5～10分钟。

(五)评价标准
(1)患者和家属能够知晓护士告知的事项,对服务满意。

（2）注意观察患者肺部情况。

（3）护士操作过程规范、准确。

（嵇林琳）

第三节 导尿技术

一、女患者导尿法

（一）目的

为昏迷、尿潴留、尿失禁或会阴部有损伤者,留置尿管以保持局部干燥清洁,协助临床诊断、治疗、手术。

（二）操作前准备

（1）告知患者和家属:操作目的、方法、注意事项、配合方法及可能出现的并发症。

（2）签知情同意书。

（3）评估患者:①病情、意识状态、自理能力、合作程度及耐受力;②膀胱充盈度;③会阴部清洁程度及皮肤黏膜状况。

（4）操作护士:着装整洁、修剪指甲、洗手、戴口罩。

（5）物品准备:治疗车、一次性导尿包、一次性多用巾、快速手消毒剂、隔离衣、污物桶、消毒桶;必要时备会阴冲洗包、冲洗液、便盆。

（6）环境:整洁、安静、温度适宜、私密。

（三）操作过程

（1）穿隔离衣,携用物至患者床边,核对患者腕带及床头卡。

（2）关闭门窗。

（3）协助患者摆好体位,脱去对侧裤腿盖在近侧腿部,取仰卧屈膝位。

（4）两腿外展,暴露会阴部。

（5）多用巾铺于患者臀下,打开导尿包外包装,初步消毒物品置于两腿之间。

（6）一手戴手套,将碘伏棉球放入消毒弯盘内,另一手持镊子依次消毒阴阜、双侧大阴唇、双侧小阴唇外侧、内侧和尿道口(每个棉球限用1次),顺序为由外向内、自上而下。

（7）脱手套,处理用物,快速手消毒剂洗手。

（8）将导尿包置于患者双腿之间,打开形成无菌区。

（9）戴无菌手套,铺孔巾。

（10）检查气囊,将导尿管与引流袋连接备用。将碘伏棉球放于无菌盘内,用液状石蜡纱布润滑尿管前端至气囊后4～6 cm。

（11）用纱布分开并固定小阴唇,再次按照无菌原则消毒尿道口、左、右小阴唇内侧,最后1个棉球在尿道口停留10秒。

（12）更换镊子,夹住导尿管插入尿道内4～6 cm,见尿后再插入5～7 cm,夹闭尿管开口。

（13）按照导尿管标明的气囊容积向气囊内缓慢注入无菌生理盐水,轻拉尿管有阻力后,连接引流袋。

(14)摘手套妥善固定引流管及尿袋,位置低于膀胱,尿管标识处注明置管日期。

(15)整理床单位,协助患者取舒适卧位。

(16)整理用物,按医疗垃圾分类处理用物。

(17)脱隔离衣,擦拭治疗车。

(18)洗手、记录置管日期,尿液的量、性质、颜色等,确认医嘱。

(四)注意事项

(1)严格执行查对制度和无菌操作技术原则。

(2)保护患者隐私。

(3)对膀胱高度膨胀且极度虚弱的患者,第一次放尿不得超过1 000 mL,以免膀胱骤然减压引起血尿和血压下降导致虚脱。

(4)为女患者插尿管时,如导尿管误入阴道,应另换无菌导尿管重新插管。

(5)插入尿管动作要轻柔,以免损伤尿道黏膜。

(6)维持密闭的尿路排泄系统在患者的膀胱水平以下,避免挤压尿袋。

(五)评价标准

(1)患者和家属知晓护士告知的事项,对操作满意。

(2)遵循查对制度,符合无菌技术、标准预防原则。

(3)操作规范、安全,动作娴熟。

(4)尿管与尿袋连接紧密,引流通畅,固定稳妥。

二、男患者导尿法

(一)目的

同女性患者。

(二)操作前准备

评估男性患者有无前列腺疾病等引起尿路梗阻的情况,余同女性患者。

(三)操作过程

(1)穿隔离衣,携用物至患者床边,核对患者腕带及床头卡。

(2)关闭门窗。

(3)协助患者摆好体位,脱去对侧裤腿盖在近侧腿部,取仰卧屈膝位。

(4)两腿外展,暴露会阴部。

(5)多用巾铺于患者臀下,打开导尿包外包装,初步消毒物品置于两腿之间。

(6)一手戴手套,将碘伏棉球放入消毒弯盘内,另一手持镊子依次消毒阴阜、阴茎、阴囊。用纱布裹住患者阴茎,使阴茎与腹壁呈60°,将包皮向后推,暴露尿道口,用碘伏棉球由内向外螺旋式消毒尿道口、龟头及冠状沟3次,每个棉球限用1次。

(7)脱手套,处理用物,快速手消毒剂洗手。

(8)将导尿包置于患者双腿之间,打开形成无菌区。

(9)戴无菌手套,铺孔巾。

(10)检查气囊,将导尿管与引流袋连接备用。将碘伏棉球放于无菌盘内,用液状石蜡纱布润滑尿管前端至气囊后20～22 cm。

（11）一手持纱布包裹阴茎后稍提起和腹壁呈 60°，将包皮后推，暴露尿道口。以螺旋方式消毒尿道口、龟头、冠状沟 3 次，每个棉球限用 1 次，最后一个棉球在尿道口停留 10 秒。

（12）提起阴茎与腹壁呈 60°，更换镊子持导尿管，对准尿道口轻轻插入 20～22 cm，见尿后再插入 5～7 cm。

（13）按照导尿管标明的气囊容积向气囊内缓慢注入无菌生理盐水，轻拉尿管有阻力后，撤孔巾。

（14）摘手套妥善固定引流管及尿袋，尿袋的位置低于膀胱，尿管应有标识并注明置管日期。

（15）整理床单位，协助患者取舒适卧位。

（16）整理用物、按医疗垃圾分类处理用物。

（17）脱隔离衣，擦拭治疗车。

（18）洗手、记录置管日期，尿液的量、性质、颜色等，确认医嘱。

（四）注意事项

（1）严格执行查对制度和无菌操作技术原则。

（2）保护患者隐私。

（3）对膀胱高度膨胀且极度虚弱的患者，第一次放尿不得超过 1 000 mL，以免膀胱骤然减压引起血尿和血压下降导致虚脱。

（4）插入尿管动作要轻柔，以免损伤尿道黏膜。

（5）男性患者包皮和冠状沟易藏污垢，导尿前要彻底清洁，导尿管插入前建议使用润滑止痛胶，插管遇阻力时切忌强行插入，必要时请专科医师插管。

（五）评价标准

（1）患者和家属知晓护士告知的事项，对操作满意。

（2）遵循查对制度，符合无菌技术、标准预防原则。

（3）操作规范、安全，动作娴熟。

（4）尿管与尿袋连接紧密，引流通畅，固定稳妥。

（张桂艳）

第四节 灌 肠 技 术

一、保留灌肠

（一）目的

（1）镇静、催眠。

（2）治疗肠道感染。

（二）操作前准备

1.告知患者

操作目的、方法、注意事项、配合方法。

2.评估患者

(1)病情、意识状态、自理情况、合作及耐受程度。

(2)排便情况、肛周皮肤、黏膜情况。

3.操作护士

着装整洁、修剪指甲、洗手,戴口罩、手套。

4.物品准备

治疗车、灌肠药液(不超过 200 mL)、注洗器(灌洗器)、量杯、手套、卫生纸、多用巾、隔离衣、快速手消毒剂、污物桶、消毒桶,必要时备便盆。

5.环境

安静、整洁、私密。

(三)操作过程

(1)穿隔离衣,携用物至患者床旁,核对腕带及床头卡。

(2)协助患者取合适卧位,暴露臀部。

(3)戴手套,将多用巾置于臀下,臀部垫高约 10 cm。

(4)润滑肛管,连接灌洗器,排气。

(5)暴露肛门,插入肛管 15～20 cm(液面至肛门的高度<30 cm),缓慢注入药液。

(6)药液注入完毕,反折肛管并拔出,擦净肛门。

(7)整理床单位,协助患者取适宜卧位,药液保留 20～30 分钟。

(8)整理用物,按医疗垃圾分类处理用物。

(9)摘手套、脱隔离衣,擦拭治疗车。

(10)洗手、记录、医嘱确认。

(四)注意事项

同不保留灌肠。

(五)评价标准

(1)患者能够知晓护士告知的事项,对服务满意。

(2)遵循查对制度、消毒隔离原则。

(3)操作过程规范、安全,动作娴熟。

二、不保留灌肠

(一)目的

(1)解除便秘及肠胀气。

(2)清洁肠道,为肠道手术、检查或分娩做准备。

(3)稀释并清除肠道内的有害物质,减轻中毒。

(4)灌入低温液体,为高热患者降温。

(二)操作前准备

1.告知患者和家属

操作目的、方法、注意事项、配合方法。

2.评估患者

(1)病情、意识状态、心理反应、耐受程度、自理能力、合作程度。

(2)患者肛周皮肤黏膜及排便习惯。

3.操作护士

着装整洁、修剪指甲、洗手、戴口罩。

4.物品准备

治疗车、治疗盘内备:灌肠包(灌肠筒1个,弯盘1个,纱布2块,液状石蜡,止血钳1把,镊子1把)、一次性肛管、灌肠溶液(39～41 ℃)、量杯、水温计、一次性多用巾、手套、隔离衣、卫生纸、快速手消毒剂、消毒桶、污物桶。必要时备便盆。

5.环境

安静、整洁、私密。

(三)操作过程

(1)穿隔离衣,携用物致患者床旁,核对腕带及床头卡。

(2)戴手套,协助患者取左侧卧位,臀部垫一次性多用巾,屈膝,卫生纸放于患者易取之处。

(3)灌肠筒挂于输液架上,液面比肛门高40～60 cm。

(4)将肛管与灌肠筒的排液管连接,润滑肛管,排出管道气体,将肛管缓缓插入肛门7～10 cm。

(5)固定肛管,松开止血钳,观察液体流入及患者耐受情况;根据患者耐受程度,适当调整灌肠筒高度。

(6)灌毕,夹闭排液管,拔出肛管,擦净肛门。

(7)嘱患者尽量保留5～10分钟后排便。

(8)观察排出大便的量、颜色、性质,如果是结、直肠手术,排出大便要澄清无渣。

(9)视患者排便情况决定灌肠次数和灌肠液量。

(10)整理床单位,协助患者取舒适卧位。

(11)整理用物,按医疗垃圾分类处理用物。

(12)摘手套、脱隔离衣,擦拭治疗车。

(13)洗手、记录、确认医嘱。

(四)注意事项

(1)妊娠、急腹症、消化道出血、严重心脏病等患者不宜灌肠;直肠、结肠和肛门等手术后及大便失禁的患者不宜灌肠。

(2)伤寒患者灌肠时溶液不超过500 mL,液面不高于肛门30 cm,肝性脑病患者禁用肥皂水灌肠,充血性心力衰竭和水钠潴留患者禁用生理盐水灌肠。

(3)灌肠过程中发现患者脉搏细速、面色苍白、出冷汗、剧烈腹痛、心慌等,应立即停止灌肠,并报告医师。患者如有腹胀或便意时,应嘱患者做深呼吸,以减轻不适。

(4)保留灌肠时,肛管宜细,插入宜深,速度宜慢,量宜少,防止气体进入肠道。

(5)保护患者隐私,尽量少暴露,注意保暖。

(五)评价标准

(1)患者和家属能够知晓护士告知的事项,并能配合,且对服务满意。

(2)护士操作过程规范、准确。

(3)遵循查对制度,符合标准预防及安全原则。

(4)注意观察患者灌肠后情况及不适症状。

三、结肠透析灌洗

(一)目的

清除肠道内的污物及毒素,调节机体内环境。

(二)操作前准备

1.告知患者

操作目的、方法、注意事项、配合方法。

2.评估患者

(1)病情、意识、生命体征、心理反应、合作程度。

(2)肛周情况及有无相对禁忌证。

3.操作护士

着装整洁、修剪指甲、洗手、戴口罩。

4.物品准备

治疗车、结肠透析机、透析液、温水(39～41 ℃)、弯盘、肛管、液状石蜡、纱布、手套、隔离衣、一次性多用巾、卫生纸、快速手消毒剂。

5.环境

整洁、安静、私密。

(三)操作步骤

(1)穿隔离衣,携用物至患者床旁,核对腕带及床头卡。

(2)连接结肠透析机电源,启动电脑,进入结肠透析界面。

(3)患者取左侧卧位,暴露臀部。

(4)液状石蜡润滑肛管,插入肛门 7～10 cm。

(5)点击进入肠道清洗,反复多次,直至排出清亮液体。

(6)再点击进入结肠透析,反复多次,总量约 5 000 mL。

(7)透析完毕,拔出肛管,协助患者排便。

(8)更换一次性细肛管,润滑肛管,插入肛门 15～20 cm,进行中药保留灌肠。

(9)整理床单位,协助患者取适宜体位。

(10)整理用物,按医疗垃圾分类处理用物。

(11)脱隔离衣,擦拭治疗车,消毒结肠透析机。

(12)洗手、记录、确认医嘱。

(四)注意事项

(1)肛管拔出后嘱患者屈膝仰卧位,将臀部垫高 15 cm,保持 1 小时后左侧卧位或右侧卧位(根据病变部位),至少保留 2 小时左右。

(2)注意观察患者病情变化,如出现腹痛、腹胀、头晕、头痛、心慌气短、出汗、血压下降等异常情况时,及时报告医师处理。

(五)评价标准

(1)患者和家属能够知晓护士告知的事项,对服务满意。

(2)遵循消毒隔离制度原则。

(3)操作过程规范、安全,动作轻柔。

(张小建)

第二章　消化内科护理

第一节　上消化道大出血

上消化道大量出血是指屈氏（Treitz）韧带以上的消化道，包括食管、胃、十二指肠、胰腺、胆道及胃空肠吻合术后的空肠病变引起的出血，在数小时内失血量超过 1 000 mL 或循环血容量的 20%，主要表现为呕血和/或黑粪，常伴有急性周围循环衰竭，甚至引起失血性休克而危及患者生命。

一、病因

上消化道大量出血的病因很多，上消化道疾病及全身性疾病均可引起，临床最常见的病因是消化性溃疡，其次为急性糜烂出血性胃炎、食管胃底静脉曲张破裂和胃癌。

二、临床表现

上消化道大量出血的临床表现主要取决于出血病变的部位、性质、失血量及速度。

（一）呕血与黑粪

呕血与黑粪是上消化道出血的特征性表现。上消化道大量出血之后，既有黑粪，也可有呕血。呕血与黑粪的颜色与性状取决于出血量及血液在胃或肠道内停留的时间。若出血量大、速度快，则呕血的颜色呈鲜红色或暗红色，可有血块；若在胃内停留的时间长，则表现为棕褐色呈咖啡渣样。多数粪便呈黏稠发亮的柏油样；当出血量大、速度快时，粪便可呈暗红或鲜红色。

（二）失血性周围循环衰竭

上消化道大量出血时，由于循环血容量急剧减少，导致周围循环衰竭，出现头晕、心悸、乏力、出汗、口渴、晕厥等表现。严重者呈休克状态。

（三）贫血及血常规变化

急性大量出血后均有失血性贫血，白细胞计数可出现轻至中度升高。

（四）氮质血症

血中尿素氮浓度可暂时升高，可称其为肠源性氮质血症。

（五）发热

多数患者在 24 小时内出现低热，可持续 3~5 天。

三、辅助检查

(一)实验室检查

监测红细胞、血红蛋白、网织红细胞、白细胞及血小板计数、肝功能、肾功能、粪便潜血试验、血尿素氮等,对于估计出血量及动态观察有无活动性出血、进行病因诊断等有一定帮助。

(二)X线钡餐检查

一般用于胃镜检查禁忌者及不愿行胃镜检查的患者。

(三)内镜检查

出血后 24~48 小时内行急诊内镜检查,可直接观察出血的部位,明确病因,同时可做止血治疗,是上消化道出血病因诊断的首选检查。

(四)选择性动脉造影

选择性腹腔或肠系膜上动脉造影,多可明确诊断。

四、治疗要点

(一)补充血容量

立即建立有效静脉通道,查血型及配血,迅速补充血容量,尽早输入浓缩红细胞或全血。输液量可根据估计的失血量来确定。

(二)止血

1.非曲张静脉上消化道大量出血的止血措施

(1)药物止血:可给予 H_2 受体拮抗剂或质子泵抑制剂等减少胃酸分泌。

(2)内镜直视下止血:若见活动性出血或暴露血管的溃疡可在内镜直视下止血。

(3)手术治疗:大量出血内科治疗无效且危及患者生命时,应积极行外科手术。

(4)介入治疗:上述治疗无效,可经选择性肠系膜动脉造影,行血管栓塞治疗。

2.食管胃底静脉曲张破裂出血的止血措施

(1)药物止血。①血管升压素:为常用药物。②生长抑素及其拟似物:是治疗食管胃底静脉曲张破裂出血最常用的药物。

(2)内镜直视下止血:在进行急诊内镜检查的同时对曲张静脉进行硬化或套扎,既可止血,还可有效预防早期再出血。

(3)三(四)腔二囊管压迫止血:仅限于药物不能控制出血时暂时使用。

(4)手术治疗:大量出血内科治疗无效且危及患者生命时,应积极行外科手术。

五、护理措施

(一)一般护理

卧位与休息:上消化道大出血时患者取平卧位并将下肢略抬高,以保证脑部供血。呕吐时头偏向一侧,避免呕血误入呼吸道引起窒息;必要时负压吸引清除气道内的分泌物,保持呼吸道通畅。给予氧气吸入。

(二)饮食护理

急性大出血伴恶心、呕吐者应禁食,少量出血无呕吐者,可进食温凉、清淡的流质,这对消化性溃疡患者尤为重要,因进食可减少胃收缩运动并可中和胃酸,促进溃疡愈合。出血停止后改为营养丰富、易消化、无刺激性半流质、软食,少量多餐,细嚼慢咽,逐步过渡到正常饮食。

(三)用药护理

立即建立静脉通路,遵医嘱补充血容量,给予止血、抑制胃酸分泌等药物,观察药物疗效和不良反应。严格遵医嘱用药,熟练掌握所用药物的药理作用、注意事项及不良反应,如滴注垂体后叶素止血时速度不宜过快,以免引起腹痛、心律失常和诱发心肌梗死等,遵医嘱补钾、输血及其他血液制品。肝病患者禁用吗啡、巴比妥类药物;宜输入新鲜血,因库存血中含氨量高,易诱发肝性脑病。

1.非曲张静脉上消化道大量出血

(1)抑制胃酸分泌药:对消化性溃疡和急性胃黏膜损伤引起的出血,临床常用 H_2 受体拮抗剂或质子泵阻滞剂,以提高和保持胃内较高的 pH,有利于血小板聚集及血浆凝血功能所诱导的止血过程,常用药物及用法有西咪替丁 200～400 mg,每 6 小时一次,雷尼替丁 50 mg,每 6 小时一次;法莫替丁 20 mg,每 12 小时一次;奥美拉唑 40 mg,每 12 小时一次。急性出血期均为静脉给药。

(2)内镜直视下止血:局部喷洒 5% Monsell 液(碱式硫酸铁溶液),其止血机制在于可使局部胃壁痉挛,出血周围血管发生收缩,并有促使血液凝固的作用,从而达到止血目的。内镜直视下高频电灼血管止血适用于持续性出血者。由于电凝止血不易精确凝固出血点,对出血面直接接触可引起暂时性出血。近年已广泛开展内镜下激光治疗,使组织蛋白凝固,小血管收缩闭合,立即起到机械性血管闭塞或血管内血栓形成的作用。

2.食管胃底静脉曲张破裂出血

(1)血管升压素:为常用药物。其作用机制是使内脏血管收缩,从而减少门静脉血流量,降低门静脉及其侧支循环的压力以控制食管胃底静脉曲张出血。

(2)生长抑素。①药理机制:具有收缩内脏血管、降低门脉压力、减少胃肠道血流量的作用,同时又能抑制基础的及刺激后的胃酸分泌,抑制胃蛋白酶和胃泌素的释放,刺激胃黏液分泌。②不良反应:少数病例用药后出现恶心、眩晕、面部潮红。当注射速度超过 0.05 mg/min 时,患者会出现恶心和呕吐现象。③注意事项:由于本品抑制胰岛素及胰高血糖素的分泌,在治疗初期会导致血糖水平短暂下降;胰岛素依赖型糖尿病患者使用本品后,每隔 3～4 小时应测试一次血糖浓度,同时给药中,尽可能避免使用葡萄糖,必要的情况应同时使用胰岛素;本品半衰期极短,应注意滴注过程中不能中断,若中断超过 5 分钟,应重新注射首剂,有可能时,可通过输液泵给药;本品必须在医师指导下使用。

(四)并发症护理

消化道出血是常见的临床急症,急性大量出血的病死率约为 10%,因此,应密切观察患者病情变化,预防血容量不足的发生。

1.病情观察

观察患者精神和意识状态变化,同时观察患者周围循环状态,尤其是患者的心率、血压情况,动态关注患者 24 小时出入量、血常规等化验指标结果,及时监测患者出血情况,做好配合医师抢救的准备。

2.治疗护理

(1)遵医嘱及时补充血容量,迅速建立静脉通路。

(2)做好口腔护理,每天 1～2 次,减少口腔中的血腥味,增加患者的舒适感。

(3)做好皮肤清洁,保持床单位的干燥、整洁。经常更换体位,避免皮肤局部受压。

(五)病情观察

(1)严密监护生命体征:特别注意观察有无心率加快、心律失常、脉搏细弱、血压降低、脉压变小、呼吸困难、体温不升或发热。

(2)精神和意识状态:有无精神疲倦、烦躁不安、嗜睡、表情淡漠、意识不清甚至昏迷。评估呕血或黑便的量及性状,准确判断活动性出血情况。

(3)观察皮肤和甲床色泽,肢体温暖或是湿冷,周围静脉特别是颈静脉充盈情况。

(4)准确记录 24 小时出入量,疑有休克时留置导尿管,测每小时尿量,应保持尿量＞30 mL/h。

(5)观察呕吐物和粪便的性质、颜色及量。

(6)定期复查红细胞计数、血细胞比容、血红蛋白、网织红细胞计数、血尿素氮、大便隐血,以了解贫血程度、出血是否停止。

(7)监测血清电解质和血气分析的变化;急性大出血时,经由呕吐物、鼻胃管抽吸和腹泻,可丢失大量水分和电解质,应注意维持水、电解质及酸碱平衡。

(8)积极做好有关抢救准备,如建立有效的静脉输液通道,立即配血、药物止血、气囊压迫止血、内镜治疗、介入治疗、手术治疗等。

(9)安抚患者及家属,给予心理支持,减轻恐惧,稳定情绪。及时清理一切血迹和胃肠引流物,避免恶性刺激。

(六)健康指导

(1)向患者讲解引发本病的相关因素,预防复发。

(2)指导患者合理饮食、活动和休息,避免诱因。

(3)遵医嘱服药,避免服用阿司匹林、吲哚美辛、激素类药物。

(4)指导患者及家属观察呕血和黑便的量、性状和次数,掌握有无继续出血的征象。一旦出现反复呕血并呈现红色,或出现黑便次数增多、粪质稀薄或呈暗红色,应考虑再出血,立即就医。

(5)出院后定期复查。

(郑彩霞)

第二节　消化性溃疡

消化性溃疡是一种常见的胃肠道疾病,简称溃疡病,通常指发生在胃或十二指肠球部的溃疡,并分别称之为胃溃疡或十二指肠溃疡。事实上,本病可以发生在与酸性胃液相接触的其他胃肠道部位,包括食管下端、胃肠吻合术后的吻合口及其附近的肠襻,以及含有异位胃黏膜的 Meckel 憩室。

消化性溃疡是一组常见病、多发病,人群中患病率高达 5％～10％,严重危害人们的健康。本病可见于任何年龄,以 20～50 岁为多,占 80％,10 岁以下或 60 岁以上者较少。胃溃疡(GU)常见于中年和老年人,男性多于女性,二者之比约为 3：1。十二指肠球部溃疡(DU)多于胃溃疡,患病率是胃溃疡的 5 倍。

一、病因及发病机制

消化性溃疡病因和发病机制尚不十分明确,学说甚多,归纳起来有三个方面:损害因素的作用,即化学性、药物性等因素的直接破坏作用;保护因素的减弱;易感及诱发因素(遗传、性激素、工作负荷等)。目前认为胃溃疡多以保护因素减弱为主,而十二指肠球部溃疡则以损害因素的作用为主。

(一)损害因素作用

1.胃酸及胃蛋白酶分泌异常

31％～46％的 DU 患者胃酸分泌率高于正常高限(正常男 11.6～60.6 mmol/h,女 8.0～40.1 mmol/h)。因胃蛋白酶原随胃酸分泌,故患者中胃蛋白酶原分泌增加的百分比大致与胃酸分泌增加的百分比相同。

多数 GU 患者胃酸分泌率正常或低于正常,仅少数患者(如卓-艾综合征)酸分泌率高于正常。虽然如此,并不能排除胃酸及胃蛋白酶是某些 GU 的病因。通常认为在胃酸分泌高的溃疡患者中,胃酸和胃蛋白酶是导致发病的重要因素。

基础胃酸分泌增加可由下列因素所致:①胃泌素分泌增加(卓-艾综合征等)。②乙酰胆碱刺激增加(迷走神经功能亢进)。③组织胺刺激增加(系统性肥大细胞病或嗜碱性粒细胞白血病)。

2.药物性因素

阿司匹林、糖皮质激素、非甾体抗炎药等可直接破坏胃黏膜屏障,被认为与消化性溃疡的发病有关。

3.胆汁及胰液反流

胆酸、溶血卵磷脂及胰酶是引起一些消化性溃疡的致病因素,尤其见于某些 GU。这些 GU 患者幽门括约肌功能不全,胆汁和/或胰酶反流入胃造成胃炎,继发 GU。

胆汁及胰液损伤胃黏膜的机制可能是改变覆盖上皮细胞表面的黏液,损伤胃黏膜屏障,使黏膜更易受胃酸和胃蛋白酶的损害。

(二)保护因素减弱

1.黏膜防护异常

胃黏膜屏障由黏膜上皮细胞顶端的一层脂蛋白膜所组成,使黏膜免受胃内容损伤或在损伤后迅速地修复。黏液的分泌减少或结构异常均能使凝胶层黏液抵抗力减弱。胃黏膜血流减少导致细胞损伤与溃疡。胃黏膜缺血是严重内、外科疾病患者发生急性胃黏膜损伤的直接原因。胃小弯处易发溃疡可能与其侧枝血管较少有关。黏膜碳酸氢盐和前列腺素分泌减少亦可使黏膜防御功能降低。

2.胃肠道激素

胃肠道黏膜与胰腺的内分泌细胞分泌多种肽类和胺类胃肠道激素(胰泌素、胆囊收缩素、血管活性肠肽、高血糖素、肠抑胃肽、生长抑素、前列腺素等)。它们具有一定生理作用,主要参与食物消化过程,调节胃酸/胃蛋白酶分泌,并能营养和保护胃肠黏膜,一旦这些激素分泌和调节失衡,即易产生溃疡。

(三)易感及诱发因素

1.遗传倾向

消化性溃疡有相当高的家族发病率。曾有报告 20％～50％的患者有家族史,而一般人群的发病率仅为 5%～10%。许多临床调查研究表明,DU 患者的血型以"O"型多见,消化性溃疡伴并发症者也以"O"型多见,这与 50%DU 患者和 40%GU 患者不分泌 ABH 血型物质有关。DU 与 GU 的遗传易感基因不同。提示 GU 与 DU 是两种不同的疾病。GU 患者的子女患 GU 风险为一般人群的 3 倍,而 DU 患者的子女的患病风险并不比一般人群高。曾有报道 62%的儿童 DU 患者有家族史。消化性溃疡的遗传因素还直接表现为某些少见的遗传综合征。

2.性腺激素因素

国内报道消化性溃疡的男女性别比为(3.9～8.5)∶1,这种差异被认为与性激素作用有关。女性激素对消化道黏膜具有保护作用。生育期妇女罹患消化性溃疡明显少于绝经期后妇女,妊娠期妇女的发病率亦明显低于非妊娠期。现认为女性性腺激素,特别是孕酮,能阻止溃疡病的发生。

3.心理社会因素

研究认为,消化性溃疡属于心理生理疾病的范畴,特别是 DU 与心理社会因素的关系尤为密切。与溃疡病的发生有关的心理社会因素如下。

(1)长期的精神紧张:不良的工作环境和劳动条件,长期的脑力活动造成的精神疲劳,加之睡眠不足,缺乏应有的休息和调节导致精神过度紧张。

(2)强烈的精神刺激:重大的生活事件,生活情景的突然改变,社会环境的变迁,如丧偶、离婚、自然灾害、战争动乱等造成的心理应激。

(3)不良的情绪反应:指不协调的人际关系,工作生活中的挫折,无所依靠而产生的心理上的"失落感"和愤怒、抑郁、忧虑、沮丧等不良情绪。消化系统是情绪反应的敏感器官系统,所以这些心理社会因素就会在其他一些内外致病因素的综合作用下,促使溃疡病的发生。

4.个性和行为方式

个性特点和行为方式与本病的发生也有一定关系,它既可作为本病的发病基础,又可改变疾病的过程,影响疾病的转归。溃疡病患者的个性和行为方式有以下几个特点。

(1)竞争性强,雄心勃勃。有的人在事业上虽取得了一定成就,但其精神生活往往过于紧张,即使在休息时,也不能取得良好的精神松弛。

(2)独立和依赖之间的矛盾,生活中希望独立,但行动上又不愿吃苦,因循守旧、被动、顺从、缺乏创造性、依赖性强,因而引起心理冲突。

(3)情绪不稳定,遇到刺激,内心情感反应强烈,易产生挫折感。

(4)惯于自我克制。情绪虽易波动,但往往喜怒不形于色,即使在愤怒时,也常常是"怒而不发",情绪反应被阻抑,导致更为强烈的自主神经系统功能紊乱。

(5)其他:性格内向、孤僻、过分关注自己、不好交往、自负、焦虑、易抑郁、事无巨细、苛求井井有条等。

5.吸烟

吸烟与溃疡发病是否有关,尚不明确。但流行病学研究发现溃疡病患者中吸烟比例较对照组高;吸烟量与溃疡病流行率呈正相关;吸烟者死于溃疡病者比不吸烟者多;吸烟者的 DU 较不吸烟者难愈合;吸烟者的 DU 复发率比不吸烟者高。吸烟与 GU 的发病关系则不清楚。

6.酒精及咖啡饮料

两者都能刺激胃酸分泌,但缺乏引起胃、十二指肠溃疡的确定依据。

二、症状和体征

(一)疼痛

溃疡疼痛的确切机制尚不明确。较早曾提出胃酸刺激是溃疡疼痛的直接原因。因溃疡疼痛发生于进餐后一段时间,此时胃内胃酸浓度达到最高水平。然而,以酸灌注溃疡病患者却不能诱发疼痛;"酸理论"亦不能解释十二指肠溃疡疼痛。由于溃疡痛与胃内压力的升高同步,故胃壁肌紧张度增高与十二指肠球部痉挛均被认为是溃疡痛的原因。溃疡周围水肿与炎症区域的肌痉挛,或溃疡基底部与胃酸接触可引起持续烧灼样痛。给溃疡病患者服用安慰剂,发现其具有与抗酸剂同样的缓解疼痛疗效,进食在有些患者反而会加重疼痛。因此,溃疡疼痛的另一种机制可能与胃、十二指肠运动功能异常有关。

1.疼痛的性质与强度

溃疡痛常为绞痛、针刺样痛、烧灼样痛和钻痛,也可仅为烧灼样感或类似饥饿性胃收缩感以至难与饥饿感相区别。疼痛的程度因人而异,多数呈钝痛,可忍受,无须立即停止工作。老年人感觉迟钝,疼痛往往较轻。少数则剧痛,需使用止痛剂才可缓解。约10%的患者在病程中不觉疼痛,直至出现并发症时才被诊断,故被称为无痛性溃疡。

2.疼痛的部位和放射

无并发症的 GU 的疼痛部位常在剑突下或上腹中线偏左;DU 多在剑突下偏右,范围较局限。疼痛常不放射。一旦发生穿透性溃疡或溃疡穿孔,则疼痛向背部、腹部其他部位,甚至肩部放射。有报道在一些吸烟的溃疡病患者,疼痛可向左下胸放射,类似心绞痛,称为胃心综合征。患者戒烟和溃疡治愈后,左下胸痛即消失。

3.疼痛的节律性

消化性溃疡病中一项最特别的表现是疼痛的出现与消失呈节律性,这与胃的充盈和排空有关。疼痛常与进食有明显关系。GU 疼痛多在餐后 0.5～2 小时出现,至下餐前消失,即有"进食→疼痛→舒适"的规律。DU 疼痛多在餐后 3～4 小时出现,进食后可缓解,即有"进食→舒适→疼痛"的规律。疼痛还可出现在晚间睡前或半夜痛醒,称为夜间痛。

4.疼痛的周期性

消化性溃疡的疼痛发作可延续数天或数周后自行缓解,称为溃疡痛小周期。每逢深秋至冬春季节交替时疼痛发作,构成溃疡痛的大周期。溃疡病病程的周期性原因不明,可能与机体全身反应,特别是神经系统兴奋性的改变有关,也与气候变化和饮食失调有关。一般饮食不当,情绪波动,气候突变等可加重疼痛;进食、饮牛奶、休息、局部热敷、服制酸药物可缓解疼痛。

(二)胃肠道症状

1.恶心、呕吐

溃疡病的呕吐为胃性呕吐,属反射性呕吐。呕吐前常有恶心且与进食有关。但恶心与呕吐并非是单纯性胃、十二指肠溃疡的症状。消化性溃疡患者发生呕吐很可能伴有胃潴留或与幽门附近溃疡刺激有关。刺激性呕吐于进食后迅速发生,患者在呕吐大量胃内容物后感觉轻松。幽门梗阻胃潴留所致呕吐很可能发生于清晨,呕吐物中含有隔宿的食物,并带有酸馊气味。

2.嗳气与胃灼热

(1)嗳气可见于溃疡病患者,此症状无特殊意义。多见于年轻的 DU 患者,可伴有幽门痉挛。

(2)胃灼热(亦称烧心)是位于心窝部或剑突后的发热感,见于 60%～80% 溃疡病患者,患者多有高酸分泌。可在消化性溃疡发病之前多年发生。胃灼热与溃疡痛相似,有在饥饿时与夜间发生的特点,且同样具有节律性与周期性。胃灼热发病机制仍有争论,目前多认为是由于反流的酸性胃内容物刺激下段食管的黏膜引起。

3.其他消化系统症状

消化性溃疡患者食欲一般无明显改变,少数有食欲亢进。由于疼痛常与进食有关,往往不敢多食。有些患者因长期疼痛或并发慢性胃、十二指肠炎,胃分泌与运动功能减退,导致食欲减退,这较多见于慢性GU。有些DU患者有周期性唾液分泌增多,可能与迷走神经功能亢进有关。

痉挛性便秘是消化性溃疡常见症状之一,但其原因与溃疡病无关,而与迷走神经功能亢进、严重偏食使纤维食物摄取过少及药物(铝盐、铋盐、钙盐、抗胆碱能药)的不良反应有关。

(三)全身性症状

除胃肠道症状外,患者可有自主神经功能紊乱的症状,如缓脉、多汗等。久病更易出现焦虑、抑郁和失眠等精神症状。疼痛剧烈影响进食者可有消瘦及贫血。

三、并发症

约1/3的消化性溃疡患者病程中出现出血、穿孔或梗阻等并发症。

(一)出血

出血是消化性溃疡最常见的并发症,见于15%～20%的DU和10%～15%GU患者。它标志着溃疡病变处于高度活动期。发生出血的危险率与病期长短无关,1/4～1/3患者发生出血时无溃疡病史。出血多见于寒冷季节。

出血是溃疡腐蚀血管所致。急性出血最常见现象为黑便和呕血。仅50～75 mL的少量出血即可表现为黑便。GU患者大量出血时有呕血伴黑便。DU则多为黑便,量多时反流入胃亦可表现为呕血。如大量血流快速通过胃肠道,粪色则为暗红或酱色。大量出血导致急性循环血量下降,出现体位性心动过速、血压脉压减小和直立性低血压,严重者发生休克。

(二)穿孔

溃疡严重,穿破浆膜层可致:十二指肠内容物经过溃疡穿孔进入腹膜腔即游离穿孔;溃疡侵蚀穿透胃、十二指肠壁,但被胰、肝、脾等实质器官所封闭而不形成游离穿孔;溃疡扩展至空腔脏器如胆总管、胰管、胆囊或肠腔形成瘘管。

6%～11%的DU和2%～5%的GU患者发生游离穿孔,甚至以游离穿孔为起病方式。老年男性及服用非类固醇抗炎药者较易发生游离穿孔。十二指肠前壁溃疡容易穿孔,偶有十二指肠后壁溃疡穿孔至小网膜囊引起背痛而非弥漫性腹膜炎症。GU穿孔多位于小弯处。

游离穿孔的特点为突然出现、发展很快,有持续的剧烈疼痛。痛始于上腹部,很快发展为全腹痛,活动可加剧,患者多取仰卧不动的体位。腹部触诊压痛明显,腹肌广泛板样强直。由于体液向腹膜腔内渗出,常有血压降低、心率加快、血液浓缩及白细胞计数增高,而少有发热。16%患者血清淀粉酶轻度升高。75%患者的直立位胸腹部X线可见游离气体。经鼻胃管注入400～500 mL空气或碘造影剂后摄片,更易发现穿孔。

有时,游离穿孔的临床表现可不典型:如穿孔很快闭合,腹腔细菌污染很轻,临床症状可很快自动改善;老年或有神经精神障碍者,腹痛及腹部体征不明显,仅表现为原因不明的休克;体液缓慢渗漏入腹膜腔而集积于右结肠旁沟,临床表现似急性阑尾炎。

溃疡穿孔至胰腺者通常有难治性溃疡疼痛。十二指肠后壁穿透者血清淀粉酶及脂酶水平可升高。偶尔,穿孔可引起瘘管,如十二指肠穿孔至胆总管瘘管,胃溃疡穿通至结肠或十二指肠瘘管。

穿孔病死率为 5%～15%,而靠近贲门的高位胃溃疡的病死率更高。

(三)幽门梗阻

约 5%DU 和幽门溃疡患者出现幽门梗阻。梗阻由水肿、平滑肌痉挛、纤维化或诸种因素合并所致,梗阻多为溃疡病后期表现。消化性溃疡并发梗阻的病死率为 7%～26%。

由于梗阻使胃排空延缓,患者常出现恶心、呕吐、上腹部饱满、胀气、食欲减退、早饱、畏食和体重明显下降。上腹痛经呕吐后可暂时缓解。呕吐多在进食后 1 小时或更长时间后出现,吐出量大,为不含胆汁的未消化食物,此种症状可持续数周至数月。体格检查可见血容量不足征象(低血压、心动过速、皮肤黏膜干燥),上腹部蠕动波及胃部振水音。

实验室检查常有血液浓缩、肾前性氮质血症等血容量不足征象及呕吐引起的低钾低氯代谢性碱中毒。若体重丧失明显,可出现低蛋白血症。

(四)癌变

少数 GU 发生癌变,发生率不详。凡 45 岁以上患者,内科积极治疗无效者及营养状态差、贫血、粪便隐血试验持续阳性者均应做钡餐、纤维胃镜检查及活组织病理检查,以尽早发现癌变。

四、检查

(一)血清胃泌素含量

放免法检测胃泌素可检出卓-艾综合征及其他高胃酸分泌性消化性溃疡。未服过大剂量的抗酸剂、H_2 受体拮抗剂或质子泵抑制剂等药者,如空腹血清胃泌素水平＞200 pg/mL,应测定胃酸分泌量,以明确是否由于恶性贫血、萎缩性胃炎、胃癌或迷走神经切除等因素胃泌素反馈性增高。血清胃泌素含量及基础酸排量均增加仅见于少数疾病。测定静脉注射胰泌素后的血清胃泌素浓度,有助于确诊诊断不明的卓-艾综合征。

(二)胃酸分泌试验方法

胃酸分泌试验方法是在透视下将胃管置入胃内,管端位于胃窦,以吸引器吸取胃液,测定每次吸取的胃液量及酸浓度。健康人胃酸分泌量见表 2-1。GU 的酸排量与正常人相似,而 DU 则空腹和夜间均维持较高水平。胃酸分泌幅度在正常人和消化性溃疡患者之间重叠,GU 与 DU 之间亦有重叠,故胃酸分泌检查对溃疡病的定性诊断意义不大。对缺乏胃酸的溃疡病,应疑有癌变;胃酸很高,基础酸排量和最高酸排量明显增高,则提示胃泌素瘤可能。

表 2-1　健康男女性正常胃酸分泌的高限及低限值

	基础(mmol/h)	最高(mmol/h)	最大(mmol/h)	基础/最大(mmol/h)
男性(N=172)高限值	10.5	60.6	47.7	0.31
男性(N=172)低限值	0	11.6	9.3	0
女性(N=76)高限值	5.6	40.1	31.2	0.29
女性(N=76)低限值	0	8.0	5.6	0

(三)X 线钡餐检查

X 线钡餐检查是确定诊断的有效方法,尤其对临床表现不典型者。消化性溃疡在 X 线征象上出现形态和功能的改变,即直接征象与间接征象。由钡剂充填溃疡形成龛影为直接征象,是最可靠的诊断依据。溃疡病周围组织的炎性病变与局部痉挛产生钡餐检查时的局部压痛或激惹现象及溃疡愈合形成瘢痕收缩使局部变形均属于间接征象。

（四）纤维胃镜检查

胃镜检查对消化性溃疡的诊断和鉴别诊断有很大价值。该检查可以发现 X 线所难以发现的浅小溃疡,确切地判断溃疡的部位、数目、大小、深浅、形态及病期(活动期、愈合期、瘢痕期),对随访溃疡的过程和判定治疗的效果有价值。胃镜检查还可在直视下作胃黏膜活组织检查等,故对溃疡良性、恶性的鉴别价值较大。

（五）粪便隐血试验

溃疡活动期,溃疡面有微量出血,粪隐血试验大都阳性,治疗1～2周后多转为阴性。如持续阳性,则疑有癌变。

（六）幽门螺杆菌（HP）感染检查

近来 HP 在消化性溃疡发病中的重要作用备受重视。我国人群中 HP 感染率为 40% ～ 60%。HP 在 GU 和 DU 中的检出率更是分别高达 70% ～ 80% 和 90% ～ 100%。诊断 HP 方法有多种:①直接从活检胃黏膜中细菌培养、组织涂片或切片染色查 HP。②用尿素酶试验、^{14}C 尿素呼吸试验、胃液尿素氮检测等方法测定胃内尿素酶活性。③血清学查抗 HP 抗体。④聚合酶链式反应技术查 HP。

五、护理

（一）护理观察

1.腹痛

观察腹痛的部位、性质、强度,有无放射痛,与进食、服药的关系,腹痛有无周期性。

2.呕吐

观察呕吐物性质、气味、量、颜色、呕吐次数及与进食关系,注意有无因呕吐而致脱水和低钾、低钠血症及低氯性碱中毒。

3.呕血和黑粪

观察呕血、便血的量、次数和性质。注意出血前有无恶心、呕吐、上腹不适、血中是否混有食物,以便与咯血相区别。半数以上溃疡出血者有 38.5 ℃ 以下的低热,持续时间与出血时间一致,可作为出血活动的一个标志,故应每天多次测体温。

4.穿孔

由于老年人常有其他慢性病,穿孔时腹痛、腹肌紧张不明显,可无显著压痛和反跳痛,常易误诊,病死率高,应予密切观察生命体征和腹部情况。

5.幽门梗阻观察以下情况可了解胃潴留程度

餐后 4 小时后胃液量(正常＜300 mL),禁食 12 小时后胃液量(正常＜200 mL),空腹胃注入 750 mL 生理盐水 30 分钟后胃液量(正常＜400 mL)。

6.其他

注意观察有无影响溃疡愈合的焦虑和忧郁、饮食不节、熬夜、过度劳累、服药不正规,服用阿司匹林和肾上腺皮质激素、吸烟等。

(二)常规护理

1.休息

消化性溃疡属于典型的心身疾病,心理-社会因素对发病起着重要作用。因此,规律的生活和劳逸结合的工作安排,无论在本病的发作期或缓解期都十分重要。休息是消化性溃疡基本和重要的护理。休息包括精神休息和躯体休息。病情轻者可边工作边治疗,较重者应卧床数天至2周,继之休息1~2个月。平卧休息时胆汁反流明显减少,对胃溃疡患者有利。另外应保证充足的睡眠,服用适量镇静剂。

2.戒烟、酒及其他嗜好品

吸烟者,消化性溃疡的发病率较不吸烟者多。吸烟可使溃疡恶化或延迟溃疡愈合。吸烟会削弱十二指肠液中和胃酸的能力,还能引起十二指肠液反流入胃。患者戒烟后溃疡症状明显改善。有研究认为就DU患者而言,戒烟比服西咪替丁更重要。

酒精能损坏胃黏膜屏障引起胃炎而加重症状,延迟愈合。此外,还能减弱胰泌素对胰外分泌腺分泌水和碳酸氢根的作用,降低了胰液中和胃酸的能力。临床观察也显示消化性溃疡患者停止饮酒后症状减轻,故应劝患者戒酒。

咖啡等物质能刺激胃酸与胃蛋白酶分泌,还可使胃黏膜充血,加剧溃疡病症状。故应不饮或少饮咖啡、可口可乐、茶、啤酒等。

3.饮食

饮食护理是消化性溃疡病治疗的重要组成部分。饮食护理的目的是减轻机械性和化学性刺激、缓解和减轻疼痛。合理营养有利改善营养状况、纠正贫血,促进溃疡愈合,避免发生并发症。

(三)饮食护理原则

1.宜少量多餐,定时,定量进餐

每天5~7餐,每餐不宜过饱,约为正常量的2/3。因少量多餐可中和胃酸,减少胃酸对溃疡面的刺激,又可供给足够营养。少量多餐在急性消化性溃疡时更为适宜。

2.宜选食营养价值高、质软而易于消化的食物

如牛奶、鸡蛋、豆浆、鱼、嫩的瘦猪肉等食物,经加工烹调变得细软易消化,对胃肠无刺激。同时注意补充足够的热量及蛋白质和维生素。

3.蛋白质、脂肪、碳水化合物的供给要求

蛋白质按每天每千克体重1.0~1.5 g供给;脂肪按每天70~90 g供给,选择易消化吸收的乳融状脂肪(如奶油、牛奶、蛋黄、黄油、奶酪等),也可用适量的植物油,碳水化合物按每天300~350 g供给。选择易消化的糖类如粥、面条、馄饨等,但蔗糖不宜供给过多,否则可使胃酸增加,且易胀气。

4.避免化学性和机械性刺激的食物

化学刺激性的食物有咖啡、浓茶、可可、巧克力等,这些食物可刺激胃酸分泌增加;机械性刺激的食物有油炸猪排、花生米、粗粮、芹菜、韭菜、黄豆芽等,这些食物可刺激胃黏膜表面血管和溃疡面。总之溃疡病患者不宜吃过咸、过甜、过酸、过鲜、过冷、过热及过硬的食物。

5.食物烹调必须切碎制烂

可选用蒸、煮、氽、烧、烩、焖等烹调方法。不宜采用爆炒、滑熘、干炸、油炸、生拌、烟熏、腌腊等烹调方法。

6.必须预防便秘

溃疡病饮食中含粗纤维少,食物细软,易引起便秘,宜经常吃些润肠通便的食物如果子冻、果汁、菜汁等,可预防便秘。

溃疡病急性发作或出血刚停止后,进流质饮食,每天6～7餐。无消化道出血且疼痛较轻者宜进厚流质或少渣半流,每天6餐。病情稳定、自觉症状明显减轻或基本消失者,每天6餐细软半流质。基本愈合者每天三餐普食加两餐点心,不宜进食油煎、炸和粗纤维多的食物。

出现呕血、幽门梗阻严重或急性穿孔均应禁食。

(四)心理护理

在治疗护理过程中应注重教育,应把防病治病的基本知识介绍给患者,如让患者注意避免精神紧张和不良情绪的刺激,注意精神卫生,注意锻炼身体、增强体质、培养良好的生活习惯,生活有规律,注意劳逸结合,节制烟酒,慎用对胃黏膜有损害的药物等,使患者了解本病的规律性,治疗原则和方法,从而坚定战胜疾病的信心,自觉配合治疗和护理。在心理护理过程中,护士应当了解患者在疾病的不同时期所出现的心理反应,如否认、焦虑、抑郁、孤独感、依赖心理等心理反应,护理上重点要给患者以心理支持,特别帮助他们克服紧张、焦虑、抑郁等常见的心理问题,帮助他们进行认识重建,即认识个人、认识社会,调整和处理好人与人、个人与社会之间的关系,重新找到自己新的起点,减少疾病造成的痛苦和不安。心理护理中,护士应当实施针对性、个性化的心理护理。如对那些心理素质上具有明显弱点的患者,有易暴怒、抑郁、孤僻及多疑倾向者应及早通过心理指导加强其个性的培养,对那些有明显行为问题者,如酗酒、吸烟、多食、缺少运动及A型行为等,应用心理学技术指导其进行矫正;对那些工作和生活环境里存在明显应激源的人,应及时帮助其进行适当的调整,减少不必要的心理刺激。

(五)药物治疗护理

1.制酸剂

胃酸、胃蛋白酶对消化性溃疡的发病有重要作用。制酸药能中和胃酸从而缓解疼痛并降低胃蛋白酶的活性。常用的制酸药分可溶性和不溶性两种。可溶性抗酸药主要为碳酸氢钠,该药止痛效果快,但自肠道吸收迅速,大量及长期应用可引起钠潴留和代谢性碱中毒,且与胃酸相遇可产生CO_2,引起腹胀和继发胃酸增高,故不宜单独使用,而应小剂量与其他抗酸药混合服用。不溶性抗酸药有氢氧化铝、碳酸铝、氧化铝、三硅酸镁等,作用缓慢而持久,肠道不吸收,可单独或联合用药。各种抗酸剂均有其特点,临床上常联合应用,以提高疗效,减少不良反应。抗酸药对缓解溃疡疼痛十分有效,是否能促进溃疡愈合,尚无肯定结论。

使用抗酸药应注意:①在饭后1～2小时服,可延长中和作用时间,而不可在餐前或就餐时服药。睡前加服1次,可中和夜间所分泌的大量酸。②片剂嚼碎后服用效果较好,因药物颗粒越小溶解越快,中和酸的作用越大,因此,凝胶或溶液的效果最好,粉剂次之,片剂较差。③抗酸药除可引起便秘、腹泻外,尚可引起一些其他不良反应,特别是当患者有肾功能不全或心力衰竭时,如碳酸氢钠可造成钠潴留和碱中毒;碳酸钙剂量过大时,高血钙可刺激G细胞分泌大量胃泌素,引起胃酸分泌反跳而加重上腹痛;长期大量服用氢氧化铝后,因铝结合饮食中的磷,使肠道对磷的吸收减少,严重缺磷可引起食欲缺乏、软弱无力等,甚至导致软骨病或骨质疏松。

2.抗胆碱能药

这类药物可抑制迷走神经功能,因而具有减少胃酸分泌、解除平滑肌和血管痉挛、改善局部营养和延缓胃排空等作用,后者有利于延长抗酸药和食物对胃酸的中和,达到止痛目的。但其延缓胃排空引起胃窦部潴留,可促使胃酸分泌,所以认为不宜用于胃溃疡。抗胆碱能药服后 2 小时出现最大药理作用,故常于餐后 6 小时及睡前服用。抗胆碱能药物最大缺点是不但能抑制胃酸分泌,也抑制乙酰胆碱在全身的生理作用,故有口干、视力模糊、心动过速、汗闭、便秘和尿潴留等不良反应,故溃疡出血、幽门梗阻、反流性食管炎、青光眼、前列腺肥大等患者均不宜使用。常用的药物有:普鲁苯辛、溴甲阿托品、贝那替秦、山莨菪碱、阿托品等。

3.H$_2$受体阻滞剂

组织胺通过两种受体而产生效应,其中与胃酸分泌有关的是 H$_2$ 受体。阻滞 H$_2$ 受体能抑制胃酸的分泌。代表药是西咪替丁,它对胃酸的分泌具有强大抑制作用。口服后很快被小肠所吸收,在 1～2 小时内血液浓度达高峰,可完全抑制由饮食或胃泌素所引起的胃酸分泌达 6～7 小时。该药常于进餐时与食物同服。年龄大,伴有肾功能和其他疾病者易发生不良反应。常见的不良反应有头痛、腹泻、嗜睡、疲劳、肌痛、便秘等。其他常用的药物还有雷尼替丁、法莫替丁等。西咪替丁会影响华法林、茶碱或苯妥英的药物代谢,与抗酸剂合用时,间隔时间≥2 小时。

4.丙谷胺及其他减少胃酸分泌药

丙谷胺的分子结构与胃泌素的末端相似,能抑制基础酸排量和最大酸排量,竞争性抑制胃泌素受体,并对胃黏膜有保护和促进愈合作用,其抑酸和缓解症状的作用较西咪替丁弱。该药常于饭前 15 分钟服,无明显不良反应。哌仑西平,能选择性拮抗乙酰胆碱的促胃分泌效应而不拮抗其他效应,很少有不良反应,宜餐前 90 分钟服用。甲氧氯普胺为胃运动促进剂,能增强胃窦蠕动加速胃排空,减少食糜等对胃窦部的刺激而使胃酸分泌减少,还可减少胆汁反流,减轻胆汁对胃黏膜的损害。一般用药后 60～90 分钟可达作用高峰,故宜在餐前 30 分钟服用,严重的不良反应为锥体外系反应。

5.细胞保护剂

临床常用的细胞保护剂有多种。甘珀酸能加强胃黏液分泌,强固胃黏膜屏障,促进胃黏膜再生。但具有醛固酮样效应,可引起高血压、水肿、水钠潴留、低血钾等不良反应,故高血压、心脏病、肾脏病和肝脏病患者慎用。服药的最佳时间为餐前 15～30 分钟和睡前服。胶态次枸橼酸铋,在酸性胃液中与溃疡坏死组织螯合,形成保护性铋蛋白凝物,使溃疡面与胃酸、胃蛋白酶隔离。宜在餐前 1 小时和睡前服。严重肾功能不全者忌用,少数人服药后便秘、转氨酶升高。硫糖铝可与胃蛋白酶直接络合或结合,使酶失去活性而发挥作用,宜餐前 30 分钟及睡前服,偶见口干、便秘、恶心等不良反应。前列腺素 E$_1$ 抑制胃酸分泌,保护黏膜屏障,主要用于非类固醇抗炎药合用者,最常见不良反应是腹泻和腹痛,孕妇忌用。

6.质子泵抑制剂

奥美拉唑直接抑制质子泵,有强烈的抑酸能力,疗效明显起效快,不良反应少而轻,无严重不良反应。

(六)急性大量出血的护理

1.急诊处理

首先按医嘱插入鼻胃管,建立静脉通道,输液开始宜快,可选用等渗盐水、林格液、右旋糖酐或其他血浆代用品,一般不用高渗溶液。观察意识、血压、脉搏、体温、面色、鼻胃管引出胃液量和颜色、皮肤(干、湿、温度)、肠鸣、上腹压痛、出入量。

2.重症监护

急诊处理后,患者应予重症监护。除密切观察生命体征和出血情况外,应抽血查血红蛋白、血球压积(出血4~6小时后才开始变化)、血型和交叉反应、凝血酶原时间、部分凝血酶原时间或激活部分凝血酶原时间、血钠(开始代偿性升高,补液后降低)、血钾(大量呕吐后降低。多次输液后可增高)、尿素氮(急性出血后24~48小时内升高,一般丢失1 000 mL血,尿素氮升高为正常值的2~5倍)、肌酐(肾灌注不足致肌酐升高)。向患者介绍为了确诊可能需做的钡餐、纤维胃镜、胃液分析等检查的过程,使患者受检时更好地合作。告知患者检查时体位、术前服镇静药可能会产生昏睡感,喉部喷局麻药会引起不适。及时了解胃镜检查结果,如无严重再出血应拔除鼻胃管以减少机械刺激。在恶心反射出现前,仍予禁食。

3.再出血

首先观察鼻胃管引出血量、颜色、患者生命体征。再次确定鼻胃管位置是否正确、引流瓶处于低位持续吸引、压力为10.7 kPa(80 mmHg)。如明确再次出血,安慰患者不必紧张,使患者相信医护人员是可以很好地处理再次出血。

4.胃管灌注

为使血管收缩,减少黏膜血流量,达到一过性止血效果,常经胃管灌注冰生理盐水或冷开水。灌注时抬高头位30°~45°,关闭吸引管。灌注时应加快滴注速度,观察血压、体温、脉搏、寒战。发生寒战可多盖被,给患者解释不必紧张。注意寒战易诱发心律失常。灌注后注意有无输液过多的症状(呼吸困难)和体征(脉搏快,颈静脉怒张,肺部捻发音)。

(七)急性穿孔的护理

任何消化性溃疡均可发生穿孔,穿孔前常无明显诱因,有些可能由服肾上腺皮质激素、阿司匹林、饮酒和过度劳累诱发。上腹部难以忍受的剧痛及恶心呕吐,常是穿孔引起腹膜炎的症状。患者两腿卷曲,腹肌强直伴反跳痛,甚至出现面色苍白、出冷汗、脉搏细速、血压下降、休克。一般在穿孔后6小时内及时治疗,疗效较佳,若不及时抢救可危及生命。一经确诊,患者就应绝对卧床休息,禁食并留置胃管抽吸胃内容物进行胃肠减压。补液、应用抗生素控制腹腔感染。密切观察生命体征,及时发现和纠正休克,迅速做好各种术前准备。

(八)幽门梗阻的护理

功能性或器质性幽门梗阻的早期处理基本相同,包括:①纠正体液和电解质紊乱,严格正确记录每天出入量,抽血测定血清钾、钠、氯及血气分析,了解电解质及酸碱失衡情况,及时补充液体和电解质。②胃肠减压:幽门梗阻者每天清晨和睡前用3%盐水或苏打水洗胃,保留1小时后排出。必要时行胃肠减压,连续72小时吸引胃内容物,可解除胃扩张和恢复胃张力,抽出胃液也可减轻溃疡周围的炎症和水肿。若对梗阻的性质不明,应做上消化道内镜或钡餐检查,同时也可估计治疗效果。病情好转给流质饮食,每晚餐后4小时洗胃1次,测胃内潴留量,准确记录颜色、气味、性质。临床操作过程中常遇胃管不畅的情况,通常原因是胃管扭曲在口腔或咽部;胃管置入深度不够;胃管置入过深至幽门部或十二指肠内;胃管侧孔紧贴胃壁;食物残渣或凝血块阻塞。有报道胃肠减压过程中发生少见的并发症,如下胃管困难致环杓关节脱位,减压器故障大量气体入胃致腹膜炎,蛔虫堵塞致无效减压,胃管结扎致拔管困难等。③能进流质时,同时服用抗酸剂、西咪替丁等药物治疗。禁用抗胆碱能药物。

对并发症观察经处理后病情是否好转,若未见改善,做好手术准备,考虑外科手术。

(郑彩霞)

第三节　反流性食管炎

反流性食管炎(reflux esophagitis,RE)是指胃、十二指肠内容物反流入食管所引起的食管黏膜炎症、糜烂、溃疡和纤维化等病变,甚至引起咽喉、气道等食管以外的组织损害。其发病男性多于女性,男女比例为(2～3)：1,发病率为1.92％。随着年龄的增长,食管下段括约肌收缩力的下降,胃、十二指肠内容物自发性反流,而使老年人反流性食管炎的发病率有所增加。

一、病因与发病机制

(一)抗反流屏障削弱

食管下括约肌是指食管末端3～4 cm长的环形肌束。正常人静息时压力为1.3～4.0 kPa(10～30 mmHg),为一高压带,防止胃内容物反流入食管。由于年龄的增长,机体老化导致食管下括约肌的收缩力下降引起食物反流。一过性食管下括约肌松弛也是反流性食管炎的主要发病机制。

(二)食管清除作用减弱

正常情况下,一旦发生食物的反流,大部分反流物通过1～2次食管自发和继发性的蠕动性收缩将食管内容物排入胃内,即容量清除,剩余的部分则由唾液缓慢地中和。老年人食管蠕动缓慢和唾液产生减少,影响了食管的清除作用。

(三)食管黏膜屏障作用下降

反流物进入食管后,可以凭借食管上皮表面黏液、不移动水层和表面 HCO_3^-、复层鳞状上皮等构成上皮屏障,以及黏膜下丰富的血液供应构成的后上皮屏障,发挥其抗反流物对食管黏膜损伤的作用。随着机体老化,食管黏膜逐渐萎缩,黏膜屏障作用下降。

二、护理评估

(一)健康史

询问患者的饮食结构及习惯、有无长期服用药物史。

(二)身体评估

1.反流症状

反酸、反食、反胃(指胃内容物在无恶心和不用力的情况下涌入口腔)、嗳气等,多在餐后明显或加重,平卧或躯体前屈时易出现。

2.反流物引起的刺激症状

胸骨后或剑突下烧灼感、胸痛、吞咽困难等。常由胸骨下段向上伸延,常在餐后1小时出现,平卧、弯腰或腹压增高时可加重。反流物刺激食管痉挛导致胸痛,常发生在胸骨后或剑突下。严重时可为剧烈刺痛,可放射到后背、胸部、肩部、颈部、耳后,有的酷似心绞痛的特点。

3.其他症状

咽部不适,有异物感、棉团感或堵塞感,可能与酸反流引起食管上段括约肌压力升高有关。

4.并发症

(1)上消化道出血:因食管黏膜炎症、糜烂及溃疡可以导致上消化道出血。

(2)食管狭窄:食管炎反复发作致使纤维组织增生,最终导致瘢痕性狭窄。

(3)Barrett 食管:在食管黏膜的修复过程中,食管-贲门交界处 2 cm 以上的食管鳞状上皮被特殊的柱状上皮取代,称之为 Barrett 食管。Barrett 食管发生溃疡时,又称 Barrett 溃疡。Barrett食管是食管癌的主要癌前病变,其腺癌的发生率较正常人高 30~50 倍。

(三)辅助检查

1.内镜检查

内镜检查是反流性食管炎最准确、最可靠的诊断方法,能判断其严重程度和有无并发症,结合活检可与其他疾病相鉴别。

2.24 小时食管 pH 监测

应用便携式 pH 记录仪在生理状态下对患者进行 24 小时食管 pH 连续监测,可提供食管是否存在过度酸反流的客观依据。在进行该项检查前 3 天,应停用抑酸药与促胃肠动力的药物。

3.食管吞钡 X 线检查

对不愿意接受或不能耐受内镜检查者行该检查。严重患者可发现阳性 X 线征。

(四)心理社会状况

反流性食管炎长期持续存在,病情反复、病程迁延,患者会出现食欲减退,体重下降,导致患者心情烦躁、焦虑;合并消化道出血时会使患者紧张、恐惧。应注意评估患者的情绪状态及对本病的认知程度。

三、常见护理诊断及问题

(一)疼痛

胸痛与胃食管黏膜炎性病变有关。

(二)营养失调

低于机体需要量:与害怕进食、消化吸收不良等有关。

(三)有体液不足的危险

有体液不足的危险与合并消化道出血引起活动性体液丢失、呕吐及液体摄入量不足有关。

(四)焦虑

焦虑与病情反复、病程迁延有关。

(五)知识缺乏

缺乏对反流性食管炎病因和预防知识的了解。

四、诊断要点与治疗原则

(一)诊断要点

临床上有明显的反流症状,内镜下有反流性食管炎的表现,食管过度酸反流的客观依据即可做出诊断。

(二)治疗原则

以药物治疗为主,对药物治疗无效或发生并发症者可做手术治疗。

1.药物治疗

目前多主张采用递减法,即开始使用质子泵抑制剂加促胃肠动力药,迅速控制症状,待症状控制后再减量维持。

(1)促胃肠动力药:目前主要常用的药物是西沙必利。常用量为每次 5～15 mg,每天 3～4 次,疗程8～12 周。

(2)抑酸药。①H_2 受体拮抗剂(H_2RA):西咪替丁 400 mg、雷尼替丁 150 mg、法莫替丁 20 mg,每天2 次,疗程 8～12 周。②质子泵抑制剂(PPI):奥美拉唑 20 mg、兰索拉唑 30 mg、泮托拉唑 40 mg、雷贝拉唑 10 mg 和埃索美拉唑 20 mg,一天 1 次,疗程 4～8 周。③抗酸药:仅用于症状轻、间歇发作的患者作为临时缓解症状用。反流性食管炎有并发症或停药后很快复发者,需要长期维持治疗。H_2RA、西沙必利、PPI 均可用于维持治疗,其中以 PPI 效果最好。维持治疗的剂量因患者而异,以调整至患者无症状的最低剂量为合适剂量。

2.手术治疗

手术为不同术式的胃底折叠术。手术指征为:①严格内科治疗无效。②虽经内科治疗有效,但患者不能忍受长期服药。③经反复扩张治疗后仍反复发作的食管狭窄。④确证由反流性食管炎引起的严重呼吸道疾病。

3.并发症的治疗

(1)食管狭窄:大部分狭窄可行内镜下食管扩张术治疗。扩张后予以长程 PPI 维持治疗可防止狭窄复发。少数严重瘢痕性狭窄需行手术切除。

(2)Barrett 食管:药物治疗是预防 Barrett 食管发生和发展的重要措施,必须使用 PPI 治疗及长期维持。

五、护理措施

(一)一般护理

为减少平卧时及夜间反流可将床头抬高 15～20 cm。避免睡前 2 小时内进食,白天进餐后亦不宜立即卧床。应避免食用使食管下括约肌压力降低的食物和药物,如高脂肪、巧克力、咖啡、浓茶及硝酸甘油、钙通道阻滞剂等。应戒烟及禁酒。减少一切影响腹压增高的因素,如肥胖、便秘、紧束腰带等。

(二)用药护理

遵医嘱给予药物治疗,注意观察药物的疗效及不良反应。

1.H_2 受体拮抗剂

药物应在餐中或餐后即刻服用,若需同时服用抗酸药,则两药应间隔 1 小时以上。若静脉给药应注意控制速度,过快可引起低血压和心律失常。西咪替丁对雄性激素受体有亲和力,可导致男性乳腺发育、阳痿及性功能紊乱,应做好解释工作。该药物主要通过肾排泄,用药期间应监测肾功能。

2.质子泵抑制剂

奥美拉唑可引起头晕,应嘱患者用药期间避免开车或做其他必须高度集中注意力的工作。兰索拉唑的不良反应包括荨麻疹、皮疹、瘙痒、头痛、口苦、肝功能异常等,轻度不良反应不影响继续用药,较严重时应及时停药。泮托拉唑的不良反应较少,偶可引起头痛和腹泻。

3.抗酸药

该药在饭后 1 小时和睡前服用。服用片剂时应嚼服,乳剂给药前应充分摇匀。

抗酸剂应避免与奶制品、酸性饮料及食物同时服用。

(三)饮食护理

(1)指导患者有规律地定时进餐,饮食不宜过饱,选择营养丰富,易消化的食物。避免摄入过咸、过甜、过辣的刺激性食物。

(2)制订饮食计划:与患者共同制订饮食计划,指导患者及家属改进烹饪技巧,增加食物的色、香、味,刺激患者食欲。

(3)观察并记录患者每天进餐次数、量、种类,以了解其摄入营养素的情况。

六、健康指导

(一)疾病知识的指导

向患者及家属介绍本病的有关病因,避免诱发因素。保持良好的心理状态,平时生活要有规律,合理安排工作和休息时间,注意劳逸结合,积极配合治疗。

(二)饮食指导

指导患者加强饮食卫生和饮食营养,养成有规律的饮食习惯;避免过冷、过热、辛辣等刺激性食物及浓茶、咖啡等饮料;嗜酒者应戒酒。

(三)用药指导

根据病因及病情进行指导,嘱患者长期维持治疗,介绍药物的不良反应,如有异常及时复诊。

（郑彩霞）

第四节　慢　性　胃　炎

慢性胃炎是由不同原因引起的胃黏膜慢性炎症。病变可局限于胃的一部分(常见于胃窦部),也可累及整个胃部。慢性胃炎一般可分为慢性浅表性胃炎、慢性萎缩性胃炎两大类,前者是慢性胃炎中最常见的一种,占 60％～80％,后者则由于易发生癌变而受到人们的关注。慢性胃炎的发病率随年龄增长而增加。

一、护理要点

合理应用药物,及时对症处理;戒除烟酒嗜好,养成良好的饮食习惯;做好健康指导,保持良好心理状态;重视疾病变化,定期检查随访。

二、护理措施

(1)慢性胃炎的患者应立即解除疲劳的工作状态而加强休息,必要时卧床休息。患者应撇开一切烦恼,保持安详、乐观的人生态度。周围环境应保持清洁、卫生和安静。可以听一点轻音乐,将有助于慢性胃炎的康复。

(2)改变不规律进食、过快进食或暴饮暴食等不良习惯,养成定时、定量规律进食的好习惯。

进食宜细嚼慢咽,使食物与唾液充分混合,减少对胃黏膜的刺激。

(3)停止进食过冷、过烫、辛辣、高钠、粗糙的食物。患者最好以细纤维素,易消化的面食为主食。

(4)慢性胃炎的患者必须彻底戒除烟酒,最好也不要饮用浓茶。

(5)停止服用水杨酸类药物。对胃酸减少或缺乏者,可适当喝米醋。

三、用药及注意事项

(一)保护胃黏膜

1.硫糖铝

硫糖铝能与胃黏膜中的黏蛋白结合,形成一层保护膜,是一种很好的胃黏膜保护药。同时,它还可以促进胃黏膜的新陈代谢。每次 10 g,每天 3 次。

2.甘珀酸

能促使胃黏液分泌增加和胃黏膜上皮细胞寿命延长,从而形成保护黏膜的屏障,增强胃黏膜的抵抗力。每次 50~100 mg,每天 3 次,对高血压患者不宜应用。

3.胃膜素

胃膜素为猪胃黏膜中提取的抗胃酸多糖质,遇水变为具有附着力的黏浆,附贴于胃黏膜而起保护作用,并有制酸作用。每次 2~3 g,每天 3 次。

4.麦滋林-S 颗粒

麦滋林-S 颗粒具有胃黏膜保护功能,最大的优点是不被肠道吸收入血,故几乎无任何不良反应。每次 0.67 g,每天 3 次。

(二)调整胃运动功能

1.甲氧氯普胺

甲氧氯普胺能抑制延脑的催吐化学感受器,有明显的镇吐作用;同时能调整胃窦功能,增强幽门括约肌的张力,防止和减少碱性反流。每次 5~10 mg,每天 3 次。

2.吗丁啉

吗丁啉作用较甲氧氯普胺强而不良反应少,且不透过血-脑屏障,不会引起锥体外系反应,是目前较理想的促进胃蠕动的药物。每次 10~20 mg,每天 3 次。

3.西沙比利

西沙比利作用类似吗丁啉,但不良反应更小,疗效更好。每次 5 mg,每天 3 次。

(三)抗酸或中和胃酸

1.西咪替丁

西咪替丁能使基础胃酸分泌减少约 80%,使各种刺激引起的胃酸分泌减少约 70%。每次 200 mg,每天 3 次。

2.奥美拉唑

奥美拉唑可抑制胃酸分泌,减轻疾病状态下胃酸对上消化道(食管、胃、十二指肠)黏膜的损伤,改善上腹疼痛、反酸等症状,促进黏膜溃疡、糜烂的愈合。还可通过降低胃内酸度,提高抗生素对幽门螺杆菌的疗效,还可为上消化道出血的止血创造条件。

(四)促胃酸分泌

1.卡尼汀

卡尼汀能促进胃肠功能,使唾液、胃液、胆液、胰液及肠液等的分泌增加,从而加强消化功能,有利于低酸的恢复。

2.多酶片

多酶片每片内含淀粉酶 0.12 g、胃蛋白酶 0.04 g、胰酶 0.12 g,作用也是加强消化功能。每次 2 片,每天 3 次。

(五)抗感染

1.庆大霉素

庆大霉素口服每次 4 万单位,每天 3 次;对于治疗诸如上呼吸道炎症、牙龈炎、鼻炎等慢性炎症,有较快较好的疗效。

2.德诺(De-Nol)

德诺主要成分是胶体次枸橼酸铋,具有杀灭幽门螺杆菌的作用。每次 240 mg,每天 2 次。服药时间最长不得超过 3 个月,因为久服胶体铋,有引起锥体外系中毒的危险。

3.三联疗法

三联疗法胶体枸橼酸铋＋甲硝唑＋四环素或阿莫西林,是当前根治幽门螺杆菌的最佳方案,根治率可达 96%。用法为德诺每次 240 mg,每天 2 次;甲硝唑每次 0.4 g,每天 3 次;四环素每次 500 mg,每天 4 次;阿莫西林每次 1.0 g,每天 4 次。此方案连服 14 天为 1 个疗程。

四、健康指导

慢性胃炎由于病程较长,治疗进展缓慢,而且可能反复发作,所以患者常有严重焦虑,而焦虑不安、精神紧张,又是慢性胃炎病情加重的重要因素之一。如此恶性循环,必将严重影响慢性胃炎的治疗。因此,对患者进行心理疏导治疗,往往能收到良好的效果。告诫患者生活要有规律,保持乐观情绪;饮食应少食多餐,戒烟酒,以清淡无刺激性易消化为宜;禁用或慎用阿司匹林等可致溃疡的药物;定期复诊,如上腹疼痛节律发生变化或出现呕血、黑便时应立即就医。

(郑彩霞)

第五节　急性胰腺炎

急性胰腺炎是常见的急腹症之一,为胰酶对胰脏本身自身消化所引起的化学性炎症。胰腺病变轻重不等,轻者以水肿为主,临床经过属自限性,一次发作数天后即可完全恢复,少数呈复发性急性胰腺炎;重者胰腺出血坏死,易并发休克、胰假性囊肿和脓肿等,病死率高达 25%～40%。

关于急性胰腺炎的发生率,目前尚无精确统计。国内报告急性胰腺炎患者约占住院患者的 0.32%～2.04%。本病患者一般女多于男,患者的平均年龄 50～60 岁。职业以工人多见。

一、病因及发病机制

胰腺是一个其有内、外分泌功能的实质性器官,胰腺的腺泡分泌胰液(外分泌),对食物的消化起重要作用;而散在地分布在胰腺内的胰岛,其功能细胞主要分泌胰岛素和胰高糖素(内分泌)。正常情况下,当胰液中无活力的胰蛋白酶原等进入十二指肠时,在碱性环境中被胆汁和十二指肠液中的肠激酶激活,成为具有消化能力的胰蛋白酶。在胆总管、胰管、壶腹部炎症、梗阻等病理情况下,多种胰酶在胰腺内被激活,并大量溢出管壁及腺泡壁外,导致胰腺自身消化,引起水肿、出血、坏死等,而产生急性胰腺炎。

引起急性胰腺炎的病因甚多。常见病因为胆道疾病、酗酒。急性胰腺炎的各种致病相关因素(表 2-2)。

表 2-2　急性胰腺炎致病相关因素

梗阻因素	①胆管结石。②乏特氏壶腹或胰腺肿瘤。③寄生虫或肿瘤使乳头阻塞。④胰腺分离现象并伴副胰管梗阻。⑤胆总管囊肿。⑥壶腹周围的十二指肠憩室。⑦奥狄氏括约肌压力增高。⑧十二指肠襻梗阻
毒素	①乙醇。②甲醇。③蝎毒。④有机磷杀虫剂
药物	①肯定有关(有重要试验报告)硫唑嘌呤/6-巯基嘌呤、丙戊酸、雌激素、四环素、甲硝唑、呋喃妥因、呋塞米、磺胺、甲基多巴、阿糖胞苷、甲氰咪呱。②不一定有关(无重要试验报告)噻嗪利尿剂、利他尼酸、苯乙双胍、普鲁卡因胺、氯噻酮、L-门冬酰胺酶、对乙酰氨基酚
代谢因素	①高甘油三酯血症。②高钙血症
外伤因素	①创伤-腹部钝性伤。②医源性——手术后、内镜下括约肌切开术、奥狄氏括约肌测压术
先天性因素	
感染因素	①寄生虫——蛔虫、华支睾吸虫。②病毒——流行性腮腺炎、甲型肝炎、乙型肝炎、柯萨奇 B 病毒、EB 病毒。③细菌——支原体、空肠弯曲菌
血管因素	①局部缺血——低灌性(如心脏手术)。②动脉粥样硬化性栓子。③血管炎——系统性红斑狼疮、结节性多发性动脉炎、恶性高血压
其他因素	①穿透性消化性溃疡。②十二指肠克罗恩病。③妊娠有关因素。④儿科有关因素 Reye's 综合征、囊性纤维化特发性

(一)梗阻因素

胆石症常是老年人急性胰腺炎首次发作的原因,老年女性特别常见。一般认为是在胆石一过性阻塞胰管开口处或紧邻此开口处的胆总管时发生。如在胆石性胰腺炎发作后立即仔细收集和检查粪便,常常可以找到胆结石。胆石症引起胰腺炎的机制尚不清楚。可能是乏特氏壶腹被胆石阻塞,引起胆汁反流入胰管,损伤胰腺实质。也有认为是胰管一过性梗阻而无胆汁反流。

有人认为副乳头的先天畸形和狭窄必然引起胰腺炎。奥狄氏括约肌压力增高是急性胰腺炎反复发作的原因之一,据此内镜下括约肌切开术治疗已获得良好效果。胰小管或壶腹周围的小肿瘤也能引起胰腺炎。

(二)毒素和药物因素

乙醇、甲醇、蝎毒和有机磷杀虫剂等均可引起急性胰腺炎。

药物诱发的胰腺炎通常与对药物的超敏有关而与剂量无关。其特点是在接触药物的第一个月内发生,通常病情轻且有自限性。与成人胰腺炎发病有关的药物最常见的是硫唑嘌呤及其类似物 6-巯基嘌呤。应用这类药物的个体中有 3%～5%发生胰腺炎,引起儿童胰腺炎最常见的药物是丙戊酸。

(三)代谢因素

甘油三酯水平超过 11.3 mmol/L 时,易发中至重度的急性胰腺炎。如其水平降至 5.65 mmol/L 以下,反复发作次数可明显减少。各种原因引起的高钙血症亦易发生急性胰腺炎。

(四)外伤因素

胰腺的创伤或手术都可引起胰腺炎。内窥镜逆行胰胆管造影所致创伤也可引起胰腺炎,发生率为 1%～5%。

(五)先天性因素

胰腺炎的易感性呈常染色体显性遗传。临床特点是儿童或青年期起病,逐渐演变成慢性胰腺炎和胰功能不全。胰腺结石可显著。少数家族还合并有氨基酸尿症。

(六)感染因素

血管功能不全(低容量灌注,动脉粥样硬化)和血管炎可能因减少胰腺血流而引起或加重胰腺炎。

二、临床表现

急性胰腺炎的临床表现和病程,取决于其病因、病理类型和治疗是否及时。水肿型胰腺炎一般 3～5 天内症状即可消失,但常有反复发作。如症状持续一周以上,应警惕已演变为出血坏死型胰腺炎。出血坏死型胰腺炎亦可在一开始时即发生,呈暴发性经过。

(一)腹痛

腹痛为本病最主要表现,约见于 95% 急性胰腺炎病例,多数突然发作,常在饱餐和饮酒后发生。轻重不一,轻者上腹钝痛,患者常能忍受,重者呈腹绞痛、钻痛或刀割痛。疼痛常呈持续性伴阵发性加剧。疼痛的部位可因病变的部位不同而异,通常在上中腹部。如炎症以胰头部为主,疼痛常在右上腹及中上腹部;如炎症以胰体、尾部为主,常为中上腹及左上腹疼痛,并向腰背放射。疼痛在弯腰或起坐前倾时可减轻。病情轻者腹痛 3～5 天缓解;出血坏死型的病情发展较快,腹痛延续较长。由于渗出液扩散至腹腔,腹痛可弥漫至全腹。极少数患者尤其年老体弱者可无腹痛或极轻微痛。

腹肌常紧张,并可有反跳痛。但不像消化道穿孔时表现的肌强硬,如检查者将手紧贴于患者腹部,仍可能按压下去。有时按压腹部反可使腹痛减轻。腹痛发生的原因是胰管扩张;胰腺炎症、水肿;渗出物、出血或胰酶消化产物进入后腹膜腔,刺激腹腔神经丛;化学性腹膜炎;胆管和十二指肠痉挛及梗阻。

(二)恶心、呕吐

84% 的患者有频繁恶心和呕吐,常在进食后发生。呕吐物多为胃内容物,重者含胆汁甚至血样物。呕吐是机体对腹痛或胰腺炎症刺激的一种防御性反射。呕吐后,进入十二指肠的胃酸减少,从而减少胰泌素及缩胆素的释放,减少了胰液胰酶的分泌。

(三)发热

大多数患者有中度以上发热,少数可超过 39.0 ℃,一般持续 3～5 天。发热为胰腺炎症或坏死产物进入血循环,作用于中枢神经系统体温调节中枢所致。多数发热患者中找不到感染的证据,但如果高热不退强烈提示合并感染或并发胰腺脓肿。

(四)黄疸

黄疸可于发病后 1～2 天出现,常为暂时性阻塞性黄疸。黄疸的发生主要由于肿大的胰头部压迫了胆总管所致。合并存在的胆道病变如胆石症和胆道炎症亦是黄疸的常见原因。少数患者后期可因并发肝损害而引起肝细胞性黄疸。

(五)低血压及休克

出血坏死型胰腺炎常发生低血压和休克。患者烦躁不安,皮肤苍白、湿冷、呈花斑状,脉细弱,血压下降,少数可在发病后短期内猝死。发生休克的机制主要有以下几点。

（1）胰舒血管素原释放，被胰蛋白酶激活后致血浆中缓激肽生成增多。缓激肽可引起血管扩张，毛细血管通透性增加，使血压下降。

（2）血液和血浆渗出到腹腔或后腹膜腔，引起血容量不足，这种体液丧失量可达血容量的 30%。

（3）腹膜炎时大量体液流入腹腔或积聚于麻痹的肠腔内。

（4）呕吐丢失体液和电解质。

（5）坏死的胰腺释放心肌抑制因子使心肌收缩不良。

（6）少数患者并发肺栓塞、胃肠道出血。

（六）肠麻痹

肠麻痹是重型或出血坏死型胰腺炎的主要表现。初期，邻近胰腺的上腹部可见扩张的充气肠襻，后期则整个肠道均发生肠麻痹性梗阻。临床上以高度腹胀、肠鸣音消失为主要表现。肠麻痹可能是肠管对腹膜炎的一种反应。另外，炎症的直接作用，血管和循环的异常、低钠和低钾血症，肠壁神经丛的损害也是肠麻痹发生的重要促发因素。

（七）腹水

胰腺炎时常有少量腹水，由胰腺和腹膜在炎症过程中液体渗出或漏出所致。淋巴管受阻塞或不畅可能也起作用。偶尔出现大量的顽固性腹水，多由于假性囊肿中液体外漏引起。胰性腹水中淀粉酶含量甚高，以此可以与其他原因的腹水区别。

（八）胸膜炎

胸膜炎常见于严重病例，系腹腔内炎性渗出透过横膈微孔进入胸腔所引起的炎性反应。

（九）电解质紊乱

胰腺炎时，机体处于代谢紊乱状态，可以发生电解质平衡失调，血清钠、镁、钾常降低。特别是血钙降低，约见于 25% 的病例，常低于 2.25 mmol/L（9 mg/dL），如低于 1.75 mmol/L（7 mg/dL）提示预后不良。血钙下降的原因是大量钙沉积于脂肪坏死区，同时胰高糖素分泌增加刺激，降钙素分泌，抑制了肾小管对钙的重吸收。

（十）皮下瘀血斑

出血坏死型胰腺炎，因血性渗出物透过腹膜后渗入皮下，可在肋腹部形成蓝绿-棕色血斑，称为 Grey-Turner 征；如在脐周围出现蓝色斑，称为 Cullen 征。此两种征象无早期诊断价值，但有确诊意义。

三、并发症

急性水肿型胰腺炎很少有并发症发生，而急性出血坏死型则常出现多种并发症。

（一）局部并发症

1.胰脓肿形成

出血坏死型胰腺炎起病 2～3 周以后，如继发细菌感染，于胰腺内及其周围可有脓肿形成。检查局部有包块，全身感染中毒症状。

2.胰假性囊肿

系由胰液和坏死组织在胰腺本身或其周围被包裹而成。常发生于出血坏死型胰腺炎起病后 3～4 周，多位于胰体尾部。囊肿可累及邻近组织，引起相应的压迫症状，如黄疸、门脉高压、肠梗阻、肾盂积水等。囊肿穿破可造成胰源性腹水。

3.胰性腹膜炎

含有活性胰酶的渗出物进入腹腔,可引起化学性腹膜炎。腹腔内出现渗出性腹水。如继发感染,则可引起细菌性腹膜炎。

4.其他

胰局部炎症和纤维素性渗出可累及周围脏器,引起脾周围炎、脾梗阻、脾粘连、结肠粘连(常见为脾曲综合征)、小肠坏死出血及肾周围炎。

(二)全身并发症

1.败血症

败血症常见于胰腺炎并发胰腺脓肿时,病死率甚高。病原体大多数为革兰阴性杆菌,如大肠埃希菌、产碱杆菌、产气杆菌、铜绿假单胞菌等。患者表现为持续高热,白细胞计数升高,以及明显的全身毒性症状。

2.呼吸功能不全

因腹胀、腹痛,患者的膈运动受限,加之磷脂酶 A 和在该酶作用下生成的溶血卵磷脂对肺泡的损害,可发生肺炎、肺淤血、肺水肿、肺不张和肺梗死,患者出现呼吸困难,血氧饱和度降低,严重者发生急性呼吸窘迫综合征。

3.心律失常和心功能不全

因有效血容量减少和心肌抑制因子的释放,导致心肌缺血和损害,临床上表现为心律失常和急性心力衰竭。

4.急性肾衰竭

出血坏死型胰腺炎晚期,可因休克、严重感染、电解质紊乱和播散性血管内凝血而发生急性肾衰竭。

5.胰性脑病

出血坏死型胰腺炎时,大量活性蛋白水解酶、磷脂酶 A 进入脑内,损伤脑组织和血管,引起中枢神经系统损害综合征,称为胰性脑病。偶可引起脱髓鞘病变。患者可出现谵妄、意识模糊、昏迷、烦躁不安、抑郁、恐惧、妄想、幻觉、语言障碍、共济失调、震颤、反射亢进或消失及偏瘫等。脑电图可见异常。某些患者昏迷系并发糖尿病所致。

6.消化道出血

可为上消化道或下消化道出血。上消化道出血主要为胃黏膜炎性糜烂或应激性溃疡,或因脾静脉阻塞引起食道静脉破裂。下消化道出血则由于结肠本身或结肠血管受累所致。近年来发现胰腺炎时可发生胃肠型微动脉瘤,瘤破裂后可引起大出血。

7.糖尿病

5%～35%的患者在病程中出现糖尿病,常见于暴发性坏死型胰腺炎患者,系由 B 细胞遭到破坏,胰岛素分泌下降;A 细胞受刺激,胰高糖素分泌增加所致。严重病例可发生糖尿病酮症酸中毒和糖尿病昏迷。

8.慢性胰腺炎

重症胰腺炎病例可因胰腺泡大量破坏而并发胰外分泌功能不全,演变成慢性胰腺炎。

9.猝死

猝死见于极少数病例,由胰腺-心脏性反应所致。

四、检查

实验室检查对胰腺炎的诊断具有决定性意义,一般对水肿型胰腺炎,检测血清淀粉酶和尿淀粉酶已足够,对出血坏死型胰腺炎,则需检查更多项目。

(一)淀粉酶测定

血清淀粉酶常于起病后 2～6 小时开始上升,12～24 小时达高峰。一般>500 U。轻者24～72 小时即可恢复正常,最迟不超过 3 天。如血清淀粉酶持续增高达 1 周以上,常提示有胰管阻塞或假性囊肿等并发症。病情严重度与淀粉酶升高程度之间并不一致,出血坏死型胰腺炎,因胰腺泡广泛破坏,血清淀粉酶值可正常甚至低于正常。若无肾功能不良,则尿淀粉酶常明显增高,一般在血清淀粉酶增高后2 小时开始增高,维持时间较长,在血清淀粉酶恢复正常后仍可增高。尿淀粉酶下降缓慢,为时可达1～2 周,故适用于起病后较晚入院的患者。

胰淀粉酶分子量约 55 000 D,易通过肾小球。急性胰腺炎时胰腺释放胰舒血管素,体内产生大量激肽类物质,引起肾小球通透性增加,肾脏对胰淀粉酶清除率增加,而对肌酐清除率无改变。故淀粉酶,肌酐清除率比率(cam/ccr)测定可提高急性胰腺炎的诊断特异性。正常人 cam/ccr 为 $1.5\%～5.5\%$。平均为 $3.1\pm1.1\%$,急性胰腺炎为 $9.8\pm1.1\%$,胆总管结石时为 $3.2\pm0.3\%$。cam/ccr>5.5% 即可诊断急性胰腺炎。

(二)血清胰蛋白酶测定

应用放射免疫法测定,正常人及非胰病患者平均为 400 ng/mL。急性胰腺炎时增高 10～40 倍。因胰蛋白酶仅来自胰腺,故具特异性。

(三)血清脂肪酶测定

血清脂肪酶正常范围为 0.2～1.5 U。急性胰腺炎时脂肪酶血中活性升高,常人于 1.7 U。该酶在病程中升高较晚,且持续时间较长,达 7～10 天。在淀粉酶恢复正常时,脂肪酶仍升高,故对起病后就诊较晚的急性胰腺炎病例有诊断价值。特别有助于与腮腺炎加以鉴别,后者无脂肪酶升高。

(四)血清正铁清蛋白(MHA)测定

腹腔内出血后,红细胞破坏释放的血红蛋白经脂肪酸和弹性蛋门酶作用,转变为正铁血红蛋白。正铁血红蛋白与清蛋白结合形成 MHA。出血坏死型胰腺炎起病 12 小时后血中 MHA 即出现,而水肿型胰腺炎呈阴性,故可作该两型胰腺炎的鉴别。

(五)血清电解质测定

急性胰腺炎时血钙通常≥2.12 mmol/L。血钙<1.75 mmol/L。仅见于重症胰腺炎患者。低钙血症可持续至临床恢复后 4 周。如胰腺炎由高钙血症引起,则出现血钙升高。对任何胰腺炎发作期血钙正常的患者,在恢复期均应检查有无高钙血症存在。

(六)其他

测定 α_2 巨球蛋白、α_1 抗胰蛋白酶、磷脂酶 A_2、C-反应蛋白、胰蛋白酶原激活肽及粒细胞弹性蛋白酶等均有助于鉴别轻、重型急性胰腺炎,并能帮助病情判断。

五、护理

(一)休息

发作期绝对卧床休息,或取屈膝侧卧位等舒适体位,避免衣服过紧、剧痛而辗转不安者要防止坠床,保证睡眠,保持安静。

(二)输液

急性出血坏死型胰腺炎的抗休克和纠正酸碱平衡紊乱自入院始贯穿于整个病程中,护理上需经常、准确记录 24 小时出入量,依据病情灵活调节补液速度,保证液体在规定的时间内输完,每天尿量应>500 mL。必要时建立两条静脉通道。

(三)饮食

饮食治疗是综合治疗中的重要环节。近来临床中发现,少数胰腺炎患者往往在有效的治疗后,因饮食不当而加重病情,甚至危及生命。采用分期饮食新法则取得较满意效果。胰腺炎的分期饮食分为禁食、胰腺炎Ⅰ号、胰腺炎Ⅱ号、胰腺炎Ⅲ号、低脂饮食 5 期。

1.禁食

绝对禁食可使胰腺安静休息,胰腺分泌减少至最低限度。患者需限制饮水,口渴者可含漱或湿润口唇。此期患者需静脉补充足够液体及电解质。禁食适用于胰腺炎的急性期,一般患者 2～3 天,重症患者5～7 天。

2.胰腺炎Ⅰ号饮食

该饮食内不含脂肪和蛋白质。主要食物有米汤、果子水、藕粉、每天 6 餐,每次约 100 mL,每天热量约为 1.4 kJ(334 卡),用于病情好转初期的试餐阶段。此期仍需给患者补充足够液体及电解质。Ⅰ号饮食适用于急性胰腺炎患者的康复初期,一般在病后 5～7 天。

3.胰腺炎Ⅱ号饮食

该饮食内含少量蛋白质,但不含脂肪。主要食物有小豆汤、果子水、藕粉、龙须面和少量鸡蛋清,每天 6 餐,每次约 200 mL,每天热量约为 1.84 kJ。此期可给患者补充少量液体及电解质。Ⅱ号饮食适用于急性胰腺炎患者的康复中期(病后 8～10 天)及慢性胰腺炎患者。

4.胰腺炎Ⅲ号饮食

该饮食内含有蛋白质和极少量脂类。主要食物有米粥、小豆汤、龙须面、菜末、鸡蛋清和豆油(5～10 g/d),每天 5 餐,每次约 400 mL,总热量约为 4.5 kJ。Ⅲ号饮食适用于急、慢性胰腺炎患者康复后期,一般在病后 15 天左右。

5.低脂饮食

该饮食内含有蛋白质和少量脂肪(约 30 g),每天 4～5 餐,用于基本痊愈患者。

(四)营养

急性胰腺炎时,机体处于高分解代谢状态,代谢率可高于正常水平的 20%～25%,同时由于感染使大量血浆渗出。因此,如无合理的营养支持,必将使患者的营养状况进一步恶化,降低机体抵抗力、延缓康复。

1.全胃肠外营养(TPN)支持的护理

急性胰腺炎特别是急性出血坏死型胰腺炎患者的营养任务主要由 TPN 来承担。TPN 具有使消化道休息、减少胰腺分泌、减轻疼痛、补充体内营养不良、刺激免疫机制、促进胰外漏自发愈合等优点。近来更有代谢调理学说认为通过营养支持供给机体所需的能源和氮源,同时使用药物或生物制剂调理体内代谢反应,可降低分解代谢,共同达到减少机体蛋白质的分解,保存器官结构和功能的目的。应用 TPN 时需严密监护,最初数天每 6 小时检查血糖、尿糖,每 1～2 天检测血钾、钠、氯、钙、磷;定期检测肝、肾功能;准确记录 24 小时出入量;经常巡视,保持输液速度恒定,不突然更换无糖溶液;每天或隔天检查导管、消毒插管处皮肤,更换无菌敷料,防止发生感染。

一旦发生感染要立即拔管,尖端部分常规送细菌培养。TPN 支持一般经过 2 周左右的时间,逐渐过渡到肠道营养(EN)支持。

2.EN 支持的护理

EN 即从空肠造口管中滴入要素饮食,混合奶、鱼汤、菜汤、果汁等多种营养。EN 护理上要求以下几点。

(1)应用不能过早,一定待胃肠功能恢复、肛门排气后使用。

(2)EN 开始前 3 天,每 6 小时监测尿糖 1 次,每天监测血糖、电解质、酸碱度、血红蛋白、肝功能,病情稳定后改为每周 2 次。

(3)营养液浓度从 5% 开始渐增加到 25%,多以 20% 以下的浓度为宜。现配现用,4 ℃下保存。

(4)营养液滴速由慢到快,从 40 mL/h(15～20 滴/分钟)逐渐增加到 100～120 mL/h。由于小肠有规律性蠕动,当蠕动波近造瘘管时可使局部压力增高,甚至发生滴入液体逆流,因此,在滴入过程中要随时调节滴速。

(5)滴入空肠的溶液温度要恒定在 40 ℃左右,因肠管对温度非常敏感,故需将滴入管用温水槽或热水袋加温,如果应用不当很容易发生腹胀、恶心、呕吐、腹痛、腹泻等症状。

(6)灌注时取半卧位,滴注时床头升高 45°,注意电解质补充,不足的部分可用温盐水代替。

3.口服饮食的护理

经过 3～4 周的 EN 支持,此时患者进入恢复阶段,食欲增加,护理上要指导患者订好食谱,少吃多餐,食物要多样化,告诫患者切不可暴饮暴食增加胰腺负担,防止再次诱发急性胰腺炎。

(五)胃肠减压

抽吸胃内容和胃内气体可减少胰腺分泌,防止呕吐。虽本疗法对轻至中度急性胰腺炎无明显疗效,但对并发麻痹性肠梗阻的严重病例,胃肠减压是不可缺少的治疗措施。减压同时可向胃管内间歇注入氢氧化铝凝胶等碱性药物中和胃酸,间接抑制胰腺分泌。腹痛基本缓解后即可停止胃肠减压。

(六)药物治疗的护理

1.镇痛解痉

予阿托品、654-2、普鲁苯辛、可待因、水杨酸、异丙嗪、哌替啶等及时对症处理减轻患者痛苦。据报道静脉滴注硫酸镁有一定镇痛效果。禁单用吗啡止痛,因其可引起奥迪括约肌痉挛加重疼痛。抗胆碱能药亦不宜长期使用。

2.预防感染

轻症急性水肿型胰腺炎通常无须使用抗生素。出血坏死型易并发感染,应使用足量有效抗生素。处理时应按医嘱正确使用抗生素,合理安排输注顺序,保证体内有效浓度,保持患者体表清洁,尤其应注意口腔及会阴部清洁,出汗多时应尽快擦干并及时更换衣、裤等。

3.抑制胰腺分泌

抗胆碱能药物、制酸剂、H_2 受体拮抗剂、胰岛素与胰高糖素联合应用、生长抑素、降钙素、缩胆囊素受体拮抗剂(丙谷胺)等均有抑制胰腺分泌作用。使用时注意抗胆碱能药不能用于有肠麻痹者及老年人,H_2 受体拮抗剂可有皮肤过敏。

4.抗胰酶药物

早期应用抗胰酶药物可防止向重型转化和缩短病程。常用药有 FOY(Gabexate Meslate)、

Micaclid、胞磷胆碱、6-氨基己酸等。使用前二者时应控制速度,药液不可溢出血管外,注意测血压,观察有无皮疹发生。对有精神障碍者慎用胞磷胆碱。

5.胰酶替代治疗

慢性胰功能不全者需长期用胰浸膏。每餐前服用效佳。注意观察少数患者可出现过敏和叶酸水平下降。

(七)心理护理

对急性发作患者应予以充分的安慰,帮助患者减轻或去除疼痛加重的因素。由于疼痛持续时间长,患者常有不安和郁闷而主诉增多,护理时应以耐心的态度对待患者的痛苦和不安情绪,耐心听取其诉说,尽量理解其心理状态。采用松弛疗法,皮肤刺激疗法等方法减轻疼痛。对禁食等各项治疗处理方法及重要意义向患者充分解释,关心、支持和照顾患者,使其情绪稳定、配合治疗,促进病情好转。

(郑彩霞)

第六节　肝　硬　化

肝硬化是长期肝细胞坏死继发广泛纤维化伴结节形成的结果。一种或多种致病因子长期或反复损伤肝实质,致使肝细胞弥漫性变性、坏死和再生,进而引起肝脏结缔组织弥漫性增生和肝细胞再生,最后导致肝小叶结构破坏和重建,肝内血液循环发生障碍。肝功能损害和门脉高压为本病的主要临床表现,晚期常出现严重的并发症。

肝硬化是世界性疾病,所有种族、不论国籍、年龄或性别均可罹患。男性和中年人易罹患。

在我国主要为肝炎后肝硬化。血吸虫病性、单纯乙醇性、心源性、胆汁性肝硬化均少见。

一、病因

引起肝硬化的病因很多,以病毒性肝炎最为常见。同一病例可由一种、两种或两种以上病因同时或先后作用引起,有些病例则原因不明。

(一)病毒性肝炎

病毒性肝炎经慢性活动性肝炎阶段逐步演变为肝硬化,称为肝炎后肝硬化。乙型肝炎和丙型肝炎常见,甲型肝炎一般不发展为肝硬化。由急性或亚急性重型肝炎演变的肝硬化称为坏死后肝硬化。

(二)寄生虫感染

感染血吸虫病时,大量血吸虫卵进入肝窦前的门脉小血管内,刺激结缔组织增生引起门脉高压。肝细胞的坏死和增生一般不明显,没有肝细胞的结节再生。但如伴发慢性乙型肝炎,其结果多为混合结节型肝硬化。

(三)酒精中毒

主要由酒精的中间代谢产物(乙醛)对肝脏的直接损害引起。酗酒引起长期营养失调,使肝脏对某些毒性物质的抵抗力降低,在发病机制上也起一定作用。

（四）胆汁淤积

肝外胆管阻塞或肝内胆汁淤积持续存在时,高浓度的胆酸和胆红素对肝细胞有损害作用,久之可发展为肝硬化。由于肝外胆管阻塞引起的肝硬化称为继发性胆汁性肝硬化。由原因未明的肝内胆汁淤积引起的肝硬化称为原发性胆汁性肝硬化。

（五）循环障碍

慢性充血性心力衰竭、缩窄性心包炎和各种病因引起肝小静脉阻塞综合征等,导致肝脏充血、肝细胞缺氧,引起小叶中央区肝细胞坏死及纤维组织增生,最终发展为肝硬化。

（六）药物和化学毒物

长期服用某些药物如双醋酚汀、辛可芬、异烟肼、甲基多巴、PAS 和利福平等或反复接触化学毒物如四氯化碳、磷、砷、氯仿等均可损伤肝脏,引起中毒性肝炎,最后演变为肝硬化。

（七）遗传和代谢性疾病

血友病、肝豆状核变性、半乳糖血症、糖原贮积等遗传代谢性疾病,亦可发展为肝硬化,称之代谢性肝硬化。

（八）慢性肠道感染和营养不良

慢性菌痢、溃疡性结肠炎等常引起消化和吸收障碍,发生营养不良,同时肠内的细菌毒素及蛋白质腐败的分解产物等经门静脉到达肝内,引起肝细胞损害,演变为肝硬化。

（九）隐匿性肝硬化

病因难以肯定的称为隐匿性肝硬化,其中很大部分病例可能与隐匿性无黄疸型肝炎有关。

二、临床表现

肝硬化的病程一般比较缓慢,可能隐伏数年至数十年之久。由于肝脏具有很强的代偿功能,因此,早期临床表现常不明显或缺乏特征性。肝硬化的临床分期为肝功能代偿期和肝功能失代偿期。

（一）肝功能代偿期

一般症状较轻,缺乏特征性。常有乏力、食欲减退、消化不良、恶心、厌油、腹胀、中上腹隐痛或不适及腹泻,部分有踝部水肿、鼻衄、齿龈出血等。上述症状多呈间歇性,常因过度疲劳而发病,经适当休息及治疗可缓解。体征一般不明显,肝脏可轻度大,无或有轻度压痛,部分患者可有脾大。肝功能检查结果多在正常范围内或有轻度异常。

（二）肝功能失代偿期

随着疾病的进展,症状逐渐明显,肝脏常逐渐缩小,质变硬。临床表现主要是肝功能减退和门脉高压。

1.肝功能减退

（1）营养障碍:表现为消瘦、贫血、乏力、水肿、皮肤干燥而松弛、面色灰暗、黝黑、口角炎、毛发稀疏无光泽等。

（2）消化道症状:早期出现的食欲缺乏、腹胀、恶心、腹泻等消化道症状逐渐明显,稍进油腻肉食,即引起腹泻。部分患者还可出现轻度黄疸。

（3）出血倾向:轻者有鼻衄、齿龈出血,重者有胃肠道黏膜弥漫性出血及皮肤紫癜。这与肝脏合成凝血因子减少,脾大及脾功能亢进引起血小板减少有关。毛细血管脆性增加是出血倾向的附加因素。

（4）发热：部分患者可有低热，多为病变活动及肝细胞坏死时释出的物质影响体温调节中枢所致。此类发热用抗生素治疗无效，只有肝病好转时才能消失。如持续发热或高热，则提示合并有感染、血栓性门静脉炎、原发性肝癌等。

（5）黄疸：表现为巩膜浅黄、尿色黄。如巩膜甚至全身皮肤黏膜呈深度金黄色，应考虑有肝硬化伴肝内胆汁瘀积的可能。

（6）内分泌功能失调的表现：肝对雌激素灭活作用减退导致脸、颈、肩、手背及上胸处的蜘蛛痣及（或）毛细血管扩张。肝掌表现为大、小鱼际和指尖斑点状发红，加压后褪色。可出现男性乳房发育、睾丸萎缩、性功能减退，女性月经不调、闭经、不孕等。皮肤色素沉着，面色污黑、晦暗，可能由继发性肾上腺皮质功能减退所致，也可能与肝脏不能代谢黑色素有关。继发性醛固酮、抗利尿激素增加导致水、钠潴留，尿量减少，对水肿与腹水的形成亦起重要促进作用。

2.门脉高压症

在肝硬化发展过程中，肝细胞的坏死、再生结节的形成、结缔组织增生和肝细胞结构的改建，使门静脉小分支闭塞、扭曲，门静脉血流障碍，导致门脉压力增高。

（1）脾大及脾功能亢进：门脉压力增高时，脾脏淤血、纤维结缔组织及网状内皮细胞增生，使脾大（多为正常的2～3倍，部分可平脐或达脐下）。脾大时常伴有脾功能亢进，表现为末梢血中白细胞和血小板计数减少，红细胞计数也可减少。胃底静脉破裂出血时脾缩小，输血、补液后渐增大。关于脾功能亢进的原因，可能由于增生的网状内皮细胞对血细胞的吞噬、破坏作用加强；或由于脾脏产生某些体液因素抑制骨髓造血功能或加速血细胞的破坏。

（2）侧支循环的形成：因门静脉回流受阻，门静脉与腔静脉间的吻合支渐次扩张开放，形成侧支循环。胃冠状静脉与食管静脉丛吻合，形成食管下段和胃底静脉曲张。这些静脉位于黏膜下疏松组织中，常由于腹内压突然增高或消化液反流侵蚀及食物的摩擦而破裂出血。脐旁静脉与脐周腹壁静脉沟通，形成脐周腹壁静脉曲张，有时该处可听到连续的静脉杂音。直肠上静脉与直肠中、下静脉吻合扩张形成内痔。门静脉回流受阻时，侧支循环血流方向见图2-1。

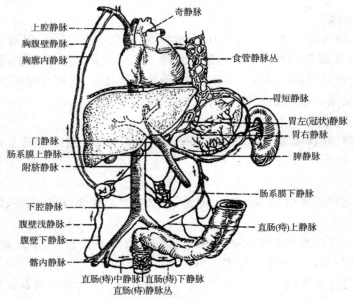

图2-1　门静脉回流受阻时，侧支循环血流方向

（3）腹水：腹水的产生表明肝硬化病情较重。初起时有腹胀感，体检可发现移动性浊音（腹水量＞500 mL）。大量腹水可使横膈抬高而致呼吸困难和心悸，腹部膨隆，腹壁皮肤紧张发亮，有移动性浊音和水波感。腹内压力明显增高时，脐可突出而形成脐疝。在腹水出现的同时，常可发生肠胀气。部分腹水患者伴有胸腔积液，其中以右侧多见，两侧者较少。胸腔积液系腹水通过横膈淋巴管进入胸腔所致。腹水为草黄色漏出液。腹水形成的主要因素有清蛋白合成减少、蛋白质摄入和吸收障碍，当血浆清蛋白＜30 g/L 时，血浆胶体渗透压降低，促使血浆外渗；门脉压力增高至2.94～5.88 kPa（正常为 0.785～1.18 kPa），腹腔毛细血管的滤过压增高，组织液回吸收减少而漏入腹腔；进入肝静脉血流受阻使肝淋巴液增加与回流障碍，淋巴管内压增高，造成大量淋巴液从肝包膜及肝门淋巴管溢出；肝脏对醛固酮、抗利尿激素灭活作用减退；腹水形成后循环血容量减少，通过肾小球旁器使肾素分泌增加，产生肾素-血管紧张素-醛固酮系统反应，醛固酮分泌增多，导致肾远曲小管水钠潴留作用加强，腹水进一步加重。

（4）食管和胃底曲张静脉破裂出血：是门脉高压症的主要并发症，病死率为 30％～60％。当门静脉压力超过下腔静脉压力达 1.47～1.60 kPa 时，曲张静脉就可发生出血。曲张静脉大者比曲张静脉小者更易破裂出血。最常见的表现是呕血。出血可以是大量的，并迅速发生休克；也可自行停止，以后再发。偶尔仅表现为便血或黑便。

3.肝肾综合征

肝肾综合征（功能性肾衰）指严重肝病患者出现肾功能不良，并排除其他引起肾功不良的原因。肝肾综合征的发病机制尚未明确。肝肾综合征通常见于严重的肝脏疾病患者。主要表现为少尿、蛋白尿、尿钠低（＜10 mmol/L），尿与血浆肌酐比值≥30∶1，尿与血浆渗透压比值＞1。这些尿的改变与急性肾小管坏死不同。肾功能损害的发展不一，一些患者于数天内肾功能完全丧失，另一些患者血清肌酐随肝脏功能逐渐恶化而缓慢上升达数周之久。

4.肝性脑病

肝性脑病指肝脏功能衰竭而导致代谢紊乱、中枢神经系统功能失调的综合征。是晚期肝硬化的最严重表现，也是常见致死原因。临床上以意识障碍和昏迷为主要表现。

肝硬化是肝性脑病的最主要原发病因。常见的诱发因素有上消化道出血，感染，摄入高蛋白饮食、含氮药物、大量利尿或放腹水、大手术、麻醉、安眠药和饮酒等。肝性脑病的发病机制尚未明了。主要有氨和硫醇中毒学说，假性神经介质学说、γ-氨基丁酸能神经传导功能亢进等学说。

临床上按意识障碍、神经系统表现和脑电图改变分为四期（表 2-3）。

表 2-3　肝性脑病分期

分　期	精神状况	运动改变
亚临床期	常规检查无变化；完成工作或驾驶能力受损	完成常规精神运动试验或床边实验，如画图或数字连接的能力受损
Ⅰ期（前驱期）	思维紊乱、淡漠、激动、欣快、不安、睡眠紊乱	细震颤，协调动作缓慢，扑翼样震颤
Ⅱ期（昏迷前期）	嗜睡、昏睡、定向障碍、行为失常	扑翼样震颤，发音困难，初级反射出现
Ⅲ期（昏睡期）	思维显著紊乱，言语费解	反射亢进，巴宾斯基征，尿便失禁，肌阵挛，过度换气
Ⅳ期（昏迷期）	昏迷	去大脑体位，短促的眼头反射，疼痛刺激反应早期存在，进展为反应减弱和刺激反应消失

肝性脑病患者呼气中常具有一种类似烂苹果样臭味，这与肝脏不能分解甲硫氨酸中间产物

二甲基硫和甲基硫醇有关,肝臭可在昏迷前出现,是一种预后不良的征象。

5.其他

肝硬化患者常因抵抗力降低,并发各种感染,如支气管炎、肺炎、自发性腹膜炎、结核性腹膜炎、尿路感染等。腹膜炎发生的机制可能是细菌通过血液或淋巴液播散入腹腔,并可穿过肠壁而入腹腔。腹水患者易于发生,病死率高,早期诊断非常重要。自发性腹膜炎起病较急者常为腹痛和腹胀。起病缓者则多为低热或不规则的发热,伴有腹部隐痛、恶心、呕吐及腹泻。体检可发现腹膜刺激征,腹水性质由漏出液转为渗出液。

长期低钠盐饮食,利尿及大量放腹水易发生低钠血症和低钾血症。长期使用高渗葡萄糖溶液与肾上腺糖皮质激素、呕吐及腹泻亦可使钾、氯减少,而产生低钾、低氯血症,并致代谢性碱中毒和肝性脑病。

(三)肝脏体征

肝脏大小不一,早期肝脏大,质地中等或中等偏硬,晚期缩小、坚硬、表面呈颗粒状或结节状。一般无压痛,但在肝细胞进行性坏死或并发肝炎或肝周围炎时,则可有触痛与叩击痛。肝边缘锐利提示无炎症活动,边缘圆钝表明有炎症、水肿、脂肪浸润或纤维化。肝硬化时右叶下缘不易触及而左叶增大。

三、检查

(一)血常规

白细胞和血小板计数明显减少。失血、营养障碍、叶酸及维生素 B_{12} 缺乏导致缺铁性或巨幼红细胞性贫血。

(二)肝功能检查

早期蛋白电泳即显示球蛋白增高,而清蛋白到晚期才降低。絮状及浊度试验在肝功能代偿期可正常或轻度异常,而在失代偿期多为异常。失代偿期转氨酶活力可呈轻、中度升高,一般以 SGPT 活力升高较显著,肝细胞有严重坏死时,则 SGOT 活力常高于 SGPT。

静脉注射磺溴酞 5 mg/kg 体重 45 分钟后,正常人血内滞留量应低于 5%,肝硬化时多有不同程度的增加。磺溴酞可有变态反应,检查前应作皮内过敏试验。吲哚靛青绿亦是一种染料,一般静脉注射0.5 mg/kg体重 15 分钟后,正常人血中滞留量<10%,肝硬化尤其是结节性肝硬化患者的潴留值明显增高,在 30% 以上。本试验为诊断肝硬化的最好的方法,比溴磺酞试验更敏感,更安全可靠。

肝功能代偿期,血中胆固醇多正常或偏低;失代偿期,血中胆固醇下降,特别是胆固醇酯部分常低于正常水平。凝血酶原时间测定在代偿期可正常,失代偿期则呈不同程度延长,虽注射维生素 K 亦不能纠正。

(三)影像学检查

B 型超声波检查可探查肝、脾大小及有无腹水。可显示脾静脉和门静脉增宽,有助于诊断。食管静脉曲张时,吞钡 X 线检查可见蚯蚓或串珠状充盈缺损,纵行黏膜皱襞增宽。胃底静脉曲张时,可见菊花样充盈缺损。放射性核素肝脾扫描可见肝摄取减少、分布不规则,脾摄取增加,脾脏增大可明显显影。

(四)纤维食管镜

纤维食管镜检查可见食管钡餐检查阴性的食管静脉曲张。

（五）肝穿刺活组织检查

肝活组织检查常可明确诊断,但此为创伤性检查,仅在临床诊断确有困难时才选用。

（六）腹腔镜检查

可直接观察肝脏表面、色泽、边缘及脾脏等改变,并可在直视下进行有目的穿刺活组织检查,对鉴别肝硬化、慢性肝炎和原发性肝癌及明确肝硬化的病因很有帮助。

四、基本护理

（一）观察要点

一般症状和体征的观察:观察患者全身情况,有无消瘦、贫血、乏力、面色灰暗黝黑、口角炎、毛发稀疏无光泽等营养障碍表现。观察皮肤黏膜、巩膜有无黄染,尿色有无变化。注意蜘蛛痣、杵状指、色素沉着、肝臭、水肿、男性乳房发育等体征。了解有无肝区疼痛、食欲缺乏、厌油、恶心、呕吐、排便不规则、腹胀等消化道症状。

（二）并发症的观察

1.门脉高压症

观察腹水、腹胀和其他压迫症状,腹壁静脉曲张、痔出血、贫血及鼻衄、齿龈出血、瘀点、瘀斑、呕血、黑便。

2.腹水

观察尿量、腹围、体重变化和有无水肿。

3.肝性脑病

注意意识和精神活动,有无嗜睡、昏睡、昏迷、定向障碍、胡言乱语,有无睡眠节律紊乱和扑翼样震颤。

（三）一般护理

1.合理的休息

研究证明卧位与站立时肝脏血流量有明显差异,前者比后者多 40% 以上。因此,合理的休息既可减少体能消耗,又能降低肝脏负荷,增加肝脏血流量,防止肝功能进一步受损和促进肝细胞恢复。肝功能代偿期患者应适当减少活动和工作强度,注意休息,避免劳累。若病情不稳定、肝功能试验异常,则应减少活动,充分休息。有发热、黄疸、腹水等表现的失代偿患者,应以卧床休息为主,并保证充足的睡眠。

2.正确的饮食

饮食营养是改善肝功能的基本措施之一。正确的进食和合理的营养,能促进肝细胞再生,反之则会加重病情,诱发上消化道出血、肝昏迷、腹泻等。肝硬化患者应以高热量、高蛋白、高维生素且易消化的食物为宜。适当限制动物脂肪的摄入。不食增加肝脏解毒负荷的食物和药物。一般要求每天总热量在 10.46～12.55 kJ（2.5～3.0 kcal）。蛋白质每天 100～150 g,蛋白食物宜多样化、易消化、含有丰富的必需氨基酸。脂肪每天 40～50 g。要有足量的 B 族维生素、维生素 C 等。为防便秘,可给含纤维素多的食物。肝功能显著减退的晚期患者或有肝昏迷先兆者给予低蛋白饮食,限制蛋白每天在 30 g 左右。伴有腹水者按病情给予低盐（每天 3～5 g）和无盐饮食。腹水严重时应限制每天的入水量。黄疸患者补充胆盐。禁忌饮酒、咖啡、烟草和高盐食物。避免有刺激性及粗糙坚硬的食物,进食时应细嚼慢咽,以防引起食管或胃底静脉破裂出血。教育患者和家属认识到正确饮食和合理营养的意义,并且理解饮食疗法必须长期持续,要有耐心和毅力,使患者能正确的掌握、家属能予以监督。

(四)心理护理

肝硬化患者病程漫长，久治不愈，尤其进入失代偿期后，患者心身遭受很大痛苦，承受的心理压力大，心理变化也大。因此，在常规治疗护理中更应强调心理护理，须做好以下几方面：①保持病房的整洁、安静、舒适，从视、听、嗅、触等方面消除不良刺激，使患者在生活起居感到满意。②对病情稳定者，要主动指导患者和家属掌握治疗性自我护理方法，包括通过多种形式宣教有关医疗知识，消除他们恐惧悲观感，树立信心；帮助分析并发症发生的诱因，增强患者预防能力；对心理状态稳定型患者可客观地介绍病情及检查化验结果，以取得其配合。③对病情反复发作者，要热情帮助其恢复生活自理能力，增加战胜疾病的信心。对忧郁悲观型患者应予极大的同情心，充分理解他们，帮助他们解决困难。对怀疑类型的患者应明确告知诊断无误，客观介绍病情，并使其冷静面对现实。④根据病情需要适当安排娱乐活动。

(五)药物治疗的护理

严重患者特别是老年患者进食少时。可静脉供给能量，以补充机体所需。研究表明，80%～100%的肝硬化患者存在程度不同的蛋白质能量营养不足。因此，老年人按每天每千克体重摄入1.0 g蛋白质作为基础要量，附加由疾病相关因素造成的额外丢失。补充蛋白质（氨基酸）时，应提供以必需氨基酸为主的氨基酸溶液。若肝功损害严重，则以含丰富支链氨基酸（45%）的溶液作为氮源为佳。目前冰冻血浆的使用越来越广泛，使用过程中应注意掌握正确的融化方法和输注不良反应的观察。一般融化后不再复冻。

使用利尿剂时，应教会患者正确服用利尿药物。通常需向患者讲述常用利尿药的作用及不良反应。指导患者掌握利尿药观察方法，如体重每天减少0.5 kg，尿量每天达2 000～2 500 mL，腹围逐渐缩小。

（郑彩霞）

第三章 普外科护理

第一节 甲状腺疾病

甲状腺分左、右两叶,覆盖并附着于甲状软骨下方的器官两侧,中间以峡部相连,由内、外两层被膜包裹,手术时分离甲状腺即在此两层被膜之间进行。在甲状腺背面、两层被膜的间隙内,一般附有4个甲状旁腺。成人甲状腺重约30 g,正常者进行颈部检查时,既不能清楚地看到,也不易摸到甲状腺。由于甲状腺借外层被膜固定于气管和环状软骨上,还借两叶上极内侧的悬韧带悬吊于环状软骨,所以做吞咽动作时,甲状腺随之上下移动,临床上常以此鉴别颈部肿块是否与甲状腺有关(图 3-1)。

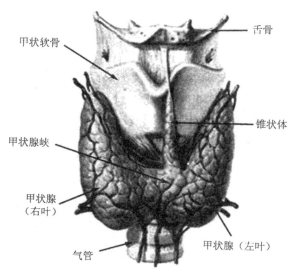

图 3-1 甲状腺的解剖结构

甲状腺的血液供应非常丰富,主要来自两侧的甲状腺上、下动脉。甲状腺有3条主要静脉,即甲状腺上、中、下静脉。甲状腺的淋巴液汇入颈深淋巴结。甲状腺的神经支配来自迷走神经,其中,喉返神经穿行于甲状腺下动脉的分支之间,支配声带运动,喉上神经的内支(感觉支)分布于喉黏膜,外支(运动支)支配环甲肌,与甲状腺上动脉贴近走行,使声带紧张。

甲状腺有合成、贮存和分泌甲状腺素的功能。甲状腺素的主要作用:①加快全身细胞利用氧的效能,加速蛋白质、糖类和脂肪的分解,全面增高人体的代谢,增加热量的产生。②促进人体的生长发育,在出生后影响脑与长骨的生长、发育。

一、单纯性甲状腺肿

(一)概述

单纯甲状腺肿发病率为5％,甚至更高,女性好发,缺碘是主要原因。由于离海远的山区饮水和食物中含碘量低,发病者较多,故常称为地方性甲状腺肿。在缺乏碘而仍需甲状腺功能维持身体需要的前提下,垂体前叶促甲状腺激素的产生就增加,导致甲状腺代偿性肿大。病变早期为弥漫性肿大,随着增生和再生反复出现,会出现结节;晚期部分腺泡坏死、出血、囊性变、纤维化、钙化等,可出现质地不等、大小不一的结节,称为结节性甲状腺肿。

除甲状腺素的合成原料碘缺乏外,当机体对甲状腺激素的需要量较正常增高,或其他原因导致甲状腺素合成和分泌障碍时,也会引起甲状腺肿大。前者常见于青春期、妊娠期、绝经期、创伤或感染患者;后者原因众多,可以是大脑皮质-下丘脑-垂体前叶-甲状腺系统任意环节的失调。与地方性甲状腺肿的主要不同是,后者往往腺体肿大很突出,并多发生在地方性甲状腺肿的流行区。

(二)护理评估

1.健康史

评估时应询问患者的年龄、月经史、生育史、创伤感染情况和居住史,如是否居住于远离海的山区,以及饮食习惯。如是否不吃海带、紫菜等海产品,或者有海产品过敏或禁忌史。据报道,卷心菜、花生、菠菜、大豆、豌豆、萝卜等食物可抑制甲状腺素的合成,经常大量进食,亦能导致甲状腺肿大。

2.临床表现

局部表现为主,颈部增粗,颈前肿块。一般无全身症状,基础代谢率正常。甲状腺可有不同程度的肿大,早期两侧呈弥漫性肿大,表面光滑,质地软,可随吞咽上下移动;随后可触及单个或多个结节,增长缓慢。较大腺体压迫周围器官或组织出现压迫症状,可表现为呼吸困难、气管软化、声音嘶哑或吞咽困难。胸骨后甲状腺肿易压迫气管和食管。

3.辅助检查

(1)甲状腺摄^{131}I率测定:缺碘性甲状腺肿可出现摄碘量增高,但吸碘高峰一般正常。

(2)B超检查:有助于发现甲状腺内囊性、实质性或混合性多发结节的存在。

(3)颈部X线检查:可发现不规则的胸骨后甲状腺肿及钙化的结节,还能确定有无气管受压、移位及狭窄的程度。

(4)细针穿刺细胞学检查:病变性质可疑时,可行细针穿刺细胞学检查以确诊。

(三)护理问题

1.焦虑

与疾病、担心手术预后等因素有关。

2.知识缺乏

缺乏进食加碘食盐或含碘丰富的食品的有关知识。

3.疼痛

与手术引起的组织损伤有关。

(四)护理目标

(1)患者紧张情绪缓解或减轻,积极配合手术。

(2)患者能够叙述相关知识。

(3)患者疼痛减轻或消失。

(五)护理措施

1.一般护理

(1)皮肤的准备:男性患者刮胡须,女性患者发髻低需要理发。

(2)胃肠道的准备:术前禁食 8～12 小时,禁水 4～6 小时。

(3)体位训练:术前指导患者进行头颈过伸位的训练。

2.心理护理

针对患者术前紧张和担心手术预后进行心理护理。

(1)讲解手术的必要性。

(2)讲解此手术为外科中等手术,手术医师经验丰富。

(3)讲解手术及麻醉方式。

(4)讲解过于紧张会影响手术的进行及麻醉效果。

(5)请手术已经康复的患者与之交流经验、体会。

(6)调动社会支持体系,给患者予以协助和鼓励。

3.术后护理

术后护理主要针对术后并发症。

(1)出血:术后 48 小时内出现,表现为颈部迅速肿大、呼吸困难、烦躁不安,甚至窒息;伤口渗血或出血。护理如下:①预防术后出血。适当加压包扎伤口敷料。予以半坐卧位,减轻术后颈部切口张力。避免大声说话、剧烈咳嗽,以免伤口裂开、出血。术后 6 小时内进食温凉流质、半流质饮食,避免进过热饮食,减少伤口部位充血。②观察伤口渗血情况及颈后有无渗血;观察患者呼吸情况,有无呼吸困难;观察患者颈部情况,有无颈部肿大。床旁备气管切开包,如发生出血,应立即剪开缝线,消除积血,必要时送手术室止血。

(2)呼吸困难和窒息:表现为颈部压迫感、紧缩感或梗阻感,还可表现为进行性呼吸困难、呼吸费力、烦躁、发绀及气管内痰鸣音。护理如下:①术后 24～48 小时严密观察病情变化。每 2 小时测量血压、脉搏、呼吸 1 次,观察伤口敷料及引流管引流液的情况,尤应注意颈部敷料有无渗血。②预防术后出血。适当加压包扎伤口敷料。予以半坐卧位,减轻术后颈部切口张力。避免大声说话、剧烈咳嗽,以免伤口裂开出血。术后 6 小时内进食温凉流质、半流质饮食,避免进过热饮食,减少伤口部位充血。③保持呼吸道通畅。指导患者有效咳嗽、排痰的方法并示范,即先深吸一口气,然后用手按压伤口处,快速用力将痰咳出,但避免剧烈咳嗽,以免伤口裂开。痰液黏稠不易排出时,给予雾化吸入,每天 2～3 次,并协助患者翻身叩背,促进痰液排出。④及时处理:发现患者有颈部紧缩感和压迫感、呼吸困难、烦躁不安、心动加速、发绀时,应立即检查伤口。如果是出血引起,立即就地松开敷料,剪开缝线,敞开切口,迅速去除血肿;如血肿清除后患者呼吸仍无改善,则应立即施行气管切开,并给予吸氧;待患者情况好转后,再送手术室进行进一步检查、止血和其他处理。⑤术前常规在床旁准备气管切开包和抢救药品。⑥手术后如近期出现呼吸困难,宜先试行插管,插管失败后再做气管切开。

(3)喉返神经损伤:可分暂时性(2/3 以上的患者是暂时性损伤)和持久性损伤两种,评估患者有无声音嘶哑、失声。如果症状出现,注意给予安慰和解释,减轻其恐惧和焦虑,使其积极配合治疗。同时,应用促进神经功能恢复的药物,结合理疗、针灸,促进声带功能的恢复(暂时性损伤可在术后几周内恢复功能)。注意声带的休息,避免不必要的谈话。在后期要多与患者交流,并要求患者尽量用简短的语言回答或点头,亦可使用写字板,鼓励患者自己说出来,提高其自信心,促进声带功能的恢复。

(4)喉上神经损伤:喉上神经外支损伤可引起环甲肌瘫痪,使声带松弛,患者发音产生变化,常感到发音弱、音调低、无力、缺乏共振,最大音量降低。喉上神经内支损伤可使咽喉黏膜的感觉丧失,易引起误咽,尤其是喝水时出现呛咳。要指导患者取坐位进食,或进半固体饮食。一般理疗后可恢复。

(5)甲状旁腺功能减退:可出现低血钙,表现为面部、口唇周围及手、足针刺感及麻木感或强直感,还可表现为畏光、复视、焦虑、烦躁不安。重者可有面肌和手足阵发性痛性痉挛,甚至喉肌、膈肌痉挛,出现呼吸困难和窒息。血清钙低于正常。但只要有一个良好的甲状旁腺保留下来,就可维持甲状旁腺的正常功能,故临床上出现严重的手足抽搐者并不多见。其发生率与甲状腺手术范围及以往手术次数直接相关。如果出现症状,护理上需注意以下事项:①限制含磷较高的食物,如牛奶、瘦肉、蛋类、鱼类。②症状轻者可口服葡萄糖酸钙 2~4 g,每天3 次,2~3 周损伤的甲状旁腺代偿性增生,症状消失;症状较重者或长期不能恢复者加服维生素 D,每天 50 000~100 000 U,促进钙在肠道中的吸收。口服二氢速固醇油剂,有提高血清钙含量的特殊作用,从而降低神经肌肉的应激性,效果较好。③抽搐发作:注意患者安全,医护人员不要用手强力按压患者以制止抽搐发作,避免受伤。

4.健康教育

(1)在甲状腺肿流行地区推广加碘食盐:告知居民勿因价格低廉而购买和食用不加碘食盐。日常烹调使用加碘食盐,每 10~20 kg 食盐中均匀加入碘化钾或碘化钠 1 g 即可满足人体每天的需碘量。

(2)告知患者碘是甲状腺素合成的必需成分:食用高碘含量食品有助于增加体内甲状腺素的合成,改善甲状腺肿大症状。鼓励进食海带、紫菜等含碘丰富的海产品。

二、甲状腺功能亢进

(一)概述

1.病因

甲状腺功能亢进的原因尚未完全明了,目前多认为它是一种自身免疫性疾病。此外,情绪、应激等因素也被认为对其发病有重要影响。

2.分类

(1)原发性甲状腺功能亢进(Graves 病、突眼性甲状腺肿或者毒性甲状腺肿):最常见,多发于 20~40 岁,女性较男性发病率高。甲状腺呈弥漫性肿大、对称,有突眼征。

(2)继发性甲状腺功能亢进:少见,多发于 40 岁以上,甲状腺肿大呈结节性、不对称性,一般无突眼。

(3)高功能腺瘤是继发性甲状腺功能亢进的特殊类型:少见,多为单发,无突眼。

(二)护理评估

1.健康史

(1)患者的年龄、性别。

(2)患者是否有情绪急躁、容易激动、失眠、两手颤动、怕热、多汗、食欲亢进而体重减轻、消瘦、心悸、胸闷、脉快有力(每分钟脉率在 100 次以上,休息和睡眠时快)、月经失调等症状。

(3)是否进行过甲状腺手术或者放疗。

(4)甲状腺功能亢进的药物治疗情况。

(5)患者及其家属对疾病的认识及心理反应。

2.临床表现

(1)代谢率增高的表现:食欲亢进、食量大,但出现消瘦、体重下降;多汗、不耐热;紧张、神经过敏、手细颤;心律失常和心悸;皮肤毛发柔弱,易脱落;腹泻。

(2)性格的改变:烦躁易激惹。情绪波动大,可表现为时而兴奋,时而抑郁。言语及动作速度加快。

(3)心血管系统功能改变:患者主诉心悸、心慌。脉快有力,多在每分钟 100 次以上,休息和睡眠时亦快。脉压增大,常＞5.3 kPa(40 mmHg)。脉率增快和脉压的增大为重要临床表现,可作为判断病情程度和治疗效果的重要标志。

(4)内分泌紊乱:月经失调、不孕、早产等。

(5)眼征:瞬目减少,辐辏运动减弱,眼球内聚困难。突眼征:由于液体积聚在眼眶,球后水肿,造成眼球突出,但并非必然存在。突眼的严重程度与甲状腺功能亢进的严重程度无明显关系。继发于结节性甲状腺肿的甲状腺功能亢进患者多无突眼征。通常治疗不会改善。

3.辅助检查

(1)基础代谢率测定:基础代谢率＝脉率＋脉压－111。基础代谢率正常为±10%,增高至＋20%～＋30%为轻度甲状腺功能亢进,＋30%～＋60%为中度甲状腺功能亢进,＋60%以上为重度甲状腺功能亢进。

(2)甲状腺摄碘率的测定:给受试者一定剂量的放射性[131]I,再探测甲状腺摄取[131]I的程度,可以判断甲状腺的功能状态。正常甲状腺 24 小时摄碘量为人体总量的 30%～40%,如果在2 小时内甲状腺的摄碘量超过了人体总量的 25%,或在 24 小时内超过了人体总量的 50%,且吸碘高峰提前出现,都提示有甲状腺功能亢进。注意如果患者在近 2 个月内吃含碘较高的食物,如海带、紫菜或服用含碘药物如甲状腺素片、复方碘溶液等,需停药 2 个月才能做试验,否则影响检测效果。

(3)血清 T_3、T_4 测定:甲状腺功能亢进时 T_3 可高出正常值 4 倍左右,T_4 高出正常 2.5 倍。

(4)B 超:甲状腺呈弥漫性或结节性肿大。

(5)心电图:显示心动过速或心房颤动,P 波和 T 波改变。

(三)护理问题

(1)焦虑:与担心疾病及手术预后等因素有关。

(2)活动无耐力:与代谢率增高、氧的供应不能满足机体需要有关。

(3)睡眠形态紊乱:与无法耐受炎热、大汗或性情急躁等因素有关。

(4)营养失调,低于机体需要量:与代谢率增高有关。

(5)疼痛:与手术引起的组织损伤有关。

(6)潜在并发症:出血、呼吸困难或窒息、喉返神经损伤、喉上神经损伤、甲状旁腺损伤、甲状腺危象等。

(四)护理目标

(1)患者紧张情绪缓解或减轻,积极配合手术。

(2)患者活动能力逐渐增强,能满足自我护理要求或患者日常需求得到满足。

(3)患者能得到充足的休息和睡眠。

(4)患者甲状腺功能亢进症状得到控制,体重增加。

(5)患者疼痛减轻或消失。

(6)患者病情变化能够被及时发现和处理。

(五)护理措施

1.一般护理

(1)皮肤的准备:男性患者刮胡须,女性患者发髻低需要理发。

(2)胃肠道的准备:术前禁食8～12小时,禁水4～6小时。

(3)体位训练:术前指导患者进行头颈过伸位的训练。

(4)术前药物准备。用药目的是降低甲状腺功能和基础代谢率,控制甲状腺功能亢进症状,减轻甲状腺肿大及充血。先使用硫氧嘧啶类抗甲状腺药物,待基础代谢率正常后加用碘剂,适用于重度甲状腺功能亢进患者。硫氧嘧啶类药物主要抑制甲状腺素分泌,但能使甲状腺肿大、充血。加用碘剂可以抑制甲状腺素的释放,并能使腺体缩小、变硬,减少充血,利于手术。常用碘剂为饱和碘化钾熔液或鲁哥氏染色液。服用方法:①增量法,常用的碘剂是复方碘化钾溶液,每天3次,第1天每次由3滴开始,逐日每次递增1滴,至每次16滴为止。然后,维持此剂量至手术。②恒量法:10滴,每天3次;4～5滴,每天3次。给予抗甲状腺药物和碘剂时,多需2～3周或以上方可手术。为缩短术前准备时间,目前常给普萘洛尔口服,替代抗甲状腺药物和碘剂做药物准备。

用药注意事项:①硫氧嘧啶类药物的突出不良反应是白细胞和粒细胞减少。当发现患者有咽痛、发热、皮疹等主诉或症状时,应及时与医师联系,进一步检查分析是否需要停药。②服用碘剂时要将碘溶液滴在水、果汁、牛奶里,并用吸管饮用,以减少碘液的不良味道和对黏膜的刺激及牙齿的损害。切忌将浓的碘剂直接滴入口腔,以免灼伤口腔黏膜,刺激口腔和胃黏膜引起恶心、呕吐、食欲缺乏等,且要强调一定要按剂量服用。③碘剂不能单独治疗甲状腺功能亢进,仅用于手术前的准备。因为碘剂只能抑制甲状腺激素的释放,而不能抑制其合成。因此,一旦停药,贮存于甲状腺滤泡内的甲状腺球蛋白分解,大量甲状腺激素释放到血液,使甲状腺功能亢进症状加重。④使用普萘洛尔的禁忌证为心脏束支传导阻滞、支气管哮喘。因此,使用普萘洛尔的患者应监测心率。发现心率低于60次/分时,应及时提醒医师停药。

2.心理护理

针对术前紧张和担心手术预后进行心理护理。多与患者交谈,消除患者的顾虑和恐惧心理,向患者讲解甲状腺功能亢进是一种可治愈的良性疾病。安排通风良好、安静的休息环境,指导患者减少活动,适当卧床,以免体力消耗。限制探视,避免过多外来刺激,使患者情绪稳定。

3.术后并发症的护理

(1)出血:术后48小时内出现,表现为颈部迅速肿大、呼吸困难、烦躁不安,甚至窒息;伤口渗血或出血。护理如下。①预防术后出血:适当加压包扎伤口敷料。给予半坐卧位,减轻术后颈部切口张力。避免大声说话、剧烈咳嗽,以免伤口裂开出血。术后 6 小时内进食温凉流质、半流质饮食,避免进过热饮食,减少伤口部位充血。②观察伤口:观察伤口渗血情况及颈后有无渗血;观察患者呼吸情况,有无呼吸困难;观察患者颈部情况,有无颈部肿大。如发生出血,应立即剪开缝线,清除积血,必要时送手术室止血。③观察伤口引流管颜色、性质、量,并准确记录。如有异常,及时通知主管医师。

(2)呼吸困难和窒息:表现为颈部压迫感、紧缩感或梗阻感,还可表现为进行性呼吸困难、呼吸费力、烦躁、发绀及气管内痰鸣音。护理如下。①观察病情:术后 24～48 小时严密观察病情变化,每 2 小时测量血压、脉搏、呼吸 1 次,观察伤口敷料及引流管引流液的情况,尤其应注意颈部敷料有无渗血。②预防术后出血:适当加压包扎伤口敷料。给予半坐卧位,减轻术后颈部切口张力。避免大声说话、剧烈咳嗽,以免伤口裂开出血。术后 6 小时内进食温凉流质、半流质饮食,避免进过热饮食,减少伤口部位充血。③保持呼吸道通畅:指导患者有效咳嗽、排痰的方法并示范,即先深吸一口气,然后用手按压伤口处,快速用力将痰咳出,但避免剧烈咳嗽,以免伤口裂开。痰液黏稠不易排出时,给予雾化吸入,每天 2～3 次,并协助患者翻身叩背,促进痰液排出。④及时处理:发现患者有颈部紧缩感和压迫感、呼吸困难、烦躁不安、心动加速、发绀时,应立即检查伤口。如果是出血引起,立即就地松开敷料,剪开缝线,敞开切口,迅速去除血肿;如血肿清除后患者呼吸仍无改善,则应立即施行气管切开,并给予吸氧;待患者情况好转后,再送手术室进行进一步检查止血和其他处理。⑤术前常规在床旁准备气管切开包和抢救药品。⑥手术后如近期出现呼吸困难,宜先试行插管,插管失败后再做气管切开。

(3)喉返神经损伤:可分暂时性(2/3 以上的患者是暂时性损伤)和持久性损伤两种,评估患者有无声音嘶哑、失声。如果症状出现,注意给予安慰和解释,减轻其恐惧和焦虑,使其积极配合治疗。同时,应用促进神经功能恢复的药物,结合理疗、针灸,促进声带功能的恢复(暂时性损伤可在术后几周内恢复功能)。注意声带的休息,避免不必要的谈话。在后期要多与患者交流,并要求患者尽量用简短的语言回答或点头;亦可使用写字板,鼓励患者自己说出来,提高其自信心,促进声带功能的恢复。

(4)喉上神经损伤:可引起环甲肌瘫痪,使声带松弛,患者发音产生变化,常感到发音弱、音调低、无力、缺乏共振,最大音量降低。喉上神经内支损伤可使咽喉黏膜的感觉丧失,易引起误咽,尤其是喝水时出现呛咳。要指导患者取坐位进食,或进半固体饮食。一般理疗后可恢复。

(5)甲状旁腺功能减退:可出现低血钙,表现为面部、口唇周围及手、足针刺感及麻木感或强直感,还可表现为畏光、复视、焦虑、烦躁不安。重者可有面肌和手足阵发性痛性痉挛,甚至喉肌、膈肌痉挛,出现呼吸困难和窒息。查血清钙低于正常。但只要有一个良好的甲状旁腺保留下来,就可维持甲状旁腺的正常功能,故临床上出现严重的手足抽搐者并不多见。其发生率与甲状腺手术范围及以往手术次数直接相关。如果出现症状,护理上需注意以下事项:①限制含磷较高的食物,如牛奶、瘦肉、蛋类、鱼类。②症状轻者可口服葡萄糖酸钙 2～4 g,每天 3 次,2～3 周损伤的甲状旁腺代偿性增生,症状消失;症状较重者或长期不能恢复者加服维生素 D,每天 50 000～100 000 U,促进钙在肠道中的吸收。口服二氢速固醇油剂,有提高血清钙含量的特殊作用,从而降低神经肌肉的应激性,效果最好。③抽搐发作时,注意患者安全,医护人员不要用手强力按压患者制止抽搐发作,避免受伤。

(6)甲状腺危象:原因尚不清楚。表现为术后 12～36 小时内出现高热、脉快且弱(>120 次/分)、烦躁、谵妄,甚至昏迷,常伴恶心、呕吐。如果症状出现,要及时处理:①物理或药物降温,必要时可用冬眠药,使其体温维持在 37 ℃ 左右。②吸氧:减轻组织缺氧。③静脉输入大量葡萄糖溶液:降低循环血液中的甲状腺激素水平。④烦躁不安、谵妄者,注意患者安全,防止外伤。⑤遵医嘱用药:口服复方碘化钾溶液3~5 mL。紧急时用 10% 碘化钠溶液 5~10 mL 加入 10% 葡萄糖溶液 500 mL 中静脉滴注;氢化可的松每天 200~400 mg,分次静脉滴注,拮抗应激;利舍平 1~2 mg,肌内注射或普萘洛尔 5 mg 加入 10% 葡萄糖溶液 100 mL 中静脉滴注,以降低周围组织对儿茶酚胺的反应。镇静药常用苯巴比妥 100 mg 或冬眠合剂 Ⅱ 号半量,肌内注射,6~8 小时 1 次;右心衰竭者加用洋地黄制剂。⑥提供心理支持,减轻恐惧和焦虑,促进症状缓解。

4.健康教育

(1)用药指导:说明甲状腺功能亢进术后继续服药的重要性并督促执行。教会患者正确服用碘剂的方法,如将碘剂滴在饼干、面包等固体食物上,一并服下,以保证剂量准确。

(2)复诊指导:嘱咐出院患者定期至门诊复查,了解甲状腺的功能,出现心悸、手足震颤、抽搐等情况时,及时就诊。

三、甲状腺腺瘤

(一)概述

甲状腺腺瘤是最常见的甲状腺良性肿瘤,多见于 40 岁以下的女性,病理上可分为滤泡状和乳头状囊性腺瘤两种,前者较常见。乳头状囊性腺瘤少见,不易与乳头状腺癌区别。腺瘤周围有完整的包膜。

(二)护理评估

1.健康史

(1)患者的年龄。

(2)肿物生长速度。

(3)有无压迫症状。①压迫气管:导致呼吸困难。②压迫食管:可致吞咽困难。③压迫静脉:表现为面部淤血、发绀、水肿、浅表静脉曲张。④压迫神经:喉返神经受压,可引起声带麻痹、声音嘶哑。

2.临床表现

多为单发,表面光滑、边界清,随吞咽上下活动,多无不适,生长缓慢。肿块较大时可有压迫症状。多为实性,部分为囊性,当囊壁血管破裂发生囊内出血时,肿块迅速增大,伴局部胀痛。

3.辅助检查

(1)颈部 B 超:用来测定甲状腺肿物的大小及其与周围组织的关系。

(2)穿刺细胞学检查:用以明确甲状腺肿块的性质。

(三)护理问题

(1)焦虑:与担心手术及预后有关。

(2)疼痛:与手术引起的组织损伤有关。

(四)护理目标

(1)患者紧张情绪缓解或减轻,积极配合手术。

(2)患者疼痛减轻或消失。

（五）护理措施

1.术前护理

（1）皮肤的准备：男性患者刮胡须，女性患者发髻低需要理发。

（2）胃肠道的准备：术前禁食8～12小时，禁水4～6小时。

（3）体位训练：术前指导患者进行头颈过伸位的训练。

2.心理护理

针对患者术前紧张和手术预后进行心理护理。

（1）讲解手术的必要性，若不进行手术治疗，则有恶变的可能。

（2）讲解此手术为外科中等手术，手术医师经验丰富。

（3）讲解手术及麻醉方式。

（4）讲解过于紧张影响手术的进行及麻醉效果。

（5）请手术已经康复的患者与之交流经验体会。

（6）调动社会支持体系给患者予以协助和鼓励。

3.术后护理

同单纯性甲状腺肿术后护理。

4.健康教育

术后多做吞咽动作，防止颈前肌粘连；伤口拆线后适当进行颈部运动，防止瘢痕挛缩。定期门诊复查。

四、甲状腺癌

（一）概述

甲状腺癌是最常见的甲状腺恶性肿瘤，发病率因国家和地区而不同，在我国约占全身恶性肿瘤的1%，近年来有增长趋势，女性多见。发病年龄不同于一般肿瘤多发于老年人的特点，此病从儿童到老年人都可发生，青壮年占大多数。

（二）护理评估

1.健康史

（1）患者的性别、年龄。

（2）肿物生长速度。

（3）有无压迫症状：呼吸困难、吞咽困难、声音嘶哑、面部淤血、发绀、水肿、浅表静脉曲张等。

2.临床表现

肿块特点是质硬、不规则、边界不清、随吞咽活动度差。局部淋巴结转移时伴有颈部淋巴结肿大。晚期常因压迫邻近组织（如喉返神经、气管、食管、交感神经节）而出现相应的压迫症状。

3.辅助检查

（1）颈部B超检查：用来测定甲状腺肿物的大小及其与周围组织的关系。

（2）放射性同位素扫描：多为冷结节或凉结节。

（3）CT/MRI检查：能更清楚地定位病变范围及淋巴结转移灶。

（4）穿刺细胞学检查：用以明确甲状腺肿块的性质。

4.心理社会因素

近期有无心理应激，如家庭生活、工作等方面。

(三)护理问题

(1)焦虑:与甲状腺肿块性质不明、担心手术及预后有关。

(2)知识缺乏:缺乏甲状腺手术术前、术后康复知识。

(四)护理目标

(1)患者焦虑减轻,舒适感增加,积极配合治疗。

(2)患者能够叙述相关知识。

(五)护理措施

1.一般护理

(1)皮肤的准备:男性患者刮胡子,女性患者发髻低需要理发。

(2)胃肠道的准备:术前禁食 8～12 小时,禁水 4～6 小时。

(3)体位训练:术前指导患者进行头颈过伸位的训练。

2.心理护理

针对患者术前紧张和担心手术预后进行心理护理。

(1)讲解手术的必要性,若不进行手术治疗,则病情有恶化的可能。

(2)讲解此手术为外科中等手术,手术医师经验丰富。

(3)讲解手术及麻醉方式。

(4)讲解过于紧张影响手术的进行及麻醉效果。

(5)请手术已经康复的患者与之交流经验体会。

(6)调动社会支持体系,给患者予以协助和鼓励。

3.术后护理

除不会发生甲状腺危象外,其余同甲状腺功能亢进术后护理。

4.健康教育

(1)甲状腺全部切除的患者需终身服用甲状腺制剂以满足机体对甲状腺素的需要。常用的甲状腺制剂有甲状腺素片、左甲状腺素等。要使患者了解不正确的用药可导致严重心血管并发症。指导患者:①每天按时服药。②出现心慌、多汗、急躁或畏寒、乏力、精神萎靡不振、嗜睡、食欲减退等体内甲状腺激素过多或过少表现时,应及时就诊,以便调整剂量。③不随意自行停药或变更剂量。④随年龄变化,药物剂量有可能需要调整,故最好至少每年到医院复查 1 次。

(2)不同病理类型的甲状腺癌患者的预后有明显差异,乳头状腺癌恶性程度低,预后较好。指导患者调整心态,积极配合后续治疗。

五、甲状腺结节

(一)概述

甲状腺结节是指在甲状腺内出现的肿块,临床上是一种常见疾病,可由甲状腺各种疾病引起,因而怎样区分结节的良、恶性,对如何选择治疗方案有其重要意义。儿童时期出现的甲状腺结节 50% 为恶性。发生于年轻男性的单发结节,也应警惕恶性的可能。如果患者突然出现甲状腺结节,且短期内发展较快,则恶性的可能性较大,但有些早已存在的乳头状囊性腺瘤,因重体力劳动或剧烈咳嗽而发生囊内出血时,短期内可迅速增大,应加以区分,后者病变局部常有胀痛感。

（二）护理评估

1.健康史

（1）患者的性别、年龄。

（2）结节生长速度。

（3）有无压迫症状。

2.临床表现

甲状腺单个孤立结节比多个结节的恶性机会大。触诊时,良性腺瘤表面平滑,质地较软,随吞咽移动度大;而腺癌常表面不平整,质地较韧,随吞咽移动度较小,可同时触及颈部肿大的淋巴结。有时腺癌结节很小,而同侧已有肿大的淋巴结。

3.辅助检查

（1）核素扫描:单个冷结节恶性的可能性较大;温结节多为良性腺瘤,癌的概率较小;热结节则几乎为良性。

（2）B超检查:能测定甲状腺结节大小及数目,可区分甲状腺结节为实质性肿块、囊肿或囊实性,因此,可弥补放射性核素扫描检查的不足。如扫描为冷结节、超声检查为囊性者,则恶性的可能性大大减低。此外,还可经超声定位指导针吸活检。

（3）穿刺细胞学检查:是明确甲状腺结节性质的有效方法。细胞学检查结果阴性,则90%为良性。

（三）护理问题

（1）焦虑:与担心甲状腺肿块性质、预后等因素有关。

（2）疼痛:与手术引起的组织损伤有关。

（四）护理目标

（1）患者焦虑减轻,舒适感增加,积极配合治疗。

（2）患者疼痛减轻或消失。

（五）护理措施

1.一般护理

（1）皮肤的准备:男性患者刮胡子,女性患者发髻低需要理发。

（2）胃肠道的准备:术前禁食8～12小时,禁水4～6小时。

（3）体位训练:术前指导患者进行头颈过伸位的训练。

2.心理护理

针对患者术前紧张和担心手术预后进行心理护理。

（1）讲解手术的必要性,若不进行手术治疗,病情有恶化的可能。

（2）讲解此手术为外科中等手术,手术医师经验丰富。

（3）讲解手术及麻醉方式。

（4）讲解过于紧张影响手术的进行及麻醉效果。

（5）请手术已经康复的患者与之交流经验体会。

（6）调动社会支持体系,给患者予以协助和鼓励。

3.术后护理

同甲状腺功能亢进术后护理。

4.健康教育

良性肿瘤的健康教育同甲状腺腺瘤,恶性肿瘤的健康教育同甲状腺癌。

(六)最新进展

近年来,随着腔镜手术技能的不断成熟及腔镜手术器械的不断发展,腔镜技术在甲状腺外科中已被广泛使用,如腔镜甲状腺肿物切除术、一侧腺叶切除术或甲状腺大部分切除术,甚至甲状腺全切除合并颈中央区淋巴结清扫术等。这些术式与传统开放的甲状腺手术相比,其术后并发症并无增多,且具有手术损伤小、恢复快、住院时间短,以及除颈入路途径外,术后在身体暴露部位不留下手术瘢痕、能达到较满意的美容效果等优点。

1.腔镜甲状腺手术概况

Gagner 等成功进行了首例腔镜甲状旁腺部分切除术;Huscher 等报道了腔镜甲状腺腺叶切除术。两者手术的成功和所取得的满意的美容效果,为腔镜甲状腺手术的开发和推广奠定了基础。从此以后,腔镜甲状腺手术在国内外迅速开展,且未出现手术死亡病例或严重并发症的报道。腔镜甲状腺手术可分为经颈、经胸和经腋入路 3 种途径。

2.腔镜甲状腺手术后护理

腔镜手术较普通术式术后易发生脂肪液化、皮下积液、皮肤红肿、瘀斑。皮下瘀斑、皮下红肿一般可自行消除,严重者先行冷敷后行热敷,加用活血化瘀药物治疗后可消失。脂肪液化者予以拆除乳沟处切口缝线,使其自然引流,定时换药,加用抗生素抗感染后可消失。皮下积液者,如量少可自行吸收,量多者用针刺抽吸或切开引流,以防皮瓣坏死。其他护理同甲状腺功能亢进患者术后护理。

(于莲莲)

第二节　急性乳腺炎

一、疾病概述

(一)概念

急性乳腺炎是乳腺的急性化脓性感染。多发生于产后 3～4 周的哺乳期妇女,以初产妇最常见。主要致病菌为金黄色葡萄球菌,少数为链球菌。

(二)相关病理生理

急性乳腺炎开始时局部出现炎性肿块,数天后可形成单房性或多房性的脓肿。表浅脓肿可向外破溃或破入乳管自乳头流出;深部脓肿不仅可向外破溃,也可向深部穿至乳房与胸肌间的疏松组织中,形成乳房后脓肿。感染严重者,还可并发脓毒血症。

(三)病因与诱因

1.乳汁淤积

乳汁是细菌繁殖的理想培养基,引起乳汁淤积的主要原因:①乳头发育不良(过小或凹陷),妨碍哺乳。②乳汁过多或婴儿吸乳过少导致乳汁不能完全排空。③乳管不通(脱落上皮或衣服纤维堵塞),影响乳汁排出。

2.细菌入侵

当乳头破损时,细菌沿淋巴管入侵是感染的主要途径。细菌也可直接侵入乳管,上行至腺小叶而致感染。细菌主要来自婴儿口腔、母亲乳头或周围皮肤。多数发生于初产妇,这是由于其缺乏哺乳经验;也可发生于断奶时,6个月以后的婴儿已经长牙,易致乳头损伤。

（四）临床表现

1.局部表现

初期患侧乳房红、肿、胀、痛,可有压痛性肿块,随病情发展症状进行性加重,数天后可形成单房性或多房性的脓肿。脓肿表浅时局部皮肤可有波动感和疼痛,脓肿向深部发展可穿至乳房与胸肌间的疏松组织中,形成乳房后脓肿和腋窝脓肿,并出现患侧腋窝淋巴结肿大、压痛。局部表现可有个体差异,应用抗生素治疗的患者,局部症状可被掩盖。

2.全身表现

感染严重者可并发败血症,出现寒战、高热、脉快、食欲减退、全身不适、白细胞升高等症状。

（五）辅助检查

1.实验室检查

白细胞计数及中性粒细胞比例增多。

2.B超检查

确定有无脓肿及脓肿的大小和位置。

3.诊断性穿刺

在乳房肿块波动最明显处或压痛最明显的区域穿刺,抽出脓液可确诊脓肿已经形成。脓液应做细菌培养和药敏试验。

（六）治疗原则

主要原则为控制感染,排空乳汁。脓肿形成以前以抗菌药治疗为主,脓肿形成后,需及时切开引流。

1.非手术治疗

(1)一般处理:①患乳停止哺乳,定时排空乳汁,消除乳汁淤积。②局部外敷,用25%硫酸镁湿敷,或采用中药蒲公英外敷,也可用物理疗法促进炎症吸收。

(2)全身抗菌治疗:原则为早期、足量应用抗生素。应用针对革兰阳性球菌有效的药物,如青霉素、头孢菌素等。由于抗生素可被分泌至乳汁,故避免使用对婴儿有不良影响的抗菌药,如四环素、氨基苷类、磺胺类和甲硝唑。如治疗后病情无明显改善,则应重复穿刺以了解有无脓肿形成,或根据脓液的细菌培养和药敏试验结果选用抗生素。

(3)中止乳汁分泌:患者治疗期间一般不停止哺乳,因停止哺乳不仅影响婴儿的喂养,且提供了乳汁淤积的机会。但患侧乳房应停止哺乳,并以吸乳器或手法按摩排出乳汁,局部热敷。若感染严重或脓肿引流后并发乳瘘(切口常出现乳汁),需回乳,常用方法:①口服溴隐亭1.25 mg,每天2次,服用7～14天;或口服己烯雌酚1～2 mg,每天3次,2～3天。②肌内注射苯甲酸雌二醇,每次2 mg,每天1次,至乳汁分泌停止。③中药炒麦芽,每天60 mg,分2次煎服或芒硝外敷。

2.手术治疗

脓肿形成后切开引流。于压痛、波动最明显处先穿刺抽吸取得脓液后,于该处切开放置引流,脓液做细菌培养及药物敏感试验。脓肿切开引流时注意:①切口一般呈放射状,避免损伤乳管引起乳瘘;乳晕部脓肿沿乳晕边缘做弧形切口;乳房深部较大脓肿或乳房后脓肿,沿乳房下缘做弧形切口,经乳房后间隙引流。②分离多房脓肿的房间隔以利引流。③为保证引流通畅,引流条应放在脓腔最低部位,必要时另加切口做对口引流。

二、护理评估

(一)一般评估

1.生命体征

评估是否有体温升高、脉搏加快。急性乳腺炎患者通常有发热,可有低热或高热;发热时呼吸、脉搏加快。

2.患者主诉

询问患者是否为初产妇,有无乳腺炎、乳房肿块、乳头异常溢液等病史;询问有无乳头内陷;评估有无不良哺乳习惯,如婴儿含乳睡觉、乳头未每天清洁等;询问有无乳房胀痛、浑身发热、无力、寒战等症状。

3.相关记录

体温、脉搏、皮肤异常等记录结果。

(二)身体评估

1.视诊

乳房皮肤有无红、肿、破溃、流脓等异常情况;乳房皮肤红肿的开始时间、位置、范围、进展情况。

2.触诊

评估乳房乳汁淤积的位置、范围、程度及进展情况;乳房有无肿块,乳房皮下有无波动感,脓肿是否形成,脓肿形成的位置、大小。

(三)心理-社会评估

评估患者心理状况,是否担心婴儿喂养与发育、乳房功能及形态改变。

(四)辅助检查阳性结果评估

患者血常规检查显示血白细胞计数及中性粒细胞比例升高提示有炎症的存在;根据 B 超检查的结果判断脓肿的大小及位置,诊断性穿刺后方可确诊脓肿形成;根据脓液的药物敏感试验选择抗生素。

(五)治疗效果的评估

1.非手术治疗评估要点

应用抗生素是否有效果,乳腺炎症是否得到控制,患者体温是否恢复正常;回乳措施是否起效,乳汁淤积情况有无改善,患者乳房肿胀疼痛有无减轻或加重;患者是否了解哺乳卫生和预防乳腺炎的知识,情绪是否稳定。

2.手术治疗评估要点

手术切开排脓是否彻底;伤口愈合情况是否良好。

三、主要护理诊断(问题)

(一)疼痛

与乳汁淤积、乳房急性炎症使乳房压力显著增加有关。

(二)体温过高

与乳腺急性化脓性感染有关。

(三)知识缺乏

与不了解乳房保健和正确哺乳知识有关。

(四)潜在并发症

乳瘘。

四、护理措施

(一)缓解疼痛

1.防止乳汁淤积

患乳暂停哺乳,定时用吸乳器吸净乳汁。

2.按摩、热敷

每天定时给予手法按摩、辅助热敷物理治疗,疏通阻塞的乳腺管,刺激乳窦,使乳汁流畅、淤积的硬块消散,预防乳腺脓肿发生。

3.托起乳房

用三角巾或宽松胸罩拖起患侧乳房,减轻疼痛和肿胀。

(二)控制体温和感染

1.控制感染

遵医嘱进行血培养和药物敏感试验,使用抗菌药物并观察疗效。

2.病情观察

定时测量体温、脉搏、呼吸,监测白细胞、中性粒细胞变化。

3.高热护理

发热期间予以温水擦浴、冰袋降温等物理降温,必要时遵医嘱予以药物降温;伴有畏寒、发抖等症状者,注意保暖;保持口腔和皮肤清洁。

(三)脓肿切开引流术后护理

保持引流通畅,观察引流液的量、性状、颜色及气味变化,及时更换敷料。

(四)用药护理

遵医嘱早期使用抗菌药,根据药物敏感试验选择合适的抗菌药,注意评估患者有无药物不良反应。

(五)饮食与运动

给予高蛋白、高维生素、低脂肪食物,保证足量水分摄入。注意休息,适当运动,劳逸结合。

(六)心理护理

观察了解患者心理状况,给予必要的疾病有关的知识宣教,抚慰其紧张、急躁情绪。

(七)健康教育

1.保持乳头和乳晕清洁

每次哺乳前后清洁乳头,保持局部干燥清洁。

2.纠正乳头内陷

妊娠期每天挤捏、提拉乳头。

3.养成良好的哺乳习惯

定时哺乳,每次哺乳时让婴儿吸净乳汁,如有淤积及时用吸乳器或手法按摩排出乳汁;培养婴儿不含乳头睡眠的习惯;注意婴儿口腔卫生,及时治疗婴儿口腔炎症。

4.及时处理乳头破损

乳晕破损或皲裂时暂停哺乳,用吸乳器吸出乳汁哺乳婴儿;局部用温水清洁后涂以抗生素软膏,待愈合后再行哺乳;症状严重时及时诊治。

五、护理评价

(1)患者的乳汁淤积情况有无改善,是否能正确排出淤积乳汁,是否坚持每天挤出已经淤积的乳汁,回乳措施是否产生效果,乳房胀痛有无逐渐减轻。

(2)患者乳房皮肤的红肿情况有无好转,乳房皮肤有无溃烂,乳房肿块有无消失或增大。

(3)患者应用抗生素后体温有无恢复正常,炎症有无消退,炎症有无进一步发展为脓肿。

(4)患者脓肿有无及时切开引流,伤口愈合情况是否良好。

(5)患者是否了解哺乳卫生和预防乳腺炎的知识,焦虑情绪是否改善。

（于莲莲）

第三节　肝　脓　肿

一、细菌性肝脓肿患者的护理

当全身性细菌感染,特别是腹腔内感染时,细菌侵入肝脏,如果患者抵抗力弱,可发生细菌性肝脓肿。细菌可以从下列途径进入肝脏。①胆道:细菌沿着胆管上行,是引起细菌性肝脓肿的主要原因。包括胆结石、胆囊炎、胆道蛔虫、其他原因所致胆管狭窄与阻塞等。②肝动脉:体内任何部位的化脓性病变,细菌可经肝动脉进入肝脏。如败血症、化脓性骨髓炎、痈、疖等。③门静脉:已较少见,如坏疽性阑尾炎、细菌性痢疾等,细菌可经门静脉入肝。④肝开放性损伤:细菌可直接经伤口进入肝,引起感染而形成脓肿。细菌性肝脓肿的致病菌多为大肠埃希菌、金黄色葡萄球菌、厌氧链球菌等。肝脓肿可以是单个脓肿,也可以是多个小脓肿,数个小脓肿可以融合成为一个大脓肿。

(一)护理评估

1.健康史

注意询问有无胆道感染和胆道疾病,有无全身其他部位的化脓性感染特别是肠道的化脓性感染,有无肝脏外伤病史,是否有肝脓肿病史,是否进行过系统治疗。

2.身体状况

本病通常继发于某种感染性先驱疾病,起病急,主要症状为骤起寒战、高热、肝区疼痛和肝大。体温可高达39～40 ℃,多表现为弛张热,伴有大汗、恶心、呕吐、食欲缺乏。肝区疼痛多为持续性钝痛或胀痛,有时可伴有右肩牵涉痛,右下胸及肝区叩击痛,增大的肝有压痛。肝前下缘比较表浅的脓肿,可有右上腹肌紧张和局部明显触痛。巨大的肝脓肿可使右季肋区呈饱满状态,其至可见局限性隆起,局部皮肤可出现凹陷性水肿。严重时或并发胆道梗阻者,可出现黄疸。

3.心理-社会状况

细菌性肝脓肿起病急剧,症状重,如果治疗不彻底容易反复发作转为慢性,并且细菌性肝脓肿极易引起严重的全身性感染,导致感染性休克,患者产生焦虑。

4.辅助检查

(1)血液检查:化验检查白细胞计数及中性粒细胞增多,有时出现贫血。肝功能检查可出现不同程度的损害和低蛋白血症。

(2)X线胸腹部检查:右叶脓肿可见右膈肌升高,运动受限;肝影增大或局限性隆起;有时伴有反应性胸膜炎或胸腔积液。

(3)B超:在肝内可显示液平面,可明确其部位和大小,阳性诊断率在96%以上,为首选的检查方法。必要时可做CT检查。

(4)诊断性穿刺:抽出脓液即可证实本病。

(5)细菌培养:脓液细菌培养有助于明确致病菌,选择敏感的抗生素,并与阿米巴肝脓肿相鉴别。

5.治疗要点

(1)全身支持疗法:给予充分营养,纠正水和电解质及酸碱平衡失调,必要时少量多次输血和血浆以纠正低蛋白血症,增强机体抵抗力。

(2)抗生素治疗:应使用大剂量抗生素。由于肝脓肿的致病菌以大肠埃希菌、金黄色葡萄球菌和厌氧性细菌最为常见,在未确定病原菌之前,可首选对此类细菌有效的抗生素,然后根据细菌培养和抗生素敏感试验结果选用有效的抗生素。

(3)经皮肝穿刺脓肿置管引流术:适用于单个较大的脓肿。在B超引导下进行穿刺。

(4)手术治疗:对于较大的单个脓肿,估计有穿破可能,或已经穿破胸、腹腔;胆源性肝脓肿;位于肝左外叶脓肿,穿刺易污染腹腔;慢性肝脓肿,应施行经腹切开引流。病程长的慢性局限性厚壁脓肿,也可行肝叶切除或部分肝切除术。多发性小脓肿不宜行手术治疗,但对其中较大的脓肿,也可行切开引流。

(二)护理诊断及合作性问题

1.营养失调

低于机体需要量,与高代谢消耗或慢性消耗病程有关。

2.体温过高

其与感染有关。

3.急性疼痛

其与感染及脓肿内压力过高有关。

4.潜在并发症

急性腹膜炎、上消化道出血、感染性休克。

(三)护理目标

患者能维持适当营养,维持体温正常,疼痛减轻,无急性腹膜炎休克等并发症发生。

(四)护理措施

1.术前护理

(1)病情观察,配合抢救中毒性休克。

（2）高热护理：保持病室空气新鲜、通风、温湿度合适；物理降温；衣着适量，及时更换汗湿衣。

（3）维持适当营养：对于非手术治疗和术前的患者，给予高蛋白、高热量饮食，纠正水、电解质平衡失调和低蛋白血症。

（4）遵医嘱正确应用抗生素。

2.术后护理

（1）经皮肝穿刺脓肿置管引流术术后护理：术前做术区皮肤准备，协助医师进行穿刺部位的准确定位。术后向医师询问术中情况及术后有无特殊观察和护理要求。患者返回病房后，观察引流管固定是否牢固，引流液性状，引流管道是否密闭。术后第二天或数天开始进行脓腔冲洗，冲洗液选用等渗盐水（或遵医嘱加用抗生素）。冲洗时速度缓慢，压力不宜过高，估算注入液与引出液的量。每次冲洗结束后，可遵医嘱向脓腔内注入抗生素。待到引流出或冲洗出的液体变清澈，B超检查脓腔直径＜2 cm即可拔管。

（2）切开引流术术后护理：切开引流术术后护理遵循腹部手术术后护理的一般要求。除此之外，每天用生理盐水冲洗脓腔，记录引流液量＜10 mL或脓腔容积＜15 mL，即考虑拔除引流管，改凡士林纱布引流，致脓腔闭合。

3.健康指导

为了预防肝脓肿疾病的发生，应教育人们积极预防和治疗胆道疾病，及时处理身体其他部位的化脓性感染。告知患者应用抗生素和放置引流管的目的和注意事项，取得患者的信任和配合。术后患者应加强营养和提高抵抗力，定期复查。

（五）护理评价

患者是否能维持适当营养，体温是否正常，疼痛是否减轻，有无急性腹膜炎、上消化道出血、感染性休克等并发症发生。

二、阿米巴肝脓肿患者的护理

阿米巴肝脓肿是阿米巴肠病的并发症，阿米巴原虫从结肠溃疡处经门静脉血液或淋巴管侵入肝内并发脓肿，常见于肝右叶顶部，多数为单发性。原虫产生溶解酶，导致肝细胞坏死、液化组织和血液、渗液形成脓肿。

（一）护理评估

1.健康史

注意询问有无阿米巴肠病病史。

2.身体状况

阿米巴肝脓肿有着与细菌性肝脓肿相似的表现，两者的区别详见表3-1。

表 3-1　细菌性肝脓肿与阿米巴肝脓肿的鉴别

鉴别要点	细菌性肝脓肿	阿米巴肝脓肿
病史	继发于胆道感染或其他化脓性疾病	继发于阿米巴肠病后
症状	病情急骤严重，全身中毒症状明显，有寒战、高热	起病较缓慢，病程较长，可有高热，或不规则发热、盗汗
血液化验	白细胞计数及中性粒细胞可明显增加。血液细菌培养可阳性	白细胞计数可增加，如无继发细菌感染液细菌培养阴性。血清学阿米巴抗体检查阳性

续表

鉴别要点	细菌性肝脓肿	阿米巴肝脓肿
粪便检查	无特殊表现	部分患者可找到阿米巴滋养体或结肠溃疡面(乙状结肠镜检)黏液或刮取涂片可找阿米巴滋养体或包囊
脓液	多为黄白色脓液,涂片和培养可发现细菌	大多为棕褐色脓液,无臭味,镜检有时可到阿米巴滋养体。若无混合感染,涂片和培养无细菌
诊断性治疗	抗阿米巴药物治疗无效	抗阿米巴药物治疗有好转
脓肿	较小,常为多发性	较大,多为单发,多见于肝右叶

3.心理-社会状况

由于病程长、忍受较重的痛苦、担忧预后或经济拮据等原因,患者常有焦虑、悲伤或恐惧反应。

4.辅助检查

基本同细菌性肝脓肿。

5.治疗要点

阿米巴肝脓肿以非手术治疗为主。应用抗阿米巴药物、加强支持疗法、纠正低蛋白和贫血等,无效者穿刺置管闭式引流或手术切开引流,多可获得良好的疗效。

(二)护理诊断及合作性问题

(1)营养失调:低于机体需要量,与高代谢消耗或慢性消耗病程有关。

(2)急性疼痛:与脓肿内压力过高有关。

(3)潜在并发症:合并细菌感染。

(三)护理措施

1.非手术疗法和术前护理

(1)加强支持疗法:给予高蛋白、高热量和高维生素饮食,必要时少量多次输新鲜血、补充丙种球蛋白,增强抵抗力。

(2)正确使用抗阿米巴药物,注意观察药物的不良反应。

2.术后护理

除继续做好非手术治疗护理外,重点做好引流的护理。宜用无菌水封瓶闭式引流,每天更换消毒瓶,接口处保持无菌,防止继发细菌感染。如继发细菌感染,需使用抗生素。

(于莲莲)

第四节　胆道感染

胆道感染是指胆囊和/或胆囊壁受到细菌的侵袭而发生炎症反应,胆汁中有细菌生长。胆道感染与胆石症互为因果关系。胆石症可引起胆道梗阻,梗阻可造成胆汁淤滞、细菌繁殖而致胆道感染;胆道反复感染又是胆石形成的致病因素和促发因素。胆道感染为常见疾病,按发病部位可分为胆囊炎和胆管炎。

一、胆囊炎

(一)疾病概述

1.概念

胆囊炎是指发生在胆囊的细菌性和/或化学性炎症。根据发病的缓急和病程的长短分为急性胆囊炎、慢性胆囊炎和慢性胆囊炎急性发作3类。约95%的急性胆囊炎患者合并胆囊结石,称为急性胆石性胆囊炎;未合并胆囊结石者称为急性非结石性胆囊炎。胆囊炎的发病率很高,仅次于阑尾炎。年龄多见于35岁以后,以40~60岁为高峰。女性发病率约为男性的4倍,肥胖者多于其他体型者。

2.病因

(1)急性胆囊炎:是外科常见急腹症,其发病率居于炎性急腹症的第二位,仅次于急性阑尾炎,女性居多。急性胆囊炎的病因复杂,胆囊结石和细菌感染是引发急性胆囊炎的两大重要因素,主要包括以下几点。①胆道阻塞:由于结石阻塞或嵌顿于胆囊管或胆囊颈,导致胆汁排出受阻,胆汁潴留,其中水分吸收而胆汁浓缩,胆汁中的胆汁酸刺激胆囊黏膜而引起水肿、炎症,甚至坏死。90%~95%的急性胆囊炎与胆石有关,在少数情况下,胰液从胰管和胆总管共同的腔道中反流,也可进入胆囊产生化学性刺激。结石亦可直接损伤受压部位的胆囊黏膜引起炎症。此外,胆囊颈或胆囊管腔的狭窄,或受到管外肿块的压迫也可以导致阻塞。胆管和胆囊颈结石嵌塞是引起急性胆囊炎重要的诱因。②细菌入侵:急性胆囊炎时胆囊胆汁的细菌培养阳性率可高达80%~90%,包括需氧菌与厌氧菌感染,其中大肠埃希菌最为常见。细菌多来源于胃肠道,致病菌通过胆道逆行、直接蔓延或经血液循环和淋巴途径入侵胆囊。结石压迫局部囊壁的静脉,使静脉回流受阻而淤血、出血,以致坏死而引起炎症。③化学性刺激:胆汁酸、逆流的胰液和溶血卵磷脂对细胞膜有毒性作用和损伤作用。④病毒感染:乙肝病毒可以侵犯许多组织和器官,可以在胆管上皮中复制,对胆道系统有直接的侵害作用。⑤胆囊的血流灌注量不足:如休克和动脉硬化等,可引起胆囊黏膜的局灶性坏死。⑥其他:严重创伤、烧伤后、严重过敏、长期禁食或与胆囊无关的大手术等导致的内脏神经功能紊乱时发生急性胆囊炎。

(2)慢性胆囊炎:大多继发于急性胆囊炎,是急性胆囊炎反复发作的结果。有较多的病例直接由化学刺激引起。胆囊结石或有阻塞常伴有慢性胆囊炎,这些原因不去除,浓缩胆汁长期刺激可造成慢性炎症。结石和慢性胆囊炎的关系尤为密切,约95%的慢性胆囊炎有胆石存在和反复急性发作的病史。

3.病理生理

(1)急性胆囊炎。①急性结石性胆囊炎:当结石致胆囊管梗阻时,胆汁淤积,胆囊内压力升高,胆囊肿大,黏膜充血、水肿,渗出增多;镜下可见血管扩张和炎性细胞浸润,称为急性单纯性胆囊炎。若梗阻未解除或炎症未控制,病情继续发展,病变可累及胆囊壁的全层,胆囊壁充血、水肿加重,出现瘀斑或脓苔,部分黏膜坏死脱落,甚至浆膜液有纤维素和脓性渗出物;镜下可见组织中有广泛的中性粒细胞浸润,黏膜上皮脱落,即为急性化脓性胆囊炎;还可引起胆囊积脓。若梗阻仍未解除,胆囊内压力继续升高,胆囊壁张力增高,导致血液循环障碍时,胆囊组织除上述炎性改变外,整个胆囊呈片状缺血坏死;镜下见胆囊黏膜结构消失,血管内、外充满红细胞,即为急性坏疽性胆囊炎。若胆囊炎症继续加重,积脓增多,胆囊内压力增高,在胆囊壁的缺血、坏死或溃疡处极易造成穿孔,会引起胆汁性腹膜炎,穿孔部位常在颈部和底部,如胆囊坏疽穿孔发生过程较慢,周围粘连包裹,则形成胆囊周围脓肿。②急性非结石性胆囊炎:病理过程与急性结石性胆囊炎基本相同,但急性非结石性胆囊炎更容易发生胆囊坏疽和穿孔,约 75% 的患者发生胆囊坏疽,15% 的患者出现胆囊穿孔。

(2)慢性胆囊炎:是胆囊炎症和结石的反复刺激,胆囊壁炎性细胞浸润和纤维组织增生,胆囊壁增厚,可与周围组织粘连,甚至出现胆囊萎缩,失去收缩和浓缩胆汁的功能。可分为慢性结石性胆囊炎和慢性非结石性胆囊炎两大类,前者占本病的 70%～80%,后者占 20%～30%。

4.临床表现

(1)急性胆囊炎的临床表现有以下几点。

症状。①腹痛:多数患者有上腹部疼痛史,表现为右上腹阵发性绞痛,常在饱餐、进食油腻食物后或夜间发作,疼痛可放射至右肩及右肩胛下。②消化道症状:患者腹痛发作时常伴恶心、呕吐、厌食等消化道症状。③发热或中毒症状:根据胆囊炎症反应程度的不同,患者可出现不同程度的体温升高和脉搏加速。

体征。①腹部压痛:早期可有右上腹压痛或叩痛。胆囊化脓坏疽时可扪及肿大的胆囊,可有不同程度和不同范围的右上腹压痛,或右季肋部叩痛,墨菲(Murphy)征常为阳性,伴有不同程度的肌紧张,如胆囊张力大时更加明显。腹式呼吸可因疼痛而减弱,常呈吸气性抑制。②黄疸:10%～25% 的患者可出现轻度黄疸,多见于胆囊炎症反复发作合并 Mirizzi 综合征的患者。

(2)慢性胆囊炎:临床症状常不典型,主要表现为上腹部饱胀不适、厌食油腻和嗳气等消化不良的症状,以及右上腹和肩背部隐痛。多数患者曾有典型的胆绞痛病史。体检可发现右上腹胆囊区压痛或不适感,Murphy 征可呈弱阳性,如胆囊肿大,右上腹肋下可触及光滑圆形肿块。在并发胆道急性感染时,可有寒战、发热等。

5.辅助检查

(1)急性胆囊炎。①实验室检查:血常规检查可见血白细胞计数和中性粒细胞比例升高;部分患者可有血清胆红素、转氨酶、碱性磷酸酶和淀粉酶升高。②影像学检查:B超检查可显示胆囊肿大、胆囊壁增厚,大部分患者可见胆囊内有结石光团。

(2)慢性胆囊炎:B超检查是慢性胆囊炎首选的辅助检查方法,可显示胆囊增大、胆囊壁增厚、胆囊腔缩小或萎缩,排空功能减退或消失,并可探知有无结石。此外,CT、MRI、口服胆囊造影、腹部 X 线平片等也是重要的检查手段。

6.主要处理原则

主要为手术治疗,手术时机和手术方式取决于患者的病情。

(1)非手术治疗,如下所述。

适应证:诊断明确、病情较轻的急性胆囊炎患者;老年人或伴有严重心血管疾病不能耐受手术的患者。在非手术治疗的基础上积极治疗各种并发症,待患者一般情况好转后再考虑择期手术治疗。作为手术前准备的一部分。

常用的非手术治疗措施:主要包括禁饮食和/或胃肠减压、纠正水电解质和酸碱平衡紊乱、控制感染、使用消炎利胆及解痉止痛药物、全身支持、对症处理,还可以使用中药、针刺疗法等。在非手术治疗期间,若病情加重或出现胆囊坏疽、穿孔等并发症,应及时进行手术治疗。

(2)手术治疗,如下所述。

急诊手术适应证:①发病在 48～72 小时以内者。②经非手术治疗无效且病情加重者。③合并胆囊穿孔、弥漫性腹膜炎、急性梗阻性化脓性胆管炎、急性坏死性胰腺炎等严重并发症者。

④其余患者可根据具体情况择期手术。

手术方式。①胆囊切除术:根据病情选择开腹或腹腔镜行胆囊切除术。手术过程中遇到下列情况应同时做胆总管切开探查＋T管引流术:患者有黄疸史;胆总管内扪及结石或术前B超提示肝总管、胆总管结石者;胆总管扩张,直径＞1 cm者;胆总管内抽出脓性胆汁或有胆色素沉淀者;合并有慢性复发性胰腺炎者。②胆囊造口术:目的是减压和引流胆汁。主要用于年老体弱,合并严重心、肺、肾等内脏器官功能障碍不能耐受手术的患者,或局部炎症水肿、粘连严重导致局部解剖不清者。待病情稳定、局部炎症消退后再根据患者情况决定是否行择期手术治疗。

(二)护理评估

1.术前评估

(1)健康史及相关因素。①一般情况:患者的年龄、性别、职业、居住地及饮食习惯等。②发病的病因和诱因:腹痛的病因和诱因,腹痛发生的时间,是否与饱餐、进食油腻食物及夜间睡眠改变体位有关。③腹痛的性质:是否为突发性腹痛,疼痛的性质是绞痛、隐痛、阵发性或持续性疼痛,有无放射至右肩背部或右肩胛下等。④既往史:有无胆石症、胆囊炎、胆道蛔虫病史;有无胆道手术史;有无消化性溃疡及类似疼痛发作史;有无用药史、过敏史及腹部手术史。

(2)身体评估。①全身:患者有无寒战、发热、恶心、呕吐;有无面色苍白等贫血现象;有无黏膜和皮肤黄染等;有无体重减轻;有无意识及神经系统的其他改变等。②局部:腹痛的部位是位于右上腹还是剑突下,有无全腹疼痛;有无压痛、肌紧张及反跳痛;能否触及胆囊及胆囊肿大的程度,Murphy征是否阳性等。③辅助检查:血常规检查中白细胞计数及中性粒细胞比例是否升高;血清胆红素、转氨酶、碱性磷酸酶及淀粉酶有无升高;B超是否观察到胆囊增大或结石影;心、肺、肾等器官功能有无异常。

(3)心理-社会评估:了解患者及其家属在疾病治疗过程中的心理反应与需求、家庭及社会支持情况、心理承受程度及对治疗的期望等,引导患者正确配合疾病的治疗与护理。

2.术后评估

(1)手术中情况:了解手术的方式和手术范围,如是胆囊切除还是胆囊造口术,是开腹还是腹腔镜;术中有无行胆总管探查,术中出血量及输血、补液情况;有无留置引流管及其位置和目的。

(2)术后病情:术后生命体征及手术切口愈合情况;T管及其他引流管引流情况,包括引流液的量、颜色、性质等;对老年患者尤其要评估其呼吸及循环功能等状况。

(3)心理-社会评估:患者及其家属对术后和术后康复的认知和期望。

(三)主要护理诊断(问题)

(1)疼痛:与胆囊结石突然嵌顿、胆汁排空受阻致胆囊强烈收缩或继发胆囊感染、术后伤口疼痛有关。

(2)有体液不足的危险:与恶心、呕吐、不能进食和手术前后需要禁食有关。

(3)潜在并发症:胆囊穿孔、感染等。

(四)护理措施

1.减轻或控制疼痛

根据疼痛的程度,采取非药物或药物方法止痛。

(1)卧床休息:协助患者采取舒适体位,指导其有节律的深呼吸,达到放松和减轻疼痛的效果。

(2)合理饮食:病情较轻且决定采取非手术治疗的急性胆囊炎患者,指导其清淡饮食,忌食油腻食物;病情严重需急诊手术的患者予以禁食和胃肠减压,以减轻腹胀和腹痛。

(3)药物止痛:对诊断明确的剧烈疼痛者,可遵医嘱通过口服、注射等方式给予消炎利胆、解痉或止痛药,以缓解疼痛。

(4)控制感染:遵医嘱及时合理应用抗生素。通过控制胆囊炎症,减轻胆囊肿胀和胆囊压力,达到减轻疼痛的效果。

2.维持体液平衡

对于禁食患者,根据医嘱经静脉补充足够的热量、氨基酸、维生素、水、电解质等,以维持水、电解质及酸碱平衡。对能进食、进食量不足者,指导和鼓励其进食高蛋白、高碳水化合物、高维生素和低脂饮食,以保持良好的营养状态。

3.并发症的预防和护理

(1)加强观察:严密观察患者的生命体征变化,了解腹痛的程度、性质,发作的时间、诱因及缓解的相关因素,以及腹部体征的变化。若腹痛进行性加重,且范围扩大,出现压痛、反跳痛、肌紧张等,同时伴有寒战、高热的症状,提示胆囊穿孔或病情加重。

(2)减轻胆囊内压力:遵医嘱应用敏感抗菌药,以有效控制感染,减轻炎性渗出,达到减少胆囊内压力、预防胆囊穿孔的目的。

(3)及时处理胆囊穿孔:一旦发生胆囊穿孔,应及时报告医师,并配合做好紧急手术的准备。

(五)护理评价

(1)患者腹痛得到缓解,能叙述自我缓解疼痛的方法。

(2)患者在禁食期间得到相应的体液补充。

(3)患者没有发生胆囊穿孔或能及时发现和处理已发生的胆囊穿孔。

(4)疾病愈合良好,无并发症发生。

(5)患者对疾病的心理压力得到及时的调适与干预。依从性较好,并对疾病的治疗和预防有一定的了解。

二、急性梗阻性化脓性胆管炎

(一)疾病概述

1.概念

急性梗阻性化脓性胆管炎又称急性重症胆管炎,是在胆道梗阻基础上并发的急性化脓性细菌感染,急性胆管炎和急性梗阻性化脓性胆管炎是同一疾病的不同发展阶段。

2.病因

(1)胆道梗阻:最常见的原因为胆道结石性梗阻。此外,胆道蛔虫、胆管狭窄、吻合口狭窄、胆管及壶腹部肿瘤等亦可引起胆道梗阻而导致急性化脓性炎症。胆道发生梗阻时,胆盐不能进入肠道,易造成细菌移位。

(2)细菌感染:胆道内细菌多来源于胃肠道,其感染途径可经十二指肠逆行进入胆道,或小肠炎症时,细菌经门静脉系统入肝到达胆道引起感染。可以是单一菌种感染,也可是两种以上的菌种感染。以大肠埃希菌、变形杆菌、克雷伯菌、铜绿假单胞菌等革兰阴性杆菌多见。近年来,厌氧菌及革兰阳性杆菌在胆道感染中的比例有增高的趋势。

3.病理生理

急性梗阻性化脓性胆管炎的基本病理改变是胆管梗阻、肝实质和胆道系统胆汁淤滞及胆管内化脓性感染。胆管梗阻及随之而来的胆道感染造成梗阻以上胆管扩张、胆管壁黏膜肿胀,使梗阻进一步加重并趋向完全性;胆管内压力升高,胆管壁充血、水肿、炎性细胞浸润及溃疡形成,管腔内逐渐充满脓性胆汁或脓液,使胆管内压力继续升高,当胆管内压力超过3.9 kPa(40 cmH$_2$O)时,肝细胞停止分泌胆汁,胆管内脓性胆汁及细菌逆流,引起肝内胆管及肝细胞化脓性感染;若感染进一步加重,可使肝细胞发生大片坏死;胆小管破溃后形成胆小管与肝动脉或门静脉瘘,可在肝内形成多发性脓肿及胆道出血;大量细菌和毒素还可经肝静脉进入人体循环引起全身化脓性感染和多器官功能损害,甚至引起全身脓毒血症或感染性休克,严重者可导致多器官功能障碍综合征或多器官功能衰竭。

4.临床表现

多数患者有胆道疾病史,部分患者有胆道手术史。本病发病急骤,病情进展迅速,除了具有急性胆管炎的 Charcot 三联征(腹痛、寒战高热、黄疸)外,还有休克及中枢神经系统受抑制的表现,即 Reynolds 五联征。

(1)症状。①腹痛:患者常表现为突发的剑突下或右上腹持续性疼痛,可阵发性加重,并向右肩胛下及腰背部放射。腹痛及其程度可因梗阻的部位不同而有差异。肝内梗阻者疼痛较轻,肝外梗阻时症状明显。②寒战、高热:体温持续升高达 39～40 ℃或更高,呈弛张热。③胃肠道症状:多数患者伴恶心、呕吐、黄疸。

(2)体征。①腹部压痛或腹膜刺激征:剑突下或右上腹部可有不同程度和不同范围的压痛或腹膜刺激征,可有肝大及肝区叩痛,可扪及肿大的胆囊。②黄疸:多数患者可出现不同程度的黄疸,若仅为一侧胆管梗阻,可不出现黄疸。③神志改变:主要表现为神志淡漠、烦躁、谵妄或嗜睡、神志不清,甚至昏迷,病情严重者可在短期内出现感染性休克表现。④休克表现:呼吸急促、出冷汗、脉搏细速,可达 120 次/分以上,血压在短时间内迅速下降,可出现全身发绀或皮下瘀斑。

5.辅助检查

(1)实验室检查:血常规检查可见白细胞计数升高,可超过 20×10^9/L;中性粒细胞比例明显升高;细胞质内可出现中毒颗粒;凝血酶原时间延长;血生化检查可见肝功能损害、电解质紊乱和血尿素氮增高等;血气分析检查可提示血氧分压降低和代谢性酸中毒的表现。尿常规检查可发现蛋白及颗粒管型。寒战时做血培养,多有细菌生长。

(2)影像学检查:B超是主要的辅助检查方法。B超检查可显示肝和胆囊肿大,胆囊壁增厚。肝、内外胆管扩张及胆管内结石光团伴声影。必要时可行 CT、经内镜逆行胰胆管成像、磁共振胰胆管成像、经皮穿刺肝胆道成像等检查,以了解梗阻部位、程度、结石大小和数量等。

6.主要处理原则

紧急手术解除胆道梗阻并引流,尽早而有效降低胆管内压力,积极控制感染和抢救患者生命。

(1)非手术治疗:既是治疗手段又是手术前准备。在严密观察下进行,若非手术治疗期间症状不能缓解或病情进一步加重,则应紧急手术治疗。主要措施:①禁食、持续胃肠减压及解痉止痛。②抗休克治疗:建立通畅的静脉输液通道,加快补液扩容,恢复有效循环血量;及时应用肾上腺皮质激素,必要时使用血管活性药物;纠正水、电解质及酸碱平衡紊乱。③抗感染治疗:联合应用足量、有效、广谱并对肝、肾毒性小的抗菌药物。④其他:包括吸氧、降温、支持治疗等,以保护重要内脏器官功能。⑤引流:非手术方法进行胆管减压引流,如经皮肝穿刺胆道引流术、经内镜鼻胆管引流术等。

（2）手术治疗：主要目的是解除梗阻、胆道减压、挽救患者生命。手术力求简单而有效。多采用胆总管切开减压加 T 管引流术。术中注意肝内胆管是否引流通畅，以防形成多发性肝脓肿。若病情无改善，应及时手术治疗。

（二）护理评估

1.术前评估

（1）健康史及相关因素。①发病情况：是否为突然发病，有无表现为起病急、症状重、进展快的特点。②发病的病因和诱因：此次发病与饮食、活动的关系，有无肝内、外胆管结石或胆囊炎反复发作史，有无类似疼痛史等。③病情及其程度：是否表现为急性病容，有无神经精神症状，是否为短期内即出现感染性休克的表现。④既往史：有无胆道手术史；有无用药史、过敏史及腹部手术史。

（2）身体状况。①全身：患者是否在发病初期即出现畏寒发热，体温持续升高至39～40 ℃或更高；有无伴呼吸急促、出冷汗、脉搏细速及血压在短时间内迅速下降等；患者有无巩膜、皮肤黄染，以及黄染的程度；有无神志改变的表现，如神志淡漠、谵妄或嗜睡、神志不清甚至昏迷等；有无感染、中毒的表现，如全身皮肤湿冷、发绀和皮下瘀斑等。②局部：腹痛的部位、性质、程度及有无放射痛等；肝区有无压痛、叩击痛；腹膜刺激征是否为阳性；腹部有无不对称性肿大等。

（3）辅助检查：血常规检查白细胞计数升高及中性粒细胞比例是否明显升高；细胞质内是否出现中毒颗粒；尿常规检查有无异常；凝血酶原时间有无延长；血生化检查是否提示肝功能损害、电解质紊乱、代谢性酸中毒及血尿素氮增高等；血气分析检查是否提示血氧分压降低。B 超及其他影像学检查是否提示肝和胆囊肿大，肝、内外胆管扩张和结石。心、肺、肾等器官功能有无异常。

（4）心理和社会支持状况：了解患者和家属对疾病的认知、家庭经济状况、心理承受程度及对治疗的期望。

2.术后评估

（1）手术中情况：了解术中胆总管探查及解除梗阻、胆道减压、胆汁引流情况；术中患者生命体征是否平稳；肝内、外胆管结石清除及引流情况；有无多发性肝脓肿及处理情况；各种引流管放置位置和目的等。

（2）术后病情：术后生命体征及手术切口愈合情况；T 管及其他引流管引流情况等。

（3）心理-社会评估：患者及其家属对术后康复的认知和期望程度。

（三）主要护理诊断（问题）

（1）疼痛：与胆道梗阻、胆管扩张及手术后伤口疼痛有关。

（2）体液不足：与呕吐、禁食、胃肠减压及感染性休克有关。

（3）体温过高：与胆道梗阻并继发感染有关。

（4）低效性呼吸困难：与感染中毒有关。

（5）潜在并发症：胆道出血、胆瘘、多器官功能障碍或衰竭。

（四）护理措施

1.减轻或控制疼痛

根据疼痛的程度，采取非药物或药物方法止痛。

（1）卧床休息：协助患者采取舒适体位，指导其有节律的深呼吸，达到放松和减轻疼痛的效果。

（2）合理饮食：病情较轻且决定采取非手术治疗的急性胆囊炎患者，指导其清淡饮食，忌食油腻食物；病情严重需急诊手术的患者，予以禁食和胃肠减压，以减轻腹胀和腹痛。

（3）解痉镇痛：诊断明确的剧烈疼痛者，可遵医嘱通过口服、注射等方式给予消炎利胆、解痉或止痛药，以缓解疼痛。

（4）控制感染：遵医嘱及时合理应用抗生素。通过控制胆囊炎症，减轻胆囊肿胀和胆囊压力，达到减轻疼痛的效果。

2.维持体液平衡

（1）加强观察：严密观察患者的生命体征和循环功能，如脉搏、血压、中心静脉压和每小时尿量等，及时准确记录出入量，为补液提供可靠依据。

（2）补液扩容：休克患者应迅速建立静脉输液通路，补液扩容，尽快恢复血容量。遵医嘱及时给予肾上腺皮质激素，必要时应用血管活性药物，以改善和保证组织器官的血流灌注及供氧。

（3）纠正水、电解质、酸碱平衡紊乱：根据病情、中心静脉压、胃肠减压及每小时尿量等情况，确定补液的种类和输液量，合理安排输液的顺序和速度，维持水、电解质及酸碱平衡。

3.降低体温

（1）物理降温：温水擦浴、冰敷等物理方法。

（2）药物降温：在物理降温的基础上，根据病情遵医嘱通过口服、注射或其他途径给予药物降温。

（3）控制感染：遵医嘱联合应用足量有效的广谱抗生素，以有效控制感染，使体温恢复正常。

4.维持有效呼吸

（1）加强观察：密切观察患者的呼吸频率、节律和深浅度；动态监测血氧饱和度的变化，定期进行动脉血气分析检查，以了解患者的呼吸功能状况。若患者呼吸急促、血氧饱和度下降、氧分压降低，提示患者呼吸功能受损。

（2）采取合适体位：协助患者卧床休息，减少耗氧量。非休克患者取半卧位，使腹肌放松、膈肌下降，有助于改善呼吸和减轻疼痛。半卧位还可促使腹腔内炎性渗出物局限于盆腔，减轻中毒症状。休克患者应取头低足高位。

（3）禁食和胃肠减压：禁食可减少消化液的分泌，减轻腹部胀痛。通过胃肠减压，可吸出胃内容物，减少胃内积气和积液，从而达到减轻腹胀、避免膈肌抬高和改善呼吸功能的效果。

（4）解痉镇痛：对诊断明确的剧烈疼痛患者，可遵医嘱给予消炎利胆、解痉或止痛药，以缓解疼痛，利于平稳呼吸，尤其是腹式呼吸。

（5）吸入氧气：根据患者呼吸的频率、节律、深浅度及血气分析情况，选择给氧的方式和确定氧气流量和浓度，如可通过鼻导管、面罩、呼吸机辅助等方法给氧，以维持患者正常的血氧饱和度及动脉血氧分压，改善缺氧症状，保证组织器官的氧气供给。

5.营养支持

（1）术前：不能进食或禁食及胃肠减压的患者，可从静脉补充能量、氨基酸、维生素、水、电解质等，以维持和改善营养状况。凝血机制障碍的患者，遵医嘱给予维生素 K_1 肌内注射。

（2）术后：在患者恢复进食前或进食量不足时，仍需从胃肠外途径补充营养素；当患者恢复进食后，应鼓励患者从清淡饮食逐步转为进食高蛋白、高碳水化合物、高维生素和低脂饮食。

6.并发症的预防和护理

（1）加强观察：包括神志、生命体征、每小时尿量、腹部体征及引流液的量、颜色、性质，同时注意血常规、电解质、血气分析和心电图等检查结果的变化。若 T 管引流液呈血性,伴腹痛、发热等症状,应考虑胆道出血;若腹腔引流液呈黄绿色胆汁样,应警惕胆瘘的可能;若患者出现神志淡漠、黄疸加深、每小时尿量减少或无尿、肝和肾功能异常、血氧分压降低或代谢性酸中毒,以及凝血酶原时间延长等,提示多器官功能障碍或衰竭,应及时报告医师,并协助处理。

(2)加强腹壁切口、引流管和 T 管护理。

(3)加强支持治疗:患者发生胆瘘时,在观察并准确记录引流液的量、颜色的基础上,遵医嘱补充水、电解质及维生素,以维持水、电解质平衡;鼓励患者进食高蛋白、高碳水化合物、高维生素和低脂易消化饮食,防止因胆汁丢失影响消化吸收而造成营养障碍。

(4)维护器官功能:一旦出现多器官功能障碍或衰竭的征象,应立即与医师联系,并配合医师采取相应的急救措施。

(五)护理评价

(1)患者补液及时,体液代谢维持平衡。

(2)患者感染得到有效控制,体温恢复正常。

(3)患者能维持有效呼吸,没有发生低氧血症或发生后得到及时发现和纠正。

(4)患者的营养状况得到改善或维持。

(5)患者没有发生胆道出血、胆瘘及多器官功能障碍或衰竭等并发症,或发生后得到及时发现和处理。

(于莲莲)

第五节　急性阑尾炎

急性阑尾炎是腹部外科最常见的疾病之一,是外科急腹症中最常见的疾病,其发病率约为1∶1 000。各年龄段(不满 1 岁至 90 岁,甚至 90 岁以上)的人及妊娠期妇女均可发病,但以青年最为多见。阑尾切除术也是外科最常施行的一种手术。急性阑尾炎临床表现变化较多,需要与许多腹腔内外疾病相鉴别。早期明确诊断、及时治疗,可使患者在短期内恢复健康。若延误诊治,则可能出现严重后果。因此,对本病的处理须予以重视。

一、病因

阑尾管腔较细且系膜短,常使阑尾扭曲,内容物排出不畅,阑尾管腔内本来就有许多微生物,远侧又是盲端,很容易发生感染。一般认为急性阑尾炎是由下列几种因素综合而发生的。

(一)梗阻

梗阻为急性阑尾炎发病最常见的基本因素,常见的梗阻原因:①粪石和粪块等。②寄生虫,如蛔虫堵塞。③阑尾系膜过短,造成阑尾扭曲,引起部分梗阻。④阑尾壁的改变,以往发生过急性阑尾炎后,肠壁可以纤维化,使阑尾腔变小,亦可减弱阑尾的蠕动功能。

(二)细菌感染

阑尾炎的发生也可能是细菌直接感染的结果。细菌可通过直接侵入、经由血运或邻接感染等方式侵入阑尾壁,从而形成阑尾的感染和炎症。

(三)其他

与急性阑尾炎发病有关的因素还有饮食习惯、遗传因素和胃肠道功能障碍等。阑尾先天性畸形，如阑尾过长、过度扭曲、管腔细小、血供不佳等都是易于发生急性炎症的条件。胃肠道功能障碍(如腹泻、便秘等)引起内脏神经反射，导致阑尾肌肉和血管痉挛，当超过正常强度时，可致阑尾管腔狭窄、血供障碍、黏膜受损，细菌入侵而致急性炎症。

二、病理

根据急性阑尾炎的临床过程和病理解剖学变化，可将其分为4种病理类型，这些不同类型可以是急性阑尾炎在其病变发展过程中不同阶段的表现，也可能是不同的病因和病理所产生的直接结果。

(一)急性单纯性阑尾炎

阑尾轻度肿胀，浆膜表面充血。阑尾壁各层组织间均有炎性细胞浸润，以黏膜和黏膜下层最为显著；黏膜上可能出现小的溃疡和出血点，阑尾腔内可能有少量渗出液，临床症状和全身反应也较轻，如能及时处理，其感染可以消退，炎症完全吸收，阑尾也可恢复正常。

(二)急性化脓性阑尾炎

阑尾明显肿胀，壁内有大量炎性细胞浸润，可形成大量大小不一的微小脓肿；浆膜高度充血并有较多脓性渗出物，作为肌体炎症防御、局限化的一种表现，常有大网膜下移，包绕部分或全部阑尾。此类阑尾炎的阑尾已有不同程度的组织破坏，即使经保守治疗恢复，阑尾壁仍可留有瘢痕挛缩，致阑尾腔狭窄，因此，日后炎症可反复发作。

(三)坏疽性及穿孔性阑尾炎

坏疽性及穿孔性阑尾炎是一种重型的阑尾炎。根据阑尾血运阻断的部位，坏死范围可仅限于阑尾的一部分或累及整个阑尾。阑尾管壁坏死或部分坏死，呈暗紫色或黑色。阑尾腔内积脓，且压力升高，阑尾壁血液循环障碍。穿孔部位多存阑尾根部和尖端。穿孔如未被包裹，感染继续扩散，则可引起急性弥漫性腹膜炎。

(四)阑尾周围脓肿

急性阑尾炎化脓坏疽或穿孔，如果此过程进展较慢，大网膜可移至右下腹部，将阑尾包裹并形成粘连，形成炎性肿块或阑尾周围脓肿。

阑尾穿孔并发弥漫性腹膜炎最为严重，常见于坏疽穿孔性阑尾炎，婴幼儿大网膜过短、妊娠期的子宫妨碍大网膜下移，故易在阑尾穿孔后出现弥漫性腹膜炎。由于阑尾炎症严重，进展迅速，局部大网膜或肠襻粘连尚不足以局限炎症发展，故一旦穿孔，感染很快蔓及全腹腔。患者有全身性感染、中毒和脱水等现象，有全腹性的腹壁强直和触痛，并有肠麻痹的腹胀、呕吐等症状。如不经适当治疗，死亡率很高；即使经过积极治疗后全身性感染获得控制，也常因发生盆腔脓肿、膈下脓肿或多发性腹腔脓肿等并发症而需多次手术引流，甚至遗留下腹腔窦道、肠瘘、粘连性肠梗阻等并发症而使病情复杂、病期迁延。

三、临床表现

急性阑尾炎不论其病因如何，亦不论其病理变化为单纯性、化脓性或坏疽性，在阑尾未穿孔、坏死或并有局部脓肿以前，临床表现大致相似。多数急性阑尾炎都有较典型的症状和体征。

（一）症状

一般表现在 3 个方面。

1.腹痛不适

腹痛不适是急性阑尾炎最常见的症状,约有 98％急性阑尾炎患者以此为首发症状。典型的急性阑尾炎腹痛开始时多在上腹部或脐周围,有时为阵发性,并常有轻度恶心或呕吐;一般持续 6～36 小时(通常约12 小时)。当阑尾炎症涉及壁腹膜时,腹痛变为持续性并转移至右下腹部,疼痛加剧,不少患者伴有呕吐、发热等全身症状。此种转移性右下腹痛是急性阑尾炎的典型症状,70％以上的患者具有此症状。该症状在临床诊断上有重要意义。但也应该指出,不少患者其腹痛可能开始时即在右下腹,不一定有转移性腹痛,这可能与阑尾炎病理过程不同有关。没有明显管腔梗阻而直接发生的阑尾感染,腹痛可能一开始就是右下腹炎性持续性疼痛。异位阑尾炎在临床上虽同样也可有初期梗阻性、后期炎症性腹痛,但其最后腹痛所在部位因阑尾部位不同而异。

腹痛的轻重程度与阑尾炎的严重性之间并无直接关系。虽然腹痛的突然减轻一般显示阑尾腔的梗阻已解除或炎症在消退,但有时因阑尾腔内压过大或组织缺血坏死,神经末梢失去感受和传导能力,腹痛也可减轻;有时阑尾穿孔以后,由于腔内压随之减低,自觉的腹痛也可突然消失。故腹痛减轻,必须伴有体征消失,方可视为病情好转的证据。

2.胃肠道症状

恶心、呕吐、便秘、腹泻等胃肠道症状是急性阑尾炎患者常有的症状。呕吐是急性阑尾炎常见的症状,当阑尾管腔梗阻及炎症程度较重时更为突出。呕吐与发病前有无进食有关。阑尾炎发生于空腹时,往往仅有恶心;饱食后发生者多有呕吐;偶然于病程晚期亦见有恶心、呕吐者,则多由腹膜炎所致。食欲缺乏、不思饮食,则更为患者常见的现象。

当阑尾感染扩散至全腹时,恶心、呕吐可加重。其他胃肠道症状如食欲缺乏、便秘、腹泻等也偶可出现,腹泻多由于阑尾炎症扩散至盆腔内形成脓肿,刺激直肠而引起肠功能亢进,此时患者常有排便不畅、便次增多、里急后重及便中带黏液等症状。

3.全身反应

急性阑尾炎患者的全身症状一般并不显著。当阑尾化脓坏疽并有扩散性腹腔内感染时,可以出现明显的全身症状,如寒战、高热、反应迟钝或烦躁不安;当弥漫性腹膜炎严重时,可同时出现血容量不足与脓毒血症表现,甚至有心、肺、肝、肾等器官功能障碍。

（二）体征

急性阑尾炎的体征在诊断上较自觉症状更具有重要性。它的表现决定于阑尾的部位、位置的深浅和炎症的程度,常见的体征有下列几类。

1.患者体位

不少患者来诊时常见弯腰行走,且往往以双手按在右下腹部。在床上平卧时其右髋关节常呈屈曲位。

2.压痛和反跳痛

最主要和典型的是右下腹压痛,其存在是诊断阑尾炎的重要依据,典型的压痛较局限,位于麦氏点(阑尾点)或其附近。无并发症的阑尾炎其压痛点比较局限,有时可以用一个手指在腹壁找到最明显压痛点;待出现腹膜炎时,压痛范围可变大,甚至全腹压痛,但压痛最剧烈的点仍在阑尾部位。压痛点具有重大诊断价值,即使患者自觉腹痛尚在上腹部或脐周围,体检时往往已能发现在右下腹有明显的压痛点，常借此可获得早期诊断。

年老体弱、反应差的患者有炎症时即使很重，但压痛可能比较轻微，或必须深压才痛。压痛表明阑尾炎症的存在和其所在的部位，较转移性腹痛更具有诊断意义。

反跳痛具有重要的诊断意义，体检时将压在局部的手突然松开，患者感到剧烈疼痛，更重于压痛。这是腹膜受到刺激的反应，可以更肯定局部炎症的存在。阑尾部位压痛与反跳痛的同时存在对诊断阑尾炎比单个存在更有价值。

3.右下腹肌紧张和强直

肌紧张是腹壁对炎症刺激的反应性痉挛，强直则是一种持续性不由自主地保护性腹肌收缩，都见于阑尾炎症已超出浆膜并侵及周围脏器或组织时。检查腹肌有无紧张和强直时要求动作轻柔，患者情绪平静，以避免引起腹肌过度反应或痉挛，导致不正确结论。

4.疼痛试验

有些急性阑尾炎患者以下几种疼痛试验可能呈阳性，其主要原理是处于深部但有炎症的阑尾黏附于腰大肌或闭孔肌，在行以下各种试验时，局部受到明显刺激而出现疼痛。①结肠充气试验（Rovsing 征）：深压患者左下腹部降结肠处，患者感到阑尾部位疼痛。②腰大肌试验：患者左侧卧位，右腿伸直并过度后伸时阑尾部位出现疼痛。③闭孔内肌试验：患者屈右髋、右膝并内旋时感到阑尾部位疼痛。④直肠内触痛：直肠指检时按压右前壁患者有疼痛感。

（三）化验

急性阑尾炎患者的血常规、尿常规检查有一定重要性。90％的患者常有白细胞计数增多，是临床诊断的重要依据，一般为（10～15）×10⁹/L。随着炎症加重，白细胞可以增加，甚至可在20×10⁹/L以上。但年老体弱或免疫功能受抑制的患者，白细胞不一定增多，甚至反而下降。白细胞数增多常伴有核左移。急性阑尾炎患者的尿液检查一般无特殊改变，但对排除类似阑尾炎症状的泌尿系统疾病，如输尿管结石，常规检查尿液仍有必要。

四、诊断

多数急性阑尾炎的诊断以转移性右下腹痛或右下腹痛、阑尾部位压痛和白细胞升高三者为决定性依据。典型的急性阑尾炎（约占80％）均有上述症状、体征，易于依据此作出诊断。对于临床表现不典型的患者，尚需考虑借助其他一些诊断手段，以作出进一步肯定。

五、鉴别诊断

典型的急性阑尾炎一般诊断并不困难，但部分患者由于临床表现并不典型，诊断相当困难，有时甚至诊断错误，以致采用错误的治疗方法或延误治疗，产生严重并发症，甚至死亡。要与急性阑尾炎相鉴别的疾病很多，常见的为以下三类。

（一）内科疾病

临床上，不少内科疾病具有急腹症的临床表现，常被误诊为急性阑尾炎而施行不必要的手术探查，将无病变的阑尾切除，甚至危及患者生命，故诊断时必须慎重。常见的需要与急性阑尾炎鉴别的内科疾病有以下几种。

1.急性胃肠炎

一般急性胃肠炎患者发病前常有饮食不慎或食物不洁史。症状虽亦以腹痛、呕吐、腹泻三者为主，但通常以呕吐或腹泻较为突出，有时在腹痛之前即已吐泻。急性阑尾炎患者即使有吐泻,一般也不严重,且多发生在腹痛以后。

急性胃肠炎的腹痛有时虽很剧烈,但其范围较广,部位较不固定,更无转移至右下腹的特点。

2.急性肠系膜淋巴结炎

本病多见于儿童,往往发生于上呼吸道感染之后。患者过去大多有同样腹痛史,且常在上呼吸道感染后发作。起病初期于腹痛开始前后往往即有高热,此与一般急性阑尾炎不同;腹痛初起时即位于右下腹,而无急性阑尾炎典型腹痛转移史。其腹部触痛的范围亦较急性阑尾炎为广,部位亦较阑尾的位置高,并较靠近内侧。腹壁强直不甚明显,反跳痛亦不显著。Rovsing 征和肛门指检都是阴性。

3.Meckel 憩室炎

Meckel 憩室炎往往无转移性腹痛,局部压痛点也在阑尾点的内侧,多见于儿童,由于1/3 Meckel憩室中有胃黏膜存在,患者可有黑便史。Meckel 憩室炎穿孔时为外科疾病。临床上如诊断为急性阑尾炎而手术中发现阑尾正常者,应立即检查末段回肠至少 100 cm,以明确有无Meckel 憩室炎,免致遗漏而造成严重后果。

4.局限性回肠炎

典型局限性回肠炎不难与急性阑尾炎相区别。但不典型急性发作时,右下腹痛、压痛及白细胞计数升高与急性阑尾炎相似,必须通过细致地临床观察,发现局限性回肠炎所致的部分肠梗阻的症状与体征(如阵发绞痛和可触及条状肿胀肠襻),方能鉴别。

5.心胸疾病

如右侧胸膜炎、右下肺炎和心包炎等均可有反射性右侧腹痛,甚至右侧腹肌反射性紧张等,但这些疾病以呼吸、循环系统功能改变为主,一般没有典型急性阑尾炎的转移性右下腹痛和压痛。

6.其他

如过敏性紫癜、铅中毒等,均可有腹痛,但腹软无压痛。详细的病史、体检和辅助检查可予以鉴别。

(二)外科疾病

1.胃十二指肠溃疡急性穿孔

本病为常见急腹症,发病突然,临床表现可与急性阑尾炎相似。溃疡穿孔患者多数有慢性溃疡史,穿孔大多发生在溃疡的急性发作期。溃疡穿孔所引起的腹痛,虽亦起于上腹部并可累及右下腹,但一般均迅速累及全腹,不像急性阑尾炎有局限于右下腹的趋势。腹痛发作极为突然,程度也颇为剧烈,常可导致患者休克。体检时右下腹虽也有明显压痛,但上腹部溃疡穿孔部位一般仍为压痛最显著地方;腹肌的强直现象也特别显著,常呈"板样"强直。腹内因有游离气体存在,肝浊音界多有缩小或消失现象;X 线透视如能确定膈下有积气,有助于诊断。

2.急性胆囊炎

总体上急性胆囊炎的症状与体征均以右上腹为主,常可扪及肿大和有压痛的胆囊,Murphy征阳性,辅以B超不难鉴别。

3.右侧输尿管结石

本病有时表现与阑尾炎相似。但输尿管结石以腰部酸痛或绞痛为主,可有向会阴部放射痛,右肾区叩击痛(＋),肉眼或镜检尿液有大量红细胞,B超检查和肾、输尿管、膀胱 X 线检查可确诊。

(三)妇科疾病

1.右侧异位妊娠破裂

这是育龄妇女最易与急性阑尾炎相混淆的疾病,尤其是未婚怀孕女性,诊断时更要细致。异位妊娠患者常有月经过期或近期不规则史,在腹痛发生以前,可有阴道不规则的出血史。其腹痛发作极为突然,开始即在下腹部,并常伴有会阴部坠痛感觉。全身无炎症反应,但有不同程度的出血性休克症状。妇科检查常能发现阴道内有血液,子宫颈柔软而有明显触痛,一侧附件有肿大且有压痛;如阴道后穹隆或腹腔穿刺抽出新鲜不凝固血液,同时妊娠试验阳性可以确诊。

2.右侧卵巢囊肿扭转

本病可突然出现右下腹痛,囊肿绞窄坏死可刺激腹膜而致局部压痛,与急性阑尾炎相似。但急性扭转时疼痛剧烈而突然,坏死囊肿引起的局部压痛位置偏低,有时可扪到肿大的囊肿,都与阑尾炎不同,妇科双合诊或B超检查等可明确诊断。

3.其他

如急性盆腔炎、右侧附件炎、右侧卵巢滤泡或黄体破裂等,可通过病史、月经史、妇科检查、B超检查、后穹隆或腹腔穿刺等作出正确诊断。

六、治疗

手术切除是治疗急性阑尾炎的主要方法,但阑尾炎症的病理变化比较复杂,非手术治疗仍有其价值。

(一)非手术治疗

1.适应证

(1)患者一般情况差或因客观条件不允许,如合并严重心、肺功能障碍时,也可先行非手术治疗,但应密切观察病情变化。

(2)急性单纯性阑尾炎早期,药物治疗多有效,其炎症可吸收消退,阑尾能恢复正常,也可不再复发。

(3)当急性阑尾炎已被延误诊断超过48小时,病变局限,已形成炎性肿块,也应采用非手术治疗,待炎症消退、肿块吸收后,再考虑择期切除阑尾。当炎性肿块转成脓肿时,应先行脓肿切开引流,以后再进行择期阑尾切除术。

(4)急性阑尾炎诊断尚未明确,临床观察期间可采用非手术治疗。

2.方法

非手术治疗的内容和方法有卧床、禁食、静脉补充水、电解质和热量,同时应用有效抗生素及对症处理(如镇静、止痛、止吐等)。

(二)手术治疗

绝大多数急性阑尾炎诊断明确后均应采用手术治疗,以去除病灶、促进患者迅速恢复。但是急性阑尾炎的病理变化和患者条件常有不同,因此也要根据具体情况,对不同时期、不同阶段的患者采用不同的手术方式分别处理。

七、急救护理

(一)护理目标

(1)患者焦虑情绪明显好转,配合治疗及护理。

(2)患者主诉疼痛明显缓解或消失。

(3)术后未发生相关并发症或并发症发生后能得到及时治疗与处理。

(二)护理措施

1.非手术治疗

(1)体位:取半卧位休息,以减轻疼痛。

(2)饮食:轻者可进流质饮食,重症患者应禁食以减少肠蠕动,利于炎症局限。

(3)加强病情观察:定时测量生命体征,密切观察患者的腹部症状和体征,尤其注意腹痛的变化;观察期间禁用镇静止痛剂,如吗啡等,以免掩盖病情。

(4)避免增加肠内压力:禁服泻药及灌肠,以免肠蠕动加快,增高肠内压力,导致阑尾穿孔或炎症扩散。

(5)使用有效的抗生素控制感染。

(6)心理护理:耐心做好患者及家属的解释工作,减轻其焦虑和紧张情绪;向患者和家属介绍疾病相关知识,使之积极配合治疗和护理。

2.术后护理

(1)体位:患者全麻术后清醒或硬膜外麻醉平卧6小时后,血压平稳,采用半卧位,以减少腹壁张力,减轻切口疼痛,有利于呼吸和引流。

(2)饮食护理:患者术后禁食,禁食期间给予静脉补液。待肛门排气、肠蠕动恢复后,进流质饮食,逐渐向半流质饮食和普食过渡。

(3)合理使用抗生素:术后遵医嘱及时正确使用抗生素,控制感染,防止并发症发生。

(4)早期活动:鼓励患者术后在床上活动,待麻醉反应消失后可起床活动,以促进肠蠕动恢复,防止肠粘连,增进血液循环,促进伤口愈合。

(5)切口的护理:①及时更换污染敷料,保持切口清洁、干燥。②密切观察切口愈合情况,及时发现出血及感染征象。

(6)引流管的护理:①妥善固定引流管和引流袋,防止引流管折叠、受压或牵拉而脱出,并减少牵拉引起的疼痛。②保持引流通畅,经常从近端至远端挤压引流管,防止血块或脓液堵塞。如发现引流液突然减少,应检查引流管有无脱落和堵塞。③观察并记录引流液的颜色、性状及量,准确记录24小时的引流量。当引流液量逐渐减少,颜色逐渐变淡至浆液性,患者体温及血常规正常,可考虑拔管。④每周更换引流袋2～3次。更换引流袋和敷料时,严格执行无菌操作,防止污染和避免引起逆行感染。

(7)术后并发症的观察及护理。①切口感染:是阑尾切除术后最常见的并发症,多见于化脓性或穿孔性阑尾炎。切口感染可通过术中有效保护切口、彻底止血、消灭无效腔等措施得到预防。一般临床表现为术后2～3天体温升高,切口处出现红、肿、痛。治疗原则:先试穿刺抽脓液,一经确诊立即充分敞开引流。排出脓液,放置引流,定期换药,短期内可愈合。②粘连性肠梗阻:与局部炎性渗出、手术损伤和术后长期卧床等因素有关。早期手术、术后早期下床活动可以有效预防该并发症,完全性肠梗阻者应手术治疗。③腹腔内出血:常发生在术后24～48小时内,多因阑尾系膜结扎线松脱或止血不彻底而引起。临床表现为腹痛、腹胀和失血性休克等。一旦发生出血,应立即输血、补液,紧急手术止血。④腹腔感染或脓肿:多发生于化脓性或坏疽性阑尾炎术后,尤其阑尾穿孔伴腹膜炎的患者。患者表现为体温升高、腹痛、腹胀、腹部压痛及全身中毒症状。按腹膜炎治疗和护理原则处理。⑤阑尾残株炎:阑尾残端保留超过1 cm时,术后残株易复发炎症,仍表现为阑尾炎的症状。X线钡剂检查可明确诊断。症状较重者,应手术切除阑尾残株。⑥粪瘘:很少见。残端结扎线脱落、盲肠原有结核或肿瘤等病变、手术时误伤盲肠等因素均是发生粪瘘的原因。临床表现类似阑尾周围脓肿,经非手术治疗后,粪瘘多可自行闭合。少数需手术治疗。

(三)健康教育

(1)术前向患者解释禁食的目的和意义,指导患者采取正确的卧位。

(2)指导患者术后早期下床活动,促进肠蠕动恢复,避免肠粘连。

(3)术后鼓励患者进食营养丰富的食物,以利于伤口愈合。

(4)出院指导:若出现腹痛、腹胀等症状,应及时就诊。

（于莲莲）

第四章 心外科护理

第一节 心外科基础护理常规

心外科护理常规是由心外科的特殊性决定的。

心外科专业的特点,首先是心外科的治疗工作是典型的现代多专业联合医疗工程。名为心外科治疗,实质上绝非单一的心外科或少数两三个专业科室就可以实施的一种治疗工作。联合的各个专业包括心血管诊断的多个影像学如超声心动图、CT、普通 X 线、核医学、磁共振、心导管及心血管造影等,以及小儿心内科、冠心内科、心外科、心血管麻醉、体外(心肺)灌注,心外科专用手术室、术后 ICU 与专科病房的医师、护士和技术人员。其次心外科患者的就诊特点是病症复杂、病情危重、病势变化迅速,患者中包括老年人、新生儿、婴幼儿、儿童及成年、青壮年等各年龄组,年龄跨度极大,年龄越大或越小的,病症的复杂性、病情的严重性和危险性越突出。客观决定心外科就诊患者需要高质量、高水平的医护人员的治疗和护理,并要求心外科护理工作常规能体现并达到如下的护理工作成效,即观察病情要细致、严密,而且从连续的、不间断的动态的病情变化中捕捉住转危为安的宝贵时机,并得出客观的、全面的、准确的判断或结论。一个优秀而经验丰富的心外科护士就是凭借这种观察和发现,并与医师配合对患者采取有针对性和有效的处置,只有这样才能防范或适时地打断处于恶性循环的病情,使患者脱险及顺利的康复起来。第三是心外科治疗工作是众多专业科室及其人员的联合行动,因此,心外科患者不论是在病区、在诊断检查室、在手术室或在术后 ICU,也无论患者是处于术前、术中或术后及康复阶段都要求所有参与工作的医护人员有秩序的、有效率的密切配合及相互达成默契的工作。

心外科护理常规的真实性质、意义和作用。必定要以心外科患者的心理,社会背景及先天性和后天获得性心脏病的生理、病理为基点,同时,一定要结合本单位心外科专业的实际即本单位心外科工作的质量、专业人员素质、水平和能力及本单位心外科专业的设备、条件和环境的现代化程度,制定出适合自己的切实可行的心外科护理常规,因此,这种常规不可能照搬其他单位的。而且本单位的护理常规也绝对不是一成不变的,而是必须随着本单位心外科事业的发展、工作及经验的不断提高和积累,及时地进行修订、补充和更加完善。也只有这样才能真正形成满足实际工作需要的常规。显然,本单位正在实施的心外科护理常规恰好是反映本单位心外科医护工作所达到的科技水准高度。

心外科护理常规也必须能反映护理工作是一个疏而不漏的、完整的工作程序,常规内容限定了实施每项护理工作的具体内容,并规定由什么职务或能力的人做,应拥有什么样的设备、仪器或手段,以及要达到何种要求和目的等。这样的常规就可以规范所有医护人员的行为和工作,避免和消除任何工作中人为的随意性、不正规或意外事件的发生。心外科护理常规的规范作用,关系到整体工作秩序、质量和工作安全系数的提高,与患者的健康和生命有密切关系。所以,心外科护理常规绝对不是单纯的护理工作条例、条文,也不是技术操作程序,工作指南或手册。应当正确地把本单位的心外科护理常规当作带指令性的工作规范,人人必须遵守及严格按常规行事。从某种意义上讲,熟悉和认真贯彻与执行常规是医护人员应尽的职责,也是法制健全的社会中医护人员的保护伞。

一、小儿心外科基础护理常规

小儿心外科的患儿大多数是婴幼儿、新生儿,多数小儿不会或不能充分表达自己的病痛、不适或意愿,必须依靠医护人员的密切、细心的观察和准确的监测、检验及化验的数据与结果来了解和掌握病情,因此小儿心外科护理常规的内容和要求,完全是靠收集客观的、真实的、动态的、能够解释患儿表现、病情变化的材料,极力避免主观臆断、片面或错觉。小儿心外科护理常规另外一个最主要不同于成人心外科护理的特点是做家长的工作。患儿的心理情绪对医护工作及住院的表现和反应,家长的影响是极端重要的一环。医护与家长的相互配合和家长的积极主动合作是治疗成功和奏效绝对不可缺少的因素。

(一)小儿入院护理常规

(1)可参照成人部分安排及准备床位、用具,并按病重、病危等特殊病情安排。

(2)营造温馨、和谐的环境气氛。从语言、态度及行为等方面使入院患儿迅速地排除生疏或恐惧感。①对新入院患儿要热情接待,态度和蔼可亲,尽快地与患儿建立亲切的关系,使患儿尽快地融合到新的集体中。②向家长了解患儿的生活和饮食习惯及性格爱好,同时向家属介绍病区的作息时间,医疗工作及探视等制度。③与家长共同清点患儿所携带的物品,并保管好自带食品,非必需品或"危险"玩具请家长带回。④尽快地安排家长与医师会面及接受医师询问病情。⑤应注意营养不良婴幼儿及新生儿的保暖问题,要调节好室温。新生儿必要时放入暖箱或保暖床上。⑥隔离检疫。发现有近期急性传染病史的患儿,应安置在隔离室进行必要的检疫与观察。同时向家长解释,使之了解采取这种措施的必要性,并说明一旦确定无问题后即搬回普通病房。⑦按医嘱安排小儿膳食。

(二)小儿一般护理常规

本常规的目的实质上是让患儿开始适应新的亦即几乎完全不同于他们住院前的生活和环境。也是为迎接对他们的治疗,特别是手术做准备。所以患儿是否能顺利的和较自然地步入并习惯环境和接受对他实施的各种医疗和护理,也可能预示患儿在今后的治疗过程中是否能较平静的,自我感觉较好的收到较理想的效果。所以应想方设法,尽一切努力通过一般护理常规诱导,引导患儿接受医护人员的关怀和医护的工作,最终使患儿从机体康复和情绪表露、精神面貌等方面成为一个较正常的、天真活泼的孩子。

(1)按小儿入院护理常规。

(2)测体温、脉搏、呼吸,每4小时1次(上午6时、上午10时、下午2时、下午6时)。3天后如情况平稳改为每天测2次。小儿测体温,要安排专人守护以免发生意外。3岁以下用肛表,3岁以上用腋表。

(3)新生儿每天测体重 1 次,3 个月～2 岁每周测 2 次,2 岁以上每周测 1 次。身高每月测 1 次。

(4)对发绀型患儿:①应防止脱水,并注意多次喂水。②防止缺氧,按医嘱定时吸氧(一般每天 3 次,每次 20～30 分钟)。③控制每餐食量,防止过饱,并防止剧烈哭闹以免诱发缺氧发作。

(5)根据病情严格掌握活动量。一般 3 岁以上患儿可以自由活动以不疲劳为限度。

(6)为预防便秘,每天诱导患儿坐盆解大便 1 次,必要时可用开塞露或灌肠通便。

(7)为避免刺激或引起患儿恐惧,实行穿刺或作特殊治疗时,应在远离群体的治疗室内进行。

(8)防范发生意外事故,凡可能造成烫伤、刺割伤、误吸或窒息的物件均应放置在安全地方,有专人代为保管或告诫家长绝对不要给患儿。

(9)婴儿餐具和新生儿奶具定期严格消毒,或用一次性成品。

(10)患儿个人卫生。一般每周洗澡 1 次(夏季每天 1 次)。病重或卧床患儿在床上擦浴。每天下午洗脚 1 次。每周修指甲 1 次。一般按洗澡时间更换衣裤,卧床患儿应经常保持衣裤清洁干燥。

(11)环境卫生。病区上、下午定时通风,每次 15 分钟。冬季各病室应轮流开窗。但注意防止受凉感冒。新生儿病房有空调的室温一般保持在 25～28 ℃,相对湿度在 55%～65%,小儿病房室温在 24～26 ℃ 为宜。

(12)在实施一般护理的同时,注意心理护理。多抚摸或爱抚患儿,减少患儿生疏及恐惧感。

(三)小儿重病护理常规

重症心外科小儿多为婴幼儿或新生儿或畸形复杂的先天性心脏病。儿童重症者多合并肺动脉高压或发绀型重度缺氧或是晚期患儿,他们的体质瘦弱,依赖性特别强,营养状况极差,所以本项常规对各项护理要求很高,观察要非常细致,对病情变化的发现要非常及时,医护的配合也要非常密切和协调。多数久病患儿的家长,对病的严重性心中有数,但不少家长也可能对医护治疗寄以奢望,所以,深入的了解家长情绪和心态是做好重症患儿治疗和护理工作的重要组成部分。

(1)按小儿一般护理常规。

(2)填写病重通知单送住院处并通知患儿家长。

(3)体温、脉搏、呼吸每 4 小时或按医嘱定时测量。

(4)密切观察和分析病情变化,尽可能找出变化的原因。如患儿异常的啼哭、烦躁不安或四肢潮凉、皮肤有瘀斑,应及时测量体温、脉搏、呼吸、血压并观察尿量[正常尿量为 1～2 mL/(kg·h)]。

(5)预防脱水:由于新生儿、婴幼儿、小儿的胃肠功能发育不健全,病重小儿更易出现胃肠功能紊乱,消化不良、腹泻、呕吐,而引起脱水、电解质紊乱。应注意观察患儿有无眼眶塌陷、皮肤弹性消失、口、舌黏膜干燥等脱水征象,脱水的程度。同时测定血清钾、钠、钙等电解质,以排除水、电解质紊乱。

(6)预防缺氧:注意观察有无呼吸困难,寻找原因并估计为几度、几级的呼吸困难并根据病情用鼻塞或口罩雾化吸氧,或用呼吸机辅助通气及注意保持呼吸道通畅,及时清除口、鼻咽腔的分泌物,必要时行鼻导管吸痰或气管插管吸出呼吸道内分泌物。应做好准备,病情需要时可能要做气管切开。

(7)皮肤护理:每天 4 次按摩身体各受压部位,经常保持皮肤无压伤,床单、被褥、尿布等清洁、干燥、平整。

(8)口腔护理:一般每天协助刷牙或口腔清洁两次,婴幼儿每天用盐水纱球擦洗口腔 4 次。

(9)按医嘱安排半流质饮食:要经常巡视输液的患儿,调整及保持液体滴速,严格防止输液过快,入量过多或不足。

(10)检查并备齐各种急救物品及药物,组织及安排好实施抢救的人力。

(11)安排留院陪伴的家长,并做好解释工作,争取家长积极主动的配合。

(四)小儿病危护理常规

本项常规主要的对象是新生儿、婴幼儿或瘦弱的病危的心外科患儿。他们的生命垂危且极脆弱。使病情转危为安的唯一物质基础是心、肺功能的储备质量。在此基础上,如能实施正确的和及时的医药治疗和护理,使病情稳定下来,并逐步好转才有恢复及继续生存的希望。患儿的自身(内因)起决定性作用,显然医护(外因)的作用也是很关键的方面。所以,抢救病危患儿的常规应是充分体现医护人员的技术水平、能力和职业奉献精神。同时必须做好家长工作,取得家长的理解、尊重和支持。确实是一件十分辛苦而高尚的劳动。

(1)按小儿重病护理常规。

(2)填写病危通知单一式两份,送住院处、医务处并通知家长。

(3)设专人护理,严密观察病情及生命征象的变化与反应,并详细的填写特护记录单。每小时总结1次出入量。

(4)采用监测仪:①连续监测血压、心率、心律及呼吸的变化,每15～30分钟记录1次。体温每4小时测1次。②测定心功能及心排血量。③监测血气及水电解质变化。

(5)调整及保证呼吸机的正常运转,保持呼吸功能稳定。

(6)按医嘱所有静脉输液、输血或药物,必须经微量泵定速、定时输入溶液并精确掌握出入量及维持营养。绝对不能中断或超速、超量。不能进食的患儿应及早地采用静脉或鼻饲管补充或增加营养。

(7)定期向患儿家长通报病情和患儿对治疗抢救的反应,以及目前存在的或潜在的和估计可能发生的问题。

二、成人心外科基础护理常规

可兼作大儿童心外科基础护理常规参考。

(一)成人入院护理常规

本常规主要使患者由院外生活环境尽快地适应病区生活。通过热情的接待和周到的安排,使患者迅速地熟悉环境,尽快地能与医护人员配合与合作,为今后的医疗和护理营造一个和谐的气氛和环境。所以当接到患者入院的通知后,要作好以下的准备工作。

(1)由主班护士按不同性别、年龄及病情为患者安排好床位,并指派临床护士铺好床,备齐被服及一切用品。

(2)热情接待进入病区的患者,并陪同患者到床前,点交被服和介绍室内各种用品及使用方法。

(3)详尽地介绍病室内外环境,以及日常医护工作、作息时间、探视制度、洗漱用餐等住院须知。

(4)如是重病或病危患者,应立即通知经治或值班医师,并请陪伴的亲属等待向医师介绍病情及回答医师的询问,特别要求家属说明患者有无特殊的生活习惯。

(二)成人一般护理常规

本常规为掌握入院患者基本病情,并针对具体患者实施最基本的护理。

(1)入院患者每天下午 2 时测量体温、脉搏、呼吸 1 次。每周测体重 1 次。体温如在 37.5 ℃以上,每 4 小时测量 1 次,直到体温连续 3 天正常后,改为每天测量 1 次。心律不齐者应分别记录心跳及脉搏数。

(2)入院患者均按级别护理要求进行护理。并根据具体病情决定实施的护理级别。安排好更衣、沐浴、理发等个人卫生及适合病情的膳食或必要的营养补充。

(3)有心慌、气短或呼吸困难者应及时向医师汇报并配合治疗,给予吸氧或采取半卧位等护理措施。

(4)预防上呼吸道感染及流感的传播。注意发现并有效的治疗肺部或其他体内的感染病灶。

(5)保证患者有安静的休息环境和有充足的睡眠时间。经常深入病房了解病情,及时发现心理或情绪异常的患者并实施必要的心理护理及配合医师做好诊疗工作。

(三)成人重病护理常规

本项常规是针对病情危急的患者,所有的医疗及护理措施的实施都处于力争使患者转危为安的极度紧张的工作状态,有的患者的病情随时可能发生突变、结局难以预测。按病危处理的患者本人或许已是朦胧状态,但家属的心态和情绪却不容忽视。因此,此时家属的工作应与常规中的任何工作摆在同等重要的位置上,确实使家属深感医护人员是在与他们分担生命垂危的忧虑也与他们分享转危为安的欣快。

(1)按基础护理及重病护理常规。

(2)填写病危通知单,分送住院处、医务处并通知家属。

(3)根据患者具体情况:①吸氧,建立动、静通路,留置尿管,进行心电图和脉搏血氧饱和度监测。必要时搬入术后恢复室,准备好急救抢救工作,并检查除颤器、呼吸机、心脏按压及紧急开胸手术等抢救设备及急救药物。②按特级护理安排专人定时(15~30 分钟)测量及记录血压、脉搏及呼吸,每小时测量及记录中心静脉压、尿量 1 次。密切观察意识、神志、皮肤温湿度(潮凉)、颜色(花斑、发绀)等变化。③严格按医嘱用药,注意给药量及用药的途径,并观察用药的反应及效果。按医嘱禁食或补液、输血,并严格掌握输液、输血的速度。

(4)保持呼吸道通畅,协助并鼓励患者咳痰,用呼吸机者应定时吸痰,按医嘱实施氧疗法。

(5)在精心护理的同时,注意对清醒的患者进行必要的心理护理。特别是对陪伴家属,要进行体贴、鼓励和实事求是细致的工作,力争家属能主动地配合与合作。

(6)认真填写特护记录单。

三、其他项目的基本护理常规

(一)护理记录常规

(1)心血管患者术前、术后病情变化,要随时填写护理记录单。

(2)手术后患者要填写特护记录单,每小时总结 1 次出入量。拔除气管插管后如生命体征稳定,第 2 天早晨 6 时或下午 5 时可酌情改用普通护理记录单。生命体征每 2 小时测 1 次,出入量每天总结两次(下午 6 时,上午 6 时)。

(3)停记护理记录时间:①体外循环术后患者,术后记特护记录单,于拔除气管插管后第 2 天,病情平稳可改记普通记录单,一般拔管后第 3 天停止护理记录,改记出入量。②常温全麻动脉导管未闭术后记普通护理记录单,于术后第 2 天停止护理记录。

(二)手术切口的护理常规

术后 24 小时去除手术切口敷料,用 2％的碘伏涂擦伤口。以后每 4 小时用碘伏涂擦伤口 1 次,并注意观察手术切口有无感染、出血、分泌物渗出等迹象。若有异常,应及时通知值班大夫处理。

(三)保温和降温常规

低温心血管手术后患者可能出现反应性发热,特别是手术后 48 小时内。另外,由于低温手术复温不充分,低排血量及婴幼儿体温调节中枢的不健全,可能术后体温过低,因此,心血管术后患者的保温和降温是非常重要的。

1.体温的监测

体外循环术后患者,带有气管插管期间,常规测定肛温,小婴儿术后 3 天要求测肛温,术后四天酌情改测腋温。

2.高热降温

(1)酒精擦浴:将 75％酒精加温水稀释到 45％浓度,用酒精纱布擦拭大血管部位及头部背部(除手心和心前区),酒精擦浴降温 30 分钟后测体温,体温未降者重复降温。应注意降温时四肢末梢要用布巾遮盖保温,避免体温骤降,并注意观察循环监测指标的变化。

(2)冰袋降温:要用冰屑装冰袋,不要过硬,表面要覆盖治疗巾,置于头部或腹股沟处。应注意置冰袋处周围皮肤情况,防止冻伤。小儿头部严禁置冰袋。

(3)药物＋冰盐水(4 ℃)保留灌肠:常用阿司匹林＋冰生理盐水灌肠。适用于高热不退或中心温度过高,外周温度过低者。灌肠保留 30 分钟后测试体温,若效果不佳,应按医嘱重复进行。

(4)半岁内小婴儿,新生儿禁用阿司匹林、吲哚美辛栓降温。

(5)若患者中心温度高,外周温度低,考虑可能是低心排血量综合征时,应遵医嘱配合医师进行药物(如调整硝普钠等)治疗。

3.保温

(1)保持适宜的恒定室温。

(2)患者返回 ICU 后,盖好被子包括四肢末端。

(3)新生儿和小婴儿术后早期应放在婴幼儿抢救台(有保暖床)或用锡纸包裹四肢,或用电热毯缓慢复温。注意预防寒冷引发新生儿、小婴儿硬肿症。

(4)输入的库血和冷冻血浆等溶液一定都要加温(不超过 37 ℃)。

(四)给药常规

(1)杜绝给药差错,任何情况下给药都要先经过第 2 人核对后方可给药。剂量要精确,小剂量药液要用 1 mL 射器吸取并稀释后给入。

(2)按公斤体重配多巴胺、多巴酚丁胺、硝普钠、副肾、异丙肾上腺素等药后,要用标签注明药名、配制方法、药液浓度和配制时间。

(3)注意药物的配伍禁忌。

(五)输血常规

心血管外科患者围术期输血的目的,是增加有效血容量;提高红细胞携氧能力。合理的输血对于调节血容量、纠正内环境紊乱及重要器官的功能起着重大作用。因此护理人员应严格执行下列常规。

1.取血

(1)由医护人员到输血科(血库)取血。

(2)取血与发血的双方必须共同查对患儿姓名、性别、病案号、门急诊/病室、床号、血型、血液有效期及配血试验结果,以及保存的血液外观等,核实无误,经双方共同签字后方可取走。

(3)血液取出后不得退回。

2.输血

(1)输血前由两名医护人员核对交叉配血报告单及血袋标签各项内容,检查血袋有无破损渗漏,血液颜色是否正常。

(2)做到三查七对一确认。三查:一查患者及血标本;二查献血员标本及血袋;三查配血报告单。七对:一对血型,二对姓名,三对性别年龄,四对床号,五对病案号,六对输血单,七对诊断。一确认:最后确认患者与配血报告单是否相符。

输血前再次核对血液后,用符合标准的输血器进行输血。

(3)取回的血液尽快输用,不得自行贮存。输用前轻轻混匀血袋内的血液,但应避免剧烈震荡。血液内不得加入其他药物(包括地塞米松和异丙嗪),如需稀释只能用静脉注射生理盐水。

(4)输血开始先慢然后根据病情调整输血速度,并严密观察有无不良反应。如出现异常情况应及时进行如下处理:①减慢或停止输血,或用静脉生理盐水维持静脉通路。②立即通知医师和输血科工作人员,及时检查、治疗和抢救,并查找原因,随时记录。③对发生输血反应,要逐项填写输血反应回报单,并交输血科备案。

3.成分输血

将血液分离成各种成分,如红细胞、白细胞、血小板、血浆于冷沉淀后根据患者需要血液成分进行输注。

(1)输注红细胞应注意:输注红细胞制品(浓缩红细胞、红细胞悬液、洗涤红细胞、冰冻红细胞)一段时间后,红细胞就沉淀于血袋的下部,导致血液黏稠度过大,故出现越输越慢的现象。因此,在输注之前及输注中,需多次反复轻轻摇动血袋,以保证液体能均匀的输入。

(2)输注血小板应注意:①输注前要轻轻摇动血袋,使血小板悬浮在液体中。切忌粗鲁摇动,以防血小板损伤。摇匀的液体应呈云雾状才能输入。如溶液中有细小凝块可用手指隔袋轻轻捏散。②血小板的功能随保存时间的延长而降低,从血库取来的血小板尽快输用。若因故未能及时输用,则应在常温下放置,每隔10分钟左右轻轻摇动血袋,不能放入 4 ℃冰箱暂存。(有条件需放在 22±2 ℃血小板保存箱保存,轻摇动,存放时间不能>5 天)。③应使用标准输血器(滤网的孔为 170 μm)。以患者可以耐受的最快速度输入,以便迅速达到一个止血水平。

(3)输注新鲜冰冻血浆应注意:①冰冻血浆必须放入 37 ℃恒温箱内快速融化或放入专用融血浆箱中融化。冰冻血浆不能在室温下或 4 ℃冰箱内放置使之自然融化,以免有大量纤维蛋白析出。②输注前肉眼观察血浆应为淡黄色的半透明液体,如发现颜色异常或有凝块均不能输用。③融化后的血浆应尽快输用,以避免血浆蛋白变性和不稳定的凝血因子丧失活性,一次未用完的血浆不能再输注或反复冻、融。④使用装有标准滤网的输液器,并根据患者术后的血容量,调整输注速度。⑤观察有无输血反应。

(六)膳食常规

(1)术后当天拔除气管插管的患者,术后第 1 天早晨可开始进流食,肠鸣音恢复正常后可改半流饮食。新生儿、小婴儿拔除气管插管后 4 小时开始给少量的糖水,无不良反应者 2 小时后开始喂奶。已开始进食的患者静脉输液量要减少一半以下,并注意保持输液管道通畅。

(2)术后第 2 天仍不能停呼吸机的患者,常规开始鼻饲。长期气管插管的患者,应在拔管前 4 小时停止鼻饲。

(3)对喂奶的新生儿、小婴儿,应遵医嘱按时、按量喂奶。注意牛奶的温度掌握在 30~40 ℃。喂奶时奶瓶略抬高,要防止呛奶窒息,喂奶后要常规拍背。每次用的奶瓶、奶嘴都要清洗、消毒。

(4)吸痰或胸部体疗都应在进食前半小时进行。一般情况下,饭后 1 小时内不宜进行体疗和鼻导管吸痰,以防引起呕吐而导致误吸。

(七)控制感染常规

各类感染是心外科手术前后常见的并发症。要求按《医院感染管理规范》执行。

1.控制病房感染

普通病房的感染管理应达到以下要求。

(1)遵守医院感染管理的规章制度。

(2)在医院感染管理科的指导下,开展预防医院感染的各项监测,按要求报告医院感染发病情况,对监测发现的各种感染因素及时采取有效控制措施。

(3)患者的安置原则应为:感染患者与非感染患者分开,同类感染患者相对集中,特殊感染患者单独安置。

(4)病室内应定时通风换气,必要时进行空气消毒;地面应湿式清扫,发生污染时即刻消毒。

(5)患者衣服、床单、被套、枕套每周更换 1~2 次,枕芯、棉褥、床垫定期消毒,被血液、体液污染时,及时更换;禁止在病房、走廊清点更换下来的衣物。

(6)病床应湿式清扫,一床一套(巾),床头柜应一桌一抹布,用后均需消毒。患者出院,转科或死亡后,该单元必须进行终末消毒处理。

(7)弯盘、治疗碗、药杯、体温计等用后应立即消毒处理。

(8)加强各类监护仪器设备、卫生材料等的清洁与消毒管理。

(9)餐具、便器应固定使用,保持清洁,定期消毒和终末消毒。

(10)对传染病患儿及其用物按传染病管理的有关规定,采取相应的消毒隔离和处理措施。

(11)传染性引流液、体液等标本需消毒后排入下水道。

(12)治疗室、配餐室、病室、厕所等应分别设置专用拖布,标记明确,分开清洗,悬挂晾干,并定期消毒。

(13)垃圾放进塑料袋内,封闭运送。医用垃圾与生活垃圾应分开装运;感染性垃圾置黄色或有明显标识的塑料袋内,必须进行无害化处理。

2.控制 ICU 感染

控制 ICU 感染在控制病房感染管理基础上还应达到以下要求。

(1)病区的房间布局要合理,分监护区和治疗室(区),治疗区应设流动水洗手设施,有条件的医院可配超净工作台;监护区每床使用面积 6.5~9.5 m²,空气应进行消毒。

(2)患者的安置应将感染与非感染患者分开,特殊感染患者应安置单独隔离;诊疗护理均应采取隔离措施,控制交叉感染。

(3)工作人员进入 ICU 要穿专用工作服、换鞋、戴帽子、口罩、洗手。患有感染性疾病者不得进入。

(4)加强对连在患者身上的各种留置管路的临床观察和局部的护理与消毒,注意合理应用抗感染药物,防止病区内发生菌群失调及细菌耐药性。

(5)加强对各种监护仪器设备及使用的被服、床单等进行消毒。

3.预防感染

(1)对 ICU 卫生要求:按控制 ICU 感染。

(2)无菌操作的要求:①进行各种操作前,医务人员用流动水及肥皂洗手,如果手上有可见污染,要延长洗手时间,连续 2～3 遍,擦干后进行各种操作。②每接触一个患者,操作后都用肥皂流动水洗手或消毒水擦洗手一遍。③接触污染物品之前,应戴好一次性手套,操作后脱掉手套用流动水肥皂冲洗。如手直接接触污染物,操作后将污染的手浸泡于消毒液内 2 分钟,再用肥皂流动水洗手两遍,擦干。④定期做手部细菌培养,切断经手的交叉感染传播途径。

(3)患者的手术切口:①预防切口感染的有效方法是无菌技术操作。②选用吸附性强的切口敷料,敷料一经渗透要立即更换。③更换敷料前要洗手,处理不同患者甚至处理同一个患者的不同部位伤口之间也应清洗双手。

(4)呼吸道:①正确掌握吸痰方法,以免损伤呼吸道黏膜引起感染。②气管插管患者,应定时清洁口、鼻、咽。③呼吸机管道应每天更换、消毒,要及时清除管道内的积水。湿化瓶和吸氧导管要定期严格消毒。

(5)各种管道:动脉测压管、腹膜透析管、静脉高营养管、血液滤过管、留置尿管、心包、纵隔引流管、胃肠引流管等,按不同管道护理要求,严格无菌操作,定时局部消毒。病情允许,尽量早拔管。

(6)为重病患者进行介入性监护、治疗或诊查的预防感染的重要手段是消毒、隔离,严格洗手和无菌操作。

(嵇林琳)

第二节　心外科手术前护理常规

一、术前有创检查的护理常规

(一)心导管检查术

1.检查的目的

通过心导管检查明确左心或右心各部位的血流动力学变化,以辅助诊断心血管疾病。

2.检查前护理

(1)做好解释工作,向患者介绍操作的过程,自己可能的感受及大致需要的时间。解除患者的顾虑,鼓励患者的自信心,消除对检查的恐惧感。

(2)检查前一天,测 4 次体温、脉搏、呼吸并按常规备皮,或做青霉素皮试。

(3)检查前夜按医嘱服用睡前镇静剂。

(4)检查当日去导管室前,禁食,建立静脉输液通道。

3.检查后处理

(1)术后注意神志是否清醒,并观察患者全身情况,测定心律、心率、脉搏、血压、体温和肢体的活动情况及插管局部有无出血或红肿。

(2)婴幼儿全麻下检查后应注意保温、防止呕吐引发窒息或吸入性肺炎,完全清醒后方可饮水或进食。

(3)门诊患者检查后需留观至次日,确定穿刺部位无出血和其他并发症后方可回家休息。有重度肺动脉高压或心脏极度扩大及全麻的患儿根据病情决定延长留院观察时间。

(4)术后用抗生素 2～3 天。

(二)心血管造影检查术

心血管造影是向心脏大血管内注入造影剂,用以显示心脏大血管解剖结构和循环功能的一种有创性检查。

1.造影检查前护理

(1)检查前的解释工作(请参阅心导管检查前护理)。

(2)检查前 12～24 小时,由经治医师开好医嘱,明确检查时间、名称、麻醉方法,准备皮肤的部位及检查前的用药,并按医嘱执行。

(3)有必要时检查前按医嘱复查心电图或超声心动图,血、尿常规、出凝血时间、凝血酶原活动度及时间等化验。

(4)做碘过敏试验:①在眼结膜滴上碘试剂 1～2 滴,5～15 分钟后,观察有充血反应为阳性。②滴眼后如无阳性反应,将剩余的试剂注入静脉,密切观察 10～20 分钟。如为阳性反应则有恶心、呕吐、眩晕、荨麻疹、呼吸困难及心率快、血压下降等不同程度的反应。重者要及时处理。

(5)按常规做青霉素皮肤试验。

(6)造影检查前 4 小时禁食、水。

(7)去检查室前排空大、小便。并建立静脉输液通道。

2.检查后护理

(1)造影完毕,在血管穿刺局部用沙袋加压 6～8 小时,防止局部出血,如发现局部出血不止或局部有明显血肿形成,则应仔细检查切口,首先排除加压不当或凝血异常的问题,并应报告医师,准备探查切口或重新缝合止血。同时注意观察肢端皮肤的温度、颜色及动脉搏动是否正常。

(2)注意观察病情变化,如发现患者高热、寒战或呼吸困难、胸痛、胸闷、心率加快,以及口唇发绀、咳粉色泡沫痰、两肺湿啰音等症状和体征时,应及时报告医师并立即吸氧处理。

(3)一般检查后 4～6 小时如完全清醒并无吞咽障碍时,可进普通饮食或鼓励患者多饮水。如有特殊反应,应按医嘱进食或输液。

(4)检查后一般用抗生素 3 天。

(三)冠状动脉造影检查术

冠状动脉造影检查的目的,是通过冠状动脉造影,显示冠状动脉病变的部位、范围、程度及侧支循环,为冠心病术前确诊,选择手术患者,制定手术方案以预估手术效果,提供确实的依据。

1.冠状动脉造影检查前护理

(1)造影前的解释工作(请参阅心导管检查前护理)。

(2)检查前 1 天做青霉素、碘过敏试验(请参阅心血管造影检查术前护理)、常规备皮及检查前 3～4 小时禁食。

(3)应召去导管室前,测血压、心率、排空膀胱尿液、服镇静剂并穿刺静脉输液后再送至导管室。

2.冠状动脉造影后护理

（1）按心血管造影术后护理常规。

（2）术后当天复查全套心电图，次日查血沉、肝功能。造影后首次尿液要及时送常规化验，密切注意当天的尿量，警惕少尿或无尿。为尽快排除造影剂，如无恶心要鼓励患者多饮水。

（3）一般术后用抗生素3天，卧床休息24小时，并吸氧2～3小时。

二、手术前的护理常规

（1）术前解释工作介绍手术前后注意事项，指导患者练习深呼吸、咳嗽、床上排尿、排便。要求患者戒烟。解除患者对手术的忧虑和恐惧。

（2）仔细了解病情，注意发现皮肤、口腔有无感染灶，并询问女患者的妇科病史及月经来潮日期。如发现异常应及时向医师报告。

（3）通知并安排直系或授权的家属与经治医师见面，以便向家属了解病情或介绍手术情况并填写手术知情同意书及签名。

（4）术前1天护理内容：①抽取血标本送血库做血型交叉试验及配血备用。②进行有关药物的过敏试验，将结果记录于医嘱单上。如为某些阳性反应，立即向医师报告。③按手术及切口要求准备皮肤：除了剃除手术区皮肤的毛发并清洁消毒外，体外循环的手术患者还要剃阴毛；冠状动脉搭桥的患者还要备双下肢皮肤。备皮过程务必避免损伤皮肤。如发现皮肤有疖肿或炎症反应，应向医师报告，并按医嘱处理。④如病情许可，应安排患者理发、修指甲、沐浴及更换衣裤。⑤按医嘱术前1天晚8时用甘油灌肠剂（10～20 mL）灌肠，灌肠后检查患者排便情况，了解灌肠效果。同时注意观察有无灌肠所引起的不适。睡前口服镇静药物。⑥禁食：按医嘱成人术前8～12小时，小儿术前4～6小时禁食。没有静脉输液的，术前可以少量饮水。新生儿按医嘱可行静脉补液。

（5）手术日护理内容：应召去手术室前要完成以下的工作。①早晨6点测体温、脉搏、呼吸，并记录于体温单上。②排尿后，测体重并记录在体温单上。③患者洗漱毕，取下假牙、发卡、眼镜、手表、戒指等饰物及钱物等交给家属保管。④留长发女性应梳成辫并带手术帽。⑤在腕部带上识别手圈。⑥按医嘱准时注射基础麻醉药及抗生素。⑦备齐病历及X线片，随患者送往手术室备用。

（嵇林琳）

第三节　心外科手术后护理常规

一、ICU 的准备工作

（一）准备好患者的床位

（1）铺好的麻醉床用紫外线照射30分钟。

（2）床头备齐雾化罐、螺旋管、口罩并与供氧管道连接。备用雾化罐内加入雾化水300 mL、地塞米松5 mg、庆大霉素4万U。

（3）备齐储尿袋一套挂在床边,并准备与导尿管连接。

（4）备齐无菌吸痰包、外用盐水 500 mL 及玻璃接头数个。

（5）备齐固定气管插管的寸带一根,尺子一把（测量气管插管外露部分的长度）,以及无菌中心静脉测压管、桡动脉测压管,无菌换能器头、延长管及动脉测压表、胃管等。

（二）准备好各类设备

1.监测仪

检查电源线,接通电源并检试有无故障,调节好图像,设定好各种参数及报警的上、下限。

2.呼吸机

根据病情、年龄备好合适类型的呼吸机。检试及接通电源、气源（氧和压缩空气）。并设置各种参数及报警上、下限。用模拟肺检查呼吸机并确保运转正常而无故障。管道是否漏气、报警是否灵敏,工作压、氧压是否达标。

3.除颤器

接通电源,试行充电和放电,检试仪器内直流电是否充足,心电监测部分是否正常。备用的蓄电池是否已充电。

（三）准备好各种溶液、药物等

包括 3‰钾的葡萄糖液、输血用生理盐水,利多卡因 100 mg/支（稀释成 10 mL）,地西泮 10 mg/支,生理盐水 20 mL/支,雾化水 500 mL 及各种急救药物,如升压药、抗心律失常药物、血管扩张剂、利尿剂、止血药等。并准备好特护记录单和交班报告单,以及收集血、尿标本的容器。

二、ICU 接收术后患者的程序

患者从平车上移至病床后立即进行以下工作。

（1）将气管插管连接呼吸机,观察患者双侧胸廓起伏运动是否对称,双侧呼吸音有无异常,当确定呼吸机呼气潮气量与预设的一致及气管插管深度适当后,将插管用寸带加以固定。

（2）接通脉搏血氧饱和度监测仪,观察显示的波形及数据。

（3）调整换能器零点后,接通动脉压及中心静脉压监测仪并迅速调出波形,观察血压波形有无异常。必要时可用无创血压计与有创血压计相核对,判定有创血压计是否准确。

（4）连接心电监测仪,观察及记录心律、心率或图像,并调试出最清晰的心电图图像。

（5）检查患者与各种监测仪连接的线路、输液管道、导尿管、胸腔引流管等,确保通畅,无扭曲、打折或脱落。

（6）确认微量泵输液中的药物浓度、剂量、输入速度,有无中断现象,并认真交接班。

（7）观察双侧瞳孔大小、对称性及光反射有无异常。

（8）检查肢体及躯干皮肤有无烫伤或压伤痕。

（9）接收患者的 ICU 护士与护送患者的麻醉科、外科医师及手术室护士要在病床旁进行以下交接工作。①向麻醉医师了解:手术中麻醉是否平稳,血压、呼吸有无异常波动,胸膜腔或肺脏是否完整。手术终了时,出手术室前的血容量的盈、亏或是平衡。患者清醒否。②向外科医师了解:术前及术后诊断是否符合。实施的手术方法和名称,手术矫正是否满意,术中有无意外及特殊处理,和对术后护理的特殊要求。③向手术室护士了解:手术全过程各阶段的排尿量、失血量,核实手术室护理记录单上的输液、输血实入量、静脉注射药物及药量及与患者相连接的监测线路、输液管道等。

(10)患者安置妥当,交接手续清楚后,要进行以下工作:①测记肛温。②收取各种血化验标本及尿标本。③拍床旁 X 线胸片及做全套心电图。

(11)患者清醒及循环功能稳定后,将床头抬高 30°～45°,保持半卧体位。

(12)将患者情况及时、准确、全面地记录在特殊护理记录单上。

三、ICU 术后患者的护理

(1)ICU 术后患者应安排专人护理,于病情稳定后按医嘱转回病区。

(2)未清醒的患者取平卧位,头偏向一侧。有气管插管及辅助通气者,头颈应保持平直位,注意防止气管插管折曲而影响通气。

(3)保持各输液管、测压管、尿管及引流管通畅,严密观察胸腔引流液的性质及液量及切口有无渗血现象。

(4)密切观察并注意发现病情变化。术后第 1 个 24 小时内,每 15～30 分钟监测生命体征一次。如病情稳定可适时地改为 1～3 小时测记 1 次。

(5)准确的记录单位时间内或交接班时的出入量,并按急、缓顺序执行各项术后医嘱,注意保持好血容量,并防止单位时间内补充过量及诱发或加重心功能不全。

(6)认真做好各项基础护理,预防发生并发症。并按医嘱给抗生素、镇静或止痛药。

(7)一般清醒的、有自主呼吸及病情稳定的患者,术后次日开始进流质。一般术后 2～3 天开始在床上活动。活动后无心慌、气促、呼吸困难者,可鼓励逐渐下地活动。注意体弱患者术后早期大便通畅问题,必要时服缓泻剂或用甘油剂灌肠。

四、ICU 术后患者分类护理常规

(一)常温全麻术后护理

(1)按一般心血管病手术后护理常规。

(2)清醒前保持气管插管行人工辅助通气。清醒后,病情平稳的停用呼吸机,按气管插管拔除及停人工辅助呼吸常规(请参阅本章第二节相关部分)护理。合并重度肺动脉高压、术后压力下降不明显者,应延长呼吸机辅助通气的时间。

(3)患者清醒前平卧位,固定好肢体,以防止躁动将气管插管、输液管、引流管或监测的线路拔除。清醒后半卧位,以利于呼吸及胸腔、心包引流。

(4)密切观察病情变化:未清醒或病情严重者,术后 12～24 小时内每 15～30 分钟测记生命体征 1 次。并连续 24～48 小时监测心电图。病情稳定后酌情定时测记。

(二)低温全麻术后护理

(1)按常温全麻手术后护理。

(2)监测体温:①用电子体温计持续监测肛温,每 30 分钟测记一次。体温回升至 35 ℃改用普通肛表每 1～4 小时测记一次。②神志恢复快的患者,复温也要快,以免发生寒战、缺氧。如体温回升较慢,出现寒战、四肢末梢循环差者需用热水袋(水温不宜超过 37 ℃)或电热毯复温。如复温过快,产生高热反应(>38 ℃)时,要物理降温法,用 30%～50%浓度的酒精擦头部、颈部,必要时用安乃近滴鼻或用吲哚美辛直肠栓剂。

(3)严密观察并及时发现有无血压下降、脉搏增快、面色苍白、出冷汗、末梢循环差、四肢潮凉、皮肤花斑等低心排或内出血征象。

（4）预防胃肠胀气。定时抽吸胃液、胃气，以免腹胀影响呼吸。如气管插管已拔除，一般手术后次日肠鸣音恢复后可进流质饮食。并根据情况逐步改用半流食及普食。

（5）患者咳痰时要用双手按扶在胸壁切口处，减轻震动切口的疼痛，有利于患者有效咳嗽或排痰。

（6）认真填写特护记录单。

（三）低温体外循环术后护理

（1）按常温、低温手术后护理常规。

（2）密切观察下列各系统术后的变化及反应。

1）循环系统。①血压：每 15～30 分钟测 1 次。病情稳定，患者已清醒及血压正常后改为30～60 分钟测 1 次，用升压药维持血压的患者根据血压及循环情况，及时调节升压药浓度及滴数，维持血压在正常范围。②脉搏及心率：注意观察脉搏的强弱、节律与频率，婴幼儿的心率一般不应超过 160 次/分，不低于 100 次/分；儿童不超过 110 次/分，不低于 80 次/分，同时观察心电示波，了解心律变化。③外周及末梢循环：注意皮肤颜色（苍白或发绀）、温度、干、湿度及桡动脉、足背动脉搏动情况。④低心排征象：包括血压低、心率快、脉细弱、面色苍白、口唇发绀、皮肤花斑、四肢潮凉、尿少等。

2）呼吸系统：①按气管插管护理常规护理。②保持呼吸道畅通，固定好气管插管，保持合适深度，防扭曲、打折或脱出。根据痰液多少，每 1～3 小时吸痰 1 次。气管内吸痰时，用粗细适宜的吸痰管（相当气管插管口径的 1/2）。③注意呼吸频率、胸廓起伏、呼吸音及血气变化并随时调整呼吸机参数。气管插管的套囊要定时放气，防止长时间压迫气管黏膜引起充血或水肿。④定时实施胸部体疗。依照病情，鼓励患者在床上或早期离床活动。有利预防肺不张等并发症。

3）神经系统：①注意观察意识、精神状态。及时发现嗜睡、意识模糊、表情淡漠、兴奋躁动、多语或错觉等异常。②观察及发现瞳孔的变化，如双侧瞳孔的大小、对称、对光反射、眼结膜有无充血、水肿、眼球的定向能力，肢体肌张力及肢体活动情况。

4）泌尿系统：①按留置尿管护理常规护理。②尿量及性质。成人为 1～2 mL/(kg·h)。新生儿、婴儿为 2 mL/(kg·h)。>2 岁的患儿不少于 1 mL/(kg·h)，每小时记录 1 次，并注意尿的性质，如浓缩、混浊、血红蛋白尿、血尿等，如发现异常，及时通知经治医师。

5）消化系统：①按留置胃管护理常规护理。并注意吸出胃液的量、颜色、观察肠鸣音恢复时间及强弱，有腹胀者要及时处理，因腹胀可影响呼吸，还可使心率加快，尤其对新生儿、婴儿腹式呼吸为主者影响更大要及时解除。②患者清醒并拔除气管插管后，如无恶心、呕吐，可分次少量饮水。次日肠鸣音恢复并无腹胀者，则开始进流质及逐渐改为半流食或普食。注意大便的性状，警惕出现柏油样便，如可疑发生应激性溃疡，应及时报告医师。

五、ICU 患者可能发生的紧急情况和应急处理

（一）呼吸方面

1.严重缺氧

如患者刚入 ICU 就出现口唇、甲床发绀。此时，先将呼吸机调至 100% 纯氧、加大通气量后再寻找原因。

2.呼吸机不合拍

患者与呼吸机连通后即出现自主呼吸与呼吸机相对抗。此时，先将每分通气量加大 1～

2 L,把灵敏度调到−20 cmH$_2$O,然后给予肌松剂。小婴儿、新生儿加用持续恒流。

3.气管插管移位或脱出

应立即拔出气管插管,用口罩加压给氧,必要时口对口人工呼吸,并尽快重新插管。

4.喷咳血水样痰

在血流动力学允许的情况下,将吸气末正压呼吸(PEEP)调至较高值,新生儿、小婴儿为6 cmH$_2$O,婴幼儿为8 cmH$_2$O,成人为8~10 cmH$_2$O,要逐渐增加。由于不可能一次把血水、痰吸尽,应在血水、痰外涌时快速吸痰,血水明显减少时连接呼吸机正压呼吸,如此交替的操作并注意配合及参与抢救。

(二)循环方面

1.血压过低或测不出血压

多见于严重的血容量不足、缺氧、代谢性酸中毒及低心排等。此时,首先用多巴胺和多巴酚丁胺 15~20 μg/(kg·min),必要时加用肾上腺素 0.05~0.10 μg/(kg·min),然后间断快速输血或血浆,每次 30~50 mL,每间隔 5 分钟重复快速输血或血浆一次。同时,吸入 100%纯氧,间断推注 5%的碳酸氢钠 5~10 mL。待血压略回升后,再进一步针对原因进行处理。

2.心动过缓或Ⅲ度房室传导阻滞

先经静脉给阿托品提高心率,然后用异丙肾上腺素维持心率后再作相应的处理。有起搏导线的患者,连接起搏器并调至起搏心律。

3.可疑转送途中输血、输液过多过快

如中心静脉压或右房压较高,则静脉推入呋塞米 5~10 mg;若动脉血压不低,可暂停半小时或先限制输血、输液量[1 mL/(kg·h)]。

4.可疑转运途中输入大剂量升压药

动脉血压高、心动过速,应暂停输注升压药,适当地给小剂量的硝普钠 1~2 μg/(kg·min)。

5.接引流瓶后胸液过多

先静脉给鱼精蛋白、葡萄糖酸钙和/或输新鲜冻干血浆,然后查 ACT 时间,并结合出血原因进行处理。

(三)患者烦躁不安或肌张力过高

先给地西泮 0.2 mg/kg,加大通气量,提高吸入氧浓度,使患者镇静后再判断是否血容量不足或严重的低心排血量等,并针对病因处理。若患者肌张力过高,静脉给予吗啡。

(四)体温过低

中心体温低,容易导致室颤、顽固性酸中毒等。要用电热毯和热水袋缓慢复温,并提高室温,小婴儿并用锡纸包裹四肢,预防发生硬肿症。

(五)设备、条件的故障

1.电源故障

呼吸机、输液泵、微量泵等与生命攸关的设备意外的断电,可能由于插座、插头接触不良或保险丝烧断而失去作用。若重新接好连接线仍不工作时,应迅速更换设备,以免因工作延误而发生危险。

2.气源故障

接通呼吸机后,如患儿迅速出现发绀,往往是气源故障,有时也可能是呼吸机参数设置不合理。此时要立即脱开呼吸机,用带氧皮囊手工加压通气。并快速检查氧、压缩空气开关是否完全打开,气体管道连接是否正确,呼吸机的工作压和氧压是否达到正常范围。呼吸机重新工作后应加大通气量(MV)1~2 L/min,提高吸入氧浓度(FiO$_2$)80~100%。

六、ICU 新生儿术后护理常规

(1)设立独立的病室:新生儿初离母体,生理功能发育尚未完善,适应外界的能力极差,且易发生感染,因此应采取独立病室,防止交叉感染。房间每天用紫外线消毒2次。

(2)使用特定新生儿床:新生儿床应具有加湿装置和抢救台,抢救台上配备小氧气瓶便于转运途中供氧。所有新生儿使用的微量泵应配备有电池,以保证药物不中断的输入。

(3)呼吸机选择及参数设定:选择新生儿专用型呼吸机。呼吸机参数的设定应参考术中的情况:如吸气压力水平(pip),呼吸频率(RR),氧浓度(FIO$_2$),吸气流速(Flow)。了解患儿气道压力情况(Paw)、乳酸值(Lac)、血气结果等。患儿返回ICU早期可短时间吸入高浓度氧气80%~100%,于复查血气后根据结果及时调整参数,切忌长时间吸入高浓度氧气,以免发生氧中毒。

(4)操作前洗手:护士在接触新生儿前必须洗手,以减少感染机会。工作人员有呼吸道感染、化脓病灶、腹泻者不得进入新生儿室。

(5)新生儿使用的尿布、被服等应经过消毒,并选用柔软、吸水性能好、干燥的物品防止损伤皮肤及发生感染。

(6)监测的项目及正常值:新生儿病情变化快,监测项目要齐全,除心电示波、有创血压、末梢氧饱和度外,还应持续监测中心体温及呼气末二氧化碳。监测的项目及正常值如下。心率为140~180次/分,血氧饱和度(SO$_2$)>90%,收缩压在10.0~12.0 kPa(75~90 mmHg),舒张压在6.7~8.0 kPa(50~60 mmHg),肛温为38 ℃,呼气末 CO$_2$ 在4.7~6.0 kPa(35~45 mmHg)。

(7)新生儿应使用一次性的用品:如鼻导管、胃管,固定用的敷料。胶带、电极片,一律采用脱敏,防止患儿发生皮肤过敏。

(8)新生儿术后至少要有两条深静脉通路,其中锁骨下穿刺应采用三腔管:一条供输入血管活性药;一条监测 CVP 并常规给药;另一条深静脉作为静脉营养用。护士应了解每条通道输入的药物名称、剂量、用法,并在通道上做标记,输液注射器上贴标签,注明配药剂量等详细内容,以便于校对。

(9)严格控制液体的入量。为了保证准确的记录输液总量及控制液体量,新生儿输液、输血均要应用精确的微量输液泵。若患儿病情危重,应用大量的正性肌力药物及血管活性药,可以按常规公式加若干倍配置,以保证单位时间内的液体入量控制在心功能允许的范围内。

液体入量:体重(kg)×2 mL/h

补血量=引流液量+抽血标本量+其余出血量

补血原则:①引流液出多少补多少;②抽血标本的血量也要即时补充。

(10)保温及降温。①保温:新生儿体温调节中枢发育不健全,体温极易随环境温度的变化而改变,因此室内环境要保持恒温,一般为24~27 ℃,相对湿度55%~65%,护士在做每项操作时都应注意患儿的保暖。新生儿抢救台要有温度控制,要对新生儿的皮温进行持续监测,防止出现皮肤烤伤,也可在患儿四肢包裹锡纸起到保温的作用。②降温:新生儿体温高时应用温水擦浴,禁用酒精、冰袋降温,因为会使新生儿产生酒精中毒,皮肤硬肿症。

(11)化验检查:返回ICU后15分钟之内查血气,血常规、血糖及电解质等,并应常规每4小时复查1次,若病情出现变化,可随时复查。

（12）新生儿术后常规置胃管，并间断吸引减压，以免因胃内胀气引起的膈肌抬高而影响呼吸。特别是拔除气管插管后的新生儿在减轻胃胀的同时，也要注意减轻腹胀，这样更有利于呼吸。

（13）呼吸道的护理：①吸痰动作要轻柔，吸引的负压不可过大（＜0.4 mPa，吸痰时间＜10 秒）。②体疗时动作要轻，可用软硅胶叩背球进行拍背。③脱呼吸机采取 SIMV 方式，不用 CPAP，减次数的时间要短，因新生儿呼吸肌极易疲劳，一般要求在 1 小时以内完成脱离呼吸机的操作。

（14）喂食：①新生儿拔除气管插管后 4 小时可以少量喂水，喂水时观察患儿有无吞咽困难或呛咳等。②喂奶、喂水的容器要严格消毒，以免发生腹泻。③注意喂食时的体位及奶水温度（30～40 ℃为宜）。喂后及时抱起或托起患儿拍背，将胃内气体排出。卧位或半卧位头偏向一侧，防止患儿呕吐、溢奶、误吸甚至窒息。

（15）口腔护理：每 4 小时用盐水或 5％碳酸氢钠棉签清洁口腔，防止发生鹅口疮，对已出现鹅口疮者，除涂 5％碳酸氢钠外，还可用制霉菌素片研碎加蜂蜜调成的液体涂在患处，4 次/天。

（16）皮肤护理：①脐带的护理，每天用 1％龙胆紫涂抹脐带一次，保持脐带干燥，并避免大小便污染。脐部如有感染于每天处置后，覆盖无菌纱布。如分泌物不多可以采取暴露法。②切口每 6 小时用碘伏消毒 1 次。③穿刺点每天更换敷料，并用碘伏消毒，所有穿刺部位都用脱敏的透明膜覆盖，这样可以避免污染，同时也便于观察穿刺点的皮肤有无红肿、渗出等情况。④患儿颈部、腋下、身后、手心、腹股沟等皮肤皱褶处注意要保持干燥，可在清洁后涂些爽身粉。每次便后臀部及肛门皮肤要洗净擦干。用宝婴药膏涂抹防止出现臀红。经常检查电板片处及测血氧饱和度处皮肤，若出现压迫红肿应及时更换位置。

（17）为了防止出现新生儿眼炎，可用氯霉素眼药水滴眼，2 次/天。

（18）为防止新生儿颅内出血，常规给予维生素 K_1，共用 3 天。

（19）测体重，1 次/天，根据体重及出入量给予利尿。

（嵇林琳）

第四节　各种管道的护理

一、动脉测压管及抽取动脉血标本

（一）动脉测压管护理

（1）动脉测压管的各个接头，包括测压管、三通、换能器、监测仪及注射器，要紧密连接避免脱开后出血或漏液。

（2）为了保证动脉管路的通畅，可用加压气袋驱使肝素液持续冲洗，压力包的压力应在压力包标本的绿色区域范围内＞40.0 kPa（300 mmHg）（肝素液的配制：0.9％生理盐水 250 mL＋肝素 0.2 mL）。

（3）固定：将动脉测压管沿肢体长轴固定好，皮肤穿刺点用透明保护膜固定，每天更换透明膜，保持动脉穿刺点局部的干燥，若有渗血应及时更换。

（4）测压前应测"O"，测"O"时应保证换能器与心脏在同一水平，为保证测定数值的准确，患者体位变换时也要始终保持换能器与心脏水平一致。测定"0"点步骤:①将三通方向调至换能器与大气相通的位置,此时换能器的位置应与心脏在同一水平。②当监测仪上的压力数字为"0"时,调转三通方向,将患者端与换能器相通,此时监测仪上可出现所测的动脉压力数值及压力波形。

(5)当动脉波形出现异常、低钝或消失时,考虑动脉穿刺针是否有打折或血栓堵塞。应揭开皮肤保护膜进行检查与调整。

(6)动脉测压管内严禁进气,应定时检查动脉管道内有无气泡,也不能从动脉管道给药。

(7)定时检查带有测压管的肢体的血运情况,如发现局部肿胀,颜色或温度异常等情况,应及时报告医师,并准备重行动脉穿刺。

(8)预防感染:三通接头应置于无菌治疗巾内,每 8 小时更换 1 次,抽血气标本时严格执行无菌操作技术。

(9)一般脱开呼吸机 12~24 小时后,循环与呼吸功能相对稳定者,应及早拔除动脉测压管,拔除后局部压迫 10 分钟,观察无渗血后,用无菌纱布覆盖。

(二)抽取动脉血气标本

操作前洗手并备齐用品:1 mL 注射器(肝素液处理后)1 支;5 mL 注射器 1 支。

1.操作步骤

(1)用碘伏消毒皮肤三遍。

(2)用原注射器将动脉延长管中的液体抽出弃之(以抽到动脉管内充满血液)。

(3)用备好的 5 mL 注射器抽取动脉血 5 mL 后半关闭三通开关。

(4)用备好的肝素处理的注射器取标本 0.5~0.6 mL,摇匀、排气后送做化验。

(5)将刚抽出的 5 mL 血推回动脉,并用肝素液冲洗直至延长管内无残存血液。

2.注意事项

(1)抽血气标本时,速度要慢、要均匀。推液、抽液速度不可过快。防止推液速度快,引起动脉痉挛。抽液速度快引起标本溶血,影响结果的准确。

(2)操作时,注意严格执行无菌操作技术,以免经血液污染。抽血量要足够,避免血液稀释,影响结果的准确性。

(3)检查换能器、三通等连接处有无松动,三通方向是否正确,防止出现回血或漏液等现象。

(4)检查加压包内的压力,保证动脉管道的通畅[正常的加压包压力显示绿色区域,加压>40.0 kPa(300 mmHg)]。

(5)抽血气用的肝素液的配制:0.9%生理盐水 125 mL+肝素 12 500 u(100 mg)。

(6)肝素冲洗液的配制:0.9%生理盐水 250 mL+肝素 0.2 mL(10 mg)。

二、左房测压管

(1)左房压(LPA):正常值为 0.7~1.6 kPa(5~12 mmHg),术后测量 LAP 能反映左室充盈压及血容量的变化。术后 LAP 及血压(BP)的变化,可反映循环及心功能的改变。

(2)左房测压管要用胶布牢牢地固定在胸前皮肤上,并在左房测压管的近端用胶布做好标记,防止脱出。

(3)用冲洗液持续冲洗测压管道,冲洗速度为 1 mL/h。

(4)严防气栓和血栓:左房测压管道内绝对不能进气或血栓。如左房测压管发生气栓或堵塞只能设法向外抽吸,严禁往里推注,以免发生体循环系统栓塞并发症。

(5)防止感染:每8小时用碘伏消毒管口周围皮肤及更换敷料1次。

(6)左房测压管一般在术后24小时内拔除,如病情需要可延长至1周后拔除。拔管后,如可疑胸腔内出血,要及时通知医师并准备好抢救用品和急症开胸探查手术。

三、中心静脉管道

(1)术后监测中心静脉压(CVP)[正常值为0.6~1.2 kPa(6~12 cmH$_2$O)]并结合血压(BP)的改变,能提示如下的一些循环及心功能变化。①术后CVP及血压(BP)同时低下,提示循环血量不足,可参考CVP适当的输血及补液。②CVP正常,BP↓可能为血容量不足或左心排血量低。应用强心或升压药并试行适当的输血。③CVP↑,BP正常可能为血容量超负荷,或右心力衰竭。④CVP↑,BP↑可能为周围血管阻力增加,循环血量增多,可用血管扩张剂和利尿剂。⑤CVP进行性升高,同时BP低下,可能为急性心包填塞或严重心功能不全。

(2)保持CVP管路通畅:每次测量CVP之前,将血液抽进管道之后再测,测压完毕后将管道内血液冲洗干净,谨防血块堵塞管腔。中心静脉压的管道不能输升压药或血管扩张剂等药物。

(3)调零点:测压管的零点应与右心房在同一水平面,体位变动时要重新调零点。CVP的延续管道每天更换1次。

(4)一般应在患者静息时测定:如在吸痰后,朦胧状态下,或躁动、寒战、抽搐等特殊情况下测定的结果,要注解加以说明。如CVP值在短时间内有较大的差异时,应及时重新核对换能器零点,检查管路是否通畅,或者呼吸机是否用了较大的PEEP,并及时报告医师。

(5)如用带有刻度的CVP板测量CVP,调零点为患者的右心房。即在腋中线与腋前线之间与第4肋间的交叉处,患者有任何体位的变动时,如拍X线胸片、翻身、坐起活动或躁动后应及时查看CVP管道是否通畅,有无脱落或出血。体位变更时要重新调零点。同时要注意仪器测量CVP的单位是mmHg还是cmH$_2$O。

(6)CVP管道穿出皮肤的部位,每天用碘伏消毒1次,并更换覆盖的透明贴膜。

(7)病情稳定后按医嘱应尽早拔掉CVP测压管。

四、深静脉穿刺插管

深静脉穿刺通常是指锁骨下静脉、颈内静脉和股静脉穿刺。深静脉插管可测量中心静脉压(CVP),从而判断循环血容量和心功能,并指导治疗和评价治疗效果;也可经深静脉插管快速输血,抢救因出血而引起的低血容量性休克;还可经深静脉插管应用血管活性药物、抽取静脉血或补充高浓度氯化钾、高渗或刺激性较大的液体,如静脉高营养等。

(一)适应证

(1)心血管手术及各种大手术的术中、术后监测。

(2)各种原因引起的休克急需抢救的危重患者。

(3)心力衰竭时判断心功能的程度。

(4)急需大量、快速输血、输液的患者。

(5)协助诊断或鉴别诊断有无心包填塞。

(6)大量应用血管活性药物、高浓度补钾及需静脉高营养治疗的患者。

（二）护理

（1）固定好深静脉插管，防止移位或脱出。各接头衔接牢固，防止松脱而引起出血。

（2）保证静脉插管的通畅，若发现输液管道不通畅时，应考虑以下因素。①栓堵：管道内有血栓形成，应及时用肝素液回抽，如栓堵未抽出必须放弃此通道不宜再用。②插管在血管内或缝合处扭曲、打折。③插管开关未打开。④三通转错方向。

（3）使用血管活性药物应标明药物的名称、配制的方法、剂量和浓度。①血管活性药物、镇静、镇痛药物及抗心律失常药物等不能使用CVP通路。②注意高浓度补钾的速度，如有条件，可用输液泵控制补钾速度。③严格执行无菌操作技术，每天更换所有输液器及延续的管道、三通接头，接头处用无菌治疗巾覆盖包裹并每天更换。

（4）保持穿刺部位干燥清洁，每天用碘伏消毒局部并用无菌敷料覆盖，如浸湿或污染应及时更换。

（5）可疑管道脱出，试行回抽无血应及时更换插管。穿刺部位出现红、肿、疼痛等炎性反应及时拔掉插管。

（6）一般的深静脉插管保留时间不应超过72小时，因病情需要可延长1周，已有新研制的深静脉插管产品，能放置数月。

（7）拔管前先消毒局部皮肤，拔管后局部压迫3～5分钟，用无菌敷料覆盖24～48小时。

五、留置胃管

体外循环术后，有时胃肠过度胀气，导致膈肌上升影响呼吸。为了减轻胃肠胀气或者为了避免误吸而引起肺内感染甚至窒息，常规留置胃管。保留胃管还可对不能进食的患者进行鼻饲，保证营养补充，同时可通过胃管注入所需的药物，如降温药、镇静药、抗凝药、补充电解质等。

（一）放置胃管

（1）备好治疗碗1个、纱布2块（其中1块涂少量石蜡油）、止血钳1把、胃管1根。

（2）测量胃管深度，从耳垂至鼻尖，鼻尖至剑突的距离。用石蜡油滑润胃管。

（3）放胃管时动作要轻柔，不要强行插入，以免损伤黏膜。胃管达到指定深度时，用10 mL注射器注入空气5 mL，同时在胃部听诊，若有气过水声，提示胃管在胃内。以下三个步骤确定胃管位置，一抽（看胃管）；二看（看到液体抽出）；三听（听气过水声）。在插胃管过程中若患者发生呛咳、发绀、呼吸困难，应考虑可能胃管误插入气道内，要立即拔除。放置合适的胃管用胶布固定，防止脱出，并连接引流袋，便于持续或间断引流。

（4）不能配合的患者下胃管的方法：①在插管前将患者的头向后仰，当胃管置入至会厌部时，用左手将患者头部托起，使下颌靠近胸骨柄，以增大咽喉部通道的弧度，便于胃管的前端沿咽后壁滑行，慢慢插进到所需的长度。②在胃管腔内放入有柔韧性的金属导丝或细号的右心导管，便于推送胃管从口咽处进入食管和胃内。

（二）放置胃管患者的护理

（1）保持胃管的正常位置并定时抽吸胃液。若抽不出胃液时，应及时调整胃管的位置，检查胃管是否打折扭曲或盘在口腔内。抽吸胃液时运用间断负压吸引，防止负压过大损伤胃黏膜。

（2）观察并记录胃液的颜色和量，若发现胃液为咖啡样时应警惕发生术后应激性溃疡及出血，应及时报告医师，并按医嘱给止血药，如奥美拉唑、西咪替丁。若出血量大，血红蛋白低要做输血的准备。

（3）如通过胃管鼻饲，应先将胃内残余食物及气体抽出再注入豆浆、牛奶等。鼻饲后用 5 mL 温水冲洗胃管。小婴儿应计算胃内残留液量，注入时应扣除此量。

（4）如病情允许于拔除气管插管后一般也可拔除胃管。拔管后要清理鼻咽腔，用汽油擦净面部胶布的痕迹。

（三）拔除胃管

（1）于患者颌下铺治疗巾，钳闭胃管开口端，揭去固定的胶布。用纱布包裹近鼻孔处之胃管，边拔出边用纱布擦胃管，拔至鼻咽部时应快速拉出，以免液体流入气管。

（2）用盐水纱球清洁患者口腔，鼻孔及面部，再用无味汽油擦去胶布痕迹。或用酒精去除汽油异味。

六、胸腔引流管及胸腔穿刺

（一）胸腔引流

（1）术后患者的胸腔、心包或纵隔引流管通过 Y 形管连接于有刻度的负压引流袋或水封瓶上。

（2）妥善固定引流管，避免受压、扭曲、打折或脱出。引流瓶（袋）应置于床下挂钩上，不要放在地上，以免污染。

（3）保持引流管通畅。患者应半卧位（床头抬高 45°左右），定时挤压引流管道，保持管道内有足够的负压以利于引流防止心包填塞或胸腔积液，必要时用负压[－1.0～－2.0 kPa（－10～－20 cmH$_2$O）]持续吸引，注意防止负压过大引起出血或肺泡破裂。

（4）注意观察引流液的性状、颜色及量。术后早期或引流量多时，应每 15～30 分钟记量一次，并阶段性计算累积量。寻找及分析引流液多的原因，如鱼精蛋白的用量不够或肝素反跳。引流液量连续 3 小时每小时超过 5 mL/kg，应及时报告医师，并作好二次开胸探查止血的准备。如大量的引流液突然减少或停止，要考虑发生心包填塞的可能性，并设法予以证实。

（5）引流管如有气体逸出，需检查引流管侧孔是否脱出体外或引流管过细与皮肤切口四周密封不严。

（6）引流管口的敷料，每天更换 1 次，如局部有渗血或渗液应及时更换。

（7）引流总量每 24 小时总结一次，并更换引流袋。

（8）一般术后 24～48 小时引流液逐渐减少（<50 mL/d），引流液呈淡红色或淡黄色。按医嘱拔除引流管后，注意观察患者呼吸状态及听诊两肺呼吸音。如有可疑征象应及时报告医师并准备拍床旁 X 线胸片。

（二）胸腔穿刺

（1）按医嘱准备胸腔穿刺包，无菌手套、无菌培养试管、局麻药、量杯、碘酒、酒精、治疗巾等用品。

（2）胸腔穿刺的体位：下地活动的患者采取坐位即反坐于椅上，穿刺对侧的前臂伏置在椅背上，头枕在手臂上。穿刺同侧上臂弯曲伸过头顶。卧床患者采取侧半卧位。

（3）严格执行无菌操作技术，常规消毒、铺孔巾及局麻后，在定位处穿刺。在抽胸液过程中配合穿刺的护士用血管钳固定胸壁表面的穿刺针，以免过多的滑入胸腔而刺伤肺组织，同时随时帮助钳闭注射器端乳胶管，以防空气进入胸腔。

（4）穿刺过程中，注意观察患者的反应，如发生刺激性剧烈咳嗽或出现虚脱或休克现象，应即停止穿刺,并进行处理。

(5)抽液量:诊断性的穿刺,一般抽 50～200 mL 胸液。减压性的穿刺,首次量为 600 mL,以后每次量不超过 1 000 mL。

(6)穿刺终了时,如需向胸腔内注入药物,应先抽出少量胸液与药液混合后再注射。

(7)抽液完毕,拔出穿刺针。包扎后,嘱患者静卧,观察患者有无不适,并记录抽出胸液量,留标本送化验室。

七、留置尿管

(1)将弗雷导尿管连接的延长管放在有刻度的储尿瓶内,一般排尿量为每小时 1～2 mL/(kg·h)。

(2)观察每小时的排尿量、颜色记录血尿或血红蛋白尿出现和消失的时间。正常情况下尿液一般为淡黄或深黄色,如尿道黏膜损伤可出现血尿;体外循环所致的细胞破坏则为血红蛋白尿,呈浓茶或酱油色,尿路感染的尿液含大量脓细胞呈混浊状。

(3)保持尿管通畅注意寻找少尿或无尿原因,如检查导尿管是否通畅,有无扭曲、打折,尿少时切忌盲目使用利尿剂。应用利尿剂后,需观察和记录用药的反应和效果。

(4)预防尿路逆行感染应及时拔除不必要的留置尿管。留置尿管超过 3 天要更换导尿管,并每天用 1:5 000 呋喃西林液冲洗膀胱。导尿管最多留置 7 天。冲洗或更换导尿管时,严格按无菌术操作,谨防尿路逆行感染。

(5)病情稳定,不需要留置尿管时,按医嘱拔除尿管,拔管前先钳闭尿管 2 小时,使膀胱存积一定尿量再拔除尿管。

(6)拔尿管时,先将尿管的气囊抽空,缓缓将尿管拔除,以免损伤尿道黏膜。

八、支持营养的静脉管道

在心血管外科监护病房,部分危重症患者存在营养代谢问题,需及时补充营养。营养补充的最理想途径是消化道,但病情危重患者,胃肠道的摄入不能满足营养需求,需通过中心静脉供给适量的糖类、脂肪、氨基酸、维生素和无机盐,使患者达到正氮平衡,这种技术称作全胃肠道外营养(TPN)。

(一)应用对象

(1)经口摄入不足或吸收不良者。

(2)围术期需要营养支持者。术前的营养不良和术后 1 周内不能完全恢复经口进食者。

(3)高代谢状态,如感染的患者需要补充营养者。

(4)急性肝功能不全者。

(5)心血管外科术后出现严重并发症者。

(二)TPN 的应用

1.TPN 应用前

(1)了解患者的营养状况和医师对患者的营养评定。

(2)选择输液途径,中度营养不良的患者,预期 1～2 周内可恢复适量的经口饮食,可先考虑周围静脉。严重营养不良者,应选择中心静脉。

(3)熟悉营养液的基本组成。葡萄糖是重要糖类,脂肪乳剂由植物油、乳化剂及渗透物质组成,氨基酸提供重要的氮源,还需要无机盐和维生素等。

（4）营养液应专人配制,在具有层流的无菌室内或超净台上进行配制,也可由营养中心提供。

2.应用过程

（1）输入管道固定,用于全胃肠道外营养的中心静脉导管严禁同时用于心肺功能监测或采集标本。

（2）遵循无菌原则,穿刺皮肤局部每天消毒3次,并用皮肤保护膜固定和密封好。

（3）保持输注速度的恒定,应用输液泵输入脂肪乳时,速度不宜过快,应每小时<1.5 mL/kg,防止栓塞。

（4）估计营养效果,定期检查血糖、电解质和肝肾功能,为改变营养支持方案提供依据。

（5）防止并发症发生,护士应意识到胃肠外营养易发生的严重并发症,如中心静脉导管穿刺造成气胸;管理不当造成血栓、气栓及严重感染;对葡萄糖不耐受的患者可出现高血糖或低血糖等,以上并发症均可危及患者生命。

九、床旁拍 X 线胸片时各管道的维护

（1）协助摄影师搬抬患者于放置好 X 线片后,注意观察患者循环、呼吸等生命体征有无波动,各管道有无打折、扭曲、脱开;呼吸机管道是否从摄像区域移开,确定无误后方可拍照。

（2）对病情危重或躁动、不合作的患者,护士应守候在床旁协助拍照,不得离开患者,以便于病情发生变化时及时处理。

（3）取出 X 线片后,护士要认真检查各管道连接情况,如呼吸机是否有脱开;气管插管是否打折;三通延长管等接头是否脱开、松动;穿刺管是否在正常位置等,防止发生意外。拍片后若病情变化,应及时报告医师,并作相应的处理。

（嵇林琳）

第五节　心　包　炎

心脏外面有脏、壁两层心包膜,当发生炎症改变时即为心包炎,可使心脏受压而舒张受限制。心包炎可分为急性和慢性两类,慢性心包炎较严重的类型是缩窄性心包炎。缩窄性心包炎是由于心包炎症形成坚厚的纤维组织,使心脏在舒张期不能充分扩张,从而引起一系列循环功能障碍。患者临床表现可为发热、盗汗、咳嗽、咽痛、呕吐、腹泻、重度右心衰竭,头面部及上肢肿胀,肝脾大、腹水、胸腔积液、下肢水肿,心音弱,多有奇脉,静脉压明显增高。心包很快渗出大量积液时可发生急性心脏压塞症状,患者胸痛、呼吸困难、发绀、面色苍白,甚至休克。缩窄性心包炎一经诊断明确,应行心包剥脱手术,手术切除缩窄的心包,以使心脏逐步恢复功能,这是根本的治疗措施。及早进行心包剥脱手术,大部分患者可获满意的效果,病程较久可引起心肌萎缩和心源性肝硬化,预后较差。如不经手术治疗,病情恶化,少数患者长期带病,生活和工作都受到严重限制。

一、护理措施

（一）术前护理

（1）除明确为非结核性缩窄性心包炎之外,应抗结核治疗不少于6周,最好为3个月。

（2）限制患者活动量,防止长期心排血量减少引发心力衰竭。

(3)饮食:全身支持疗法,补充营养,低盐及高蛋白食品,补充各种维生素,输注清蛋白,多次少量输新鲜血。

(4)肝大、腹水和周围水肿明显者,酌情给予利尿剂及补钾,纠正水、电解质平衡失调。

(5)用药:应用洋地黄类药物,控制心力衰竭。注意观察用药反应:使用洋地黄类药物(地高辛),注意测患者的脉率、心律,并观察有无恶心、食欲减退、头晕、黄视、绿视等毒性反应,特别要注意有无室性期前收缩或室上性心动过速的心脏毒副作用。如果出现洋地黄中毒应立即停药,查血钾,并根据血钾情况补钾,有心律失常出现给予抗心律失常药物;应用利尿剂,治疗心力衰竭。教会患者认真记录 24 小时出入量。应用排钾性利尿剂(氢氯噻嗪)时,应补钾,并复查电解质情况;有结核病者,须坚持抗结核治疗,按时服药。

(6)经过治疗,胸腔积液及腹水量仍较多时,术前应在无菌操作下行胸腹腔穿刺放水,每次应<2 000 mL,腹部加压包扎,以增加肺活量及减轻腹腔内压力,有利于膈肌的呼吸运动。

(二)术后护理

(1)预防心力衰竭:监测中心静脉压、血压、心率、尿量,记录 24 小时出入量,严格控制液体入量,避免短时间内补液过多、过快。

(2)低盐饮食:食盐摄入量<3 g/d。

(3)强心利尿:应用利尿剂和血管收缩剂(多巴胺),以减轻水钠潴留,降低前负荷,增加心肌收缩力;应用洋地黄控制心率。同时注意每天监测血钾含量,及时补钾。

(4)术后 3 天开始床旁活动,2 周内限制活动量,以免加重心脏负担。

(5)协助测量腹围,观察腹水消退情况。

(三)健康指导

指导患者进行合理膳食、加强营养支持,提高对手术的耐受力。结核性心包炎患者在手术后应坚持抗结核治疗,并指导其服药。患者出院后应坚持按医嘱服药 1.5~2 年,并定时复查,了解心功能情况,绝对戒烟,如有不适随时就诊。

二、主要护理问题

(1)心排血量减少:与心功能不全有关。

(2)潜在并发症:电解质紊乱。

(3)活动无耐力:与心功能不全、手术、大量胸腔积液及腹水有关。

(4)营养不足:低于机体需要量,与胃肠道淤血,大量腹水导致蛋白丢失有关。

(嵇林琳)

第六节　房间隔缺损

一、疾病概述

(一)概念

房间隔缺损(atrial septal defect,ASD)是左、右心房之间的间隔先天性发育不全导致的左、右心房之间形成异常通路,是常见的小儿先天性心脏病之一,占我国先天性心脏病发病率的5%~10%。

(二)病因与分类

1.病因

与胎儿发育的宫内环境因素、母体情况和遗传基因有关。

2.分类

房间隔缺损可分为原发孔缺损和继发孔缺损。

(1)原发孔缺损:位于冠状静脉窦口的前下方,缺损下缘靠近二尖瓣瓣环,多伴有二尖瓣大瓣裂缺。

(2)继发孔缺损:多见,位于冠状静脉窦后上方。绝大多数为单孔缺损,少数为多孔缺损,也有筛状缺损。根据缺损的解剖位置又分为中央型(卵圆孔型)、上腔型(静脉窦型)、下腔型和混合型。继发孔缺损常伴有其他心内畸形,如肺动脉瓣狭窄、二尖瓣狭窄等。

(三)临床表现

继发孔房间隔缺损分流量较小的患者,儿童期可无明显症状,常在体检时发现。一般到了青年期,才出现劳力性气促、乏力、心悸等症状,易出现呼吸道感染和右心衰竭。原发孔房间隔缺损伴有严重二尖瓣关闭不全者,早期可出现心力衰竭及肺动脉高压等症状。严重肺动脉高压时,可引起右向左分流,出现发绀、杵状指(趾)。

(四)治疗原则

以手术治疗为主,适宜的手术年龄为2~5岁。

1.非手术治疗

约80%的继发孔中央型房间隔缺损介入治疗是首选的治疗方式。通过介入性心导管术,应用双面蘑菇伞封堵缺损,具有创伤小、术后恢复快的特点,但费用较高。介入治疗禁忌证:原发孔型房间隔缺损及冠状静脉窦型房间隔缺损;合并必须手术治疗的其他心脏畸形;严重肺动脉高压导致右向左分流。

2.手术治疗

无症状但有右心房室扩大者应手术治疗,原发孔房间隔缺损、继发孔房间隔缺损合并肺动脉高压者应尽早手术。艾森门格综合征则是手术禁忌证。手术方法是在体外循环下切开右心房,直接缝合或修补缺损。

二、护理评估

(一)一般评估

1.生命体征

继发孔房间隔缺损患儿,当分流量较小时生命体征可正常;分流量大时出现心率、呼吸加快;若合并肺炎等感染症状时,体温可上升。出现心房颤动、右心衰竭时可有心律快慢不等、脉搏短促、脉压差缩小。

2.患者主诉

有无出现活动后气促、咳嗽、乏力、心悸、发绀或反复呼吸道感染等症状。

3.相关记录

患儿年龄、身高、体重、发育和营养情况。患儿家族遗传史,患儿母亲怀孕期间有无病毒感染,放射线接触史,服用苯丙胺、黄体酮等药物。患儿有无反复感冒、肺炎、心力衰竭等病史记录结果。

(二)身体评估

1.视诊

面部颜色是否苍白,有无发绀,剧烈哭闹时有无青紫,身体与同龄人相比有无生长发育迟缓、瘦弱,杵状指(趾),颈静脉有无怒张表现。有无肝大、腹水、下肢水肿(右心衰竭表现)。

2.触诊

心前区隆起,心界扩大,触诊可有抬举性搏动,少数可触及震颤。

3.听诊

肺动脉瓣区,即胸骨左缘第2~3肋间可闻及Ⅱ~Ⅲ级吹风样收缩期杂音,伴第二心音亢进和固定分裂。分流量大者心尖部可闻及柔和的舒张期杂音。肺动脉高压者,肺动脉瓣区收缩期杂音减轻,第二心音更加亢进和分裂。

(三)心理、社会评估

患者或家属对该疾病的认知程度及心理承受程度;患者家属对患者的关心程度、支持力度、家属对手术的期望值、对手术预后及家庭经济承受能力如何等。引导患者及家属正确配合疾病的治疗和护理。

三、主要护理问题

(一)急性疼痛

疼痛与手术切口有关。

(二)活动无耐力

活动无耐力与氧的供需失调有关。

(三)低效性呼吸型态

低效性呼吸型态与缺氧、手术、麻醉、应用呼吸机、体外循环、术后伤口疼痛有关。

(四)潜在并发症

(1)急性左心衰竭:与术中、术后输液的量或速度未控制好有关。

(2)心律失常:与右房切口太靠近窦房结或上腔静脉阻断带太靠近根部而损伤窦房结有关。

四、主要护理措施

(一)休息与活动

休息是减轻心脏负担的重要方法,应多卧床休息,减少活动,尽量避免患儿过度哭闹,以免加重心脏负担,诱发心力衰竭。

(二)充分给氧

予以间断或持续吸氧,提高肺内氧分压,利于肺血管扩张,增加肺的弥散功能,纠正缺氧。

(三)饮食护理

提供合理的膳食结构,保证蛋白质、钾、铁、维生素及微量元素的摄入,给予高蛋白、高热量、富含维生素的饮食,进食避免过饱,保持大便通畅。婴儿喂奶时可用滴管滴入,以减轻患儿体力消耗。

（四）用药护理

严格按医嘱用药,并注意观察有无药物不良反应,发现问题及时处理,严格控制输液的量和速度等。

（五）心理护理

多关心、体贴患者,对患者家属的担心表示理解并予以安慰,鼓励患者说出恐惧、焦虑的内心感受,并认真耐心地回答其提问,以减轻焦虑或恐惧程度。介绍手术成功的实例,促进其与手术成功的患者交流,以增强患者的信心。向患者及家属详细说明手术方案,各种治疗护理的意义、方法、过程、配合要点与注意事项,让患者有充分的心理准备。并动员家属给患者以心理和经济方面的全力支持。

（六）健康教育

1.加强孕期保健

妊娠早期适量补充叶酸,积极预防风疹、流感等病毒性疾病;并避免与发病有关的因素接触,保持健康的生活方式。

2.合理饮食

食用富含高蛋白、高维生素、易消化的食物,保证充足的营养,以利生长发育。

3.休息和活动

养成良好的起居习惯,交代患儿活动范围、活动量及方法,逐步增加活动量,避免劳累。

4.遵医嘱服药

严格遵医嘱服用药物,不可随意增减药物剂量,并按时复诊。

5.自我保健

教会患儿家属观察用药后反应及疾病康复情况,如尿量、脉搏、体温、血压、皮肤颜色、术后切口情况等,出现不适时随诊。

（嵇林琳）

第七节　室间隔缺损

一、疾病概述

（一）概念

室间隔缺损(ventricular septal defect,VSD)是指室间隔在胎儿期因发育不全导致的左、右心室之间形成异常通路,在心室水平产生左向右的血液分流。可单独存在,也可为复杂先天性心脏病合并室间隔缺损。室间隔缺损在所有先天性心脏病中发病率最高,约占我国先天性心脏病发病率的 $20\%\sim30\%$ 。

（二）病因与分类

病因与胎儿发育的宫内环境因素、母体情况和遗传基因有关。根据缺损解剖位置不同,分为膜部缺损、漏斗部缺损和肌部缺损,其中以膜部缺损最多,肌部缺损最少见。

(三)临床表现

1.症状

缺损小、分流量小者一般无明显症状。缺损大、分流量大者在出生后即出现症状,婴儿期可表现为反复发生呼吸道感染、充血性心力衰竭、喂养困难和发育迟缓;能度过婴幼儿期的较大室间隔缺损则表现为活动耐力较同龄人差,有劳累后气促、心悸;发展为进行性梗阻性肺动脉高压者,逐渐出现发绀和右心衰竭。室间隔缺损患者易并发感染性心内膜炎。

2.体征

胸骨左缘 2～4 肋间闻及Ⅲ级以上粗糙响亮的全收缩期杂音,向四周广泛传导。分流量大者,心前区轻度隆起,收缩期杂音最响的部位可触及收缩期震颤,心尖部可闻及柔和的功能性舒张中期杂音。肺动脉高压导致分流量减少者,收缩期杂音逐渐减轻,甚至消失,而肺动脉瓣区第二心音显著亢进,分裂明显,并可伴肺动脉瓣关闭不全的舒张期杂音。

(四)治疗原则

1.非手术治疗

缺损小、无血流动力学改变者,可门诊随访观察,有自行闭合的可能。导管伞封堵法是近年来治疗室间隔缺损的新方法,该方法创伤小,但目前仅适用于严格选择的病例,远期效果尚需进一步评估。

2.手术治疗

缺损大和分流量大或伴肺动脉高压的婴幼儿,应尽早手术;缺损较小,已有房室扩大者需在学龄前手术;合并心力衰竭或细菌性心内膜炎者需控制症状后方能手术。艾森门格综合征是手术禁忌证。主要手术方法是在低温体外循环下行心内直视修补术。

二、护理评估

(一)一般评估

1.生命体征

间隔缺损患儿,当缺损小、分流量较小时,生命体征常无变化;当分流量大时可出现心率加快或有心律不齐;若合并呼吸道感染或肺部感染时,体温可偏高,呼吸频率常达每分钟 30～40 次。严重病例可出现血压不稳定改变。

2.患者主诉

有无出现活动后气促、心悸、咳嗽、疲倦乏力、发绀或反复呼吸道感染等症状。

3.相关记录

患儿年龄、身高、体重、发育和营养情况。患儿家族遗传史,患儿母亲怀孕期间有无病毒感染,放射线接触史,服用苯丙胺、黄体酮等药物。患儿有无反复感冒、肺炎、心力衰竭症状,近期是否服用抗凝药物或其他药物史等病史记录结果。既往有无出血性疾病和出凝血系统的异常,有无颅脑外伤史或其他伴随疾病。

(二)身体评估

1.局部

术前评估患者的生命体征及心肺功能状况,包括是否出现心悸、气短、乏力、呼吸困难、发绀等表现。

2.全身表现

全面体格检查,了解重要器官功能状态;评估患者的饮食习惯,生长发育和营养状况;评估患者活动耐力和自理能力,判断其对手术的耐受力。

(三)心理、社会评估

1.认知程度

评估患者和家属对疾病、治疗方案、手术风险、术前配合、术后康复和预后知识的了解和掌握程度。

2.心理状态

评估患者和家属对接受手术、可能导致的并发症、生理功能的变化和预后是否存在焦虑、恐惧和无助的心理。评估患者常见的心理反应,识别并判断其所处的心理状态。

3.社会支持系统

评估患者家属的经济承受程度,家庭和所在社区的社会支持网。

三、主要护理问题

(一)生长发育迟缓

生长发育迟缓与先天性心脏病引起缺氧、疲乏、心功能减退、营养摄入不足有关。

(二)焦虑与恐惧

焦虑、恐惧与陌生环境、心脏疾病、手术和使用呼吸机等仪器有关。

(三)心排血量减少

心排血量减少与心脏疾病、心功能减退、血容量不足、心律失常、水与电解质失衡等有关。

(四)气体交换障碍

气体交换障碍与缺氧、手术、麻醉、应用呼吸机、体外循环、术后伤口疼痛等有关。

(五)潜在并发症

感染、心律失常、急性左心衰竭、急性心脏压塞、肾功能不全、脑功能障碍等。

四、主要护理措施

(一)休息与运动

休息是减轻心脏负担的重要方法,术后早期应多卧床休息,减少活动,尽量避免患儿过度哭闹,以免加重心脏负担,诱发或加重心力衰竭。病情稳定后应鼓励患者逐渐下床活动及功能恢复锻炼。

(二)饮食与营养

提供合理的膳食结构,保证蛋白质、钾、铁、维生素及微量元素的摄入,给予高蛋白、高热量、富含维生素的饮食,进食避免过饱,婴儿喂奶时可用滴管滴入,以减轻患儿体力消耗。进食较少者,必要时进行静脉高营养治疗;心功能欠佳者,应限制钠盐摄入。

(三)用药护理

严格按医嘱要求用药,应用血管活性药物时,遵医嘱配制药物,剂量精确,用输液泵控制输液速度和用量。有低蛋白血症和贫血者,遵医嘱给予白蛋白、新鲜血输入。注意观察有无药物不良反应,发现问题及时处理。

（四）心理护理

术前护士应根据患者及其家庭的具体情况，给予有针对性的心理疏导。

（1）从语言、态度、行为方面与患者及家属建立信任关系，鼓励患者和家属提问题，及时为他们解答；鼓励其说出恐惧、焦虑的内心感受。

（2）引导患者熟悉环境，参观 ICU 等，介绍手术相关知识，以减轻与检查、治疗、手术相关的焦虑和恐惧。

（3）安排与手术成功的患者交流，增强对手术治疗的信心。

（4）帮助家庭建立有效的沟通，缓解家庭内部的压力。术后由于患者对监护室陌生环境、身体留置的各种导管、呼吸机、监护仪器等设备存在恐惧心理，护士要自我介绍并耐心介绍环境，告知手术已经做完，消除患者恐惧，使其情绪平静配合治疗和护理。

（五）严密监测病情变化

1.心功能

术后 48 小时内，每 15 分钟连续监测并记录生命体征，待平稳后改为 30 分钟 1 次；监测心电图，及时发现不同类型的心律失常；监测左心房压、右心房压、肺动脉和肺动脉楔压，为恢复并维持正常的血流动力学提供客观依据。在测定压力时注意防止导管折断或接头脱落、出血；若患者有咳嗽、呕吐、躁动、抽搐或用力时，应在其安静 10～15 分钟后再测定，否则将影响所测结果。

2.血压

心脏外科手术患者常经桡动脉插管进行有创动脉压监测，可以连续观察动脉收缩压、舒张压和平均动脉压的数值。动脉测压时应注意：严格执行无菌操作，防止感染发生；测压前调整零点；测压、取血、调零点等过程中严防空气进入导致气栓；定时观察动脉穿刺部位有无出血、肿胀，导管有无脱落，以及远端皮肤颜色和温度等。

3.体温

由于患者一般在低温麻醉下手术，术后要做好保暖工作。四肢末梢循环差者可用热水袋缓慢复温，但水温不宜超过 37 ℃；注意患者皮肤色泽和温度、口唇、甲床、毛细血管和静脉充盈情况。若体温高于 38 ℃，成人或较大的患儿可采用冰袋或酒精擦浴等方式物理降温；婴幼儿体表面积小，为不影响其循环功能，可采用药物降温，但 6 个月以内的患儿禁用阿司匹林、吲哚美辛栓降温。

4.循环血容量

记录每小时尿量、24 小时液体出入量，以估计循环容量是否足够或超负荷。

5.观察

观察患者的意识和肢体反应，并记录意识清醒的时间。

（六）体位护理

未清醒患者取平卧位，头偏向一侧。有气管插管及辅助通气者，头颈保持平直位，注意防止气管插管扭曲影响通气。清醒前固定好患者肢体，以防其躁动将气管插管、输液管、引流管或监测线路拔除；待患者清醒、循环稳定后，可解除约束，抬高床头，使其保持半卧位，促进体位舒适。

（七）切口护理

术后胸带固定手术切口，以减轻疼痛；观察切口是否有渗血和感染，保持切口清洁干燥，定期换药，敷料如有渗透应立即通知医师更换。

(八)健康教育

1.加强孕期保健

在妊娠早期适量补充叶酸,积极预防风疹、流感等病毒性疾病,并避免与发病有关的因素接触,保持健康的生活方式。

2.合理饮食

食用高蛋白、高维生素、低脂肪的均衡饮食,少食多餐,避免过量进食加重心脏负担。

3.活动与休息

制订合理的生活计划,根据心功能恢复情况逐渐增加活动量,适当休息,避免过度劳累。患儿应尽量和正常儿童一起生活和学习,但要防止剧烈活动。定期锻炼,提高机体抵抗力。

4.预防感染

先天性心脏病的患者体质弱,易感染疾病,应嘱咐其注意个人和家庭卫生,减少细菌和病毒入侵;天气变化注意防寒保暖,避免呼吸道感染;勿在寒冷或湿热的地方活动,以防加重心脏负担。

5.遵医嘱服药

严格遵医嘱服用强心、利尿、补钾药,不可随意增减药物剂量,并教会患者及家属观察用药后反应,如尿量、脉搏、体温、皮肤颜色等情况。

6.定期复查、不适随诊

如患者有烦躁、心率过快、呼吸困难等症状,可能发生心力衰竭,应及时送医院就诊。

(嵇林琳)

第五章　神经科护理

第一节　脑　卒　中

脑血管病(cerebral vascular disease,CVD)是一组由脑血管发生血液循环障碍而引起的脑功能障碍的疾病。脑卒中又称中风或脑血管意外,是一组以急性起病、局灶性或弥漫性脑功能缺失为共同特征的脑血管病,通常指包括脑出血、脑梗死、蛛网膜下腔出血。脑卒中主要由于血管壁异常、血栓、栓塞及血管破裂等所造成的神经功能障碍性疾病。我国脑卒中呈现高发病率、高复发率、高致残率、高死亡率的特点。据世界卫生组织调查结果显示,我国脑卒中发病率高于世界平均水平。世界卫生组织 MONICA 研究表明,我国的脑卒中发生率正以每年 8.7％的速率上升。我国居民第三次死因调查报告显示,脑血管病已成为国民第一位的死因。我国脑卒中的死亡率高于欧美国家 4～5 倍,是日本的 3.5 倍,甚至高于泰国、印度等发展中国家。MONICA 研究也表明,脑卒中病死率为 20％～30％。世界卫生组织对中国脑卒中死亡的人数进行了预测,如果死亡率维持不变,到 2030 年,我国每年将有近 400 万人口死于脑卒中。如果死亡率增长 1％,到 2030 年,我国每年将有近 600 万人口死于脑卒中,我国现幸存脑卒中患者近 700 万,其中致残率高达 75％,约有 450 万患者不同程度丧失劳动能力或生活不能自理。脑卒中复发率超过 30％,5 年内再次发生率达 54％。

一、脑卒中的常见护理问题

(一)意识障碍
患者出现昏迷,说明患者病情危重,而正确判断患者意识状态,给予适当的护理,则可以防止不可逆的脑损伤。

(二)气道阻塞
分泌物及胃内容物的吸入造成气道阻塞或通气不足可引起低氧血症及高碳酸血症,导致心肺功能的不稳定,缺氧加重脑组织损伤。

(三)肢体麻痹或畸形
大脑半球受损时,对侧肢体的运动与感觉功能便发生了障碍,再加上脑血管疾病初期,肌肉呈现张力迟缓的现象,紧接着会发生肌肉痉挛,若发病初期未给予适当的良肢位摆放,则肢体关节会有僵硬、挛缩的现象,将导致肢体麻痹或畸形。

（四）语言沟通障碍

左侧大脑半球受损时，因语言中枢的受损部位不同而产生感觉性失语、表达性失语或两者兼有，因而与患者间会发生语言沟通障碍的问题。

（五）吞咽障碍

因口唇、颊肌、舌及软腭等肌肉的瘫痪，食物团块经口腔向咽部及食管入口部移动困难，食管入口部收缩肌不能松弛，食管入口处开大不全等阻碍食物团块进入食管，导致食物易逆流入鼻腔及误入气管。吞咽障碍可致营养摄入不足。

（六）恐惧、绝望、焦虑

脑卒中患者在卒中突然发生后处于急性心理应激状态，由于生理的、社会的、经济的多种因素，可引起患者一系列心理变化：害怕病治不好而恐惧；对疾病的治疗无信心，自己会成为一个残疾的人而绝望；来自对工作、家庭等的忧虑，担心自己并不会好，成为家庭和社会的负担。

（七）知觉刺激不足

由于中枢神经的受损，在神经传导上，可能在感觉刺激传入时会发生障碍，以致知觉刺激无法传达感受，尤其是感觉性失语症的患者，会失去语言讯息的刺激感受。此外，患者由于一侧肢体麻痹，因此所感受的触觉刺激也减少，常造成知觉刺激不足。

（八）并发症

1.神经源性肺水肿

脑卒中引起下丘脑功能紊乱，中枢交感神经兴奋，释放大量儿茶酚胺，使外周血管收缩，血液从高阻的体循环向低阻的肺循环转移，肺血容量增加，肺毛细血管压力升高而诱发肺水肿；中枢神经系统的损伤导致体内血管活性物质大量释放，使肺毛细血管内皮和肺泡上皮通透性增高，肺毛细血管流体静压增高，致使动-静脉分流，加重左心负担，出现左心功能衰竭而加重肺部淤血；颅内高压引起的频繁呕吐，患者昏迷状态下误吸入酸性胃液，可使肺组织发生急性损伤，引起急性肺水肿。由于脑卒中，呼吸中枢处于抑制状态，支气管敏感部位的神经反应性及敏感性降低，咳嗽能力下降，不能有效排出过多的分泌物而流入肺内造成肺部感染。平卧、床头角度过低增加向食管反流及分泌物逆流入呼吸道的机会。

2.发热

体温升高的原因包括体内产热增加、散热减少和下丘脑体温调节中枢功能异常。脑卒中患者发热的原因可分为感染性和非感染性。

3.压疮

由于脑卒中患者发生肢体瘫痪或长期卧床而容易发生压疮，临床又叫压迫性溃疡。它是脑卒中患者的严重并发症之一。

4.应激性溃疡

脑卒中患者常因颅内压增高，下丘脑及脑干受损而引起上消化道应激性溃疡出血。多在发病后 7～15 天，也有发病后数小时就发生大量呕血而致患者死亡者。

5.肾功能损害

由于脑损伤使肾血管收缩，肾血流减少，造成肾皮质损伤，肾小管坏死；另外脑损伤神经体液调节紊乱直接影响肾功能；脑损伤神经体液调节紊乱，心肺功能障碍，造成肾缺血、缺氧；脑损伤神经内分泌调节功能紊乱，肾素-血管紧张素分泌增加，肾缺血加重。加之使用脱水药，肾血管和肾小管的细胞膜通透性改变，易出现肾缺血、坏死。

6.便失禁

脑卒中引起上运动神经元或皮质损害,可出现粪嵌塞伴溢出性便失禁。长期粪嵌塞,直肠膨胀感消失和外括约肌收缩无力导致粪块外溢;昏迷、吞咽困难等原因导致营养不良及低蛋白血症,肠道黏膜水肿,容易发生腹泻。

7.便秘

便秘是由于排便反射被破坏、长期卧床、脱水治疗、摄食减少、排便动力不足、焦虑及抑郁所致。

8.尿失禁

脑卒中可直接导致高反射性膀胱或 48 小时内低张力性膀胱;当皮质排尿中枢损伤,不能接收和发出排尿信息,出现不择时间和地点的排尿,表现为尿失禁。由于脑桥水平以上的中枢抑制解除,膀胱表现为高反射性,或者脑休克导致膀胱表现为低反射性,引起膀胱-骶髓反射弧的自主控制功能丧失,导致尿失禁;长期卧床导致耻骨尾骨肌和尿道括约肌松弛,使患者在没有尿意的情况下尿液流出。

9.下肢深静脉血栓

下肢深静脉血栓(deepvein thrombosis,DVT)是指血液在下肢深静脉系统的不正常凝结若未得到及时诊治可导致下肢深静脉致残性功能障碍。有资料显示卧床 2 周的发病率明显高于卧床 3 天的患者。严重者血栓脱落可继发致命性肺栓塞(pulmonary embolism,PE)。

二、脑卒中的护理目标

(1)抢救患者生命,保证气道通畅。

(2)摄取足够营养。

(3)预防并发症。

(4)帮助患者达到自我照顾。

(5)指导患者及家属共同参与。

(6)稳定患者的健康和保健。

(7)帮助患者达到期望。

三、脑卒中的护理措施

(一)脑卒中的院前救护

发生脑卒中要启动急救医疗服务体系,使患者得到快速救治,并能在关键的时间窗内获得有益的治疗。脑卒中处理的要点可记忆为 7"D":检诊(Detection)、派送(Dispatch)、转运(Delivery)、收入急诊(Door)、资料(Data)、决策(Decision)、药物(Drug)。前 3 个"D"是基本生命支持阶段,后 4 个"D"是进入医院脑卒中救护急诊绿色通道流程。在脑卒中紧急救护中护理人员起着重要的作用。

1.分诊护士职责

(1)鉴别下列症状、体征为脑血管常见症状,需分诊至神经内科:①身体一侧或双侧,上肢、下肢或面部出现无力、麻木或瘫痪。②单眼或双眼突发视物模糊,或视力下降,或视物成双。③言语表达困难或理解困难。④头晕目眩、失去平衡,或任何意外摔倒,或步态不稳。⑤头痛(通常是严重且突然发作)或头痛的方式意外改变。

(2)出现下列危及生命的情况时,迅速通知神经内科医师,并将患者护送至抢救室:①意识障碍。②呼吸、循环障碍。③脑疝。

(3)对极危重患者监测生命体征:意识、瞳孔、血压、呼吸、脉搏。

2.责任护士职责

(1)生命体征监测。

(2)开辟静脉通道,留置套管针。

(3)采集血标本:血常规、血生化(血糖、电解质、肝肾功能)、凝血四项。

(4)行心电图(ECG)检查。

(5)静脉输注第一瓶液体:生理盐水或林格液。

3.护理员职责

(1)对佩戴绿色通道卡片者,一对一地负责患者。

(2)运送患者行头颅 CT 检查。

(3)对无家属陪同者,必要时送血、尿标本。

(二)院中护理

1.观察病情变化,防止颅内压增高

(1)患者急性期要绝对卧床休息,避免不必要的搬动,保持环境安静。出血性卒中患者应将床头抬高 30°,缺血性卒中患者可平卧。意识障碍者头偏向一侧,如呼吸道有分泌物应立即协助吸出。

(2)评估颅内压变化,密切观察患者生命体征、意识和瞳孔等变化,评估患者吞咽、感觉、语言和运动等情况。

(3)了解患者思想情况,防止过度兴奋、情绪激动。对癫痫、偏瘫和有精神症状的患者,应加用床挡或适当约束,防止坠床发生意外。感觉障碍者,保暖时注意防止烫伤。患者应避免用力咳嗽、用力排便等,保持大便通畅。

(4)若有发热,应设法控制患者的体温。

2.评估吞咽情况,给予营养支持

(1)暂禁食:首先评价患者吞咽和胃肠功能情况,如是否有呕吐、腹胀、排便异常、未排气及肠鸣音异常、应激性溃疡出血量在 100 mL 以上者,必要时应暂禁食。

(2)观察脱水状态:很多患者往往会出现相对脱水状态,脱水所致血细胞比容和血液黏稠度增加,血液明显减少,使动脉血压降低。护理者可通过观察颈静脉搏动的强或弱、外周静脉的充盈度和末梢体温来判断患者是否出现脱水状态。

(3)营养支持:在补充营养时,应尽量避免静脉内输液,以免增加缺血性脑水肿的蓄积作用,最好的方法是鼻饲法。多数吞咽困难患者需要 2 周左右的营养支持。有误吸危险的患者,则需将管道末端置于十二指肠。有消化道出血的患者应暂停鼻饲,可改用胃肠外营养。经口腔进食的患者,要给予高蛋白、高维生素、低盐、低脂、富有纤维素的饮食,还可多吃含碘的食物。

(4)给予鼻饲喂养预防误吸护理:评估胃管的深度和胃潴留量。鼻饲前查看管道在鼻腔外端的长度,嘱患者张口查看鼻饲管是否盘卷在口中。用注射器注入 10 mL 空气,同时在腹部听诊,可听到气过水声;或鼻饲管中抽吸胃内容物,表明鼻饲管在胃内。无肠鸣音或胃潴留量过 100~150 mL 应停止鼻饲。抬高床头 30°呈半卧位减少反流,通常每天喂入总量以 2 000~2 500 mL 为宜,天气炎热或患者发热和出汗多时可适当增加。可喂入流质饮食,如牛奶、米汤、菜汁、西瓜水、橘子水等,药品要研成粉末。在鼻饲前后和注药前后,应冲洗管道,以预防管道堵塞。对于鼻饲患者,要注意固定好鼻饲管。躁动患者的手要适当地加以约束。

(5)喂食注意:对面肌麻痹的患者,喂食时应将食物送至口腔健侧近舌根处。进食时宜采用半卧位、颈部向前屈的姿势,这样既可以利用重力使食物容易吞咽,又可减少误吸。每口食物量要从少量开始,逐步增加,寻找合适的"一口量"。进食速度应适当放慢,出现食物残留口腔、咽部而不能完全吞咽情况时,应停止喂食并让患者重复多次吞咽动作或配合给予一些流质来促进残留食物吞入。

3.心脏损害的护理

心脏损害是脑卒中引起的循环系统并发症之一,大都在发病1周左右发生,如心电图显示心肌缺血、心律不齐和心力衰竭等,故护理者应经常观察心电图变化。在患者应用脱水剂时,应注意尿量和血容量,避免脱水造成血液浓缩或入量太多加重心脏负担。

4.应激性溃疡的护理

应注意患者的呕吐物和大便的性状,鼻饲患者于每天喂食前应先抽取胃液观察,同时定期检查胃中潜血及酸碱度。腹胀者应注意肠鸣音是否正常。

5.介入治疗的护理

神经介入治疗是指在X线下,经血管途径借助导引器械(针、导管、导丝)递送特殊材料进入中枢神经系统的血管病变部位,如各种颅内动脉瘤、颅内动静脉畸形、颈动脉狭窄、颈动脉海绵窦瘘、颅内血管狭窄及其他脑血管病。治疗技术分为血管成形术(血管狭窄的球囊扩张、支架植入)、血管栓塞术(固体材料栓塞术、液体材料栓塞术、可脱球囊栓塞术、弹簧圈栓塞术等)、血管内药物灌注(超选择性溶栓、超选择性化疗、局部止血)。广义的神经介入治疗还包括经皮椎间盘穿刺髓核抽吸术、经皮穿刺椎体成形术、微创穿刺电刺激等,以及在影像仪器定位下进行和神经功能治疗有关的各种穿刺、活检技术等。相比常规开颅手术的优点:血管内治疗技术具有创伤小,恢复快,疗效好的特点(图5-1)。

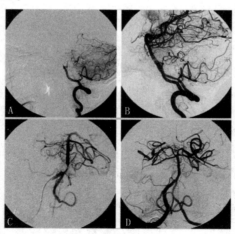

图 5-1　神经介入治疗

A.大脑后动脉栓塞;B.大脑后动脉栓塞溶栓治疗后;C.大脑基底动脉不全栓塞;D.大脑基底动脉栓塞溶栓治疗后

在护理上应做到如下。

(1)治疗前护理:①遵医嘱查血、尿、便常规,血型及生化,凝血四项和出凝血时间等。②准备好物品。注射泵,监护仪器,药品如甘露醇、天普乐新等。③建立可靠的静脉通路(套管针),尽量减少患者的穿刺,防止出血及瘀斑。④须手术者术前手术区域备皮,沐浴,更衣。遵医嘱局麻4～6小时、全麻9～12小时前,需禁食、水、药。遵医嘱给予留置导尿。监测生命体征,遵医嘱给术前药。⑤心理护理。术前了解患者思想动态,减轻心理负担,创造安静的修养环境,使患者得到充分休息。

(2)治疗中护理:①密切观察给药时间及患者的病情变化,遵医嘱调节好给药的速度及浓度,并做好详细记录,以利于了解病情。②注意血压的变化,溶栓过程中每15分钟测量1次,如出现异常应及时处理。③患者如在溶栓过程中出现烦躁、意识障碍加重、瞳孔异常等生命体征的改变,并伴有鼻出血和四肢肌力瘫痪加重等各种异常反应时,应及时通知医师停止溶栓。④患者如在用药过程中出现寒战、高热等不良反应时,应停止溶栓。⑤护理者应准确、熟练地遵医嘱给药。

(3)治疗后护理:①神经系统监测。严密观察病情变化,如意识、瞳孔、生命体征、感觉、运动、语言等。特别是血压、心率的异常变化。②行腹股沟穿刺者穿刺区加压包扎制动24小时,观察有无出血及血肿。避免增加腹压动作,咳嗽时用手压迫穿刺部位,防止出血。观察穿刺肢体皮肤的色泽、温度,15分钟测量1次足背动脉搏动共2小时。保持动脉鞘通畅,防止脱落。鼓励患者多饮水,增加血容量,促进造影剂的排泄。③注意观察四肢的肌力,防止血栓再形成而引起的偏瘫、偏身感觉障碍。④24小时监测出凝血时间、凝血酶原时间、纤维蛋白原,防止血栓再形成。⑤应用抗凝药前做出、凝血功能及肝、肾功能测定。用肝素初期应每小时测定出、凝血时间,稳定后可适当延长。注意观察穿刺处、切口是否渗血过多或有无新的渗血,有无皮肤、黏膜、消化道、泌尿道出血,反复检查大便潜血及尿中有无红细胞。⑥用肝素时主要观察APTT,为正常的1.5～2.5倍;用华法林时主要监测AT,应降至正常的20%～50%。注意观察药物的其他不良反应,肝素注意有无过敏如荨麻疹、哮喘、发热、鼻炎等;注意华法林有无皮肤坏死、无脱发、皮疹、恶心、腹泻等不良反应。⑦使用速避凝皮下注射时应选择距肚脐4.5～5 cm处的皮下脂肪环行注射,并捏起局部垂直刺入,拔出后应按压片刻。注射前针头排气时要避免肝素挂在针头外面,造成皮下组织微小血管出血。⑧术后遵医嘱行颈动脉超声,观察支架的位置及血流情况。

6.患者早期康复训练,提高患者的生活质量

(1)早期康复的内容:①保持良好的肢体位置;②体位变换;③关节的被动活动;④预防吸入性肺炎;⑤床上移动训练;⑥床上动作训练;⑦起坐训练;⑧坐位平衡训练;⑨日常生活活动能力训练;⑩移动训练等。

(2)早期康复的时间:康复治疗开始的时间应为患者生命体征稳定,神经病学症状不再发展后48小时。有人认为,康复应从急性期开始,只要不妨碍治疗,康复训练越早,功能恢复的可能性越大,预后就越好。脑卒中后,只要不影响抢救,马上就可以康复治疗,保持良肢位、体位变换和适宜的肢体被动活动等,而主动训练则应在患者神志清醒、生命体征平稳且精神症状不再进展后48小时开始。由于SAH近期再发的可能性很大,故对未手术的患者,应观察1个月左右再谨慎地开始康复训练。

(3)影响脑卒中预后和康复的主要因素:①不利因素。影响脑卒中预后和康复的不利因素有发病至开始训练的时间较长;病灶较大;以前发生过脑血管意外;年龄较大;严重的持续性弛缓性瘫痪;严重的感觉障碍或失认症;二便障碍;完全失语;严重认知障碍或痴呆;抑郁症状明显;以往有全身性疾病,尤其是心脏病;缺乏家庭支持。②有利因素。对脑卒中患者预后和康复的有利因素有发病至开始训练的时间较短;病灶较小;年轻;轻偏瘫或纯运动性偏瘫;无感觉障碍或失认

症;反射迅速恢复;随意运动有所恢复;能控制小便;无言语困难;认知功能完好或损害甚少;无抑郁症状;无明显复发性疾病;家庭支持。

(4)早期的康复治疗和训练:正确的床上卧位关系到康复预后的好坏。为预防并发症,应使患者肢体置于良好体位,即良肢位。这样既可使患者感觉舒适,又可使肢体处于功能位置,预防压疮和肢体挛缩,为进一步康复训练创造条件。

保持抗痉挛体位:其目的是预防或减轻以后易出现的痉挛模式。取仰卧位时,头枕枕头,不要有过伸、过屈和侧屈。患肩垫起防止肩后缩,患侧上肢伸展、稍外展,前臂旋后,拇指指向外方。患髋垫起以防止后缩,患腿股外侧垫枕头以防止大腿外旋。本体位是护理上最容易采取的体位,但容易引起紧张性迷路反射及紧张性颈反射所致的异常反射活动,为"应避免的体位"。"推荐体位"是侧卧位:取健侧侧卧位时,头用枕头支撑,不让向后扭转;躯干大致垂直,患侧肩胛带充分前伸,肩屈曲 90°～130°,肘和腕伸展,上肢置于前面的枕头上;患侧髋、膝屈曲似踏出一步置于身体前面的枕头上,足不要悬空。取患侧侧卧位时,头部用枕头舒适地支撑,躯干稍后仰,后方垫枕头,避免患肩被直接压于身体下,患侧肩胛带充分前伸,肩屈曲 90°～130°,患肘伸展,前臂旋后,手自然地呈背屈位;患髋伸展,膝轻度屈曲;健肢上肢置于体上或稍后方,健腿屈曲置于前面的枕头上,注意足底不放任何支撑物,手不握任何物品(图 5-2)。

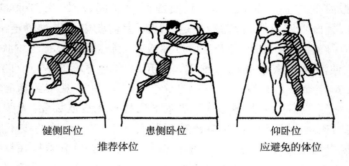

健侧卧位　　　　　患侧卧位　　　　　仰卧位
推荐体位　　　　　　　　　　　　　　应避免的体位

图 5-2　抗痉挛体位

体位变换:主要目的是预防褥疮和肺感染,另外由于仰卧位强化伸肌优势,健侧侧卧位强化患侧屈肌优势,患侧侧卧位强化患侧伸肌优势,不断变换体位可使肢体的伸屈肌张力达到平衡,预防痉挛模式出现。一般每 60～120 分钟变换体位一次。

关节被动运动:主要是为了预防关节活动受限(挛缩),另外可能有促进肢体血液循环和增加感觉输入的作用。先从健侧开始,然后参照健侧关节活动范围进行患侧运动。一般按从肢体近端到肢体远端的顺序进行,动作要轻柔缓慢。重点进行肩关节外旋、外展和屈曲,肘关节伸展,腕和手指伸展,髋关节外展和伸展,膝关节伸展,足背屈和外翻。在急性期每天做两次,每次每个关节做 3～5 遍,以后视肌张力情况确定被动运动次数,肌张力越高被动关节运动次数应越多。较长时间卧床者尤其要注意做此项活动。

7.心理护理措施

(1)护理者对患者要热情关心,多与患者交流,在病情允许的情况下,鼓励患者做自己力所能及的事情,减少过多、过细的照顾,给予患者心理上战胜疾病的信念。

(2)注意发挥药物的生理效应,在患病急性期要及时向患者通报疾病好转的消息,减少患者过分的担心和不必要、不准确的对自身疾病的猜疑等。

（3）鼓励患者参与治疗护理计划，教育患者重建生活、学习和工作内容，开始新的生活，使患者能早日回归家庭、回归社会。

8.语言沟通障碍的护理

（1）评估：失语的性质、理解能力，记录患者能表达的基本语言。观察患者手势、表情等，及时满足患者需要。向护理者和/或患者解释语言锻炼的目的、方法，促进语言功能恢复。如鼓励讲话、不耻笑患者，消除其羞怯心理，为患者提供练习机会。

（2）训练。①肌群运动：指进行唇、舌、齿、软腭、咽、喉与颌部肌群运动。包括缩唇，叩齿，卷舌，上下跳举舌，弹舌，鼓腮，吹气-叹气，咳嗽-清嗓子等活动。②发音训练：先练习易发或能够发的音，由无意义的词→有意义的词→短语→句子。举例：你→你好→你住院→你配合医师治疗。发单音后训练发复音，教患者先做吹的动作然后发 p 音。③复述训练：复述单字和词汇。命名训练让患者说出常用物品的名称。词句训练与会话训练，给患者一个字音，让其组成各种词汇造句并与其会话交流；听觉言语刺激训练，听语指图、指物、指字，并接触实物叫出物名。

（3）方法。①手势法：与患者共同约定手势意图，如上竖拇指表示大便，下竖拇指表示小便；张口是吃饭，手掌上、下翻动是翻身。手揩前额表示头痛，手在腹部移动表示腹部不适。除偏瘫或双侧肢体瘫者和听力或听理解力障碍患者不能应用外，其他失语均可应用。②实物图片法：利用一些实物图片，进行简单的思想交流以满足生理需要，解决实际困难。利用常用物品如茶杯、便器、碗、人头像、病床等，反复教患者使用。如茶杯表示要喝水，人头像表示头痛，病床表示翻身。此种方法最适合于听力障碍的交流。③文字书写法：适用于文化素质高，无机械书写障碍和视空间书写障碍的患者，在认识疾病的特点后，医护人员、护理者有什么要求，可用文字表达，根据病情和需要进行卫生知识宣教。

（4）沟通。①对理解能力有缺陷的患者（感觉性失语）的沟通：交谈时减少外来的干扰；若患者不注意，他将难以了解对方说了些什么，所以需将患者精神分散的情形减至最低；自患者视野中除去不必要的东西，关掉收音机或电视；一次只有一人对患者说话；若患者精神分散，则重复叫患者的名字或拍其肩膀，走进其视野，使其注意。②对表达能力有缺陷的患者（运动性失语）的沟通：用简短的"是""不是"的问题让患者回答；说话的时候缓慢，并给予患者充分的时间以回答问题；设法了解患者的某些需要，主动询问他们是否需要哪一件东西；若患者所说的话，我们听不懂，则应加以猜测并予以澄清；让患者说有关熟悉的事物，例如家人的名字、工作的性质，则患者较易表达；可教导患者用手势或用手指出其需要或身体的不适；利用所有的互动方式刺激患者说话；患者若对说出物体的名称有困难，则先对患者说一遍，例如，先对患者说出"水"这个字，然后写下"水"，给患者看，让患者跟着念或拿实物给患者看。

9.控制危险因素，建立良好生活方式

（1）了解脑卒中的危险因素。其他危险因素包括不可改变的危险因素、明确且可以改变的危险因素、明确且潜在可改变的危险因素、较少证据的危险因素。

不可改变的危险因素。①年龄：是主要的危险因素，脑卒中发病随年龄的升高而增高，55 岁以上后每增加 10 年卒中危险加倍，60～65 岁后急剧增加，发病率和死亡率分别是 60 岁以前的 2～5 倍。②性别：一般男性高于女性。③家族史：脑卒中家族史是易发生卒中的一个因素。父母双方直系亲属发生卒中或心脏病时年龄小于 60 岁即为有家族史。④种族：不同种族的卒中发病率不同，可能与遗传因素有关。社会因素如生活方式和环境，也可能起一部分作用。非洲裔的发病率大于亚洲裔。我国北方各少数民族卒中率水平高于南方。⑤出生低体重：出生体重

<2 500 g者发生卒中的概率高于出生体重≥4 000 g者两倍以上(中间出生体重者有显著的线性趋势)。

明确且可以改变的危险因素。①高血压:是脑卒中的主要危险因素,大量研究资料表明,90%的脑卒中归因于高血压,70%~80%的脑卒中患者都患有高血压,无论是缺血还是出血性脑卒中都与高血压密切相关。在有效控制高血压后,脑卒中的发病率和死亡率随之下降。②吸烟:是缺血性脑卒中独立的危险因素,长期吸烟者发生卒中的危险性是不吸烟者的 6 倍。戒烟者发生卒中的危险性可减少 50%。吸烟会促进狭窄动脉的血栓形成,加重动脉粥样硬化,可使不明原因卒中的发生风险提高将近 3 倍。③心房颤动:是发生缺血性脑卒中重要的危险因素,随年龄的增长,心房颤动患者血栓栓塞性脑卒中的发生率迅速增长。心房颤动可使缺血性脑卒中的年发病率增加 0.5%~12%。其他血管危险因素调整后单独心房颤动可以增加卒中的风险 3~4 倍。④冠心病:心肌梗死后卒中危险性为每年 1%~2%。心肌梗死后 1 个月内脑卒中危险性最高可达 31%。有冠心病史患者的脑卒中危险性增加 2~2.2 倍。⑤高脂血症:总胆固醇每升高 1 mmol/L,脑卒中发生率就会增加 25%。⑥无症状颈动脉狭窄:50%~99%的无症状性颈动脉狭窄者脑卒中的年发病率在 1%~3.4%。⑦TIA 或卒中史:TIA 是早期脑卒中的危险因素,高达 10%的未经治疗的缺血性脑卒中患者将在 1 个月内发生再次脑卒中。高达 15%的未经治疗的缺血性脑卒中患者将在 1 年内发生再次脑卒中。高达 40%的未经治疗的缺血性脑卒中患者将在 5 年内发生再次脑卒中。⑧镰状细胞病:5%~25%镰状细胞性贫血患者有发生 TIA 或脑卒中的风险。

明确且潜在可改变的危险因素:①糖尿病是缺血性脑卒中独立的危险因素,2 型糖尿病患者发生卒中的危险性增加 2 倍。②高同型半胱氨酸血症。血浆同型半胱氨酸每升高 5 μmol/L,脑卒中风险增高1.5 倍。

较少证据的危险因素:肥胖、过度饮酒、凝血异常、缺乏体育锻炼、口服避孕药、激素替代治疗和口服替代治疗、呼吸暂停综合征。

(2)脑卒中危险因素干预建议:①控制高血压。定时测量血压,合理服用降压药,全面评估缺血性事件的病因后,高血压的治疗应以收缩压低于 18.7 kPa(140 mmHg),舒张压低于 12.0 kPa(90 mmHg)为目标。对于患有糖尿病的患者,建议血压小于 17.3/11.3 kPa(130/85 mmHg)。降压不能过快,选用平稳降压的降压药,降压药要长期规律服用;降压药最好在早晨起床后立即服用,不要在睡前服用。②冠状动脉疾病、心律失常、充血性心力衰竭及心脏瓣膜病应给予治疗。③严格戒烟。采取咨询专家、烟碱替代治疗及正规的戒烟计划等戒烟措施。④禁止酗酒,建议正规的戒酒计划。轻到中度的酒精摄入(1~2 杯)可减少卒中的发生率。饮酒者男性每天饮酒的酒精含量不应超过 20~30 g(相当于葡萄酒 100~150 mL;啤酒250~500 mL;白酒 25~50 mL;果酒200 mL),女性不应超过 15~20 g。⑤治疗高脂血症。限制食物中的胆固醇量;减少饱和脂肪酸,增加多烯脂肪酸;适当增加食物中的混合碳水化合物、降低总热量,假如血脂维持较高水平(LDL>130 mg/dL),建议应用降脂药物。治疗的目标应使 LDL<100 mg/dL。⑥控制糖尿病。监测血糖,空腹血糖应<7 mmol/L,可通过控制饮食、口服降糖药物或使用胰岛素控制高血糖。⑦控制体重。适度锻炼,维持理想体重,成年人每周至少进行 3~4 次适度的体育锻炼活动,每次活动的时间不少于 30 分钟。运动后感觉自我良好,且保持理想体重,则表明运动量和运动方式合适。⑧合理膳食。根据卫健委发布的中国居民膳食指南及平衡膳食宝塔,建议每天食物以谷薯类及豆类为主,辅以蔬菜和水果,适当进食蛋类、鱼虾类、畜禽肉类及奶类,少食菜用油和盐。

（3）注意卒中先兆，及时就诊：卒中虽然多为突然发病，但有些脑卒中在发病前有先兆，生活中要多加注意，如发现一侧手脚麻木、无力、全身疲倦；头痛、头昏、颈部不适；恶心、剧烈呕吐；视物模糊；口眼㖞斜要立即到医院就诊。

（黄金玲）

第二节 面肌痉挛

面肌痉挛是指以一侧面神经所支配的肌群不自主地、阵发性、无痛性抽搐为特征的慢性疾病。抽搐多起于眼轮匝肌，临床表现：从一侧眼轮匝肌很少的收缩开始，缓慢由上向下扩展到半侧面肌，严重可累及颈肩部肌群。抽搐为阵发性、不自主痉挛，不能控制，情绪紧张、过度疲劳可诱发或加重病情。开始抽搐较轻，持续仅几秒，之后抽搐逐渐延长至几分钟，频率增多，严重者致同侧眼不能睁开，口角向同侧歪斜，严重影响身心健康。女性患者多见，左侧多见，通常在青少年出现，神经外科常用手术方法为微血管减压术（MVD）。

一、护理措施

(一)术前护理

1.心理护理

充分休息，减轻心理负担，消除心理焦虑，并向患者介绍疾病知识、治疗方法及术后患者的康复情况，以及术后可能出现的不适和应对办法，使患者对手术做好充分的准备。

2.饮食护理

营养均衡，可进食高蛋白、低脂肪、易消化食物。

3.术前常规护理

选择性备皮（即术侧耳后向上、向下、向后各备皮约 5 cm，尤适用于长发女性，可以很好地降低因外貌改变造成的不良心理应激）、配血、灌肠、禁食、禁水。

(二)术后护理

（1）密切观察生命体征、意识、瞳孔变化。

（2）观察有无继发性出血。

（3）保持呼吸道通畅，如有恶心、呕吐，去枕头偏向一侧，及时清除分泌物，避免吸入性肺炎。

（4）饮食：麻醉清醒 4 小时后且不伴恶心、呕吐，由护士亲自喂第一口水，观察有无呛咳，防止误吸。术后第 1 天可进流食，渐过渡至正常饮食。鼓励营养均衡，并适当摄取汤类食物，多饮水，以缓解低颅内压症状。

（5）体位：去枕平卧 4～6 小时，患者无头晕、恶心、呕吐等不适主诉，在主管医师协助下给患者垫薄软枕或毛巾垫。如术后头晕、恶心等明显低颅内压症状，要遵医嘱去枕平卧 1～2 天。术后 2～3 天可缓慢坐起，如头晕不适，立即平卧，反复锻炼至症状消失，在他人搀扶下可下床活动，注意避免跌倒。

（6）观察有无颅内感染、切口感染。观察伤口敷料，监测体温 4 次/天，了解有无头痛、恶心等不适主诉。

(7)手术效果观察:评估术后抽搐时间、强度、频率。部分患者术后面肌痉挛会立即消失,部分患者需要营养受损的神经,一段时间后可消失。

(8)对患者进行健康宣教,告知完全恢复需要 3 个月时间,加强护患配合。

(9)术后并发症护理。①低颅内压反应:因术中为充分暴露手术视野需放出部分脑脊液,所以导致低颅内压。术后根据情况去枕平卧 1~3 天,如恶心、呕吐,头偏向一侧,防止误吸。每天补液 1 500~2 000 mL,并鼓励患者多进水、汤类食物,促进脑脊液分泌。鼓励床上活动下肢,防止静脉血栓形成。②脑神经受累:因手术中脑神经根受损可致面部感觉麻木,不完全面瘫。不完全面瘫者注意口腔和眼部卫生,眼睑闭合不全者予抗生素软膏涂抹,饭后及时清理口腔,遵医嘱给予营养神经药物,并做好细致解释,健康指导。③听力下降:因术中损失相邻的听神经,所以导致同侧听力减退或耳聋。密切观察,耐心倾听不适主诉,以便及时发现异常。遵医嘱使用营养神经药物,并注意避免使用损害听力的药物,保持安静,避免噪声。

(三)健康指导

(1)避免情绪激动,去除不安、恐惧、愤怒、忧虑等不利因素,保持心情舒畅。

(2)饮食清淡,多吃含水分、含纤维素多的食物;多食蔬菜、水果。忌烟、酒及辛辣刺激性强的食物。

(3)定期复查病情。

二、主要护理问题

(一)知识缺乏

与缺乏面肌痉挛相关疾病知识有关。

(二)自我形象紊乱

与不自主抽搐有关。

(三)有出血的可能

与手术有关。

(四)有体液不足的危险

与体液丢失过多有关。

(五)有感染的危险

与手术创伤有关。

(李　嫚)

第三节　颅脑损伤

颅脑损伤是暴力直接或间接作用于头部引起颅骨及脑组织的损伤。可分为开放性颅脑损伤和闭合性颅脑损伤。颅底骨折可出现脑脊液耳漏、鼻漏。脑干损伤时可出现意识障碍、去大脑强直,严重时发生脑疝危及生命。颅脑损伤的临床表现为意识障碍、头痛、恶心、呕吐、癫痫发作、肢体瘫痪、感觉障碍、失语及偏盲等。重度颅脑损伤以紧急抢救、纠正休克、清创、抗感染及手术为主要治疗方法。

一、颅脑损伤的分型

目前国际上通用的是格拉斯哥昏迷量表（Glasgow coma scale,简称 GCS 方法），是 1974 年英国 Glasgow 市一些学者设计的一种脑外伤昏迷评分法，经改进后被推广，现成为国际上公认评判脑外伤严重程度的准绳，统一了对脑外伤严重程度的目标标准（表 5-1）。根据 GCS 对昏迷患者检查睁眼、言语和运动反应进行综合评分。正常总分为 15 分，病情越重，积分越低，最低 3 分。总分越低表明意识障碍越重，伤情越重。总分在 8 分以下表明已达昏迷阶段。

表 5-1　脑外伤严重程度目标标准

项目	记分	项目	记分	项目	记分
睁眼反应		言语反应		运动反应	
正常睁眼	4	回答正确	5	按吩咐动作	6
呼唤睁眼	3	回答错乱	4	刺痛时能定位	5
刺痛时睁眼	2	词句不清	3	刺痛时躲避	4
无反应	1	只能发音	2	刺痛时肢体屈曲	3
		无反应	1	刺痛时肢体伸直	2
				无反应	1

我国的颅脑损伤分型大致划分为：轻型、中型、重型,（其中包括特重型）。轻型 13～15 分,意识障碍时间在 30 分钟内；中型 9～12 分,意识模糊至浅昏迷状态,意识障碍时间在 12 小时以内；重型 5～8 分,意识呈昏迷状态,意识障碍时间大于 12 小时；特重型 3～5 分,伤后持续深昏迷。

（一）轻型（单纯脑震荡）

(1)原发意识障碍时间在 30 分钟以内。

(2)只有轻度头痛、头晕等自觉症状。

(3)神经系统和脑脊液检查无明显改变。

(4)可无或有颅骨骨折。

（二）中型（轻的脑挫裂伤）

(1)原发意识障碍时间不超过 12 小时。

(2)生命体征可有轻度改变。

(3)有轻度神经系统阳性体征,可有或无颅骨骨折。

（三）重型（广泛脑挫伤和颅内血肿）

(1)昏迷时间在 12 小时以上,意识障碍逐渐加重或有再昏迷的表现。

(2)生命体征有明显变化,即出现急性颅内压增高症状。

(3)有明显神经系统阳性体征。

(4)可有广泛颅骨骨折。

（四）特重型（有严重脑干损伤和脑干衰竭现象者）

(1)伤后持续深昏迷。

(2)生命体征严重紊乱或呼吸已停止者。

(3)出现去大脑强直,双侧瞳孔散大等体征者。

二、护理措施

(一)术前护理

(1)严密观察患者生命体征及意识、瞳孔、肢体活动情况,意识障碍时采用格拉斯哥评分评判意识,及时判断患者是否出现休克、脑疝。

(2)迅速建立静脉留置针通路,脑疝患者立即静脉快速输入脱水药,观察脱水后利尿效果及有无少尿、无尿等肾功能受损征象。

(3)积极做好手术前患者的各项工作,如剃头、清洁头部皮肤、禁食、禁水、配血等。

(4)保持呼吸道通畅:重度颅脑损伤患者伴有不同程度的意识障碍,应采取侧卧位或头高位,头偏向一侧,以利于呼吸道分泌物排出,防止呕吐物误吸引起窒息。舌后坠阻塞呼吸道时,应放置口咽通气管,必要时可行气管插管或气管切开。

(5)纠正休克:开放性颅脑损伤引起失血性休克时,应使患者保持平卧,注意保暖,补充血容量。

(6)有脑脊液耳漏者,头偏向患侧,以便引流,防止脑脊液逆流造成颅内感染。

(7)预防颅内感染:开放性颅脑损伤应及时清创和常规应用抗生素。有脑脊液耳、鼻漏者,要注意保持耳、鼻腔及口腔清洁,尽可能避免挖鼻孔、打喷嚏和咳嗽,严禁填塞或用水冲洗耳、鼻及经鼻吸痰和置胃管,以免引起逆行感染。定时测体温,密切观察有无颅内感染征象。

(二)术后护理

1.卧位

术后均应抬高床头 15°~30°,以利于静脉回流,减轻脑水肿。

2.观察病情

定时监测意识、瞳孔、生命体征等,做好记录。

3.高热护理

感染或脑损伤易引起高热,应查明原因。体温高时应及时给予降温,保持体温在正常或接近正常范围内。可采用药物及物理降温。对中枢性高热多以物理降温为主,如酒精擦浴、冰袋物理降温或应用冰毯、冰帽;必要时行低温冬眠疗法。

4.预防并发症发生

加强基础护理。昏迷患者要注意保暖,每 2 小时叩背排痰 1 次,清理呼吸道,预防坠积性肺炎。每 2 小时翻身 1 次,保持床单清洁、干燥,翻身时按摩骨突部位,必要时外贴水胶体敷料予以保护,也可使用电动气垫床,做好皮肤护理,防止发生压疮。躁动患者谨慎使用镇静剂,应设专人守护,给予适当约束,防止坠床等意外发生。

5.冬眠疗法护理

冬眠疗法是采用冬眠药物和物理降温的方法使机体处于低温状态。广泛脑挫裂伤、脑干及下丘脑损伤伴有中枢高热者,采用此疗法,以达到镇静、安眠、减低脑组织新陈代谢、提高脑组织对缺氧的耐受力,进而保护受伤脑组织,减轻脑水肿的目的。常用药物有冬眠Ⅰ号、Ⅱ号、Ⅳ号剂。护理时应注意以下几点。

(1)遵医嘱选用适当的冬眠合剂,待自主神经受到充分阻滞、机体御寒反应消除、患者进入昏睡状态后,再加用物理降温措施。因为没有冬眠药物的保护,36 ℃以下的体温可使机体产生寒战,增加机体耗氧,并消耗热能。降温以肛温 32~34 ℃为宜,冬眠时间一般为 3~5 天。

（2）患者房间应保持安静,光线较暗,室温在 18～20 ℃。有专人看护,并备好急救药品和物品。患者应平卧,搬动患者或翻身时,动作要轻柔、缓慢,以防止发生直立性低血压。

（3）治疗前观察并记录患者的生命体征、意识及瞳孔等,以比较治疗前后症状变化。治疗期间严密观察病情,特别是血压和体温的变化,发现异常及时采取措施。

（4）冬眠药物最好经静脉泵入,以便通过调节泵速控制冬眠的深度,使体温稳定在治疗要求的范围内。

（5）保持呼吸道通畅,定时翻身、叩背、雾化吸入,以防止肺炎发生;仔细观察皮肤及肢体末端的血液循环情况,并给予按摩以防止发生冻伤及压疮等并发症。

（6）停止冬眠治疗时,应首先停止物理降温,再停止冬眠药物。停止冬眠措施后,患者体温会自然升高,当药物蓄积致使复温困难时,可使用热水袋等方法复温。

（7）营养支持:颅脑外伤或术后采用静脉补充热量,每天补液总量不宜超过 1 500 mL,不建议静脉输入 5%的葡萄糖溶液,以防止加重脑水肿的发生或发展,以后可根据患者的意识状态和胃肠功能改为流食或鼻饲饮食。

（三）健康指导

1.清醒患者

（1）应规律生活,避免劳累、熬夜、暴饮暴食等不利因素,保持心情舒畅,注意劳逸结合。

（2）坚持适当锻炼。康复训练过程艰苦而漫长（一般为 1～3 年,长者需终生训练）,需要信心、耐心、恒心,在康复医师指导下,循序渐进、持之以恒。

2.昏迷患者

（1）不能经口进食者,应注意营养液的温度、保质期及每天的出入量是否平衡。

（2）每天坚持被动活动,保持肢体功能位置。

（3）防止气管切开患者出现呼吸道感染。

（4）昏迷患者注意保持皮肤清洁、干燥,每天床上擦浴,定时翻身,防止压疮形成。

（5）保持大小便通畅。

（6）定期高压氧治疗。

（7）在康复医师指导下,循序渐进、持之以恒地进行锻炼。

三、主要护理问题

（一）有受伤的危险

危险与脑挫裂伤癫痫发作有关。

（二）脑组织灌注异常

脑组织灌异常与脑水肿有关。

（三）生活自理能力部分缺陷

生活自理能力部分缺陷与长期卧床、补液有关。

（四）潜在并发症

出血与创伤或手术损伤有关。

（五）疼痛

疼痛与术后致痛物质刺激有关。

(六)躯体移动障碍

躯体移动障碍与外伤所致脑损伤有关。

(七)清理呼吸道无效

清理呼吸道无效与长期卧床导致的机体抵抗力下降有关。

(八)有皮肤完整性受损的危险

危险与长期卧床有关。

(姜孟祺)

第六章 妇科护理

第一节 妇科常用护理技术

一、坐浴

坐浴是妇科常用的局部治疗方法。借助水温与药液的作用,促进局部血液循环,增加抵抗力,减轻外阴局部的炎症及疼痛,使创面清洁,有利于组织恢复;或作为外阴阴道手术前的准备,方法简便。

(一)物品准备

坐浴用的盆1个,41~43 ℃的温热溶液2 000 mL,30 cm高坐浴架一个,无菌纱布一块,常用的坐浴液有1∶5 000高锰酸钾溶液,0.5%醋酸,2%~4%碳酸氢钠溶液等。

(二)种类和操作方法

根据患者的病情按比例配制好溶液2 000 mL,将坐浴盆置于坐浴架上,嘱患者排空膀胱后全臀和外阴部浸泡于溶液中,一般持续20分钟。结束后用无菌纱布蘸干外阴部。根据水温的不同分为三种类型,如下。

1.热浴

水温在41~43 ℃,适于渗出性病变及急性炎性浸润,可先熏后坐,持续20分钟左右。

2.温浴

水温在35~37 ℃,适用于慢性盆腔炎、手术前准备。

3.冷浴

水温在14~15 ℃,为刺激肌肉神经,使其张力增加,改善血液循环,适用于膀胱阴道松弛、性无能及功能性无月经等,持续2~5分钟即可。

(三)护理要点

(1)月经期妇女、阴道流血者、孕妇及产后7天内的产妇禁止使用。

(2)坐浴前先将外阴及肛门周围擦洗干净。

(3)注意药液浓度及水温,以免灼伤及烫伤皮肤。

(4)坐浴时必须将臀部及外阴全部浸在药液中。

(5)注意室内温度和保暖,以防受凉。

二、会阴擦洗

会阴擦洗的目的在于保持会阴及肛门部清洁,防止生殖系统、泌尿系统的逆行感染,促进患者会阴伤口愈合,并使其舒适。常用于以下情况:①妇科或产科手术后留置导尿管者。②产后会阴有伤口者。③急性外阴炎患者。④长期卧床患者。⑤外阴手术后的患者。⑥长期阴道流血的患者。

(一)物品准备

一次性垫巾或橡胶单和中单1块,会阴擦洗盘1只。盘内放消毒弯盘2只,无菌镊子或消毒止血钳2把,无菌棉球2～3个,擦洗药液500 mL(0.1%苯扎溴铵,或1:5 000高锰酸钾,0.02%聚维酮碘溶液),干纱布2块,冲洗壶1个,便盆1只。

(二)操作方法

(1)告知患者会阴擦洗的目的、方法,以取得患者配合。

(2)将会阴擦洗盘放至床边,擦洗时,最好用屏风遮挡或请多余人员回避,嘱患者排空膀胱,取膀胱截石位暴露外阴,将身体盖好,注意为患者保暖,以防受凉。

(3)给患者臀下垫一次性垫巾或橡胶单、中单。

(4)用一把镊子或止血钳夹取干净的药液棉球,另一把镊子或止血钳用于擦洗,擦洗的顺序为第一遍时自耻骨联合一直向下擦至臀部,先擦净一侧后换一棉球同样擦净对侧,再另用一棉球自阴阜向下擦净中间。由上而下、自外向内初步擦净会阴部的污垢、分泌物和血迹等;第二遍的顺序为自内向外,或以伤口为中心向外擦洗,其目的为防止伤口、尿道口、阴道口被污染。擦洗时,均应注意最后擦洗肛周和肛门。第3遍顺序同第2遍。可根据患者情况增加擦洗次数,直至擦净,最后用干纱布擦干。

(5)擦洗完毕,为患者换上清洁卫生垫,整理好床单。

如行会阴部冲洗,则应备便盆和冲洗壶,一边冲洗一边擦洗,冲洗的顺序同会阴部擦洗,冲洗时注意用无菌纱布堵住阴道口,以免污水进入阴道,导致逆行感染。

(三)护理要点

(1)擦洗时,应注意观察会阴部及会阴伤口周围组织有无红肿、分泌物及其性质和伤口愈合情况。发现异常及时记录并报告医师。

(2)每次擦洗前后护理人员均需洗净双手,注意无菌操作,然后再护理下一位患者。最后擦洗有伤口感染者,以免交叉感染。

(3)对有留置导尿管者,应注意尿管是否通畅,避免脱落或打结。

(4)擦洗结束后,为患者更换消毒会阴垫,穿好裤子,整理床单。

三、阴道灌洗

阴道灌洗有清洁、收敛和热疗作用,可促进阴道血液循环,减少阴道分泌物,缓解局部充血,达到控制和治疗炎症的目的。常用于治疗各种阴道炎症、宫颈炎,也用于子宫切除术前或阴道手术前的常规阴道准备,以减少术后感染机会。

(一)物品准备

一次性阴道冲洗器1个或灌洗筒、橡皮管、阴道窥器、灌洗头各1个,弯盘1只,橡胶单1块,一次性垫巾1块,便盆1个,灌洗溶液500～1 000 mL。常用的阴道灌洗液有1:5 000高锰酸钾溶液、生理盐水、2％～4％碳酸氢钠溶液、0.025％聚维酮碘溶液、2.5％乳酸溶液、4％硼酸溶液、0.5％醋酸溶液、0.2％苯扎溴铵溶液等。注意:念珠菌阴道炎患者用碱性溶液灌洗,滴虫阴道炎患者应用酸性溶液灌洗,而非特异性炎症者用一般消毒液或生理盐水。

(二)操作方法

(1)告知患者此次操作的方法、目的及可能的感受,以使患者能积极配合。

(2)能活动的患者,嘱患者排空膀胱后,将其带至妇科检查床上,取膀胱截石位,臀部垫橡胶单和一次性垫巾,放好便盆。

(3)根据病情配制500～1 000 mL灌洗液,将装有灌洗液的一次性阴道冲洗器或灌洗筒挂于床旁,其高度距床沿60～70 cm处,排去管内空气,试水温41～43 ℃后备用。

(4)操作时,操作者右手持冲洗头,先用灌洗液冲洗外阴部,然后用左手将小阴唇分开,将灌洗头沿阴道纵侧壁的方向缓缓插入至阴道达后穹隆部。边冲洗边将灌洗头围绕子宫颈轻轻地上下左右移动;或用阴道窥器暴露宫颈后再冲洗,冲洗时不停地转动阴道窥器,使整个阴道穹隆及阴道侧壁冲洗干净后,再将阴道窥器按下,以使阴道内的残留液体完全流出。

(5)当灌洗液剩100 mL时,拔出灌洗头,再冲洗外阴部,用干纱布擦干外阴,扶患者下妇查床。

(6)卧床患者于病床上进行时,保护患者隐私。患者取膀胱截石位,臀下垫橡胶单和中单、一次性垫巾,上面放一便盆,注意保暖。其他准备和操作同前。灌洗完毕,抽出灌洗头,再冲洗外阴后,扶患者坐于便盆片刻,使阴道内存留之灌洗液流出。擦干外阴,撤离用物,再行整理床单。

(三)护理要点

(1)灌洗筒与床沿距离不超过70 cm,以免压力过大,水流过速,使液体或污物进入子宫腔或灌洗液与局部作用的时间不足。

(2)灌洗液以41～43 ℃为宜,温度过低,患者不舒适,温度过高时可能烫伤阴道黏膜。

(3)灌洗头插入不宜过深,灌洗的弯头应向上,避免刺激后穹隆引起不适,或损伤局部组织引起充血。

(4)灌洗时,动作要轻柔,以免损伤阴道和宫颈组织。

(5)产后10天或妇产科手术2周后的患者,若合并阴道分泌物混浊、有臭味、阴道伤口愈合不良、黏膜感染坏死等,可行低位阴道灌洗,灌洗筒的高度一般不超过床沿30 cm,以避免污物进入宫腔或损伤阴道残端伤口。

(6)未婚妇女可用导尿管进行阴道灌洗;月经期、产褥期或人工流产术后子宫口未闭或有阴道流血患者,不宜行阴道灌洗,以防止引起上行性感染;宫颈癌患者有活动性出血者,为防止大出血,禁止灌洗,可行外阴擦洗。

四、阴道和宫颈上药

阴道和宫颈给药常用于各种阴道炎、子宫颈炎或术后阴道残端炎症的治疗,一般在妇科门诊进行,可以教会患者自己局部上药。

(一)物品准备

阴道灌洗用品、阴道窥器、长镊子、药品、干棉球、一次性手套、长棉棍。

(二)操作方法

嘱患者排空膀胱,躺在妇科检查床上,取膀胱截石位。上药前先作阴道灌洗,冲洗阴道后,将子宫颈及后穹隆拭净。根据选用的药物的不同性状,采用不同的放药方法:粉剂可用喷粉器喷撒或放于棉球上涂布;油膏可用带尾线棉球,蘸以油膏塞于阴道,12~24 小时后自己取出;栓剂、片剂、丸剂可直接放于后穹隆或紧贴子宫颈,用长镊子夹持带尾线的棉球或纱布球将药物顶塞住,同时将窥器轻轻退出阴道,然后抽出镊子,以防退出窥器时将药物带出或移动位置,将尾线拖出阴道口外,阴道内棉球可于 12~24 小时后,由患者自己取出。一般为每天或隔天放药一次,每7~10 次为 1 个疗程。

(三)护理要点

(1)未婚妇女阴道上药不用窥器,可用手指将药片推入阴道,如为油膏可用棉棒涂抹。

(2)阴道冲洗擦干后放药,使药物直接接触炎性组织而提高疗效。

(3)涂药时,要转动窥器,使阴道四壁均被涂到,子宫颈涂布腐蚀药物时,要注意保护阴道壁及正常组织。上药前纱布垫于阴道后壁及后穹隆部,以免药液下流灼伤正常组织。药物涂好后用棉球吸干。

(4)棉棍上的棉花必须捻紧,涂药时应按同一方向转动,防止棉花落入阴道难以取出。

(5)阴道栓剂最好于晚上或休息时上药,以免起床后脱出,影响治疗效果。

(6)月经期或子宫出血者不宜阴道给药。

(7)用药后禁止性生活。

(8)放药完毕,切记嘱患者按时取出阴道内的棉球或纱布。

五、会阴湿热敷

会阴湿热敷是利用热源和药物直接接触患区,促进局部血液循环,改善组织营养,增强局部白细胞的吞噬作用,加速组织再生和消炎、止痛。会阴热敷常用于会阴水肿、会阴血肿的吸收期、会阴伤口硬结及早期感染等患者。

(一)物品准备

会阴擦洗盘 1 个、消毒弯盘 2 个、棉垫 1 块、镊子或消毒止血钳 2 把、干纱布数块、橡胶单1 块、凡士林、煮沸的 50%硫酸镁或 95%酒精或沸水、热水袋或电热包或红外线灯等。

(二)操作方法

(1)向患者介绍外阴湿热敷的原因、方法、效果及预后,鼓励患者积极配合。

(2)嘱患者排空膀胱后取截石位,暴露外阴,臀下垫橡胶单。

(3)行会阴擦洗,清洁外阴局部伤口的污垢。

(4)热敷部位先涂一薄层凡士林,盖上纱布,再轻轻敷上热敷溶液中的湿纱布,再盖上棉垫保温。

(5)每 3~5 分钟更换热敷垫一次,也可用红外线灯照射,延长更换敷料时间,一次热敷 15~30 分钟。

(6)热敷完毕,更换清洁会阴垫并整理床单。

(三)护理要点

(1)湿热敷温度为 41~48 ℃,注意防止烫伤。

(2)湿热敷面积应是病损范围的 2 倍。

(3)定期检查热源袋、红外线灯管的完好性,防止烫伤,对休克、虚脱、昏迷及术后感觉不灵敏的患者应特别注意。

(4)在热敷的过程中,护理人员应随时评价热敷的效果,并为患者提供一切生活护理。

六、激光疗法

激光是利用辐射效应建立起来的一种新的、特殊的光源。主要利用激光器所产生的超高温 (200~1 000 ℃)使病变组织迅速炭化而达到治疗目的,妇科主要用于子宫颈糜烂的治疗,此外亦可治疗外阴瘙痒症、外阴溃疡、子宫颈原位癌等疾病。

(一)物品准备

阴道窥器、激光器。

(二)操作方法

(1)术前作阴道细胞学检查,必要时作宫颈活检。局部有急性感染者,先进行抗感染治疗,手术时间以月经干净后 3~7 天为宜。

(2)外阴阴道常规消毒后,以窥器暴露子宫颈,再用 0.02%聚维酮碘溶液消毒子宫颈及阴道穹隆部。放置阴道侧穹隆防护器。

(3)开动激光器,调整功率及焦距。导光管口与病灶的距离因激光器之功率大小而不同。

(4)扶持把手向后、向前,自外而内地移动,病灶重者时间长,反之则时间短,一般为 1~10 分钟。

(三)护理要点

(1)术后注意外阴清洁,1~2 个月内禁性生活、盆浴及阴道灌洗。

(2)术后每两周复查一次,将窥器小心放入阴道,以免损伤创面新生上皮生长情况。每次复查时,均在子宫颈管及烧灼面涂以金霉素、鱼肝油剂,共复查 2 个月。

七、子宫颈活体组织检查

子宫颈活体组织检查简称宫颈活检,是自宫颈病变处或可疑部位取小部分组织进行病理学检查,绝大多数宫颈活检是诊断最可靠的依据。

(一)物品准备

阴道窥器 1 个、活检组织钳 1 把、宫颈钳 1 把、无齿长镊子 1 把、刮匙、带尾棉球或带尾线的长纱条、棉球、棉签若干、装有 10%甲醛溶液或 95%酒精的标本瓶 4~6 个、复方碘溶液。

(二)操作方法

(1)嘱患者排空膀胱后,取膀胱截石位,用消毒液消毒外阴。

(2)放置阴道窥器暴露子宫颈,拭净分泌物,涂复方碘溶液,1~3 分钟后观察着色情况。

(3)在不着色的不同可疑区或子宫颈外口鳞、柱交界处或肉眼糜烂较深或特殊病变处,用宫颈活检钳在宫颈按时钟位置 3、6、9、12 点 4 处钳取适当大小的组织,也可在阴道镜下于可疑处取材。

(4)可疑宫颈管内癌者,可用小刮匙刮取宫颈管内黏膜组织少许。

(5)术后用带尾线的长纱条或棉球压迫钳取部位,以达到压迫止血的目的,并将尾端留在阴道口外,嘱患者于 24 小时后自行取出,如出血多,必须立即就诊。

(6)将所取组织立即分装于标本瓶内,做好标记,便于确定病变所在位置。

(三)护理要点

(1)术前向患者讲解手术的目的、过程和注意事项,以取得患者的积极配合。

(2)术中护理人员陪伴在患者身边,给患者以心理上的支持。

(3)近月经期或月经期,不宜行活检术,以防感染和出血过多。

(4)患生殖器急性感染者,须待治愈后方可活检,以免感染扩散。

(5)患血液病有出血倾向者禁忌做活检。

(6)患者术后保持会阴清洁,1个月内禁止盆浴及性生活。

八、经阴道行后穹隆穿刺

临床上在无菌情况下用长穿刺针经阴道后穹隆刺入盆腔,抽取直肠子宫陷凹处积存物进行肉眼观察、化验和病理检查。这种穿刺方法称为后穹隆穿刺术。常用以协助诊断异位妊娠、盆腔脓肿等。因为子宫直肠陷凹是盆腔最低部位,与阴道后穹隆接近,腹腔中游离血液、渗出液、脓液、肿瘤破碎物或腹水等,常积聚在此。

(一)物品准备

阴道窥器1个、宫颈钳1把、一次性10 mL注射器1支、7~9号腰穿针头1个、无菌试管、孔巾、纱布。

(二)操作方法

(1)嘱患者排空膀胱,取膀胱截石位,常规消毒外阴、阴道,铺孔巾。

(2)阴道窥器暴露宫颈与阴道穹隆,局部再次消毒。

(3)用宫颈钳夹持宫颈后唇向前牵引,充分暴露阴道后穹隆,将针头与针管连接后,于宫颈阴道黏膜交界下方1 cm后穹隆中央部,与宫颈平行方向刺入,当针穿过阴道壁后失去阻力、有落空感时,表示进入直肠子宫陷凹,进针深度约为2 cm,调整针头偏向患侧,边抽边退。

(4)吸取完毕后拔针,局部以无菌纱布压迫片刻,止血后取出宫颈钳和阴道窥器。

(三)护理要点

(1)盆腔严重粘连,较大肿块占据直肠子宫陷凹部位,并凸向直肠者,疑有肠管和子宫后壁粘连者,临床已高度怀疑恶性肿瘤者,异位妊娠准备采取非手术治疗者,应避免穿刺。

(2)穿刺时应注意进针方向、深度,防止伤及直肠。如误入直肠,应立即拔出针头,重新更换针头和注射器。

(3)术中严密观察并记录患者生命体征的变化,术后卧床休息1小时。凡有面色苍白、血压下降及剧烈腹痛者,需及时报告医师。

(4)抽出物为血液,应放在针筒内静止观察3~5分钟,凝固者表示穿刺针误入血管,不凝固者表示腹腔内有出血。如为血清样液,可立即注于纱布上,见有小血块者,亦示腹腔内有积血。若未能抽出不凝血液,不能完全排除异位妊娠。如为脓液,送细菌培养、涂片检查及药物敏感试验;如为黏液及渗血液,应部分送至化验室,部分送病理检查。

九、腹腔穿刺

在无菌条件下穿刺针进入腹腔抽取标本或注入药物后,达到诊断和治疗目的的方法,称为腹腔穿刺。穿刺所得标本,应进行生化测定、细菌培养及脱落细胞学检查,以明确性质或查找肿瘤细胞。适用于鉴别贴近腹壁的肿物性质,穿刺放出部分腹水,注入抗癌药物进行腹腔化疗,气腹造影时穿刺注入二氧化碳,X线摄片,盆腔器官能够清晰显影。

（一）物品准备

无菌腹腔穿刺包 1 个,内有无菌孔巾 1 块、7～9 号腰穿针 2 根、止血钳 1 把、巾钳 2 把、不锈钢小药杯 1 个、换药碗 1 个、纱布数块、导管和橡皮管各 1 根,无菌手套 1～2 副、一次性垫巾 1 块、利多卡因注射液。需抽腹水者,应备一次性引流袋和腹带。腹腔穿刺行化疗者,备好化疗药物。

（二）操作方法

（1）用屏风遮挡,嘱患者排空膀胱后取坐位或侧卧位或半坐卧位,注意保暖。

（2）用一次性垫巾垫于穿刺点下方,避免污染床单、衣裤。

（3）常规消毒穿刺点位置,铺好孔巾。穿刺点一般选择在左下腹脐与左髂前上棘连线的中、外 1/3 交界处,或脐与耻骨联合连线中点偏左或右 1.5 cm 处。

（4）一般用利多卡因行局麻,然后用穿刺针从选定的穿刺点垂直进针,通过腹壁后,有突破感,拔出针芯,即有液体流出,随即连接注射器或引流袋,按需要量抽取液体,或注入药物。

（5）术毕,拔出针头再次消毒局部,并盖上无菌纱布,压迫片刻后,用胶布固定。

（三）护理要点

（1）术前向患者讲解腹腔穿刺的目的和操作过程,以减轻其心理压力。

（2）术中应密切观察患者的脉搏、心率、呼吸及血压变化,注意引流管是否通畅,记录腹水性质及出现的不良反应,防止并发症的发生。

（3）放大量腹水时针头应固定好,放腹水速度宜缓慢,以每小时不超过 1 000 mL 为宜,每次放液不超过 4 000 mL,以防腹压骤减,造成腹腔充血,全身有效循环血量减少,导致患者虚脱。术毕应腹部置沙袋,用腹带束紧,增加腹腔压力。

（4）术后注意穿刺点漏液情况,若敷料潮湿应及时调换。

（5）穿刺液应按医嘱送检,脓性液体应做细菌培养和药物敏感试验。

（6）因气腹造影而作穿刺者,摄片完毕,须作穿刺将气体放出。

（7）术后患者需卧床休息 8～12 小时,遵医嘱给予抗生素预防感染。

（王建平）

第二节　功能失调性子宫出血

功能失调性子宫出血(dysfunctional uterine bleeding,DUB)简称功血,为妇科常见病。它是由于调节生殖系统的神经内分泌机制失常引起的异常子宫出血,而全身及内、外生殖器官无器质性病变存在。常表现为月经周期长短不一、经期延长、经量过多或不规则阴道出血。功血可分为排卵性功血和无排卵性功血两类,约 85% 病例属无排卵性功血。功血可发生于月经初潮至绝经期间的任何年龄,约 50% 患者发生于绝经前期,育龄期约占 30%,青春期约占 20%。

一、护理评估

（一）健康史

1.无排卵性功血

（1）青春期:与下丘脑-垂体-卵巢轴调节功能未健全有关,过度劳累、精神紧张、恐惧、忧伤、环境及气候改变等应激刺激,以及肥胖、营养不良等因素易导致下丘脑-垂体-卵巢轴调节功能紊乱,卵巢不能排卵。

(2)绝经过渡期:因卵巢功能衰退,卵巢对促性腺激素敏感性降低,卵泡在发育过程中因退行性变而不能排卵。

(3)生育期:可因内、外环境改变,如劳累、应激、流产、手术或疾病等引起短暂无排卵。亦可因肥胖、多囊卵巢综合征、高泌乳素血症等因素长期存在,引起持续无排卵。

2.排卵性功血

黄体功能不足原因在于神经内分泌调节功能紊乱,导致卵泡期卵泡刺激素(FSH)缺乏,卵泡发育缓慢,雌激素分泌减少,正反馈作用不足,黄体生成素(LH)峰值不高,使黄体发育不全、功能不足。子宫内膜不规则脱落者,由于下丘脑-垂体-卵巢轴调节功能紊乱或黄体机制异常引起萎缩过程延长。

评估时注意了解患者的发病年龄、月经史、婚育史及发病诱因,有无性激素治疗不当及全身性出血性疾病史。

(二)身体状况

1.月经紊乱

(1)无排卵性功血:最常见的症状是子宫不规则性出血,特点是月经周期紊乱,经期长短不一,经量多少不定。可先有数周或数月停经,然后阴道流血,量较多,持续2～3周或更长时间,不易自止,无腹痛或其他不适。

(2)排卵性功血:黄体功能不足者月经周期缩短,月经频发(月经周期短于21天),不易受孕或怀孕早期易流产;子宫内膜不规则脱落者月经周期正常,但经期延长,长达9～10天,多发生于产后或流产后。

2.贫血

因出血多或时间长,患者出现头晕、乏力、面色苍白等贫血征象。

3.体格检查

体格检查包括全身检查和妇科检查,排除全身性疾病及生殖器官器质性病变。

(三)心理-社会状况

青春期患者常因害羞而影响及时诊治,生育期患者担心影响生育而焦虑,围绝经期患者因治疗效果不佳或怀疑为恶性肿瘤而焦虑、紧张、恐惧。

(四)辅助检查

1.诊断性刮宫

诊断性刮宫可了解子宫内膜反应、子宫内膜病变,达到止血的目的。不规则流血者可随时刮宫,用以止血。确定有无排卵或黄体功能,于月经前一天或者月经来潮6小时内做诊断性刮宫,无排卵性功血的子宫内膜呈增生期改变,黄体功能不足显示子宫内膜分泌不良。子宫内膜不规则脱落,于月经周期第5～6天进行诊断性刮宫,增生期与分泌期子宫内膜共存。

2.B超检查

了解子宫内膜厚度及生殖器官有无器质性改变。

3.血常规及凝血功能检查

了解有无贫血、感染及凝血功能障碍。

4.宫腔镜检查

直接观察子宫内膜,选择病变区进行活组织检查。

5.卵巢功能检查

判断卵巢有无排卵或黄体功能。

(五)处理要点

1.无排卵性功血

青春期和生育期患者以止血、调整周期、促排卵为原则。围绝经期患者以止血、防止子宫内膜癌变为原则。

2.排卵性功血

黄体功能不足的治疗原则是促进卵泡发育,刺激黄体功能及黄体功能替代,分别应用氯米芬、人绒毛膜促性腺激素(HCG)和黄体酮;子宫内膜不规则脱落的治疗原则是促使黄体及时萎缩,子宫内膜及时完整脱落,常用药物有孕激素和 HCG。

二、护理问题

(一)潜在并发症

贫血。

(二)知识缺乏

缺乏性激素治疗的知识。

(三)有感染的危险

有感染的危险与经期延长、机体抵抗力下降有关。

(四)焦虑

焦虑与性激素使用及药物不良反应有关。

三、护理措施

(一)一般护理

患者体质往往较差,应加强营养,改善全身情况,可补充铁剂、维生素 C 和蛋白质。成人体内大约每 100 mL 血中含 50 mg 铁,行经期妇女,每天从食物中吸收铁 0.7～2.0 mg,经量多者应额外补充铁。向患者推荐含铁较多的食物如猪肝、胡萝卜、葡萄干等。按照患者的饮食习惯,为患者制订适合于个人的饮食计划,保证患者获得足够的营养。

(二)病情观察

观察并记录患者的生命体征、出量及入量,嘱患者保留出血期间使用的会阴垫及内裤,以便更准确地估计出血量,出血较多者,督促其卧床休息,避免过度疲劳和剧烈活动,贫血严重者,遵医嘱做好配血、输血、止血措施,执行治疗方案,维持患者正常血容量。

(三)对症护理

1.无排卵性功血

(1)止血:对大量出血患者,要求在性激素治疗 8 小时内见效,24～48 小时内出血基本停止,若 96 小时以上仍不止血者,应考虑有器质性病变存在。

1)性激素止血。①雌激素:应用大剂量雌激素可迅速提高血内雌激素浓度,促使子宫内膜生长,短期内修复创面而止血,主要用于青春期功血。目前多选用妊马雌酮 2.5 mg 或己烯雌酚1～

2 mg。②孕激素:适用于体内已有一定水平雌激素的患者。常用药物如甲羟孕酮或炔诺酮,用药原则同雌激素。③雄激素:拮抗雌激素、增加子宫平滑肌及子宫血管张力而减少出血,主要用于围绝经期功血患者的辅助治疗,可随时停用。④联合用药:止血效果优于单一药物,可用三合激素或口服短效避孕药,血止后逐渐减量。

2)刮宫术:止血及排除子宫内膜癌变,适用于年龄大于 35 岁、药物治疗无效或存在子宫内膜癌高危因素的患者。

3)其他止血药:卡巴克洛和酚磺乙胺可减少微血管的通透性,氨基己酸、氨甲苯酸、氨甲环酸等可抑制纤维蛋白溶酶,有减少出血量的辅助作用,但不能赖以止血。

(2)调整月经周期:一般连续用药 3 个周期。在此过程中务必积极纠正贫血,加强营养,以改善体质。

1)雌、孕激素序贯疗法:人工周期,通过模拟自然月经周期中卵巢的内分泌变化,将雌、孕激素序贯应用,使子宫内膜发生相应变化,引起周期性脱落。适用于青春期功血或生育期功血者,可诱发卵巢自然排卵。雌激素自月经来潮第 5 天开始用药,妊马雌酮 1.25 mg 或己烯雌酚 1 mg,每晚 1 次,连服 20 天,于服雌激素最后 10 天加用甲羟孕酮每天 10 mg,两药同时用完,停药后 3～7 天出血。于出血第 5 天重复用药,一般连续使用 3 个周期。用药 2～3 个周期后,患者常能自发排卵。

2)雌、孕激素联合疗法:可周期性口服短效避孕药,适用于生育期功血、内源性雌激素水平较高者或绝经过渡期功血者。

3)后半周期疗法:于月经周期的后半周期开始(撤药性出血的第 16 天)服用甲羟孕酮,每天 10 mg,连服 10 天为 1 个周期,共 3 个周期为 1 个疗程。适用于青春期或绝经过渡期功血者。

(3)促排卵:适用于育龄期功血者。常用药物如氯米芬、人绒毛膜促性腺激素(HCG)等。于月经第 5 天开始每天口服氯米芬 50 mg,连续 5 天,以促进卵泡发育。B 超监测卵泡发育接近成熟时,可大剂量肌内注射 HCG 5 000 U 以诱发排卵。青春期不提倡使用。

(4)手术治疗:以刮宫术最常用,既能明确诊断,又能迅速止血。绝经过渡期出血患者激素治疗前宜常规刮宫,最好在子宫镜下行分段诊断性刮宫,以排除子宫内细微器质性病变。对青春期功血刮宫应持慎重态度。必要时行子宫次全切除或子宫切除术。

2.排卵性功血

(1)黄体功能不足:药物治疗如下。①黄体功能替代疗法:自排卵后开始每天肌内注射黄体酮 10 mg,共 10～14 天,用以补充黄体分泌黄体酮的不足。②黄体功能刺激疗法:通常应用 HCG 以促进及支持黄体功能。于基础体温上升后开始,隔天肌内注射 HCG 1 000～2 000 U,共 5 次,可使血浆黄体酮明显上升,随之正常月经周期恢复。③促进卵泡发育:于月经第 5 天开始,每晚口服氯米芬 50 mg,共 5 天。

(2)子宫内膜不规则脱落:药物治疗如下。①孕激素:自排卵后第 1～2 天或下次月经前 10～14 天开始,每天口服甲羟孕酮 10 mg,连续 10 天,有生育要求可肌内注射黄体酮。②HCG:用法同黄体功能不足。

3.性激素治疗的注意事项

(1)严格遵医嘱正确用药,不得随意停服或漏服,以免使用不当引起子宫出血。

(2)药物减量必须按规定在血止后开始,每 3 天减量 1 次,每次减量不超过原剂量的 1/3,直至维持量,持续用至血止后 20 天停药。

（3）雌激素口服可能引起恶心、呕吐等胃肠道反应，可饭后或睡前服用；对存在血液高凝倾向或血栓性疾病史者禁忌使用。

（4）雄激素用量过大可能出现男性化不良反应。

（四）预防感染

（1）测体温、脉搏。

（2）指导患者保持会阴部清洁，出血期间禁止盆浴及性生活。

（3）注意有无腹痛等生殖器官感染征象。

（4）按医嘱使用抗生素。

（五）心理护理

注意情绪调节，避免过度紧张与精神刺激。特别是青春期少女，父母们不仅要关注女孩的学习状况与膳食状况，还要重视女孩的情绪变化，与其多沟通，了解其内心世界的变化，帮助其释放不良情绪，以使其保持相对稳定的精神-心理状态，避免情绪上的大起大落。

（六）健康指导

（1）宜清淡饮食，多食富含维生素 C 的新鲜瓜果、蔬菜。注意休息，保持心情舒畅。

（2）强调严格掌握雌激素的适应证，并合理使用，对更年期及绝经后妇女更应慎用，应用时间不宜过长，量不宜大，并应严密观察反应。

（3）月经期避免剧烈运动，禁止盆浴及性生活，保持会阴部清洁。

（王建平）

第三节　痛　　经

痛经（dysmenorrhea）是指在行经前、后或月经期出现下腹疼痛、坠胀伴腰酸及其他不适，严重影响生活和工作质量者。痛经分为原发性痛经与继发性痛经两类。前者指生殖器官无器质性病变的痛经，称功能性痛经；后者指盆腔器质性病变引起的痛经，如子宫内膜异位症等。本节仅叙述原发性痛经。

一、护理评估

（一）健康史

原发性痛经常见于青少年，多发生在有排卵的月经周期，精神紧张、恐惧、寒冷刺激及经期剧烈运动可加重疼痛。评估时需了解患者的年龄和月经史、疼痛特点及与月经的关系、伴随症状和缓解疼痛的方法等。

（二）身体状况

1.痛经

痛经是主要症状，多自月经来潮后开始，最早出现在月经来潮前 12 小时，月经第 1 天疼痛最剧烈，持续 2～3 天后逐渐缓解。疼痛呈痉挛性，多位于下腹正中，常放射至腰骶部、外阴与肛门，少数人的疼痛可放射至大脚内侧。可伴面色苍白、出冷汗、恶心、呕吐、腹泻、头晕、乏力等。痛经多于月经初潮后 1～2 年发病。

2.妇科检查

生殖器官无器质性病变。

(三)心理-社会状况

患者缺乏痛经的相关知识,担心痛经可能影响健康及婚后的生育能力,表现为情绪低落、烦躁、焦虑;伴随着月经的疼痛,常常使患者抱怨自己是女性。

(四)辅助检查

B超检查生殖器官有无器质性病变。

(五)处理要点

以解痉、镇痛等对症治疗为主,并注意对患者的心理治疗。

二、护理问题

(一)急性疼痛

急性疼痛与经期宫缩有关

(二)焦虑

焦虑与反复疼痛及缺乏相关知识有关。

三、护理措施

(一)一般护理

(1)下腹部局部可用热水袋热敷。

(2)鼓励患者多饮热茶、热汤。

(3)注意休息,避免紧张。

(二)病情观察

(1)观察疼痛的发生时间、性质、程度。

(2)观察疼痛时的伴随症状,如恶心、呕吐、腹泻。

(3)了解引起疼痛的精神因素。

(三)用药护理

遵医嘱给予解痉、镇痛药,常用药物有前列腺素合成酶抑制剂如吲哚美辛、布洛芬等,亦可选用避孕药或中药治疗。

(四)心理护理

讲解有关痛经的知识及缓解疼痛的方法,使患者了解经期下腹坠胀、腰酸、头痛等轻度不适是生理反应。原发性痛经不影响生育,生育后痛经可缓解或消失,从而消除患者紧张、焦虑的情绪。

(五)健康指导

进行经期保健的教育,包括注意经期清洁卫生,保持精神愉快,加强经期保护,避免剧烈运动及过度劳累,防寒保暖等。疼痛难忍时一般选择非麻醉性镇痛药治疗。

（王建平）

第四节　闭　　经

闭经(amenorrhea)是妇科常见症状,分为原发性闭经和继发性闭经两类。原发性闭经指年龄超过16岁,第二性征已发育,或年龄超过14岁,第二性征尚未发育,且无月经来潮者;继发性闭经指正常月经建立后,因病理性原因月经停止6个月,或按自身原来月经周期计算停经3个周期以上者。青春期以前、妊娠期、哺乳期及绝经后的无月经均属生理现象。

一、护理评估

(一)健康史

原发性闭经较少见,常由于遗传性因素或先天性发育缺陷所致,评估时应注意患者生殖器官和第二性征发育情况及家族史。继发性闭经发病率高,病因复杂,评估时应详细询问患者月经史,已婚者应注意有无产后大出血、不孕及流产史。根据控制正常月经周期的四个环节,按病变部位将闭经分为下丘脑性闭经、垂体性闭经、卵巢性闭经及子宫性闭经。

1.下丘脑性闭经

下丘脑性闭经最常见,以功能性原因为主。

(1)精神因素:精神创伤、紧张忧虑、环境改变、过度劳累、盼子心切或畏惧妊娠等可使内分泌调节功能紊乱而发生闭经。闭经多为一时性,可自行恢复。

(2)剧烈运动、体重下降和神经性厌食:均可诱发闭经。因初潮发生和月经维持有赖于一定比例(17%~20%)的机体脂肪,中枢神经对体重下降极为敏感。

(3)药物:一般在停药后3~6个月月经恢复。

2.垂体性闭经

垂体器质性病变或功能失调可影响卵巢功能而引起闭经。

(1)垂体梗死:常见于产后出血使垂体缺血坏死,出现闭经、性欲减退、毛发脱落、第二性征衰退等希恩综合征。

(2)垂体肿瘤:可引起闭经溢乳综合征。

3.卵巢性闭经

因性激素水平低落,子宫内膜不发生周期性变化而导致闭经。

(1)卵巢功能早衰:40岁前绝经者称卵巢功能早衰,常伴有围绝经期综合征的表现。

(2)卵巢功能性肿瘤、卵巢切除或组织破坏。

(3)多囊卵巢综合征:表现为闭经、不孕、多毛、肥胖、双侧卵巢增大。

4.子宫性闭经

月经调节功能及第二性征发育正常,但子宫内膜受到破坏或对卵巢激素不能产生正常的反应而引起闭经。

(1)先天性子宫发育不良或子宫切除术后者。

(2)子宫内膜损伤:子宫腔放射治疗后、结核性子宫内膜炎、子宫腔粘连综合征,后者因人工流产刮宫过度,使子宫内膜损伤粘连而无月经产生。

5.其他内分泌功能异常

甲状腺功能减退或亢进、肾上腺皮质功能亢进、糖尿病等可引起闭经。

(二)身体状况

了解患者的闭经类型、时间及伴随症状。注意观察患者精神状态、智力发育、营养与健康状况;检查全身发育状况,测量身高、体重、四肢与躯干比例;第二性征如音调、毛发分布、乳房发育状况,挤压乳腺有无乳汁分泌;妇科检查生殖器官有无发育异常和肿瘤等。

(三)心理-社会状况

患者担心闭经对自己的健康、性生活及生育能力有影响,病程过长及治疗效果不佳会加重患者及其家属的心理压力,产生情绪低落、焦虑,反过来又加重闭经。

(四)辅助检查

1.子宫功能检查

(1)诊断性刮宫:适用于已婚妇女,必要时可在宫腔镜直视下检查。

(2)子宫输卵管碘油造影:了解子宫腔及输卵管情况。

(3)药物撤退试验:①孕激素试验可评估内源性雌激素水平;②雌、孕激素序贯疗法。

2.卵巢功能检查

通过B超检查、基础体温测定、宫颈黏液结晶检查、阴道脱落细胞检查、血清激素测定、诊断性刮宫,了解排卵情况及体内性激素水平。

3.垂体功能检查

如垂体兴奋试验等。

4.其他检查

B超检查、染色体检查及内分泌检查等。

(五)处理要点

(1)全身治疗积极治疗全身性疾病,增强体质,加强营养,保持正常体重。

(2)心理治疗精神因素所致闭经,应行心理疏导。

(3)病因治疗子宫腔粘连、先天畸形、卵巢及垂体肿瘤等采取相应手术治疗。

(4)性激素替代疗法　根据病变部位及病因,给予相应激素治疗,常用雌激素替代疗法,雌、孕激素序贯疗法和雌、孕激素合并疗法。

(5)诱发排卵常用氯米芬、HCG。

二、护理问题

(一)焦虑

焦虑与担心闭经对健康、性生活及生育的影响有关。

(二)功能障碍性悲哀

功能障碍性悲哀与长期闭经及治疗效果不佳,担心丧失女性形象有关。

三、护理措施

(一)一般护理

1.鼓励患者增加营养

营养不良引起的闭经者,应供给足够的营养。

2.保证睡眠

工作紧张引起的闭经者,鼓励患者加强锻炼,增强体质,注意劳逸结合。如为肥胖引起的闭经,指导患者进低热量饮食,但需要富有维生素和矿物质,嘱咐患者适当增加运动量。

(二)病情观察

(1)观察患者情绪变化,有无引起闭经的精神因素,如工作、家庭、生活等情况。

(2)对有人工流产、剖宫产史的闭经患者,应监测阴道流血情况及月经变化。

(3)注意患者体重增加或减少的数据和时间,与闭经前、后的关系。

(4)观察患者甲状腺有无肿大、有无糖尿病症状。

(三)用药护理

指导患者合理使用性激素,说明性激素的作用、不良反应、用药方法及注意事项。

(四)心理护理

讲解月经的生理知识,使患者了解闭经与女性特征、生育及健康的关系,减轻心理压力,避免闭经加重。对原发性闭经者,特别是生殖器官畸形者进行心理疏导,保持心情舒畅,正确对待疾病,提高对自我形象的认识。

(五)健康指导

(1)告知患者要耐心坚持规范治疗,在医师的指导下接受全身系统检查。

(2)短期治疗效果可能不明显,要有心理准备,不要放弃治疗,树立战胜疾病的信心。

(王建平)

第五节　经前期综合征

经前期综合征是指妇女在月经来潮前出现的一系列异常现象,如头痛、乳房胀痛、失眠、情绪不稳定、抑郁、焦虑、全身水肿等。严重时影响正常的生活和社会活动。

一、护理评估

(一)病史

经前期综合征常发生于 30～40 岁的妇女,年轻女性很少出现。症状在排卵后即开始,月经来潮前几天达高峰,经血出现后消失。

(二)身心状况

主要表现为紧张、烦躁易怒、抑郁、焦虑、失眠、注意力不集中、疲乏无力、头痛等。有些妇女出现手足及面部水肿、乳房胀痛,少数妇女因肠黏膜水肿而出现腹泻现象。

(三)检查

盆腔检查及实验室检查均属正常。

二、护理诊断

(一)焦虑

其与一系列精神症状及不被人理解有关。

(二)体液过多

其与水钠潴留有关。

三、护理目标

让患者正确认识经前期综合征,以减轻症状。

四、护理措施

(1)进行关于经前期综合征的有关知识的教育和指导,避免经前过度紧张,注意休息和充足的睡眠。

(2)帮助患者适当控制食盐和水的摄入。

(3)给患者服用适当的镇静剂如安定,也可服用谷维素来控制神经和精神症状,还可服用适当的利尿剂减轻水肿,以改善头痛等不适。

(4)遵医嘱用孕激素或雄激素拮抗雌激素与醛固酮的作用。

五、评价

(1)患者能够了解经前期综合征的相关知识。

(2)患者症状减轻,自我控制能力增强。

(王建平)

第六节　盆腔炎性疾病

盆腔炎性疾病(PID)是指女性上生殖道的一组炎性疾病,主要包括子宫内膜炎、输卵管炎、输卵管卵巢脓肿、盆腔腹膜炎。最常见的是输卵管炎及输卵管卵巢脓肿。

女性生殖系统具有比较完善的自然防御功能,当自然防御功能遭到破坏,或机体免疫力降低、内分泌发生变化或外源性病原体入侵而导致子宫内膜、输卵管、卵巢、盆腔腹膜、盆腔结缔组织发生炎症。感染严重时,可累及周围器官和组织,当病原体毒性强、数量多、患者抵抗力低时,常发生败血症及脓毒血症,若未得到及时治疗可能发生盆腔炎性疾病后遗症。

一、护理评估

(一)健康史

(1)了解既往疾病史、用药史、月经史及药物过敏史。

(2)了解流产、分娩的时间、经过及处理。

(3)了解本次患病的起病时间、症状、疼痛性质、部位、有无全身症状。

(二)生理状况

1.症状

(1)轻者无症状或症状轻微不易被发现,常表现为持续性下腹痛,活动或性交后加重;发热、阴道分泌物增多等。

(2)重者可表现为寒战、高热、头痛、食欲减退;月经期发病者可表现为经量增多、经期延长;腹膜炎者出现消化道症状,如恶心、呕吐、腹胀等;若脓肿形成,可有下腹包块及局部刺激症状。

2.体征

(1)急性面容、体温升高、心率加快。

(2)下腹部压痛、反跳痛及肌紧张。

(3)检查见阴道充血;大量脓性臭味分泌物从宫颈口外流;穹隆有明显触痛;宫颈充血、水肿、举痛明显;子宫体增大有压痛且活动受限;一侧或双侧附件增厚,有包块,压痛。

3.辅助检查

(1)实验室检查:宫颈黏液脓性分泌物,或阴道分泌物 0.9％氯化钠溶液湿片中见到大量白细胞;红细胞沉降率升高;血 C 反应蛋白升高;宫颈分泌物培养或革兰染色涂片淋病奈瑟菌阳性或沙眼衣原体阳性。

(2)阴道超声检查:显示输卵管增粗,输卵管积液,伴或不伴有盆腔积液、输卵管卵巢肿块。

(3)腹腔镜检查:输卵管表面明显充血;输卵管壁水肿;输卵管伞端或浆膜面有脓性渗透物。

(4)子宫内膜活组织检查证实子宫内膜炎。

(三)高危因素

1.年龄

盆腔炎性疾病高发年龄为 15～25 岁。

2.性活动及性卫生

初次性交年龄小、有多个性伴侣、性交过频及性伴侣有性传播疾病;有使用不洁的月经垫、经期性交等。

3.下生殖道感染

性传播疾病,如淋病奈瑟菌性宫颈炎、衣原体性宫颈炎及细菌性阴道病。

4.子宫腔内手术操作后感染

刮宫术、输卵管通液术、子宫输卵管造影术、宫腔镜检查、人工流产、放置宫内节育器等手术时,消毒不严格或术前适应证选择不当,导致感染。

5.邻近器官炎症直接蔓延

如阑尾炎、腹膜炎等蔓延至盆腔。

6.复发

盆腔炎性疾病再次发作。

(四)心理-社会因素

1.对健康问题的感受

是否存在因无明显症状或症状轻,而不重视致延误治疗。

2.对疾病的反应

是否由于慢性疾病过程长,患者思想压力大而产生焦虑、烦躁情绪;若病情严重,则担心预后,患者往往有恐惧、无助感。

3.家庭、社会及经济状况

是否存在因炎症反复发作,严重影响妇女生殖健康甚至导致不孕,且增加家庭与社会经济负担。

二、护理诊断

(一)疼痛

其与感染症状有关。

(二)体温过高

其与盆腔急性炎症有关。

(三)睡眠型态紊乱

其与疼痛或心理障碍有关。

(四)焦虑

其与病程长治疗效果不明显或不孕有关。

(五)知识缺乏

其与缺乏经期卫生知识有关。

三、护理措施

(一)症状护理

1.密切观察

分泌物增多,观察阴道分泌物颜色、性状、气味及量,选择合适的药液进行阴道冲洗。在不清楚阴道炎的种类时,不可滥用冲洗液,指导患者勤换会阴垫及内裤,保持外阴清洁干燥。

2.支持疗法

卧床休息,取半卧位,有利于脓液积聚于直肠子宫陷凹,使炎症局限;给高热量、高蛋白、高维生素饮食或半流质饮食,及时补充丢失的液体;对出现高热的患者,采取物理降温,出汗时及时更衣,保持身体清洁舒服;若患者腹胀严重,应行胃肠减压。

3.症状观察

密切监测生命体征,测体温、脉搏、呼吸、血压,每4小时1次;物理降温后30分钟测体温,以观察降温效果。若患者突然出现腹痛加剧,寒战、高热、恶心、呕吐、腹胀,应立即报告医师,同时做好剖腹探查的准备。

(二)用药护理

1.门诊治疗

指导患者遵医嘱用药,了解用药方案并告知注意事项。常用方案:头孢西丁钠2 g,单次肌内注射,同时口服丙磺舒1 g,然后改为多西环素100 mg,每天2次,连服14天,可同时加服甲硝唑400 mg,每天2~3次,连服14天;或选用其他第三代头孢菌素与多西环素、甲硝唑合用。

2.住院治疗

严格遵医嘱用药,了解用药方案并密切观察用药反应。

(1)头孢霉素类或头孢菌素类药物:头孢西丁钠2 g,静脉滴注,每6小时1次。头孢替坦二钠2 g,静脉滴注,每12小时1次。加多西环素100 mg,每12小时1次,静脉输注或口服。对不能耐受多西环素者,可用阿奇霉素替代,每次500 mg,每天1次,连用3天。对输卵管卵巢脓肿患者,可加用克林霉素或甲硝唑。

(2)克林霉素与氨基糖苷类药物联合方案:克林霉素900 mg,每8小时1次,静脉滴注;庆大霉素先给予负荷量(2 mg/kg),然后予维持量(1.5 mg/kg),每8小时1次,静脉滴注;临床症状、体征改善后继续静脉应用 24～48 小时,克林霉素改口服,每次 450 mg,1 天4 次,连用 14 天;或多西环素 100 mg,每 12 小时1 次,连续用药 14 天。

3.观察药物疗效

若用药后 48～72 小时,体温持续不降,患者症状加重,应及时报告医师处理。

4.中药治疗

主要为活血化瘀、清热解毒药物。可遵医嘱指导服中药或用中药外敷腹部,若需进行中药保留灌肠,按保留灌肠操作规程完成。

(三)手术护理

1.药物治疗无效

经药物治疗 48～72 小时,体温持续不降,患者中毒症状加重或包块增大者。

2.脓肿持续存在

经药物治疗病情好转,继续控制炎症数天(2～3 周),包块仍未消失但已局限化。

3.脓肿破裂

突然腹痛加剧,寒战、高热、恶心、呕吐、腹胀,检查腹部拒按或有中毒性休克表现。

(四)心理护理

(1)关心患者,倾听患者诉说,鼓励患者表达内心感受,通过与患者进行交流,建立良好的护患关系,尽可能满足患者的合理需求。

(2)加强疾病知识宣传,解除患者思想顾虑,增加其对治疗的信心。

(3)与家属沟通,指导家属关心患者,与患者及家属共同探讨适合个人的治疗方案,取得家人的理解和帮助,减轻患者心理压力。

四、健康指导

(一)讲解疾病知识

向患者讲解盆腔炎性疾病的疾病知识,告知及时就诊和规范治疗的重要性。

(二)个人卫生指导

保持会阴清洁做好经期、孕期及产褥期的卫生宣传。

(三)性生活指导及性伴侣治疗

注意性生活卫生,月经期禁止性交。

(四)饮食生活指导

给高热量、高蛋白、高维生素饮食,增加营养,积极锻炼身体,注意劳逸结合,不断提高机体抵抗力。

(五)随访指导

对于抗生素治疗的患者,应在 72 小时内随诊,明确有无体温下降、反跳痛减轻等临床症状改善。若无改善,需做进一步检查。对沙眼衣原体及淋病奈瑟菌感染者,可在治疗后 4～6 周复查病原体。

五、注意事项

(一)倾听患者主诉

应仔细倾听患者主诉,全面了解患者疾病史,认真阅读治疗方案,制订相应的护理计划,配合完成相应治疗和处理。

（二）预防宣传

（1）注意性生活卫生，减少性传播疾病。

（2）及时治疗下生殖道感染。

（3）进行公共卫生教育，提高公民对生殖道感染的认识，明白预防感染的重要性。

（4）严格掌握妇科手术指征，做好术前准备，严格无菌操作，预防感染。

（5）及时治疗盆腔炎性疾病，防止后遗症发生。

（王建平）

第七节　子宫内膜异位症

子宫内膜异位症是指具有生长功能的子宫内膜生长在子宫腔内壁以外引起的症状和体征。异位的子宫内膜绝大多数局限在盆腔内的生殖器官和邻近器官的腹膜面，故临床上称为盆腔子宫内膜异位症。当子宫内膜生长在子宫肌层内称子宫腺肌病，部分患者两者可合并存在。

子宫内膜异位症的发病率近年来明显增高，是目前常见的妇科病之一。多见于30～40岁的妇女。本病为良性病变，但有远距离转移和种植能力。初潮前无发病者，绝经后异位的子宫内膜组织可逐渐萎缩吸收，妊娠或使用性激素抑制卵巢功能可暂时阻止本病的发展，因此，子宫内膜的发病与卵巢的周期性变化有关。也发生周期性出血，引起周围组织纤维化、粘连，病变局部形成紫蓝色硬结或包块。卵巢的子宫内膜异位症最为常见，卵巢内的异位内膜因反复出血而形成多个囊肿，但以单个多见，故又称为卵巢子宫内膜异位囊肿。囊肿内含暗褐色黏稠的陈旧血，状似巧克力液体，故又称为卵巢巧克力囊肿。

一、护理评估

（一）病史

1.月经史

初潮年龄，月经周期、经期、经量是否正常，有无痛经或其他伴随症状。痛经的性质，是否为进行性加重。

2.婚育史

结婚年龄，婚次，夫妻性生活情况，有无经期性交，生育情况，足月产、早产、流产次数，现有子女数等。

3.既往病史

有无先天性生殖道畸形、子宫手术或经期盆腔检查等情况。

（二）身心状态

1.身体状态

（1）痛经：痛经是子宫内膜异位症的典型症状，其特点为继发性和进行性加重。疼痛多位于下腹部和腰骶部，可放射至阴道、会阴、肛门或大腿，常于月经来潮前1～2天开始，经期第一天最为剧烈，以后逐渐减轻，至月经干净时消失。

（2）月经失调：部分患者有经量增多和经期延长，少数出现经前期点滴出血。月经失调可能与卵巢无排卵、黄体功能不足等有关。

（3）性交痛：由于异位的内膜出现在子宫直肠陷凹或病变导致子宫后倾固定，性交时子宫颈受到碰撞及子宫收缩和向上提升，可引起疼痛。

（4）不孕：占40％左右，其不孕的原因可能与盆腔内器官和组织广泛粘连和输卵管的蠕动减弱，影响卵子的排出、摄取和受精卵的运行有关。

2.心理状态

由于疼痛、不孕造成患者顾虑重重，心理压力大，需要手术的患者会有紧张、恐惧等心理问题。

（三）诊断性检查

1.妇科检查

典型者子宫后倾固定，盆腔检查可扪及盆腔内有触痛性结节或子宫旁有不活动的囊性包块。

2.辅助检查

（1）B超检查：可确定卵巢子宫内膜异位囊肿的位置、大小和形状。

（2）腹腔镜检查：可发现盆腔内器官或子宫直肠陷凹、子宫骶骨韧带等处有紫蓝色结节。

二、护理诊断

（一）焦虑

其与不孕和需要手术有关。

（二）知识缺乏

其与缺乏自我照顾及与手术相关的知识有关。

（三）舒适改变

其与痛经及手术后伤口有关。

三、护理目标

（1）患者能正确认识疾病的性质及发生原因，解除紧张、恐惧的心理，坚定治疗信心。

（2）患者自觉疼痛症状缓解。

四、护理措施

（1）心理护理：许多年轻患者因顽固的痛经、不孕等情况而焦虑。护理人员应多关心和理解患者，说明该病只要坚持用药或采取必要的手术便可改善症状，鼓励患者树立信心，积极配合治疗，对尚未生育的患者应给予指导和帮助，促使其尽早受孕。

（2）做好卫生宣传教育工作，防止经血逆流，如有先天性生殖道畸形或后天性炎性阴道狭窄、宫颈粘连等应及时手术。凡进入宫腔内的经腹手术，应保护腹壁切口和子宫切口，防止子宫内膜种植到腹壁切口或子宫切口。经期应避免盆腔检查和性交。

（3）使用激素治疗患者，应介绍服药的注意事项及用后可能出现的反应（恶心、食欲缺乏、闭经、乏力或体重增加等），使其解除思想顾虑，提高治疗效果。

（4）用药期间注意有无卵巢子宫内膜异位囊肿破裂的征象，如出现急性腹痛应及时通知医师，并做好剖腹探查的各项准备。

(5)对需要手术者应按腹部手术做好术前准备和术后护理。

(6)出院健康教育,加强患者对病程及治疗的认识,指导伤口处理和康复教育,术后 6 周避免盆浴和性生活,6 周后来院复查。

五、评价

(1)患者无焦虑的表现并对治疗充满信心。

(2)患者能按时服药并了解药物的反应。

(3)自觉症状缓解和消失。

（王建平）

第八节 子宫腺肌病

子宫腺肌病是指当子宫内膜腺体和间质侵入子宫肌层时,形成弥漫或局限性的病变,是妇科常见病。多发生于 30~50 岁经产妇;约 15%患者同时合并子宫内膜异位症;约 50%患者合并子宫肌瘤;临床病理切片检查,发现 10%~47%子宫肌层中有子宫内膜组织,但 35%无临床症状。

多次妊娠及分娩、人工流产、慢性子宫内膜炎等造成子宫内膜基底层损伤,子宫内膜自基底层侵入子宫肌层内生长,可能是主要原因。此外,由于内膜基底层缺乏黏膜下层的保护,在解剖机构上子宫内膜易于侵入肌层。腺肌病常合并子宫肌瘤和子宫内膜增生,提示高水平雌孕激素刺激,也可能是促进内膜向肌层生长的原因之一。

应视患者症状、年龄、生育要求而定。药物治疗,适用于症状较轻,有生育要求和接近绝经期的患者;年轻或希望生育的子宫腺肌瘤患者,可试行病灶挖除术;症状严重、无生育要求或药物治疗无效者,应行全子宫切除术。

一、护理评估

(一)健康史

了解患者年龄、婚姻、月经史、婚育史、生育史、出现典型症状的情况及对患者身心的影响,了解患者既往患病史。子宫腺肌病多发生于生育年龄的经产妇,常合并内异症和子宫肌瘤,有多次妊娠及分娩或过度刮宫史。生殖道阻塞,如单角子宫、宫颈阴道不通畅患者等常同时合并腺肌病。

(二)生理状况

1.症状

询问患者是否有经量过多、经期延长和逐渐加重的进行性痛经。

2.体征

妇科检查时子宫均匀性增大或局限性隆起、质硬且有压痛。

3.辅助检查

阴道 B 超提示子宫增大,肌层中不规则回声增强;盆腔 MRI 可协助诊断;宫腔镜下取子宫肌肉活检,可确诊。

（三）高危因素

1.年龄

40 岁以上的经产妇。

2.子宫损伤

多次妊娠、人工流产、慢性子宫内膜炎等造成子宫内膜基底层损伤。

3.先天不足

生殖道阻塞,如单角子宫、宫颈阴道不通、有子宫无阴道的先天畸形等。

4.卵巢功能失调

高水平雌孕激素刺激者,如子宫肌瘤、子宫内膜增生患者。

（四）心理-社会因素

了解患者对疾病的认知,是否存在焦虑、恐惧等表现;了解患者家庭关系,是否因不孕或继发不孕影响夫妻、家庭关系;了解患者的经济水平等。

二、护理诊断

（一）焦虑

其与月经改变和痛经有关。

（二）知识缺乏

其与缺乏自我照顾及与手术相关的知识有关。

（三）舒适改变

其与痛经有关。

三、护理目标

(1)患者能正确认识疾病的性质及发生原因,解除紧张、恐惧的心理,坚定治疗信心。

(2)患者自觉疼痛症状缓解。

四、护理措施

（一）症状护理

1.月经改变

经量增多者,指导患者使用透气棉质卫生巾,保留卫生巾称重,以评估月经量;经期延长者,早晚用温开水清洗外阴各 1 次,以防逆行感染。若合并贫血,需指导患者遵医嘱服用药物,观察贫血的改善情况。

2.痛经

询问患者疼痛部位、性质、疼痛开始时间及持续时间。疼痛轻者,指导患者腹部热敷、卧床休息;疼痛重者,遵医嘱给予前列腺素合成酶抑制剂。

（二）用药护理

1.口服避孕药

其适用于轻度内异症患者,常用低剂量高效孕激素和炔雌醇复合制剂,用法为每天 1 片,连续用 6～9 个月,护士需观察药物疗效,观察有无恶心、呕吐等不良反应。

2.促性腺激素释放激素激动剂

常用药物:亮丙瑞林 3.75 mg,月经第 1 天皮下注射后,每隔28 天注射 1 次,共 3～6 次。需观察有无潮热、阴道干燥、性欲减退和骨质丢失等不良反应,停药后可消失。连续用药 3 个月以上者,需添加小剂量雌激素和孕激素,以防止骨质丢失。

3.左炔诺孕酮宫内节育器(LNG-ZUS)

治疗初期部分患者会出现淋漓出血、下移甚至脱落等,需加强随访。

(三)手术护理

1.保守手术

如小病灶挖除术或子宫肌壁楔形切除术,可明显减轻症状并增加妊娠概率。指导其术后 6 个月受孕。

2.子宫切除术

年轻或未绝经的患者可保留卵巢;绝经后或合并严重子宫内膜异位症者,可行双卵巢切除术。

(四)心理护理

(1)痛经、月经改变及贫血者影响生活质量,患者焦虑烦躁,向患者说明月经时轻度疼痛不适是生理反应,给予舒缓的音乐、舒适的环境,保证足够的休息和睡眠,患者及家属、护士共同制订规律而适度的锻炼计划,家属督促患者适度锻炼,可缓解患者的心理压力。

(2)手术患者担心预后和性生活,说明子宫切除术后症状可基本消失,生活质量会得到改善。此外,子宫是月经来潮和孕育胎儿的器官,切除子宫不会男性化,增加对治疗的信心。

(五)健康指导

(1)指导患者随访:手术患者出院后 3 个月到门诊复查,了解术后康复情况。

(2)保守手术和子宫切除患者,术后休息 1～3 个月,3 个月之内避免性生活及阴道冲洗,避免提举重物,防止正在愈合的腹部肌肉用力,并应逐渐加强腹部肌肉的力量。未经医护人员许可避免从事可增加盆腔充血的活动,如跳舞、久站等。

(3)有生殖道阻塞疾病时,嘱患者积极治疗,实施整形手术。

(4)对实施保守手术治疗的患者,指导其术后 6 个月受孕。

(5)注意高危因素与妇科疾病的相关性,定期做好妇科病普查。

五、评估

(1)医务人员避免过度刮宫,减少内膜碎片进入肌层的机会。

(2)药物治疗过程中如出现严重的绝经期症状,可酌情反向添加治疗提高雌激素水平,降低相关血管症状和骨质疏松的发生,也可提高患者的顺应性。

(王建平)

第九节　子宫脱垂

子宫脱垂是指子宫从正常位置沿阴道下降,子宫颈外口达到坐骨棘水平以下,甚至子宫部分或全部脱出阴道口外,常伴有阴道前后壁膨出。

一、护理评估

(一)健康史

1.病因与发病机制

(1)分娩损伤:分娩损伤是最主要的原因。在分娩过程中,产妇过早屏气,第二产程延长或经阴道手术助产,盆底肌肉、筋膜及子宫韧带过度伸展,甚至撕裂,分娩后未及时修补或修补不佳。产褥期产妇过早体力劳动,过高的腹压会压迫子宫向下移位发生脱垂。

(2)长期腹压增加:如长期慢性咳嗽、习惯性便秘、久站、久蹲等使腹内压增高,迫使子宫向下移位,导致脱出,产褥期腹压增加更容易导致子宫脱垂。

(3)盆底组织发育不良或退行性变:子宫脱垂偶见于未产妇女,主要为先天性盆底组织发育不良所致。老年妇女盆底组织萎缩退化或支持组织削弱,也可发生子宫脱垂。

2.病史评估

了解患者分娩史,评估其有无第二产程延长、阴道助产等难产史,产后恢复情况;了解患者有无慢性病病史,如长期慢性咳嗽等;是否存在先天性盆底组织发育不良。

(二)身心状况

1.症状

子宫脱垂轻度时(Ⅰ度)可无自觉症状,加重后(Ⅱ、Ⅲ度)出现以下症状。

(1)下坠感及腰背酸痛:常在久站、走路与重体力劳动时加重,卧床休息后症状减轻。

(2)肿物自阴道脱出:走路、蹲或排便等腹压增加时,阴道口有一肿物脱出。轻者平卧休息后可自行恢复,重者不能自行恢复,需用手还纳,甚至用手也难以还纳,行走不便。

(3)阴道分泌物增多:脱出的子宫及阴道壁由于反复摩擦而发生感染,有脓血性分泌物渗出。

(4)大小便异常:由于膀胱、尿道膨出,患者常伴有尿频、尿急甚至尿潴留或压力性尿失禁。直肠膨出的患者可伴有便秘和排便困难等。

2.体征

患者取膀胱截石位,根据患者向下用力屏气时子宫下降的程度,将子宫脱垂分为三度。

(1)Ⅰ度:轻型为子宫颈外口距处女膜处小于4 cm,但未达处女膜缘;重型为宫颈外口已达处女膜缘,检查时在阴道口可见子宫颈。

(2)Ⅱ度:轻型为宫颈已脱出阴道口,但宫体仍在阴道内;重型为宫颈或部分宫体脱出阴道口外。

(3)Ⅲ度:子宫颈及宫体全部脱出至阴道口外。脱出的子宫及阴道壁由于长期暴露摩擦,导致宫颈及阴道壁可见溃疡,有少量阴道出血或脓性分泌物。

3.心理-社会状况

由于长期的子宫脱垂使患者行动不便,不能从事体力劳动,使工作和生活受到影响,患者感到烦恼、痛苦;严重会影响性生活,患者常出现烦躁、焦虑、情绪低落等。

二、辅助检查

注意检查血象,注意张力性尿失禁及妇科检查情况。

三、护理诊断及合作性问题

(1)焦虑:与长期的子宫脱出影响日常生活和工作有关。

(2)舒适的改变:与子宫脱出影响行动有关。

(3)组织完整性受损:与外露子宫、阴道前后壁长期摩擦有关。

四、护理目标

(1)患者情绪稳定,能配合治疗、护理活动。

(2)患者病情缓解,舒适感增加。

(3)患者组织完整,无受损。

五、护理措施

(一)一般护理

(1)指导患者保持外阴干燥、清洁,每天用流水冲洗外阴,禁止使用刺激性强的药液。有溃疡者每天用0.02%高锰酸钾液坐浴1~2次,每次20~30分钟,勤换内衣裤。

(2)有肿块脱出者及早就医,以便及时回纳脱出物并教会患者正确的回纳手法,病情重不能回纳者,应卧床休息,减少下地活动次数和时间。

(3)教给患者做盆底肌肉锻炼,如做提肛运动;指导患者避免增加腹压的因素,如咳嗽、久站及久蹲等;保持大便通畅,每天进食蔬菜应保持500 g。

(4)每天为患者提供酸性果汁,可保持尿液呈酸性,不利于细菌生长;指导患者练习卧床排尿;若有肿块脱出影响排尿,指导患者排尿前先将脱出物还纳;尿潴留留置尿管者,应间歇放尿以训练膀胱功能。排尿功能恢复正常后,鼓励患者每天饮水2 000 mL以上。

(5)嘱患者加强营养,进食高蛋白、高维生素食物,增强体质。

(二)心理护理

帮助患者树立战胜疾病的信心,耐心讲解子宫脱垂的知识和预后,鼓励病友间交流沟通,促进积极因素。

(三)病情监护

观察患者有无外阴异物感,子宫脱垂的程度;注意阴道分泌物的颜色、气味、性状。

(四)治疗护理

1.治疗原则

治疗以安全、简单、有效为原则。

(1)非手术治疗:用于Ⅰ度轻型子宫脱垂,年老不能耐受手术或需要生育者。①支持疗法:注意休息,增加营养,保持大便通畅,避免重体力劳动,治疗增加腹压的疾病,加强盆底肌的锻炼。②子宫托:子宫托是一种支持子宫和阴道壁使其维持在阴道内不脱出的工具,适用于各度子宫脱垂及阴道前后壁膨出的患者。重度子宫脱垂伴盆底肌明显萎缩及宫颈或阴道壁有炎症或有溃疡者均不宜使用,经期和妊娠期停用。

(2)手术治疗:适用于非手术治疗无效或Ⅱ度、Ⅲ度子宫脱垂者。手术方式主要包括:阴道前后壁修补术;阴道前后壁修补加主韧带缩短及宫颈部分切除术,也叫曼彻斯特(Manchester)手术;经阴道子宫全切除及阴道前后壁修补术;阴道纵隔成形术等。

2.治疗配合及特殊专科护理

（1）支持治疗的护理：教会患者做盆底肌肉锻炼增强盆底肌肉张力。做缩肛运动，用力收缩 3～10 秒，放松 5～10 秒，每次连续 5～10 分钟，每天 3～4 次，持续 3 个月。

（2）教会患者使用子宫托（图 6-1）。①放托：患者排空直肠、膀胱，洗净双手，取半卧位或蹲位，双腿分开，一手持子宫托盘呈倾斜位进入阴道内，将托柄向内、向上旋转，直至托盘达子宫颈，向下屏气，使托盘吸附于宫颈，托柄弯曲度朝前，对正耻骨弓后面。②取托：手指捏住托柄轻轻摇晃，待负压消失后向后外方牵拉取出。③注意事项：放置子宫托之前阴道应有一定水平的雌激素作用，绝经后的妇女可用阴道雌激素霜剂，4～6 周后再使用子宫托；经期和妊娠期停用；选择大小合适的子宫托，以放置后不脱出又无不适为宜；每晚取出洗净，次晨放入，切忌久置不取，以免过久压迫导致生殖道糜烂、溃疡甚至瘘；放托后，分别于第 1、3、6 个月时到医院检查 1 次，以后每 3～6 个月到医院复查。

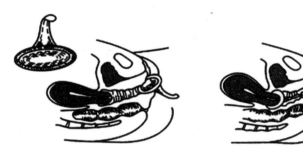

图 6-1　喇叭形子宫托及放置

（3）做好术前、术后护理。术前护理同外阴、阴道手术护理。术后除按外阴、阴道手术患者的护理外，应卧床休息 7～10 天，留尿管 10～14 天。避免增加腹压，坚持肛提肌锻炼。

六、健康指导

休息 3 个月，3 个月内禁止性生活、盆浴，半年内避免重体力劳动；术后 2 个月、3 个月分别门诊复查；宣传产后护理保健知识，进行产后体操锻炼和盆底肌锻炼，增强体质；积极治疗便秘、慢性咳嗽等长期性疾病；实行计划生育。

七、护理评价

评价护理目标是否达到，护理措施的实施情况，健康指导是否落实到位，有无新的护理问题出现。

（王建平）

第十节　子宫肌瘤

子宫肌瘤是女性生殖器官中最常见的一种良性肿瘤。主要由子宫平滑肌组织增生而成，其间还有少量的纤维结缔组织。多见于 30～50 岁女性。由于肌瘤生长速度慢，对机体影响不大。

所以,子宫肌瘤的临床报道发病率远比真实的要低。

一、病因

确切病因仍不清楚。好发于生育年龄女性,而且绝经后肌瘤停止生长,甚至萎缩、消失,发生子宫肌瘤的女性常伴发子宫内膜的增生。所以,绝大多数的人认为子宫肌瘤的发生与女性激素有关,特别是雌激素。雌激素可以使子宫内膜增生,使子宫肌纤维增生肥大,肌层变厚,子宫增大,而且肌瘤组织经过检验,其中雌激素受体和雌二醇的含量比正常子宫肌组织高。所以,目前认为子宫肌瘤与长期和大量的雌激素刺激有关。

二、病理

(一)巨检

肌瘤为实质性球形结节,表面光滑,与周围肌组织有明显界限。外无包膜,但是肌瘤周围的肌层受压可形成假包膜。肌瘤切开后,切面呈漩涡状结构,颜色和质地与肌瘤成分有关,若含平滑肌较多,则肌瘤质地较软,颜色略红;若纤维结缔组织多,则质地较硬、颜色发白。

(二)镜检

肌瘤由皱纹状排列的平滑肌纤维相互交叉组成,切面呈漩涡状,其间掺有不等量的纤维结缔组织。细胞大小均匀,呈卵圆形或杆状,核染色质较深。

三、分类

(一)按肌瘤生长部位分类

子宫体肌瘤(90%)与子宫颈肌瘤(10%)。

(二)按肌瘤生长方向与子宫肌壁的关系分类

1.肌壁间肌瘤

肌壁间肌瘤最多见,占总数的60%~70%。肌瘤全部位于肌层内,四周均被肌层包围。

2.浆膜下肌瘤

浆膜下肌瘤占总数的20%。肌瘤向子宫浆膜面生长,突起于子宫表面,外面仅有一层浆膜包裹。这种肌瘤还可以继续向浆膜面生长,仅留一细蒂与子宫相连,成为带蒂的浆膜下肌瘤,活动度大。蒂内有供应肌瘤生长的血管,若因供血不足,肌瘤易变性、坏死;若发生蒂扭转,可出现急腹痛。若因扭转而造成断裂,肌瘤脱落至腹腔或盆腔,可形成游离性肌瘤。有些浆膜下肌瘤生长在宫体侧壁,突入阔韧带,形成阔韧带肌瘤。

3.黏膜下肌瘤

黏膜下肌瘤占总数的10%~15%。肌瘤向宫腔内生长,并突出于宫腔,仅由黏膜层覆盖,称黏膜下肌瘤。黏膜下肌瘤使宫腔变形、增大,易形成蒂。在宫腔内就好像长了异物一样,可刺激子宫收缩,在宫缩的作用下,黏膜下肌瘤可被挤压出宫颈口外,或堵于宫颈口处,或脱垂于阴道。

各种类型的肌瘤可发生在同一子宫,称为多发性子宫肌瘤(图6-2)。

四、临床表现

(一)症状

多数患者无明显症状,只是偶尔在进行盆腔检查时发现。肌瘤临床表现的出现与肌瘤的部位、生长速度及是否发生变性有关。而与其数量及大小关系不大。

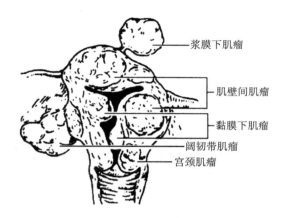

浆膜下肌瘤

肌壁间肌瘤

黏膜下肌瘤

阔韧带肌瘤

宫颈肌瘤

图 6-2 各型子宫肌瘤示意图

1.月经改变

月经改变为最常见的症状。主要表现为月经周期缩短,经期延长,经量过多,不规则阴道出血。其中以黏膜下肌瘤最常见。其次是肌壁间肌瘤。浆膜下肌瘤及小的肌壁间肌瘤对月经影响不明显。若肌瘤发生坏死、溃疡、感染,则可出现持续或不规则阴道流血或脓血性白带。

2.腹部包块

腹部包块常为患者就诊的主诉。当肌瘤增大超过妊娠 3 个月子宫大小时,可在下腹部扪及肿块,质硬,无压痛,清晨膀胱充盈将子宫推向上方时更加清楚。

3.白带增多

子宫肌瘤使宫腔面积增大,内膜腺体分泌增多,加之盆腔充血,所以患者白带增多。若为黏膜下肌瘤脱垂于阴道,则表面易感染、坏死,产生大量脓血性排液及腐肉样组织排出,伴臭味。

4.腰酸、腹痛、下腹坠胀

患者常有腰酸或下腹坠胀,经期加重症状。通常无腹痛,只是在发生一些意外情况时才会出现:如浆膜下肌瘤蒂扭转时,可出现急性腹痛;妊娠期肌瘤发生红色变性时,可出现腹痛剧烈伴发热、恶心,黏膜下肌瘤被挤出宫腔时,可因宫缩引起痉挛性疼痛。

5.压迫症状

大的子宫肌瘤使子宫体积增大,可对周围的组织器官产生一定的压迫症状。如前壁肌瘤压迫膀胱可出现尿频、尿急;宫颈肌瘤可引起排尿困难、尿潴留,后壁肌瘤可压迫直肠引起便秘、里急后重;较大的阔韧带肌瘤压迫输尿管可致肾盂积水。

6.不孕或流产

肌瘤压迫输卵管使其扭曲管腔不通,或使宫腔变形,影响受精或受精卵着床,导致不孕、流产。

7.继发性贫血

长期月经过多、不规则出血,部分患者可出现继发性贫血,严重时全身乏力、面色苍白、气短、心悸。

(二)体征

肌瘤较大时,可在腹部触及质硬。表面不规则,结节状物质。妇科检查时,肌壁间肌瘤子宫增大,表面不规则,有单个或多个结节状突起。浆膜下肌瘤外面仅包裹一层浆膜,所以质地坚硬,呈球形块状物,与子宫有细蒂相连,可活动;黏膜下肌瘤突出于宫腔,像孕卵一样,所以整个子宫均匀增大,有时宫口扩张,肌瘤位于宫口内或脱出于阴道,呈红色、实质、表面光滑,若感染则表面有渗出液覆盖或溃疡形成,排液有臭味。

五、治疗原则

根据患者的年龄、症状、有无生育要求及肌瘤的大小等情况综合考虑。

(一)随访观察

若肌瘤小(子宫<孕 2 月):且无症状,通常不需治疗,尤其近绝经年龄患者,雌激素水平低落,肌瘤可自然萎缩或消失,每 3~6 个月随访 1 次;随访期间若发现肌瘤增大或症状明显时,再考虑进一步治疗。

(二)药物治疗(保守治疗)

肌瘤在 2 个月妊娠子宫大小以内,症状不明显或较轻,近绝经年龄及全身情况不能手术者,均可给予药物对症治疗。

1.雄性激素

雄性激素常用药物有丙酸睾酮。可对抗雌激素,使子宫内膜萎缩,直接作用于平滑肌,使其收缩而减少出血,并使近绝经期的患者提早绝经。

2.促性腺激素释放激素类似物(GnRH-a)

促性腺激素释放激素类似物(GnRH-a)常用药物有亮丙瑞林或戈舍瑞林。可抑制垂体及卵巢的功能,降低雌激素水平,使肌瘤缩小或消失。适用于肌瘤较小、经量增多或周期缩短、围绝经期患者。不宜长期使用,以免因雌激素缺乏导致骨质疏松。

3.其他药物

常用药物有米非司酮。作为术前用药或提前绝经使用。但不宜长期使,以防其拮抗糖皮质激素的不良反应。

(三)手术治疗

手术治疗为子宫肌瘤的主要治疗方法。若肌瘤≥2.5 个月妊娠子宫大小或症状明显出现贫血者,应手术治疗。

1.肌瘤切除术

肌瘤切除术适用于年轻要求保留生育功能的患者,可经腹或腹腔镜切除肌瘤,突出宫内或脱出于阴道内的带蒂的黏膜下肌瘤也可经阴道或经宫腔镜下摘除。

2.子宫切除术

肌瘤较大,多发,症状明显,年龄较大,无生育要求或已有恶变者可行子宫全切。50 岁以下,卵巢外观正常者,可保留卵巢。

六、护理评估

(一)健康史

了解患者一般情况,评估月经史、婚育史,是否有不孕、流产史;询问有无长期使用雌激素类药物。如果接受过治疗,还应了解治疗的方法及所用药物的名称、剂量、用法及用药后的反应等。

(二)身体状况

1.症状

了解有无月经异常、腹部肿块、白带增多或贫血、腹痛等临床表现,了解出现症状的时间及具体表现。

2.体征

了解妇科检查结果,子宫是否均匀或不规则增大、变硬,阴道有无子宫肌瘤脱出等情况。了解 B 超检查所示结果中肌瘤的大小、个数及部位等。

(三)心理社会状况

患者及家属对子宫肌瘤缺乏认识,担心肿瘤为恶性,对治疗方案的选择犹豫不决,对需要手术治疗而焦虑不安,担心手术切除子宫可能会影响其女性特征,影响夫妻生活。

七、护理诊断

(1)营养失调:低于机体需要量:与月经改变、长期出血导致贫血有关。
(2)知识缺乏:缺乏子宫肌瘤疾病发生、发展、治疗及护理知识。
(3)焦虑:与月经异常,影响正常生活有关。
(4)自我形象紊乱:与手术切除子宫有关。

八、护理目标

(1)患者获得子宫肌瘤及其健康保健知识。
(2)患者贫血得到纠正,营养状况改善。
(3)患者出院时,不适症状缓解。

九、护理措施

(一)心理护理

评估患者对疾病的认知程度,尊重患者,耐心解答患者提出的问题,告知患者和家属子宫肌瘤是妇科最常见的良性肿瘤,手术或药物治疗都不会影响今后日常生活和工作,让患者消除顾虑,纠正错误认识,配合治疗。

(二)缓解症状

对出血多需住院的患者,护士应严密观察并记录其生命体征变化情况,协助医师完成血常规及凝血功能检查、备血、核对血型、交叉配血等。注意收集会阴垫,评估出血量。按医嘱给予止血药和子宫收缩剂,必要时输血、补液、抗感染或刮宫止血。巨大子宫肌瘤者常出现局部压迫症状,如排尿不畅者应予以导尿;便秘者可用缓泻剂缓解不适症状。带蒂的浆膜下肌瘤发生扭转或肌瘤红色变性时应评估腹痛的程度、部位、性质,有无恶心、呕吐、体温升高征象。需剖腹探查时,护士应迅速做好急诊手术前准备和术中术后护理。保持患者的外阴清洁干燥,如黏膜下肌瘤脱出宫颈口者,应保持其局部清洁,预防感染,为经阴道摘取肌瘤者做好术前准备。

(三)手术护理

经腹或腹腔镜下行肌瘤切除或子宫切除术的患者按腹部手术患者的一般护理,并要特别注意观察术后阴道流血情况。经阴道黏膜下肌瘤摘除术常在蒂部留置止血钳 24～48 小时,取出止血钳后需继续观察阴道流血情况,按阴道手术患者进行护理。

(四)健康教育

1.保守治疗的患者

需定期随访,护士要告知患者随访的目的、意义和随访时间。应 3～6 个月定期复查,期间监测肌瘤生长状况、了解患者症状的变化,如有异常及时和医师联系,修正治疗方案。对应用激素治疗的患者,护士要向患者讲解用药的相关知识,使患者了解药物的治疗作用、使用剂量、服用时间、方法、不良反应及应对措施,避免擅自停药和服药过量引起撤退性出血和男性化。

2.手术后的患者

出院后 1 个月门诊复查,了解患者术后康复情况,并给予术后性生活、自我保健、日常工作恢复等健康指导。任何时候出现不适或异常症状,需及时随诊。

十、结果评价

(1)患者能叙述子宫肌瘤保守治疗的注意事项或术后自我护理措施。

(2)患者面色红润,无疲倦感。

(3)患者出院时,能列举康复期随访时间及注意问题。

（王建平）

第七章 产科护理

第一节 自然流产

流产是指妊娠不足 28 周、胎儿体重不足 1 000 g 而终止者。流产发生于妊娠 12 周前者称早期流产,发生在妊娠 12 周至不足 28 周者称晚期流产。流产又分为自然流产和人工流产,本节内容仅限于自然流产。自然流产的发生率占全部妊娠的 15% 左右,多数为早期流产,是育龄妇女的常见病,严重影响了妇女生殖健康。

一、病因和发病机制

导致自然流产的原因很多,可分为胚胎因素和母体因素。早期流产常见的原因是胚胎染色体异常、孕妇内分泌异常、生殖器官畸形、生殖道感染、血栓前状态和免疫因素异常等;晚期流产多由宫颈功能不全等因素引起。

(一)胚胎因素

胚胎染色体异常是自然流产最常见的原因。据文献报道,46%~54% 的自然流产与胚胎染色体异常有关。流产发生越早,胚胎染色体异常的频率越高,早期流产中染色体异常的发生率为 53%,晚期流产为 36%。

胚胎染色体异常包括数量异常和结构异常。在数量异常中第一位的是染色三体,占 52%,除 1 号染色三体未见报道外,各种染色三体均有发现,其中以 13、16、18、21 及 22 号染色体最常见,18-三体约占 1/3;第二位的是 45,X 单体,约占 19%;其他依次为三倍体占 16%,四倍体占 5.6%。染色体结构异常主要是染色体易位,占 3.8%,嵌合体占 1.5%,染色体倒置、缺失和重叠也见有报道。

多数三体胚胎是以流产或死胎告终,但也有少数能成活,如 21-三体、13-三体和 18-三体等。单体是减数分裂不分离所致,以 X 单体最为多见,少数胚胎如能存活,足月分娩后即形成特纳综合征。三倍体常与胎盘的水泡样变性共存,不完全水泡状胎块的胎儿可发育成三倍体或第 16 号染色体的三体,流产较早,少数存活,继续发育后伴有多发畸形,未见活婴。四倍体活婴极少,绝大多数极早期流产。在染色体结构异常方面,不平衡易位可导致部分三体或单体,易发生流产或死胎。总之,染色体异常的胚胎多数结局为流产,极少数可能继续发育成胎儿,但出生后也会发生某些功能异常或合并畸形。若已流产,妊娠产物有时仅为一空孕囊或已退化的胚胎。

(二)母体因素

1.夫妇染色体异常

习惯性流产与夫妇染色体异常有关,习惯性流产者夫妇染色体异常发生频率为3.2%,其中多见的是染色体相互易位,占2%,罗伯逊易位占0.6%。着床前配子在女性生殖道时间过长,配子发生老化,流产的机会也会增加。在促排卵及体外受精等辅助生殖技术中,是否存在配子老化问题目前尚不清楚。

2.内分泌因素

(1)黄体功能不良(luteal phase defect,LPD):黄体中期黄体酮峰值低于正常标准值,或子宫内膜活检与月经时间同步差2天以上即可诊断为LPD。高浓度黄体酮可阻止子宫收缩,使妊娠子宫保持相对静止状态;黄体酮分泌不足,可引起妊娠蜕膜反应不良,影响受精卵着床和发育,导致流产。孕期黄体酮的来源有两条途径:一是由卵巢黄体产生,二是胎盘滋养细胞分泌。孕6~8周后卵巢黄体产生黄体酮逐渐减少,之后由胎盘产生黄体酮替代,如果两者衔接失调则易发生流产。在习惯性流产中有23%~60%的病例存在黄体功能不全。

(2)多囊卵巢综合征(polycystic ovarian syndrome,PCOS):有人发现,在习惯性流产中多囊卵巢的发生率可高达58%,而且其中56%的患者LH呈高分泌状态。现认为,PCOS患者高浓度的LH可能导致卵细胞第二次减数分裂过早完成,从而影响受精和着床过程。

(3)高泌乳素血症:高水平的泌乳素可直接抑制黄体颗粒细胞增生及其分泌功能。高泌乳素血症的临床主要表现为闭经和泌乳,当泌乳素水平高于正常值时,则可表现为黄体功能不全。

(4)糖尿病:血糖控制不良者流产发生率可高达15%~30%,妊娠早期高血糖还可能造成胚胎畸形的危险因素。

(5)甲状腺功能:目前认为甲状腺功能减退或亢进与流产有着密切的关系,妊娠前期和早孕期进行合理的药物治疗,可明显降低流产的发生率。有学者报道,甲状腺自身抗体阳性者流产发生率显著升高。

3.生殖器官解剖因素

(1)子宫畸形:米勒管先天性发育异常导致子宫畸形,如单角子宫、双角子宫、双子宫、子宫纵隔等。子宫畸形可影响子宫血供和宫腔内环境造成流产。母体在孕早期使用或接触己烯雌酚可影响女胎子宫发育。

(2)Asherman综合征:由宫腔创伤(如刮宫过深)、感染或胎盘残留等引起宫腔粘连和纤维化。宫腔镜下行子宫内膜切除或黏膜下肌瘤切除手术也可造成宫腔粘连。子宫内膜受损伤可影响胚胎种植,导致流产发生。

(3)宫颈功能不全:是导致中晚期流产的主要原因。宫颈功能不全在解剖上表现为宫颈管过短或宫颈内口松弛。由于存在解剖上的缺陷,随着妊娠的进程子宫增大,宫腔压力升高,多数患者在中、晚期妊娠出现无痛性的宫颈管消退、宫口扩张、羊膜囊突出和胎膜破裂,最终发生流产。宫颈功能不全主要由于宫颈局部创伤(分娩、手术助产、刮宫、宫颈锥形切除和Manchester手术等)引起,先天性宫颈发育异常较少见;另外,胚胎时期接触己烯雌酚也可引起宫颈发育异常。

(4)其他:子宫肿瘤可影响子宫内环境,导致流产。

4.生殖道感染

有一些生殖道慢性感染被认为是早期流产的原因之一。能引起反复流产的病原体往往是持续存在于生殖道而母体很少产生症状,而且此病原体能直接或间接导致胚胎死亡。生殖道逆行感染一般发生在妊娠 12 周以前,过此时期,胎盘与蜕膜融合,构成机械屏障,而且随着妊娠进程,羊水抗感染力也逐步增强,感染的机会减少。

(1)细菌感染:布鲁菌属和弧菌属感染可导致动物(牛、猪、羊等)流产,但在人类还不肯定。

(2)沙眼衣原体:文献报道,妊娠期沙眼衣原体感染率为 3%～30%,但是否直接导致流产尚无定论。

(3)支原体:流产患者宫颈及流产物中支原体的阳性率均较高,血清学上也支持人支原体和解脲支原体与流产有关。

(4)弓形虫:弓形虫感染引起的流产是散发的,与习惯性流产的关系尚未完全证明。

(5)病毒感染:巨细胞病毒经胎盘可累及胎儿,引起心血管系统和神经系统畸形,致死或流产。妊娠前半期单纯疱疹感染流产发生率可高达 70%,即使不发生流产,也易累及胎儿、新生儿。妊娠初期风疹病毒感染者流产的发生率较高。人免疫缺陷病毒感染与流产密切相关,Temmerman 等报道,HIV-1 抗体阳性是流产的独立相关因素。

5.血栓前状态

系凝血因子浓度升高,或凝血抑制物浓度降低而产生的血液易凝状态,尚未达到生成血栓的程度,或者形成的少量血栓正处于溶解状态。

血栓前状态与习惯性流产的发生有一定的关系,临床上包括先天性和获得性血栓前状态,前者是由于凝血和纤溶有关的基因突变造成,如凝血因子 V 突变、凝血酶原基因突变、蛋白 C 缺陷症和蛋白 S 缺陷症等;后者主要是抗磷脂抗体综合征、获得性高半胱氨酸血症及机体存在各种引起血液高凝状态的疾病等。

各种先天性血栓形成倾向引起自然流产的具体机制尚未阐明,目前研究得比较多的是抗磷脂抗体综合征,并已肯定它与早、中期胎儿丢失有关。普遍的观点认为,高凝状态使子宫胎盘部位血流状态改变,易形成局部微血栓,甚至胎盘梗死,使胎盘血供下降,胚胎或胎儿缺血缺氧,引起胚胎或胎儿发育不良而流产。

6.免疫因素

免疫因素引起的习惯性流产,可分自身免疫型和同种免疫型。

(1)自身免疫型:主要与患者体内抗磷脂抗体有关,部分患者同时,可伴有血小板减少症和血栓栓塞现象,这类患者可称为早期抗磷脂抗体综合征。在习惯性流产中,抗磷脂抗体阳性率约为 21.8%。另外,自身免疫型习惯性流产还与其他自身抗体有关。

在正常情况下,各种带负电荷的磷脂位于细胞膜脂质双层的内层,不被免疫系统识别;一旦暴露于机体免疫系统,即可产生各种抗磷脂抗体。抗磷脂抗体不仅是一种强烈的凝血活性物质,激活血小板和促进凝血,导致血小板聚集,血栓形成;同时,可直接造成血管内皮细胞损伤,加剧血栓形成,使胎盘循环发生局部血栓栓塞,胎盘梗死,胎死宫内,导致流产。近来的研究还发现,抗磷脂抗体可能直接与滋养细胞结合,从而抑制滋养细胞功能,影响胎盘着床过程。

(2)同种免疫型:现代生殖免疫学认为,妊娠是成功的半同种异体移植现象,孕妇由于自身免疫系统产生一系列的适应性变化,从而对宫内胚胎移植物表现出免疫耐受,不发生排斥反应,妊娠得以继续。

在正常妊娠的母体血清中,存在一种或几种能够抑制免疫识别和免疫反应的封闭因子,也称封闭抗体,以及免疫抑制因子,而习惯性流产患者体内则缺乏这些因子。因此,使得胚胎遭受母体的免疫打击而排斥。封闭因子既可直接作用于母体淋巴细胞,又可与滋养细胞表面特异性抗原结合,从而阻断母儿之间的免疫识别和免疫反应,封闭母体淋巴细胞对滋养细胞的细胞毒作用。还有认为,封闭因子可能是一种抗独特型抗体,直接针对 T 淋巴细胞或 B 淋巴细胞表面特异性抗原受体(BCR/TCR),从而防止母体淋巴细胞与胚胎靶细胞起反应。

几十年来,同种免疫型习惯性流产与 HLA 抗原相容性的关系一直存有争议。有学者提出,习惯性流产可能与夫妇 HLA 抗原的相容性有关,在正常妊娠过程中夫妇或母胎间 HLA 抗原是不相容的,胚胎所带的父源性 HLA 抗原可以刺激母体免疫系统,产生封闭因子。同时,滋养细胞表达的 HLA-G 抗原能够引起抑制性免疫反应,这种反应对胎儿具有保护性作用,能够抑制母体免疫系统对胎儿胎盘的攻击。

7.其他因素

(1)慢性消耗性疾病:结核和恶性肿瘤常导致早期流产,并威胁孕妇的生命;高热可导致子宫收缩;贫血和心脏病可引起胎儿胎盘单位缺氧;慢性肾炎、高血压可使胎盘发生梗死。

(2)营养不良:严重营养不良直接可导致流产。现在更强调各种营养素的平衡,如维生素 E 缺乏也可造成流产。

(3)精神、心理因素:焦虑、紧张和恐吓等严重精神刺激均可导致流产。近来还发现,噪音和振动对人类生殖也有一定的影响。

(4)吸烟、饮酒等:近年来,育龄妇女吸烟、饮酒,甚至吸毒的人数有所增加,这些因素都是流产的高危因素。孕期过多饮用咖啡也增加流产的危险性。

(5)环境毒性物质:影响生殖功能的外界不良环境因素很多,可以直接或间接对胚胎造成损害。过多接触某些有害的化学物质(如砷、铅、苯、甲醛、氯丁二烯和氧化乙烯等)和物理因素(如放射线、噪音及高温等),均可引起流产。

尚无确切的依据证明使用避孕药物与流产有关,然而,有报道宫内节育器避孕失败者,感染性流产发生率有所升高。

二、病理

早期流产时胚胎多数先死亡,随后发生底蜕膜出血,造成胚胎的绒毛与蜕膜层分离,已分离的胚胎组织如同异物,引起子宫收缩而被排出。有时,也可能蜕膜海绵层先出血坏死或有血栓形成,使胎儿死亡,然后排出。8 周以内妊娠时,胎盘绒毛发育尚不成熟,与子宫蜕膜联系还不牢固,此时流产妊娠产物多数可以完整地从子宫壁分离而排出,出血不多。妊娠 8～12 周时,胎盘绒毛发育茂盛,与蜕膜联系较牢固。此时,若发生流产,妊娠产物往往不易完整分离排出,常有部分组织残留宫腔内影响子宫收缩,致使出血较多。妊娠 12 周后,胎盘已完全形成,流产时往往先有腹痛,然后排出胎儿、胎盘。有时,由于底蜕膜反复出血,凝固的血块包绕胎块,形成血样胎块稽留于宫腔内。血红蛋白因时间长久被吸收形成肉样胎块,或纤维化与子宫壁粘连。偶有胎儿被挤压,形成纸样胎儿,或钙化后形成石胎。

三、临床表现

(一)停经
多数流产患者有明显的停经史,根据停经时间的长短可将流产分为早期流产和晚期流产。

(二)阴道流血
发生在妊娠 12 周以内流产者,开始时绒毛与蜕膜分离,血窦开放,即开始出血。当胚胎完全分离排出后,由于子宫收缩,出血停止。早期流产的全过程均伴有阴道流血,而且出血量往往较多。晚期流产者,胎盘已形成,流产过程与早产相似,胎盘继胎儿分娩后排出,一般出血量不多。

(三)腹痛

早期流产开始阴道流血后宫腔内存有血液,特别是血块,刺激子宫收缩,呈阵发性下腹痛,特点是阴道流血往往出现在腹痛之前。晚期流产则先有阵发性的子宫收缩,然后胎儿胎盘排出,特点是往往先有腹痛,然后出现阴道流血。

四、临床类型

根据临床发展过程和特点的不同,流产可以分为7种类型。

(一)先兆流产

先兆流产(threatened abortion)指妊娠28周前,先出现少量阴道流血,继之常出现阵发性下腹痛或腰背痛。

妇科检查:宫颈口未开,胎膜未破,妊娠产物未排出,子宫大小与停经周数相符。妊娠有希望继续者,经休息及治疗后,若流血停止及下腹痛消失,妊娠可以继续;若阴道流血量增多或下腹痛加剧,则可能发展为难免流产。

(二)难免流产

难免流产(inevitable abortion)是先兆流产的继续,妊娠难以持续,有流产的临床过程,阴道出血时间较长,出血量较多,而且有血块排出,阵发性下腹痛,或有羊水流出。

妇科检查:宫颈口已扩张,羊膜囊突出或已破裂,有时可见胚胎组织或胎囊堵塞于宫颈管中,甚至露见于宫颈外口,子宫大小与停经周数相符或略小。

(三)不全流产

不全流产(incomplete abortion)指妊娠产物已部分排出体外,尚有部分残留于宫腔内,由难免流产发展而来。妊娠8周前发生流产,胎儿胎盘成分多能同时排出;妊娠8～12周时,胎盘结构已形成并密切连接于子宫蜕膜,流产物不易从子宫壁完全剥离,往往发生不全流产。由于宫腔内有胚胎组织残留,影响子宫收缩,以致阴道出血较多,时间较长,易引起宫内感染,甚至因流血过多而发生失血性休克。

妇科检查:宫颈口已扩张,不断有血液自宫颈口内流出,有时尚可见胎盘组织堵塞于宫颈口或部分妊娠产物已排出于阴道内,而部分仍留在宫腔内。一般,子宫小于停经周数。

(四)完全流产

完全流产(complete abortion)指妊娠产物已全部排出,阴道流血逐渐停止,腹痛逐渐消失。

妇科检查:宫颈口已关闭,子宫接近正常大小。常常发生于妊娠8周以前。

(五)稽留流产

稽留流产(missed abortion)又称过期流产,指胚胎或胎儿已死亡滞留在宫腔内尚未自然排出者。患者有停经史和/或早孕反应,按妊娠时间计算已达到中期妊娠但未感到腹部增大,病程中可有少量断续的阴道流血,早孕反应消失。尿妊娠试验由阳性转为阴性,血清β-HCG值下降,甚至降至非孕水平。B超检查子宫小于相应孕周,无胎动及心管搏动,子宫内回声紊乱,难以分辨胎盘和胎儿组织。

妇科检查:阴道内可少量血性分泌物,宫颈口未开,子宫较停经周数小,由于胚胎组织机化,子宫失去正常组织的柔韧性,质地不软,或已孕4个月尚未听见胎心,触不到胎动。

(六)习惯性流产

习惯性流产(habitual abortion)指自然流产连续发生 3 次或 3 次以上者。每次流产多发生于同一妊娠月份,其临床经过与一般流产相同。早期流产的原因常为黄体功能不足、多囊卵巢综合征、高泌乳素血症、甲状腺功能低下、染色体异常、生殖道感染及免疫因素等。晚期流产最常见的原因为宫颈内口松弛、子宫畸形、子宫肌瘤等。宫颈内口松弛者于妊娠后,常于妊娠中期,胎儿长大,羊水增多,宫腔内压力增加,胎囊向宫颈内口突出,宫颈管逐渐短缩、扩张。患者多无自觉症状,一旦胎膜破裂,胎儿迅即排出。

(七)感染性流产

感染性流产(infected abortion)是指流产合并生殖系统感染。各种类型的流产均可并发感染,包括选择性或治疗性的人工流产,但以不全流产、过期流产和非法堕胎为常见。感染性流产的病原菌常常是阴道或肠道的寄生菌(条件致病菌),有时为混合性感染。厌氧菌感染占 60% 以上,需氧菌中以大肠埃希菌和假芽孢杆菌为多见,也见有 β-溶血链球菌及肠球菌感染。患者除了有各种类型流产的临床表现和非法堕胎史外,还出现一系列感染相关的症状和体征。

妇科检查:宫口可见脓性分泌物流出,宫颈举痛明显,子宫体压痛,附件区增厚或有痛性包块。严重时感染可扩展到盆腔、腹腔乃至全身,并发盆腔炎、腹膜炎、败血症及感染性休克等。

五、病因筛查及诊断

诊断流产一般并不困难。根据病史及临床表现多能确诊,仅少数需进行辅助检查。确诊流产后,还应确定流产的临床类型,同时还要对流产的病因进行筛查,这对决定流产的处理方法很重要。

(一)病史

应询问患者有无停经史和反复流产史,有无早孕反应、阴道流血,应询问阴道流血量及其持续时间,有无腹痛,腹痛的部位、性质及程度,还应了解阴道有无水样排液,阴道排液的色、量及有无臭味,有无妊娠产物排出等。

(二)体格检查

观察患者全身状况,有无贫血,并测量体温、血压及脉搏等。在消毒条件下进行妇科检查,注意宫颈口是否扩张,羊膜囊是否膨出,有无妊娠产物堵塞于宫颈口内;宫颈阴道部是否较短,甚至消退,内外口松弛,可容一指通过,有时可触及羊膜囊或见有羊膜囊突出于宫颈外口。子宫大小与停经周数是否相符,有无压痛等。并应检查双侧附件有无肿块、增厚及压痛。检查时操作应轻柔,尤其对疑为先兆流产者。

(三)辅助检查

对诊断有困难者,可采用必要的辅助检查。

1.B 超显像

目前应用较广,对鉴别诊断与确定流产类型有实际价值。对疑为先兆流产者,可根据妊娠囊的形态、有无胎心反射及胎动来确定胚胎或胎儿是否存活,以指导正确的治疗方法。一般,妊娠 5 周后宫腔内即可见到孕囊光环,为圆形或椭圆形的无回声区,有时由于着床过程中的少量出血,孕囊周围可见环形暗区,此为早孕双环征。孕 6 周后可见胚芽声像,并出现心管搏动。孕 8 周可见胎体活动,孕囊约占宫腔一半。孕 9 周可见胎儿轮廓。孕 10 周孕囊几乎占满整个宫腔。孕 12 周胎儿出现完整形态。不同类型的流产及其超声图像特征有所差别,可帮助鉴别诊断。

（1）先兆流产声像图特征：子宫大小与妊娠月份相符,少量出血者孕囊一侧见无回声区包绕,出血多者宫腔有较大量的积血,有时可见胎膜与宫腔分离,胎膜后有回声区,孕 6 周后可见到正常的心管搏动。

（2）难免流产声像图特征：孕囊变形或塌陷,宫颈内口开大,并见有胚胎组织阻塞于宫颈管内,羊膜囊未破者可见到羊膜囊突入宫颈管内或突出宫颈外口,心管搏动多已消失。

（3）不全流产声像图特征：子宫较正常妊娠月份小,宫腔内无完整的孕囊结构,代之以不规则的光团或小暗区,心管搏动消失。

（4）完全流产声像图特征：子宫大小正常或接近正常,宫腔内空虚,见有规则的宫腔线,无不规则光团。

B 超检查在确诊宫颈机能不全引起的晚期流产中也很有价值。通过 B 超可以观察宫颈长度、内口宽度、羊膜囊突出等情况,能够客观地评价妊娠期宫颈结构,且具有无创伤可重复等优点,近年来临床应用较多。可作为宫颈功能评价的超声指标较多,如宫颈长度、宫颈内口宽度、宫颈漏斗宽度、羊膜囊楔度等。一般认为,宫颈结构随着妊娠进程有所变化,故动态观察妊娠期宫颈结构变化的意义更大。目前,国内规定:孕 12 周时如三条径线中有一异常即提示宫颈功能不全,这包括宫颈长度<25 mm、宽度>32 mm 和内径>5 mm。

另外,以超声多普勒血流频谱显示孕妇子宫动脉和胎儿脐动脉,可判断宫内胎儿健康状况及母体并发症。目前,常用动脉血流频谱的收缩期速度峰值与舒张期速度最低值的比值,估计动脉血管的阻力,早孕期动脉阻力高者,胎儿血供和营养不足,可诱发胚胎发育停止。

2.妊娠试验

用免疫学方法,近年临床多用试纸法,对诊断妊娠有意义。为进一步了解流产的预后,多选用血清 β-HCG 的定量测定。一般,妊娠后 8～9 天在母血中即可测出 β-HCG,随着妊娠的进程,β-HCG 逐渐升高,早孕期 β-HCG 倍增时间为 48 小时左右,孕 8～10 周达高峰。血清 β-HCG 值低或呈下降趋势,提示可能发生流产。

3.其他激素测定

其他激素主要有血黄体酮的测定,可以协助判断先兆流产的预后。甲状腺功能低下和亢进均易发生流产,测定游离 T_3 和 T_4 有助于孕期甲状腺功能的判断。人胎盘泌乳素（hPL）的分泌与胎盘功能密切相关,妊娠 6～7 周时血清 hPL 正常值为 0.02 mg/L,8～9 周为 0.04 mg/L。hPL 低水平常常是流产的先兆。正常空腹血糖值为 5.9 mmol/L,异常时应进一步做糖耐量试验,排除糖尿病。

4.血栓前状态测定

血栓前状态的妇女可能没有明显的临床表现,但母体的高凝状态使子宫胎盘部位血流状态改变,形成局部微血栓,甚至胎盘梗死,使胎盘血供下降,胚胎或胎儿缺血缺氧,引起胚胎或胎儿发育不良而流产。如下诊断可供参考:D-二聚体、FDP 数值增加表示已经产生轻度凝血-纤溶反应的病理变化;而对虽有危险因子参与,但尚未发生凝血-纤溶反应的患者,却只能用血浆凝血机能亢进动态评价,如血液流变学和红细胞形态检测;另外凝血和纤溶有关的基因突变造成凝血因子Ⅴ突变、凝血酶原基因突变、蛋白 C 缺陷症、蛋白 S 缺陷症,抗磷脂抗体综合征、获得性高半胱氨酸血症及机体存在各种引起血液高凝状态的疾病等均需引起重视。

（四）病因筛查

引发流产发生的病因众多,特别是针对习惯性流产者,进行系统的病因筛查,明确诊断,及时干预治疗,为避免流产的再次发生是必要的。筛查内容包括胚胎染色体及夫妇外周血染色体核型分析、生殖道微生物检测、内分泌激素测定、生殖器官解剖结构检查、凝血功能测定、自身抗体检测等。

六、处理

流产为妇产科常见病,一旦发生流产症状,应根据流产的不同类型,及时进行恰当的处理。

(一)先兆流产处理原则

(1)休息镇静:患者应卧床休息,禁止性生活,阴道检查操作应轻柔,精神过分紧张者可使用对胎儿无害的镇静剂,如苯巴比妥 0.03～0.06 g,每天 3 次。加强营养,保持大便通畅。

(2)应用黄体酮或 HCG:黄体功能不足者,可用黄体酮 20 mg,每天或隔天肌内注射 1 次,也可使用 HCG 以促进黄体酮合成,维持黄体功能,用法为 1 000 U,每天肌内注射 1 次,或 2 000 U,隔天肌内注射 1 次。

(3)其他药物:维生素 E 为抗氧化剂,有利孕卵发育,每天 100 mg 口服。基础代谢率低者可以服用甲状腺素片,每天 1 次,每次 40 mg。

(4)出血时间较长者,可选用无胎毒作用的抗生素,预防感染,如青霉素等。

(5)心理治疗:要使先兆流产患者的情绪安定,增强其信心。

(6)经治疗两周症状不见缓解或反而加重者,提示可能胚胎发育异常,进行 B 超检查及 β-HCG 测定,确定胚胎状况,给以相应处理,包括终止妊娠。

(二)难免流产处理原则

(1)孕 12 周内可行刮宫术或吸宫术,术前肌内注射催产素 10 U。

(2)孕 12 周以上可先催产素 5～10 U 加于 5％葡萄糖液 500 mL 内静脉滴注,促使胚胎组织排出,出血多者可行刮宫术。

(3)出血多伴休克者,应在纠正休克的同时清宫。

(4)清宫术后应详细检查刮出物,注意胚胎组织是否完整,必要时做病理检查或胚胎染色体分析。

(5)术后应用抗生素预防感染。出血多者可使用肌内注射催产素以减少出血。

(三)不全流产处理原则

(1)一旦确诊,无合并感染者应立即清宫,以清除宫腔内残留组织。

(2)出血时间短,量少或已停止,并发感染者,应在控制感染后再做清宫术。

(3)出血多并伴休克者,应在抗休克的同时行清宫术。

(4)出血时间较长者,术后应给予抗生素预防感染。

(5)刮宫标本应送病理检查,必要时可送检胎儿的染色体核型。

(四)完全流产处理原则

如无感染征象,一般不需特殊处理。

(五)稽留流产处理原则

1.早期过期流产

早期过期流产宜及早清宫,因胚胎组织机化与宫壁粘连,刮宫时有可能遇到困难,而且此时子宫肌纤维可发生变性,失去弹性,刮宫时出血可能较多并有子宫穿孔的危险。故过期流产的刮宫术必须慎重,术时注射宫缩剂以减少出血,如一次不能刮净可于 5～7 天后再次刮宫。

2.晚期过期流产

晚期过期流产均为妊娠中期胚胎死亡,此时胎盘已形成,诱发宫缩后宫腔内容物可自然排出。若凝血功能正常,可先用大剂量的雌激素,如己烯雌酚 5 mg,每天 3 次,连用 3～5 天,以提高子宫肌层对催产素的敏感性,再静脉滴注缩宫素(5～10 U 加于 5％葡萄糖液内),也可用前列腺素或依沙吖啶等进行引产,促使胎儿、胎盘排出。若不成功,再做清宫术。

3.预防 DIC

胚胎坏死组织在宫腔稽留时间过长,尤其是孕 16 周以上的过期流产,容易并发 DIC。所以,处理前应检查血常规、出凝血时间、血小板计数、血纤维蛋白原、凝血酶原时间、凝血块收缩试验、D-二聚体、纤维蛋白降解产物及血浆鱼精蛋白副凝试验(3P 试验)等,并做好输血准备。若存在凝血功能异常,应及早使用纤维蛋白原、输新鲜血或输血小板等,高凝状态可用低分子肝素,防止或避免 DIC 发生,待凝血功能好转后再行引产或刮宫。

4.预防感染

过期流产病程往往较长,且多合并有不规则阴道流血,易继发感染,故在处理过程中应使用抗生素。

(六)习惯性流产处理原则

有习惯性流产史的妇女,应在怀孕前进行必要的检查,包括夫妇双方染色体检查与血型鉴定及其丈夫的精液检查,女方尚需进行内分泌、生殖道感染、血栓前状态、生殖道局部或全身免疫等检查及生殖道解剖结构的详细检查,查出原因者,应于怀孕前及时纠治。

1.染色体异常

若每次流产均由于胚胎染色体异常所致,这提示流产的病因与配子的质量有关。如精子畸形率过高者建议到男科治疗,久治不愈者可行供者人工授精(AID)。如女方为高龄,胚胎染色体异常多为三体,且多次治疗失败可考虑做赠卵体外受精——胚胎移植术(IVF)。夫妇双方染色体异常可做 AID,或赠卵 IVF 及种植前诊断(PGD)。

2.生殖道解剖异常

完全或不完全子宫纵隔可行纵隔切除术。子宫黏膜下肌瘤可在宫腔镜下行肌瘤切除术,壁间肌瘤可经腹肌瘤挖出术。宫腔粘连可在宫腔镜下做粘连分离术,术后放置宫内节育器 3 个月。宫颈内口松弛者,于妊娠前作宫颈内口修补术。若已妊娠,最好于妊娠 14～16 周行宫颈内口环扎术,术后定期随诊,提前住院,待分娩发动前拆除缝线,若环扎术后有流产征象,治疗失败,应及时拆除缝线,以免造成宫颈撕裂。国际上有对于有先兆流产症状的患者进行紧急宫颈缝扎术获得较好疗效的报道。

3.内分泌异常

黄体功能不全者主要采用孕激素补充疗法。孕时可使用黄体酮 20 mg 隔天或每天肌内注射至孕10 周左右,或 HCG 1 000～3 000 U,隔天肌内注射 1 次。如患者存在多囊卵巢综合征、高泌乳素血症、甲状腺功能异常或糖尿病等,均宜在孕前进行相应的内分泌治疗,并于孕早期加用孕激素。

4.感染因素

孕前应根据不同的感染原进行相应的抗感染治疗。

5.免疫因素

自身免疫型习惯性流产的治疗多采用抗凝剂和免疫抑制剂治疗。常用的抗凝剂有阿司匹林和肝素,免疫抑制剂以泼尼松为主,也有使用人体丙种球蛋白治疗成功的报道。同种免疫型习惯性流产采用主动免疫治疗,自 20 世纪 80 年代以来,国外有学者开始采用主动免疫治疗同种免疫型习惯性流产。即采用丈夫或无关个体的淋巴细胞对妻子进行主动免疫致敏,其目的是诱发女方体内产生封闭抗体,避免母体对胚胎的免疫排斥。

6.血栓前状态

目前多采用低分子肝素(LMWH)单独用药或联合阿司匹林是目前主要的治疗方法。一般 LMWH 5 000 IU 皮下注射,每天 1～2 次。用药时间从早孕期开始,治疗过程中必须严密监测胎儿生长发育情况和凝血-纤溶指标,检测项目恢复正常,即可停药。但停药后必须每月复查凝血-纤溶指标,有异常时重新用药。有时治疗可维持整个孕期,一般在终止妊娠前 24 小时停止使用。

7.原因不明习惯性流产

当有怀孕征兆时,可按黄体功能不足给以黄体酮治疗,每天 10～20 mg 肌内注射,或 HCG 2 000 U,隔天肌内注射一次。确诊妊娠后继续给药直至妊娠 10 周或超过以往发生流产的月份,并嘱其卧床休息,禁忌性生活,补充维生素 E 并给予心理治疗,以解除其精神紧张,并安定其情绪。同时在孕前和孕期尽量避免接触环境毒性物质。

(七)感染性流产

流产感染多为不全流产合并感染。治疗原则应积极控制感染,若阴道流血不多,应用广谱抗生素2～3 天,待控制感染后再行刮宫,清除宫腔残留组织以止血。若阴道流血量多,静脉滴注广谱抗生素和输血的同时,用卵圆钳将宫腔内残留组织夹出,使出血减少,切不可用刮匙全面搔刮宫腔,以免造成感染扩散。术后继续应用抗生素,待感染控制后再行彻底刮宫。若已合并感染性休克者,应积极纠正休克。若感染严重或腹、盆腔有脓肿形成时,应行手术引流,必要时切除子宫。

七、护理

(一)护理评估

1.病史

停经、阴道流血和腹痛是流产孕妇的主要症状。应详细询问患者停经史、早孕反应情绪;阴道流血的持续时间与阴道流血量;有无腹痛,腹痛的部位、性质及程度。此外,还应了解阴道有无水样排液,排液的色、量和有无臭味,以及有无妊娠产物排出等。对于既往病史,应全面了解孕妇在妊娠期间有无全身性疾病、生殖器官疾病、内分泌功能失调及有无接触有害物质等,以识别发生流产的诱因。

2.身心诊断

流产孕妇可因出血过多而出现休克,或因出血时间过长、宫腔内有残留组织而发生感染。因此,护士应全面评估孕妇的各项生命体征。判断流产类型,尤其须注意与贫血及感染相关的征象(表 7-1)。

流产孕妇的心理状况以焦虑和恐惧为特征。孕妇面对阴道流血往往会不知所措,甚至有过度严重化情绪,同时对胎儿健康的担忧也会直接影响孕妇的情绪反应,孕妇可能会表现伤心、郁闷、烦躁不安等。

表 7-1 各型流产的临床表现

类型	病史			妇科检查	
	出血量	下腹痛	组织排出	宫颈口	子宫底高度
先兆流产	少	无或轻	无	闭	与妊娠周数相符
难免流产	中~多	加剧	无	扩张	相符或略小
不全流产	少~多	减轻	部分排出	扩张或有物堵塞或闭	小于妊娠周数
完全流产	少~无	无	全部排出	闭	正常或略大

3.诊断检查

(1)产科检查:在消毒条件下进行妇科检查,进一步了解宫颈口是否扩张、羊膜是否破裂、行无妊娠产物堵塞于宫颈口内;子宫大小与停经周数是否相符、有无压痛等,并应检查双侧附件有无肿块、增厚及压痛等。

(2)实验室检查:多采用放射免疫方法对绒毛膜促性腺激素(HCG)、胎盘生乳素(HPL)、雌激素和孕激素等进行定量测定,如测定的结果低于正常值,提示有流产可能。

(3)B超显像:超声显像可显示有无胎囊、胎动、胎心等,从而可诊断并鉴别流产及其类型,指导正确处理。

(二)可能的护理诊断

1.有感染的危险

其与阴道出血时间过长、宫腔内有残留组织等因素有关。

2.焦虑

其与担心胎儿健康等因素有关。

(三)预期目标

(1)出院时护理对象无感染征象。

(2)先兆流产孕妇能积极配合保胎措施,继续妊娠。

(四)护理措施

对于不同类型的流产孕妇,处理原则不同,其护理措施亦有差异。护理在全面评估孕妇身心状况的基础上,综合病史及诊断检查,明确基本处理原则,认真执行医嘱,积极配合医师为流产孕妇进行诊断,并为之提供相应的护理措施。

1.先兆流产孕妇的护理

先兆流产孕妇需卧床休息,禁止性生活,禁用肥皂水灌肠,以减少各种刺激。护士除了为其提供生活护理外,通常遵医嘱给孕妇适量镇静剂、孕激素等。随时评估孕妇的病情变化,如是否腹痛加重、阴道流血量增多等。此外,由于孕妇的情绪状态也会影响其保胎效果,因此护士还应注意观察孕妇的情绪反应,加强心理护理,从而稳定孕妇情绪,增强保胎信心。护士须向孕妇及家属讲明以上保胎措施的必要性,以取得孕妇及家属的理解和配合。

2.妊娠不能再继续者的护理

护士应积极采取措施,及时采取终止妊娠的措施,协助医师完成手术过程,使妊娠产物完全排出,同时开放静脉,做好输液、输血准备。并严密检测孕妇的体温、血压及脉搏。观察其面色、腹痛、阴道流血及与休克有关的征象。有凝血功能障碍者应予以纠正,然后再行引产或手术。

3.预防感染

护士应检测患者的体温、血象及阴道流血,以及分泌物的性质、颜色和气味等,并严格执行无菌操作规程,加强会阴部的护理。指导孕妇使用消毒会阴垫,保持会阴部清洁,维持良好的卫生习惯。当护士发现感染征象后应及时报告医师,并按医嘱进行抗感染处理。此外,护士还应嘱患者流产后 1 个月返院复查,确定无禁忌证后,方可开始性生活。

4.协助患者顺利渡过悲伤期

患者由于失去婴儿,往往会出现伤心、悲哀等情绪反应。护士应给予同情和理解,帮助患者及家属接受现实,顺利渡过悲伤期。此外,护士还应与孕妇及家属共同讨论此次流产的原因,并向他们讲解有关流产的相关知识,帮助他们为再次妊娠做好准备。有习惯性流产史的孕妇在下一次妊娠确诊后卧床休息,加强营养,禁止性生活。补充 B 族维生素、维生素 E 和维生素 C 等,治疗期必须超过以往发生流产的妊娠月份。病因明确者,应积极接受对因治疗。黄体功能不足者。按医嘱正确使用黄体酮治疗,以预防流产;子宫畸形者须在妊娠前先进行矫正手术。宫颈内口松弛者应在未妊娠前做宫颈内口松弛修补术。如已妊娠,则可在妊娠 14～16 周时行子宫内口缝扎术。

(五)护理评价

(1)护理对象体温正常,血红蛋白及白细胞数正常,无出血、感染征象。

(2)先兆流产孕妇配合保胎治疗,继续妊娠。

(王建平)

第二节　妊　娠　剧　吐

妊娠剧吐是指妊娠期恶心,频繁呕吐,不能进食,导致脱水,酸、碱平衡失调及水、电解质紊乱,甚至肝肾功能损害,严重可危及孕妇生命。其发生率 0.3%～1%。

一、病因

尚未明确,可能与下列因素有关。

(一)绒毛膜促性腺激素(HCG)水平增高

因早孕反应的出现和消失的时间与孕妇血清 HCG 值上升、下降的时间一致;另外多胎妊娠、葡萄胎患者 HCG 值,显著增高,发生妊娠剧吐的比率也增高;而终止妊娠后,呕吐消失。但症状的轻重与血 HCG 水平并不一定呈正相关。

(二)精神及社会因素

恐惧妊娠、精神紧张、情绪不稳和经济条件差的孕妇易患妊娠剧吐。

(三)幽门螺杆菌感染

近年研究发现妊娠剧吐的患者与同孕周无症状孕妇相比,血清抗幽门螺杆菌的 IgG 浓度升高。

(四)其他因素

维生素缺乏,尤其是维生素 B_6 缺乏可导致妊娠剧吐;变态反应;研究发现几种组织胺受体亚型与呕吐有关,临床上抗组胺治疗呕吐有效。

二、病理生理

(1)频繁呕吐导致失水、血容量不足、血液浓缩和细胞外液减少,钾、钠等离子丢失使电解质平衡失调。

(2)不能进食,热量摄入不足,发生负氮平衡,使血浆尿素氮及尿酸升高;由于机体动用脂肪组织供给热量,脂肪氧化不全,导致丙酮、乙酰乙酸及 β-羟丁酸聚集,产生代谢性酸中毒。

(3)由于脱水、缺氧血转氨酶值升高,严重时血胆红素升高。机体血液浓缩及血管通透性增加,另外,钠盐丢失,不仅尿量减少,尿中可出现蛋白及管型。肾脏继发性损害,肾小管有退行性变,部分细胞坏死,肾小管的正常排泌功能减退,终致血浆中非蛋白氮、肌酐、尿酸的浓度迅速增加。肾功能受损和酸中毒使细胞内钾离子较多地移到细胞外,出现高钾血症,严重时心脏停搏。

(4)病程长达数周者,可致严重营养缺乏,由于维生素 C 缺乏,血管脆性增加,可致视网膜出血。

三、临床表现

(一)恶心、呕吐

多见于年轻初孕妇,一般停经 6 周左右出现恶心、呕吐,逐渐加重直至频繁呕吐不能进食。

(二)水、电解质紊乱

严重呕吐、不能进食导致失水、电解质紊乱,使氢、钠和钾离子大量丢失,出现低钾血症。营养摄入不足可致负氮平衡,使血浆尿素氮及尿素增高。

(三)酸、碱平衡失调

机体动用脂肪组织供给能量,使脂肪代谢中间产物酮体增多,引起代谢性酸中毒。病情发展,可出现意识模糊。

(四)维生素缺乏

频繁呕吐、不能进食可引起维生素 B_1 缺乏,导致 Wernicke-Korsakoff 综合征。维生素 K 缺乏,可致凝血功能障碍,常伴血浆蛋白及纤维蛋白原减少,增加孕妇出血倾向。

四、辅助检查

(1)尿液检查:患者尿比重增加,尿酮体阳性,肾功能受损时,尿中可出现蛋白和管型。

(2)血液检查:血液浓缩,红细胞计数增多,红细胞压积上升,血红蛋白值增高;血酮体可为阳性,二氧化碳结合力降低;肝、肾功能受损害时胆红素、转氨酶、肌酐和尿素氮升高。

(3)眼底检查:严重者出现眼底出血。

五、诊断及鉴别诊断

根据病史、临床表现及妇科检查,诊断并不困难。可用 B 超检查排除滋养叶细胞疾病,此外尚需与可引起呕吐的疾病,如急性病毒性肝炎、胃肠炎、胰腺炎、胆管疾病、脑膜炎、脑血管意外及脑肿瘤等鉴别。

六、并发症

（一）Wernicke-Korsakoff 综合征

发病率为妊娠剧吐患者的 10%，是由于妊娠剧吐长期不能进食，导致维生素 B_1 缺乏引起的中枢系统疾病，Wernicke 脑病和 Korsakoff 综合征是一个病程中的先后阶段。

维生素 B_1 是糖代谢的重要辅酶，参与糖代谢的氧化脱羧代谢，维生素 B_1 缺乏时，体内丙酮酸及乳酸堆积，发生糖代谢的三羧酸循环障碍，使得主要靠糖代谢供给能量的神经组织、骨骼肌和心肌代谢出现严重障碍。病理变化主要发生在丘脑、下丘脑的脑室旁区域、中脑导水管的周围区灰质、乳头体、第四脑室底部和迷走神经运动背核，可出现不同程度的神经细胞和神经纤维轴索或髓鞘的丧失，伴有星形细胞和小胶质细胞的增生。毛细血管扩张，血管的外膜和内皮细胞明显增生，有散在小出血灶。

Wernicke 脑病表现为眼球震颤、眼肌麻痹等眼部症状，躯干性共济失调及精神障碍，可同时出现，但大多数患者精神症状迟发。Korsakoff 综合征表现为严重的近事记忆障碍，表情呆滞、缺乏主动性，产生虚构与错构。部分伴有周围神经病变。严重时发展为永久性的精神、神经功能障碍，出现神经错乱、昏迷甚至死亡。

（二）Mallory-Weis 综合征

胃-食管连接处的纵向黏膜撕裂出血，引起呕血和黑粪。严重时，可使食管穿孔，表现为胸痛、剧吐、呕血，需急症手术治疗。

七、治疗与护理

治疗原则：休息，适当禁食，计出入量，纠正脱水、酸中毒及电解质紊乱，补充营养，并需要良好的心理支持。

（一）补液治疗

每天应补充葡萄糖液、生理盐水、平衡液，总量 3 000 mL 左右，加维生素 B_6 100 mg。维生素 C 2～3 g，维持每天尿量 $\geqslant$1 000 mL，肌内注射维生素 B_1，每天 100 mg。为了更好地利用输入的葡萄糖，可适当加用胰岛素。根据血钾、血钠情况决定补充剂量。根据二氧化碳结合力值或血气分析结果，予以静脉滴注碳酸氢钠溶液。

一般经上述治疗 2～3 天后，病情大多迅速好转，症状缓解。待呕吐停止后，可试进少量流食，以后逐渐增加进食量，调整静脉输液量。

（二）终止妊娠

经上述治疗后，若病情不见好转，反而出现下列情况，应迅速终止妊娠：①持续黄疸；②持续尿蛋白；③体温升高，持续在 38 ℃以上；④心率＞120 次/分；⑤多发性神经炎及神经性体征；⑥出现 Wernicke-Korsakoff 综合征。

（三）妊娠剧吐并发 Wernicke-Korsakoff 综合征的治疗

如不紧急治疗，该综合征的死亡率高达 50%，即使积极处理，死亡率约 17%。在未补给足量维生素 B_1 前，静脉滴注葡萄糖会进一步加重三羧酸循环障碍，使病情加重，导致患者昏迷甚至死亡。对长期不能进食的患者应给维生素 B_1，400～600 mg 分次肌内注射，以后每天 100 mg 肌内注射至能正常进食为止，然后改口服，并给予多种维生素。同时应对其内分泌及神经状态进行评价，对病情严重者及时终止妊娠。早期大量维生素 B_1 治疗，上述症状可在数天至数周内有不同程度的恢复,但仍有 60％患者不能得到完全恢复,特别是记忆恢复往往需要 1 年左右的时间。

八、预后

绝大多数妊娠剧吐患者预后良好,仅少数病例因病情严重而需终止妊娠。然而对胎儿方面,曾有报道妊娠剧吐发生酮症者,所生后代的智商较低。

(王建平)

第三节　过期妊娠

平时月经周期规则,妊娠达到或超过 42 周(＞294 天)尚未分娩者,称为过期妊娠。其发生率占妊娠总数的 3％～15％。过期妊娠使胎儿窘迫、胎粪吸入综合征、过熟综合征、新生儿窒息、围生儿死亡、巨大儿,以及难产等不良结局发生率增高,并随妊娠期延长而增加。

一、病因

过期妊娠可能与下列因素有关。

(一)雌、孕激素比例失调

内源性前列腺素和雌二醇分泌不足而黄体酮水平增高,导致孕激素优势.抑制前列腺素和缩宫素的作用,延迟分娩发动。导致过期妊娠。

(二)头盆不称

部分过期妊娠胎儿较大,导致头盆不称和胎位异常,使胎先露部不能紧贴子宫下段及宫颈内口,反射性子宫收缩减少,容易发生过期妊娠。

(三)胎儿畸形

胎儿畸形如无脑儿,由于无下丘脑,垂体肾上腺轴发育不良或缺如,促肾上腺皮质激素产生不足,胎儿肾上腺皮质萎缩,使雌激素的前身物质 16α-羟基硫酸脱氢表雄酮不足,从而雌激素分泌减少;小而不规则的胎儿不能紧贴子宫下段及宫颈内口诱发宫缩,导致过期妊娠。

(四)遗传因素

某家族、某个体常反复发生过期妊娠,提示过期妊娠可能与遗传因素有关。胎盘硫酸酯酶缺乏症是一种罕见的伴性隐性遗传病,可导致过期妊娠。其发生机制是因胎盘缺乏硫酸酯酶,胎儿肾上腺与肝脏产生的 16α-羟基硫酸脱氢表雄酮不能脱去硫酸根转变为雌二醇及雌三醇,从而使血雌二醇及雌三醇明显减少,降低子宫对缩宫素的敏感性,使分娩难以启动。

二、临床表现

(一)胎盘

过期妊娠的胎盘病理有两种类型:一种是胎盘功能正常,除重量略有增加外。胎盘外观和镜检均与妊娠足月胎盘相似;另一种是胎盘功能减退,肉眼观察胎盘母体面呈片状或多灶性梗死及钙化,胎儿面及胎膜常被胎粪污染,呈黄绿色。

(二)羊水

正常妊娠 38 周后,羊水量随妊娠推延逐渐减少,妊娠 42 周后羊水减少迅速,约 30% 减至 300 mL 以下;羊水粪染率明显增高,是足月妊娠的 2～3 倍,若同时伴有羊水过少,羊水粪染率达 71%。

(三)胎儿

过期妊娠胎儿生长模式与胎盘功能有关,可分以下 3 种。

1.正常生长及巨大儿

胎盘功能正常者,能维持胎儿继续生长,约 25% 成为巨大儿,其中 1.4% 胎儿出生体重＞4 500 g。

2.胎儿成熟障碍

10%～20% 过期妊娠并发胎儿成熟障碍。胎盘功能减退与胎盘血流灌注不足、胎儿缺氧及营养缺乏等有关。由于胎盘合成、代谢、运输及交换等功能障碍,胎儿不易再继续生长发育。临床分为3期:第Ⅰ期为过度成熟期,表现为胎脂消失、皮下脂肪减少、皮肤干燥松弛多皱褶,头发浓密,指(趾)甲长,身体瘦长,容貌似"小老人"。第Ⅱ期为胎儿缺氧期,肛门括约肌松弛,有胎粪排出,羊水及胎儿皮肤黄染,羊膜和脐带绿染,同胎儿患病率及围生儿死亡率最高。第Ⅲ期为胎儿全身因粪染历时较长广泛黄染,指(趾)甲和皮肤呈黄色,脐带和胎膜呈黄绿色,此期胎儿已经历和渡过第Ⅱ期危险阶段,其预后反较第Ⅱ期好。

3.胎儿生长受限

小样儿可与过期妊娠共存,后者更增加胎儿的危险性,约 1/3 过期妊娠死产儿为生长受限小样儿。

三、处理原则

应根据胎盘功能、胎儿大小、宫颈成熟度综合分析,以确诊过期妊娠,并选择恰当的分娩方式终止妊娠,在产程中密切观察羊水情况、胎心监护,出现胎儿窘迫征象,行剖宫产尽快结束分娩。

四、护理

(一)护理评估

1.病史

准确核实孕周,确定胎盘功能是否正常是关键。诊断过期妊娠之前必须准确核实孕周。

2.身心诊断

平时月经周期规则,妊娠达到或超过 42 周(＞294 天)未分娩者,可诊断为过期妊娠。由于孕妇结果的不可预知、恐惧、焦虑、猜测是过期妊娠孕妇常见的情绪反应。

3.诊断检查

实验室检查:①根据 B 超检查确定孕周,妊娠 20 周内,B 超检查对确定孕周有重要意义。妊娠 5～12 周内以胎儿顶臀径推算孕周较准确,妊娠 12～20 周以内以胎儿双顶径、股骨长度推算预产期较好。②根据妊娠初期血、尿 HCG 增高的时间推算孕周。

(二)可能的护理诊断

1.有新生儿受伤的危险

其与过期胎儿生长受限有关。

2.焦虑

其与担心分娩方式、过期胎儿预后有关。

(三)预期目标

(1)新生儿不存在因护理不当而产生的并发症。

(2)患者能平静地面对事实,接受治疗和护理。

(四)护理措施

1.预防过期妊娠

(1)加强孕期宣教,使孕妇及家属认识过期妊娠的危害性。

(2)定期进行产前检查,适时结束妊娠。

2.加强监测,判断胎儿在宫内情况

(1)教会孕妇进行胎动计数:妊娠超过40周的孕妇,通过计数胎动进行自我监测尤为重要。胎动计数>30次/12小时为正常,<10次/12小时或逐日下降,超过50%,应视为胎盘功能减退,提示胎儿宫内缺氧。

(2)胎儿电子监护仪检测:无应激试验(NST)每周2次,胎动减少时应增加检测次数;住院后需每天1次监测胎心变化。NST无反应型需进一步做缩宫素激惹试验(OCT),若多次反复相互现胎心晚期减速,提示胎盘功能减退、胎儿明显缺氧。因NST存在较高假阳性率,需结合B超检查,估计胎儿安危。

3.终止妊娠

应根据胎盘功能、胎儿大小、宫颈成熟度综合分析的分娩方式。

(1)终止妊娠的指征:已确诊过期妊娠,严格掌握终止妊娠的指征有:①宫颈条件成熟;②胎儿体重>4 000 g或胎儿生长受限;③12小时内胎动<10次或NST为无反应型,OCT可疑;④尿E/C比值持续低值;⑤羊水过少(羊水暗区<3 cm)和/或羊水粪染;⑥并发重度子痫前期或子痫。终止妊娠的方法应酌情而定。

(2)引产:宫颈条件成熟、Bishop评分>7分者,应予引产;胎头已衔接者,通常采用人工破膜,破膜时羊水多而清者,可静脉滴注缩宫素。在严密监视下经阴道分娩。对羊水Ⅱ度污染者,若阴道分娩,要求在胎肩娩出前用负压吸管或吸痰管吸净胎儿鼻咽部黏液。

(3)剖宫产:出现胎盘功能减退或胎儿窘迫征象,不论宫颈条件成熟与否,均应行剖宫产尽快结束分娩。过期妊娠时,胎儿虽有足够储备力,但临产后宫缩应激力的显著增加超过其储备力,出现隐性胎儿窘迫,对此应有足够认识。最好应用胎儿监护仪,及时发现问题,采取应急措施,适时选择剖宫产挽救胎儿。进入产程后。应鼓励产妇左侧卧位、吸氧。产程中最好连续监测胎心,注意羊水性状,必要时取胎儿头皮血测pH,以及早发现胎儿窘迫,并及时处理。过期妊娠时,常伴有胎儿窘迫、羊水粪染,分娩时应做相应准备。胎儿娩出后立即在直接喉镜指引下行气管插管吸出气管内容物,以减少胎粪吸入综合征的发生。过期儿患病率和死亡率均增高,应及时发现和处理新生儿窒息、脱水、低血容量及代谢性酸中毒等并发症。

(五)护理评价

(1)患者能积极配合医护措施。

(2)新生儿未发生窒息。

(王建平)

第四节　异位妊娠

受精卵在于子宫体腔以外着床称为异位妊娠,习称宫外孕。异位妊娠依受精卵在子宫体腔外种植部位不同分为输卵管妊娠、卵巢妊娠、腹腔妊娠、阔韧带妊娠和宫颈妊娠(图 7-1)。

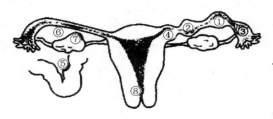

①输卵管壶腹部妊娠;②输卵管峡部妊娠;③输卵管伞部妊娠;④输卵管间质部妊娠;⑤腹腔妊娠;⑥阔韧带妊娠;⑦卵巢妊娠;⑧宫颈妊娠

图 7-1　异位妊娠的发生部位

异位妊娠是妇产科常见的急腹症,发病率约 1%,是孕产妇的主要死亡原因之一。以输卵管妊娠最常见。输卵管妊娠占异位妊娠 95% 左右,其中壶腹部妊娠最多见,约占 78%,其次为峡部、伞部、间质部妊娠较少见。

一、病因

(一)输卵管炎症

此是异位妊娠的主要病因。可分为输卵管黏膜炎和输卵管周围炎。输卵管黏膜炎轻者可发生黏膜皱褶粘连、管腔变窄。或使纤毛功能受损,从而导致受精卵在输卵管内运行受阻并于该处着床;输卵管周围炎病变主要在输卵管浆膜层或浆肌层,常造成输卵管周围粘连、输卵管扭曲、管腔狭窄、蠕动减弱而影响受精卵运行。

(二)输卵管手术史输卵管绝育史及手术史者

输卵管妊娠的发生率为 10%~20%。尤其是腹腔镜下电凝输卵管及硅胶环套术绝育,可因输卵管瘘或再通而导致输卵管妊娠。曾经接受输卵管粘连分离术、输卵管成形术(输卵管吻合术或输卵管造口术)者,在再次妊娠时输卵管妊娠的可能性亦增加。

(三)输卵管发育不良或功能异常

输卵管过长、肌层发育差、黏膜纤毛缺乏、双输卵管、输卵管憩室或有输卵管副伞等,均可造成输卵管妊娠。输卵管功能(包括蠕动、纤毛活动及上皮细胞分泌)受雌、孕激素调节。若调节失败,可影响受精卵正常运行。

(四)辅助生殖技术

近年,由于辅助生育技术的应用,使输卵管妊娠发生率增加,既往少见的异位妊娠,如卵巢妊娠、宫颈妊娠、腹腔妊娠的发生率增加。1998 年,美国报道因助孕技术应用所致输卵管妊娠的发生率为 2.8%。

（五）避孕失败

宫内节育器避孕失败,发生异位妊娠的机会较大。

（六）其他

子宫肌瘤或卵巢肿瘤压迫输卵管,影响输卵管管腔通畅,使受精卵运行受阻。输卵管子宫内膜异位可增加受精卵着床于输卵管的可能性。

二、病理

（一）输卵管妊娠的特点

输卵管管腔狭小,管壁薄且缺乏黏膜下组织,其肌层远不如子宫肌壁厚与坚韧,妊娠时不能形成完好的蜕膜,不利于胚胎的生长发育,常发生以下结局:

1.输卵管妊娠流产

输卵管妊娠流产多见于妊娠 8～12 周输卵管壶腹部妊娠。受精卵种植在输卵管黏膜皱襞内,由于蜕膜形成不完整,发育中的胚泡常向管腔突出,最终突破包膜而出血,胚泡与管壁分离,若整个胚泡剥离落入管腔,刺激输卵管逆蠕动经伞端排出到腹腔,形成输卵管妊娠完全流产,出血一般不多。若胚泡剥离不完整,妊娠产物部分排出到腹腔,部分尚附着于输卵管壁,形成输卵管妊娠不全流产,滋养细胞继续侵蚀输卵管壁,导致反复出血,形成输卵管血肿或输卵管周围血肿,血液不断流出并积聚在直肠子宫陷窝形成盆腔血肿,量多时甚至流入腹腔。

2.输卵管妊娠破裂

输卵管妊娠破裂多见于妊娠 6 周左右输卵管峡部妊娠。受精卵着床于输卵管黏膜皱襞间,胚泡生长发育时绒毛向管壁方向侵蚀肌层及浆膜,最终穿破浆膜,形成输卵管妊娠破裂。输卵管肌层血管丰富。短期内可发生大量腹腔内出血,使患者出现休克。其出血量远较输卵管妊娠流产多,腹痛剧烈;也可反复出血,在盆腔与腹腔内形成血肿。孕囊可自破裂口排出,种植于任何部位。若胚泡较小则可被吸收;若过大则可在直肠子宫陷凹内形成包块或钙化为石胎。

输卵管间质部妊娠虽少见,但后果严重,其结局几乎均为输卵管妊娠破裂。由于输卵管间质部管腔周围肌层较厚、血运丰富,因此破裂常发生于孕 12～16 周。其破裂犹如子宫破裂,症状较严重,往往在短时间内出现低血容量休克症状。

3.陈旧性宫外孕

输卵管妊娠流产或破裂,若长期反复内出血形成的盆腔血肿不消散,血肿机化变硬并与周围组织粘连,临床上称为陈旧性宫外孕。

4.继发性腹腔妊娠

无论输卵管妊娠流产或破裂,胚胎从输卵管排入腹腔内或阔韧带内,多数死亡,偶尔也有存活者。若存活胚胎的绒毛组织附着于原位或排至腹腔后重新种植而获得营养,可继续生长发育,形成继发性腹腔妊娠。

（二）子宫的变化

输卵管妊娠和正常妊娠一样,合体滋养细胞产生 HCG 维持黄体生长,使类固醇激素分泌增加,致使月经停止来潮、子宫增大变软、子宫内膜出现蜕膜反应。若胚胎受损或死亡,滋养细胞活力消失,蜕膜自宫壁剥离而发生阴道流血。有时蜕膜可完整剥离,随阴道流血排出三角形蜕膜管型;有时呈碎片排出。排出的组织见不到绒毛,组织学检查无滋养细胞,此时血β-HCG下降。子宫内膜形态学改变呈多样性,若胚胎死亡已久,内膜可呈增生期改变,有时可见 Arias-Stella

(A-S)反应,镜检见内膜腺体上皮细胞增生、增大,细胞边界不清,腺细胞排列成团突入腺腔,细胞极性消失,细胞核肥大、深染,细胞质有空泡。这种子宫内膜过度增生和分泌反应,可能为类固醇激素过度刺激所引起;若胚胎死亡后部分深入肌层的绒毛仍存活,黄体退化迟缓,内膜仍可呈分泌反应。

三、临床表现

输卵管妊娠的临床表现与受精卵着床部位、有无流产或破裂,以及出血量多少与时间长短等有关。

(一)症状
典型症状为停经后腹痛与阴道流血。

1.停经
除输卵管间质部妊娠停经时间较长外,多有6～8周停经史。有20％～30％患者无停经史,将异位妊娠时出现的不规则阴道流血误认为月经。或由于月经过期仅数天而不认为是停经。

2.腹痛
腹痛是输卵管妊娠患者的主要症状。在输卵管妊娠发生流产或破裂之前,由于胚胎在输卵管内逐渐增大,常表现为一侧下腹部隐痛或酸胀感。当发生输卵管妊娠流产或破裂时,突感一侧下腹部撕裂样疼痛,常伴有恶心、呕吐。若血液局限于病变区,主要表现为下腹部疼痛,当血液积聚于直肠子宫陷凹时,可出现肛门坠胀感。随着血液由下腹部流向全腹,疼痛可由下腹部向全腹部扩散,血液刺激膈肌,可引起肩胛部放射性疼痛及胸部疼痛。

3.阴道流血
胚胎死亡后。常有不规则阴道流血,色暗红或深褐,量少呈点滴状,一般不超过月经量,少数患者阴道流血量较多,类似月经。阴道流血可伴有蜕膜管型或蜕膜碎片排出,系子宫蜕膜剥离所致。阴道流血一般常在病灶去除后方能停止。

4.晕厥与休克
由于腹腔内出血及剧烈腹痛,轻者出现晕厥,严重者出现失血性休克。出血量越多越快,症状出现越迅速越严重,但与阴道流血量不成正比。

5.腹部包块
输卵管妊娠流产或破裂时所形成的血肿时间较久者,由于血液凝同并与周围组织或器官(如子宫、输卵管、卵巢、肠管或大网膜等)发生粘连形成包块,包块较大或位置较高者,腹部可扪及。

(二)体征
根据患者内出血的情况,患者可呈贫血貌。腹部检查:下腹压痛、反跳痛明显,出血多时,叩诊有移动性浊音。

四、处理原则

处理原则以手术治疗为主,其次是药物治疗。

(一)药物治疗

1.化学药物治疗
化学药物治疗主要适用于早期输卵管妊娠、要求保存生育能力的年轻患者。符合下列条件可采用此法:①无药物治疗的禁忌证;②输卵管妊娠未发生破裂或流产;③输卵管妊娠包块直径

≤4 cm;④血 β-HCG＜2 000 U/L;⑤无明显内出血,常用甲氨蝶呤(MTX),治疗机制是抑制滋养细胞增生,破坏绒毛,使胚胎组织坏死、脱落、吸收。但在治疗中若病情无改善,甚至发生急性腹痛或输卵管破裂症状,则应立即进行手术治疗。

2.中医药治疗

中医学认为本病属血瘀少腹,不通则痛的实证。以活血化瘀、消癥为治则,但应严格掌握指征。

(二)手术治疗

手术治疗分为保守手术和根治手术。保守手术为保留患侧输卵管,根治手术为切除患侧输卵管。手术治疗适用于:①生命体征不稳定或有腹腔内出血征象者;②诊断不明确者;③异位妊娠有进展者(如血β-HCG处于高水平,附件区大包块等);④随诊不可靠者;⑤药物治疗禁忌证者或无效者。

1.保守手术

此适用于有生育要求的年轻妇女,特别是对侧输卵管已切除或有明显病变者。

2.根治手术

此适用于无生育要求的输卵管妊娠内出血并发休克的急症患者。

3.腹腔镜手术

这是近年治疗异位妊娠的主要方法。

五、护理

(一)护理评估

1.病史

应仔细询问月经史,以准确推断停经时间。注意不要将不规则阴道流血误认为末次月经,或由于月经仅过期几天,不认为是停经。此外,对不孕、放置宫内节育器、绝育术、输卵管复通术、盆腔炎等与发病相关的高危因素应予高度重视。

2.身心状况

输卵管妊娠发生流产或破裂前,症状及体征不明显。当患者腹腔内出血较多时呈贫血貌,严重者可出现面色苍白,四肢湿冷,脉快、弱、细,血压下降等休克症状。体温一般正常,出现休克时体温略低,腹腔内血液吸收时体温略升高,但不超过 38 ℃。下腹有明显压痛、反跳痛,尤以患侧为重,肌紧张不明显,叩诊有移动性浊音。血凝后下腹可触及包块。

由于输卵管妊娠流产或破裂后,腹腔内急性大量出血及剧烈腹痛,以及妊娠终止的现实都将是孕妇出现较为激烈的情绪反应。可表现为哭泣、自责、无助、抑郁和恐惧等行为。

3.诊断检查

(1)腹部检查:输卵管妊娠流产或破裂者,下腹部有明显压痛或反跳痛,尤以患侧为甚,轻度腹肌紧张;出血多时,叩诊有移动性浊音;如出血时间较长,形成血凝块,在下腹可触及软性肿块。

(2)盆腔检查:输卵管妊娠未发生流产或破裂者,除子宫略大较软外,仔细检查可能触及胀大的输卵管并有轻度压痛。输卵管妊娠流产或破裂者,阴道后穹隆饱满,有触痛。将宫颈轻轻上抬或左右摇动时引起剧烈疼痛,称为宫颈抬举痛或摇摆痛,是输卵管妊娠的主要体征之一。子宫稍大而软,腹腔内出血多时子宫检查呈漂浮感。

(3)阴道后穹隆穿刺:是一种简单、可靠的诊断方法,适用于疑有腹腔内出血的患者。由于腹腔内血液易积聚于子宫直肠陷凹,抽出暗红色不凝血为阳性,说明存在血腹症。无内出血、内出血量少、血肿位置较高或子宫直肠陷凹有粘连者,可能抽不出血液,因而穿刺阴性不能排除输卵管妊娠存在。如有移动性浊音,可做腹腔穿刺。

(4)妊娠试验:放射免疫法测血中 HCG,尤其是 β-HCG 阳性有助诊断。虽然此方法灵敏度高,异位妊娠的阳性率一般可达 80%～90%,但 β-HCG 阴性者仍不能完全排除异位妊娠。

(5)血清黄体酮测定:对判断正常妊娠胚胎的发育情况有帮助,血清黄体酮值<5 ng/mL 应考虑宫内妊娠流产或异位妊娠。

(6)超声检查:B 超显像有助于诊断异位妊娠。阴道 B 超检查较腹部 B 超检查准确性高。诊断早期异位妊娠。单凭 B 超现象有时可能会误诊。若能结合临床表现及 β-HCG 测定等,对诊断的帮助很大。

(7)腹腔镜检查:适用于输卵管妊娠尚未流产或破裂的早期患者和诊断有困难的患者,腹腔内有大量出血或伴有休克者,禁做腹腔镜检查。在早期异位妊娠患者,腹腔镜可见一侧输卵管肿大,表面紫蓝色,腹腔内无出血或有少量出血。

(8)子宫内膜病理检查:诊刮仅适用于阴道流血量较多的患者,目的在于排除宫内妊娠流产。将宫腔排出物或刮出物做病理检查,切片中见到绒毛,可诊断为宫内妊娠,仅见蜕膜未见绒毛者有助于诊断异位妊娠。现已经很少依靠诊断性刮宫协助诊断。

(二)护理诊断

1.潜在并发症

出血性休克。

2.恐惧

其与担心手术失败有关。

(三)预期目标

(1)患者休克症状得及时发现并缓解。

(2)患者能以正常心态接受此次妊娠失败的事实。

(四)护理措施

1.接受手术治疗患者的护理

(1)护士在严密监测患者生命体征的同时,配合医师积极纠正患者休克症状,做好术前准备。手术治疗是输卵管异位妊娠的主要处理原则。对于严重内出血并发休克的患者,护士应立即开放静脉,交叉配血,做好输血输液的准备。以便配合医师积极纠正休克,补充血容量,并按急症手术要求迅速做好手术准备。

(2)加强心理护理:护士于术前简洁明了地向患者及家属讲明手术的必要性,并以亲切的态度和切实的行动赢得患者及家属的信任,保持周围环境的安静、有序,减少和消除患者的紧张、恐惧心理,协助患者接受手术治疗方案。术后,护士应帮助患者以正常的心态接受此次妊娠失败的现实,向她们讲述异位妊娠的有关知识,一方面可以减少因害怕再次发生移位妊娠而抵触妊娠的不良情绪,另一方面也可以增加和提高患者的自我保健意识。

2.接受非手术治疗患者的护理

对于接受非手术治疗方案的患者,护士应从以下几方面加强护理。

(1)护士需密切观察患者的一般情况、生命体征,并重视患者的主诉,尤应注意阴道流血量与腹腔内出血量不成比例,当阴道流血量不多时,不要误认为腹腔内出血量亦很少。

（2）护士应告诉患者病情发展的一些指征,如出血增多、腹痛加剧、肛门坠胀感明显等,以便当患者病情发展时,医患均能及时发现,给予相应处理。

（3）患者应卧床休息,避免腹部压力增大,从而减少异位妊娠破裂的机会。在患者卧床期间,护士需提供相应的生活护理。

（4）护士应协助正确留取血标本,以检测治疗效果。

（5）护士应指导患者摄取足够的营养物质,尤其是富含铁蛋白的食物,如动物肝脏、肉类、豆类、绿叶蔬菜及黑木耳等,以促进血红蛋白的增加,增强患者的抵抗力。

3.出院指导

输卵管妊娠的预后在于防治输卵管的损伤和感染,因此护士应做好妇女的健康保健工作,防止发生盆腔感染。教育患者保持良好的卫生习惯,勤洗浴、勤换衣,性伴侣稳定。发生盆腔炎后须立即彻底治疗,以免延误病情。另外,由于输卵管妊娠者中约有 10％的再发生率和 50％～60％的不孕率。因此,护士需告诫患者,下次妊娠时要及时就医,并且不宜轻易终止妊娠。

（五）护理评价

（1）患者的休克症状得及时发现并纠正。

（2）患者消除了恐惧心理.愿意接受手术治疗。

（王建平）

第五节 产力异常

一、疾病概要

产力是以子宫收缩力为主,子宫收缩力贯穿于分娩全过程。在分娩过程中,子宫收缩的节律性,对称性及极性不正常或强度、频率发生改变时,称子宫收缩力异常,简称产力异常。子宫收缩力异常临床上分为子宫收缩乏力和子宫收缩过强两类,每类又分为协调性子宫收缩和不协调收缩性子宫收缩,具体分类见（图 7-2）。

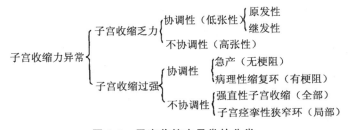

图 7-2 子宫收缩力异常的分类

二、子宫收缩乏力

（一）护理评估

1.病史

有头盆不称或胎位异常;胎儿先露部下降受阻;子宫壁过度伸展;多产妇子宫肌纤维变性;子

宫发育不良或畸形;产妇精神紧张及过度疲劳;内分泌失调产妇体内雌激素、缩宫素、前列腺素、乙酰胆碱等分泌不足;过多应用镇静剂或麻醉剂等因素。

2.身心状况

(1)宫缩乏力:有原发性和继发性两种。原发性宫缩乏力是指产程开始就出现宫缩乏力,宫口不能如期扩张,胎先露部不能如期下降,导致产程延长;继发性宫缩乏力是指产程开始子宫收缩正常,只是在产程较晚阶段(多在活跃期后期或第二产程),子宫收缩转弱,产程进展缓慢甚至停滞。

协调性宫缩乏力(低张性宫缩乏力):子宫收缩具有正常的节律性、对称性和极性,但收缩力弱,宫腔内压力低,表现为持续时间短,间歇期长且不规律,宫缩<2 次/10 分钟。此种宫缩乏力,多属继发性宫缩乏力。协调性宫缩乏力时由于宫腔内压力低,对胎儿影响不大。

不协调性宫缩乏力(高张性宫缩乏力):子宫收缩的极性倒置,宫缩的兴奋点不是起自两侧宫角部,而是来自子宫下段的一处或多处冲动,子宫收缩波由下向上扩散,收缩波小而不规律,频率高,节律不协调;宫腔内压力虽高,但宫缩时宫底部不强,而是子宫下段强,宫缩间歇期子宫壁也不完全松弛,表现为子宫收缩不协调,宫缩不能使宫口扩张,不能使胎先露部下降,属无效宫缩。

(2)产程延长:通过肛查或阴道检查,发现宫缩乏力导致异常(图 7-3)。产程延长有以下7 种。

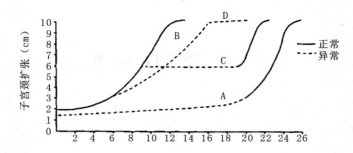

A.潜伏期延长;B.活跃期延长;C.活跃期停滞;D.第二产程延长

图 7-3 产程异常示意图

潜伏期延长:从临产规律宫缩开始至宫口扩张 3 cm 称潜伏期。初产妇潜伏期正常约需 8 小时,最大时限 16 小时,超过 16 小时称潜伏期延长。

活跃期延长:从宫口扩张 3 cm 开始至宫口开全称活跃期。初产妇活跃期正常约需 4 小时,最大时限 8 小时,超过 8 小时称活跃期延长。

活跃期停滞:进入活跃期后,宫口扩张无进展达 2 小时以上,称活跃期停滞。

第二产程延长:第二产程初产妇超过 2 小时,经产妇超过 1 小时尚未分娩,称第二产程延长。

第二产程停滞:第二产程达 1 小时胎头下降无进展,称第二产程停滞。

胎头下降延缓:活跃期晚期至宫口扩张 9~10 cm,胎头下降速度每小时<1 cm,称胎头下降延缓。

胎头下降停滞:活跃期晚期胎头停留在原处不下降达 1 小时以上,称胎头下降停滞。

以上 7 种产程进展异常,可以单独存在,也可以合并存在。当总产程超过 24 小时称滞产。

(3)对产妇的影响:由于产程延长可出现疲乏无力,肠胀气,排尿困难等,影响子宫收缩,严重时可引起脱水,酸中毒,低钾血症;由于第二产程延长,可导致组织缺血,水肿,坏死,形成膀胱阴道瘘或尿道阴道瘘;胎膜早破及多次肛查或阴道检查增加感染机会;产后宫缩乏力影响胎盘剥离,娩出和子宫壁的血窦关闭,容易引起产后出血。

(4)对胎儿的影响:协调性宫缩乏力容易造成胎头在盆腔内旋转异常,使产程延长,增加手术产机会,对胎儿不利。不协调性宫缩乏力,不能使子宫壁完全放松,对子宫胎盘循环影响大,胎儿在子宫内缺氧,容易发生胎儿窘迫。胎膜早破易造成脐带受压或脱垂,造成胎儿窘迫甚至胎死宫内。

(二)护理诊断

1.疼痛

腹痛,与不协调性子宫收缩有关。

2.有感染的危险

其与产程延长、胎膜破裂时间延长有关。

3.焦虑

其与担心自身和胎儿健康有关。

4.潜在并发症

胎儿窘迫,产后出血。

(三)护理目标

(1)疼痛减轻,焦虑减轻,情绪稳定。

(2)未发生软产道损伤、产后出血和胎儿缺氧。

(3)新生儿健康。

(四)护理措施

首先配合医师寻找原因,估计不能经阴道分娩者遵医嘱做好剖宫产术准备。或阴道分娩过程中应做好助产的准备。估计能经阴道分娩者应实施下列护理措施。

1.加强产时监护,改善产妇全身状况

加强产程观察,持续胎儿电子监护。第一产程应鼓励产妇多进食,必要时静脉补充营养;避免过多使用镇静药物,注意及时排空直肠和膀胱。

2.协助医师加强宫缩

(1)协调性宫缩乏力应实施下列措施。①人工破膜:宫口扩张 3 cm 或 3 cm 以上,无头盆不称,胎头已衔接者,可行人工破膜。②缩宫素静脉滴注:适用于协调性宫缩乏力,宫口扩张3 cm,胎心良好,胎位正常,头盆相称者。使用方法和注意事项如下:取缩宫素 2.5 U 加入 5%葡萄糖液 500 mL 内,使每滴糖液含缩宫素 0.33 mU,从 4～5 滴/分即 12～15 mU/分,根据宫缩强弱进行调整,通常不超过 30～40 滴,维持宫缩为间歇时间 2～3 分钟,持续时间 40～60 秒。对于宫缩仍弱者,应考虑到酌情增加缩宫素剂量。在使用缩宫素时,必须有专人守护,严密观察,应注意观察产程进展,监测宫缩、听胎心率及测量血压。

(2)不协调性宫缩乏力应调节子宫收缩,恢复其极性。要点是:①给予强镇静剂哌替啶100 mg,或地西泮 10 mg 静脉推注,不协调性宫缩多能恢复为协调性宫缩。②在宫缩恢复为协调性之前,严禁应用缩宫素。③若经处理,不协调性宫缩未能得到纠正,或伴有胎儿窘迫征象,或伴有头盆不称,均应行剖宫产术。④若不协调性宫缩已被控制,但宫缩仍弱时,可用协调性宫缩乏力时加强宫缩的各种方法处理。

3.预防产后出血及感染

破膜 12 小时以上应给予抗生素预防感染。当胎儿前肩娩出时,给予缩宫素 10～20 U 静脉滴注,使宫缩增强,促使胎盘剥离与娩出及子宫血窦关闭。

（五）护理教育

应对孕妇进行产前教育,使孕妇了解分娩是生理过程,增强其对分娩的信心。分娩前鼓励多进食,必要时静脉补充营养;避免过多使用镇静药物,注意检查有无头盆不称等,均是预防宫缩乏力的有效措施;注意及时排空直肠和膀胱,必要时可行温肥皂水灌肠及导尿。

三、子宫收缩过强

（一）护理评估

1.协调性子宫收缩过强（急产）

子宫收缩的节律性,对称性和极性均正常,仅子宫收缩力过强、过频。若产道无阻力,宫口迅速开全,分娩在短时间内结束,总产程不足 3 小时,称急产。经产妇多见。

对产妇及胎儿新生儿的影响:宫缩过强过频,产程过快,可致初产妇宫颈,阴道及会阴撕裂伤;接产时来不及消毒可致产褥感染;胎儿娩出后子宫肌纤维缩复不良,易发生胎盘滞留或产后出血;宫缩过强,过频影响子宫胎盘血液循环,胎儿在宫内缺氧,易发生胎儿窘迫,新生儿窒息甚至死亡;胎儿娩出过快,胎头在产道内受到的压力突然解除,可致新生儿颅内出血;接产时来不及消毒,新生儿易发生感染;若坠地可致骨折、外伤。

2.不协调性子宫收缩过强

由于分娩发生梗阻或不适当地应用缩宫素,粗暴地进行阴道内操作或胎盘早剥血液浸润子宫肌层等因素造成。引起宫颈内口以上部分的子宫肌层出现强直性痉挛性收缩,宫缩间歇期短或无间歇。产妇烦躁不安,持续性腹痛,拒按。胎位触不清,胎心听不清。有时可出现病理缩复环,血尿等先兆子宫破裂征象。子宫壁局部肌肉呈痉挛性不协调性收缩形成的环状狭窄,持续不放松,称子宫痉挛性狭窄环。狭窄环可发生在宫颈,宫体的任何部分,多在子宫上下段交界处,也可在胎体某一狭窄部,以胎颈、胎腰处常见。

（二）护理措施

（1）有急产史的孕妇,在预产期前 1~2 周不应外出远走,以免发生意外,有条件应提前住院待产。临产后不应灌肠,提前做好接产及抢救新生儿窒息的准备。胎儿娩出时,勿使产妇向下屏气。若急产来不及消毒及新生儿坠地者,新生儿应肌内注射维生素 K_1 10 mg 预防颅内出血,并尽早肌内注射精制破伤风抗毒素 1 500 U。产后仔细检查软产道,若有撕裂应及时缝合。若属未消毒的接产,应给予抗生素预防感染。

（2）确诊为强直性宫缩,应及时给予宫缩抑制剂,如 25% 硫酸镁 20 mL 加入 5% 葡萄糖液 20 mL 内缓慢静脉推注（不少于 5 分钟）。若属梗阻性原因,应立即行剖宫产术。若仍不能缓解强直性宫缩,应行剖宫产术。

（3）子宫痉挛性狭窄环,应认真寻找导致子宫痉挛性狭窄环的原因,及时纠正,停止一切刺激,如禁止阴道内操作,停用缩宫素等。若无胎儿窘迫征象,给予镇静剂,也可给予宫缩抑制剂,一般可消除异常宫缩。

（4）经上述处理,子宫痉挛性狭窄环不能缓解,宫口未开全,胎先露部高,或伴有胎儿窘迫征象,均应立即行剖宫产术。若胎死宫内,宫口已开全,可行乙醚麻醉,经阴道分娩。

（王建平）

第八章　儿 科 护 理

第一节　急性上呼吸道感染

急性上呼吸道感染是小儿最常见的疾病,主要侵犯鼻、鼻咽和咽部,常诊断为"急性鼻咽炎（普通感冒）""急性咽炎""急性扁桃体炎"等,也可统称为上呼吸道感染。

一、病因

各种病毒和细菌都可引起上呼吸道感染,尤以病毒为多见,占上呼吸道感染发病病原体的60%甚至90%以上,常见有鼻病毒、腺病毒、副流感病毒、流感病毒、呼吸道合胞病毒等,其他病毒如冠状病毒、肠道病毒、单纯疱疹病毒、EB病毒等也可引起。细菌感染常继发于病毒感染之后,其中溶血性链球菌占重要地位,其次为肺炎链球菌、葡萄球菌、嗜血流感杆菌,偶尔也有革兰阴性杆菌。亦有报道肺炎支原体菌亦可引起上呼吸道感染。

二、病理改变

病变部位早期表现为毛细血管和淋巴管扩张,黏膜充血水肿、腺体及杯状细胞分泌增加及单核细胞和吞噬细胞浸润,以后转为中性粒细胞浸润,以及上皮细胞和纤毛上细胞坏死脱落。恢复期上皮细胞新生、黏膜修复、恢复正常。

三、临床表现

本病多为散发,偶然亦见流行。婴幼儿患病症状较重,年长儿较轻。婴幼儿患病时可有或无流涕、鼻塞、喷嚏等呼吸道症状,常突发高热、呕吐、腹泻,甚至因高热而引起惊厥。年长儿患者常有流涕、鼻塞、喷嚏、咽部不适、发热等症状,可伴有轻度咳嗽与声嘶。部分患儿发病早期可出现脐周围阵痛、咽炎、咽痛等症状,咽黏膜充血,若咽侧索也受累,则在咽两外侧壁上各见一纵行条索状肿块突出。疱疹性咽峡炎,在咽弓、软腭、悬雍垂黏膜上可见数个或数十个灰白色小疱疹,直径1~3 mm,周围有红晕,1~2天破溃成溃疡。咽结合膜热患者,临床特点为发热39 ℃左右,咽炎及结膜炎同时存在,而有别于其他类型的上呼吸道感染。急性扁桃体炎除了发热咽痛外,扁桃体可见明显红肿,表面有黄白色脓点,可融合成假膜状。

四、实验室检查

病毒感染时白细胞计数多偏低或正常,粒细胞不增高。病因诊断除病毒分离与血清反应外,近年来广泛利用免疫荧光、酶联免疫等方法开展病毒学的早期诊断,对初步鉴别诊断有一定帮助。细菌感染时白细胞计数及中性粒细胞可增高;由链球菌引起者血清抗链球菌溶血素"O"滴度增高,咽拭子培养可有致病菌生长。

五、诊断

急性上呼吸道感染具有典型症状,如发热、鼻塞、咽痛、扁桃体肿大等全身和局部症状,结合季节、流行病学特点等,临床诊断并不困难,但对病原学的诊断则需依靠病毒学和细菌学检查。

六、鉴别诊断

(1)症状中以高热惊厥和腹痛严重者,须与中枢神经系统感染和急腹症等疾病相鉴别。

(2)很多急性传染病早期,也有上呼吸道感染的症状,虽然现在预防接种比较普遍及传染病发病率明显下降,但在传染病流行季节要仔细询问麻疹、猩红热、腮腺炎、百日咳、流感及脊髓灰质炎的流行接触史。夏季时尤其要注意和中毒性疾病的早期相鉴别。

(3)如有高热、流涎、拒食、咽后壁及扁桃体周围有小疱疹及小溃疡者,可诊断为疱疹性咽峡炎;如高热、咽红伴眼结膜充血,可诊断为咽结膜热;扁桃体红肿且有渗出者,可诊断为急性扁桃体炎或化脓性扁桃体炎;如有明显流行史、高热、四肢酸痛、头痛等全身症状而较鼻咽部症状更重时,要考虑为流感。

七、治疗

(一)一般治疗

充分休息,多饮水,注意隔离,预防并发症。世界卫生组织在急性呼吸道感染的防治纲要中指出,关于感冒的治疗主要是家庭护理和对症处理。

(二)对症治疗

1.高热

高热时口服阿司匹林类药物,剂量为每次 10 mg/kg,持续高热可每 4 小时口服 1 次;亦可用对乙酰氨基酚,剂量为每次5～10 mg/kg,市场上多为糖浆剂,便于小儿服用。高热时还可用赖氨酸阿司匹林或复方氨林巴比妥等肌内注射,同时亦可用冷敷、温湿敷、乙醇擦浴等物理方法降温。

2.高热惊厥

出现高热惊厥可针刺人中、十宣等穴位或肌内注射苯巴比妥为每次 4～6 mg/kg,有高热惊厥史的小儿可在服退热剂同时服用苯巴比妥等镇静药。

3.鼻塞

乳儿鼻塞妨碍喂奶时,可在喂奶前用 0.5%麻黄碱 1～2 滴滴鼻,年长儿亦可加用氯苯那敏等脱敏剂。

4.咽痛

疱疹性咽峡炎时可用冰硼酸、锡类散、金霉素鱼肝油或碘甘油涂抹口腔内疱疹或溃疡处;年长儿可口含碘喉片及其他中药利咽喉片,如华素片、度美芬、四季润喉片、草珊瑚、西瓜霜润喉片等。

(三)病因治疗

如诊断为病毒感染,目前常用1‰利巴韦林滴鼻,每2~3小时双鼻孔各滴2~3滴,或口服利巴韦林口服液(威乐星),或用利巴韦林口含片。亦有用口服金刚烷胺、吗啉双呱片,但疗效不肯定。如明确腺病毒或单纯性溃疡病毒感染,亦有用碘苷、阿糖胞苷。近年来有报道用干扰素治疗重症病毒性感染取得较好疗效。如诊断为细菌感染,大多合并有中耳炎、鼻窦炎、化脓性扁桃体炎、淋巴结炎及下呼吸道炎症时,可选用复方新诺明、氨苄西林、阿莫西林或其他抗生素。但多数上呼吸道感染病例不应滥用抗生素。

(四)风热两型

风热两型治法以清热解表为主,常用中成药有银翘解毒片、桑菊感冒片、感冒退热冲剂、板蓝根冲剂及双黄连口服液等。

八、预防

减少上呼吸道感染的根本办法在于预防。平时要多户外活动,增强体质,要避免交叉感染,特别是在感冒流行季节要少去公共场所或串门;注意气候骤变,及时添减衣服;对体弱患儿及反复呼吸道感染的患儿,可服玉屏风散或左旋咪唑,0.25~3 mg/(kg·d),每周服2天停5天,3个月为1个疗程,亦可口服卡慢舒。这些治疗目的多是增强机体抵抗力,预防呼吸道感染复发。

九、并发症

正常5岁以下小儿平均每年患急性呼吸道感染4~6次。但有的患儿患呼吸道感染的次数过于频繁,可称为反复呼吸道感染。

(一)影响因素

由于小儿正处在生长发育之中,身体的免疫系统还未发育完善,缺乏抵御微生物侵入的能力,故很容易患急性呼吸道感染,但有的患儿由于环境或机体本身条件比一般小儿更易患急性呼吸道感染,影响因素有以下几点。

1.机体条件

如患儿长期营养不良,婴儿母乳不足又未及时添加辅食,体内缺乏必需的蛋白质、脂肪及热量不足,影响器官组织的正常发育致抵抗力低下;也有的家庭经济条件并不差,但父母缺乏科学育儿知识,偏食或喂养不合理,特别是只喝牛奶、巧克力,缺乏多种维生素和微量元素如铁、锌等,也会对免疫系统造成损害,导致患儿抗病能力下降而易患病。

2.环境因素

环境因素特别是大气污染或被动吸烟。如冬天屋内生炉子,空气中大量烟雾、粉尘及有害物质进入小儿呼吸道;同样被动吸烟也是致病因素。这些有害物质不但损伤呼吸道正常黏膜,而且还可降低抵抗力,诱发呼吸道感染。有报道在吸烟家庭中生长的婴儿比无吸烟家庭的小儿患急性呼吸道感染的机会大数倍至近10倍。

3.先天因素

小儿患有先天的免疫缺陷病或暂时性免疫低下也可造成反复呼吸道感染。

(二)诊断

根据 1987 年全国小儿呼吸道疾病学术会议讨论标准作出诊断(表 8-1)。

表 8-1　小儿反复呼吸道疾病诊断标准

年龄(岁)	上呼吸道感染(次/年)	下呼吸道感染(次/年)
0~2	7	3
3~5	5	2
6~12	5	2

(三)治疗

急性感染可参照上述方法外,还要针对引起反复上呼吸道感染的原因,如增加营养、改善环境因素。应该指出患先天性免疫缺陷的小儿是极少数,大部分还是护理问题,因此,增强患儿体质是治疗及预防的根本。加强体育锻炼及注意户外活动,使患儿增强适应外界环境及气候变化的能力;同时注意对反复呼吸道感染患儿的生活护理,随气候变化增减衣服,切忌过捂过饱,这些都是治疗反复呼吸道感染的关键。

十、护理评估

(一)健康史

询问发病情况,注意有无受凉史或当地有无类似疾病的流行,患儿发热开始时间、程度,伴随症状及用药情况;了解患儿有无营养不良、贫血等病史。

(二)身体状况

观察患儿精神状态,注意有无鼻塞、呼吸困难,测量体温,检查咽部有无充血和疱疹,扁桃体及颈部淋巴结是否肿大,结合咽喉膜有无充血,皮肤有无皮疹,腹痛及支气管、肺受累的表现。了解血常规等实验室检查结果。

(三)心理社会状况

了解患儿及家长的心理状态和对该病因、预防及护理知识的认识程度;评估患儿家庭环境及经济情况,注意疾病流行趋势。

十一、常见护理诊断与合作性问题

(一)体温过高

体温过高与上呼吸道感染有关。

(二)潜在并发症(惊厥)

其与高热有关。

(三)有外伤的危险

发生外伤与发生高热惊厥时抽搐有关。

(四)有窒息的危险

窒息与发生高热惊厥时胃内容物反流或痰液阻塞有关。

(五)有体液不足的危险

其与高热大汗及摄入减少有关。

(六)低效性呼吸形态

这与呼吸道炎症有关。

(七)舒适的改变

此与咽痛、鼻塞等有关。

十二、护理目标

(1)患儿体温降至正常范围(36～37.5 ℃)。

(2)患儿不发生惊厥或惊厥时能被及时发现。

(3)患儿维持于舒适状态无自伤及外伤发生。

(4)患儿呼吸道通畅无误吸及窒息发生。

(5)患儿体温正常,能接受该年龄组的液体入量。

(6)患儿呼吸在正常范围,呼吸道通畅。

(7)患儿感到舒适,不再哭闹。

十三、护理措施

(1)保持室内空气新鲜,每天通风换气2～4次,保持室温18～22 ℃,湿度50%～60%,空气每天用过氧乙酸或含氯制剂喷雾消毒2次。有患儿居住的房间最好用空气消毒机消毒、净化空气。

(2)密切观察体温变化,体温超过38.5 ℃时给予物理降温,如头部冷敷、腋下及腹股沟处放置冰袋,温水或乙醇擦浴。冷盐水灌肠,必要时给予药物降温。

(3)发热者卧床休息直到退热1天以上可适当活动,做好心理护理,提供玩具、画册等有利于减轻焦虑、不安情绪。

(4)防止发生交叉感染,患儿与正常小儿分开,接触者戴口罩,防止继发细菌感染。

(5)保持口腔清洁,每天用生理盐水漱口1～2次,婴幼儿可经常喂少量温开水以清洗口腔,防止口腔炎的发生。

(6)保持鼻咽部通畅,鼻腔分泌物和干痂及时清除,鼻孔周围应保持清洁,避免增加鼻腔压力,使炎症经咽管向中耳发展引起中耳炎。鼻腔严重时于清洁鼻腔分泌部后用0.5%麻黄碱液滴鼻,每次1～2滴;对鼻塞而妨碍吸吮的婴幼儿,宜在哺乳前10～15分钟滴鼻,使鼻腔通畅,保持吸吮。

(7)多饮温开水,以加速毒物排泄和降低体温,患儿衣着、被子不宜过多,出汗后及时给患儿用温水擦干汗液,更换衣服。

(8)每4小时测体温1次,体温骤升或骤降时要随时测量并记录,如患儿病情加重,体温持续不退,应考虑并发症的可能,需要及时报告医师并及时处理。如病程中出现皮疹,应区别是否为某种传染病的早期征象,以便及时采取措施。

(9)注意观察咽部充血、水肿等情况,咽部不适时给予润喉含片或雾化吸入(雾化吸入药物可用利巴韦林、糜蛋白酶、地塞米松加20～40 mL注射用水2次/天)。

(10)保持室内安静,减少刺激,发生高热惊厥时按惊厥护理常规。

(11)给予易消化和富含维生素的清淡饮食,必要时静脉补充营养和水分。

(12)患儿安置在有氧气、吸痰器的病室内。

(13)平卧、头偏向一侧,注意防止舌咬伤。防止呕吐物误吸,防止舌后倒引起窒息,应托起患儿下颌同时解开衣物及松开腰带,以减轻呼吸道阻力。

(14)密切观察病情变化,防止发生意外,如坠床或摔伤等。

(15)抽搐时上、下牙之间放牙垫,防止舌及口唇咬伤,患儿持续发作时,可按照医嘱给予对症处理。

(16)按医嘱用止痉药物,如地西泮、苯巴比妥等,观察患儿用药后的反应,并记录。

(17)治疗、护理等集中进行,保持安静,减少刺激。

(18)保持呼吸道通畅,及时吸痰,发绀者给予吸氧,窒息者给予人工呼吸并注射呼吸兴奋剂。

(19)高热者给予物理降温或退热剂降温;严重感染并伴有循环衰竭、抽搐、高热者,可行冬眠疗法,冬眠期间不能搬动患儿或突然竖起,防止直立性休克。

(20)详细记录发作时间及抽动的姿势、次数、特点,因有的患儿抽搐时间相当短暂,虽有几秒钟,抽搐姿势也不同,有的像眨眼一样,有的口角微动,有的肢体像无意乱动一样等,因此需仔细注视才能发现。

(21)密切观察血压、呼吸、脉搏、瞳孔的变化,并做好记录。

十四、健康教育

(1)指导家庭护理。因上呼吸道感染患儿多不住院,要帮助患儿家长掌握上呼吸道感染的护理要点:让患儿多饮水,促进代谢及体内毒素的排泄;饮食要清淡,少食多餐,给予高蛋白、高热量、高维生素的流质或半流质饮食;要注意休息,避免剧烈活动,防止咳嗽加重。患儿鼻塞时呼吸不畅,可在哺乳及临睡前用0.5%的麻黄碱溶液滴鼻,每次1~2滴,可使鼻腔通畅。但不能用药过频,以免引起心悸等表现。

(2)指导预防并发症的方法,以免引起中耳炎、鼻窦炎,介绍如何观察并发症的早期表现,如高热持续不退而复升、淋巴结肿大、耳痛或外耳道流脓、咳嗽加重、呼吸困难等,应及时与医护人员联系并及时处理。

(3)介绍上呼吸道感染的预防重点,增加营养和体格锻炼,避免受凉;在上呼吸道感染流行季节,避免到人多的公共场所;有流行趋势时给易感儿服用板蓝根、金银花、连翘等中药汤剂预防;反复发生上呼吸道感染的小儿应积极治疗原发病,改善机体健康状况。鼓励母乳喂养,积极防治各种慢性病,如维生素 D 缺乏性佝偻病、营养不良及贫血等,在集体儿童机构中,有如上呼吸道感染流行趋势,应早期隔离患儿,室内用食醋熏蒸法消毒。

(4)用药指导。指导患儿家长不要给患儿滥服感冒药,如成人速效伤风胶囊及其他市场流行的各种感冒药、消炎药、抗病毒药,必须在医师指导下服药,服药时不要与奶粉、糖水同服,两种药物必须间隔半小时以上再服用。

(刘　敏)

第二节　肺　炎

肺炎是指不同病原体或其他因素所致的肺部炎症,以发热、咳嗽、气促、呼吸困难和肺部固定湿啰音为共同临床表现,该病是儿科常见疾病中能威胁生命的疾病之一。据联合国儿童基金会统计,全世界每年约有 350 万<5 岁儿童死于肺炎,占<5 岁儿童总死亡率的 28%;我国每年<5 岁儿童因肺炎死亡者约 35 万,占全世界儿童肺炎死亡数的 10%。因此积极采取措施降低小儿肺炎的死亡率,是 21 世纪世界儿童生存、保护和发展纲要规定的重要任务。

目前,小儿肺炎的分类尚未统一,常用方法有四种,各种肺炎可单独存在,也可两种同时存在。①病理分类:可分为支气管肺炎、大叶性肺炎、间质性肺炎等。②病因分类:感染性肺炎,如病毒性肺炎、细菌性肺炎、支原体肺炎、衣原体肺炎、真菌性肺炎、原虫性肺炎;非感染性肺炎,如吸入性肺炎、坠积性肺炎等。③病程分类:急性肺炎(病程<1 个月)、迁延性肺炎(病程 1～3 个月)、慢性肺炎(病程>3 个月)。④病情分类:轻症肺炎(主要为呼吸系统表现)、重症肺炎(除呼吸系统受累外,其他系统也受累,且全身中毒症状明显)。

临床上若病因明确,则按病因分类,否则按病理分类。

一、病因与发病机制

引起肺炎的主要病原体为病毒和细菌,病毒中最常见的为呼吸道合胞病毒,其次为腺病毒、流感病毒等;细菌中以肺炎链球菌多见,其他有葡萄球菌、链球菌、革兰阴性杆菌等。低出生体重、营养不良、维生素 D 缺乏性佝偻病、先天性心脏病等患儿易患本病,且病情严重,容易迁延不愈,死亡率也较高。

病原体多由呼吸道入侵,也可经血行入肺,引起支气管、肺泡、肺间质炎症,支气管因黏膜水肿而管腔变窄,肺泡壁因充血水肿而增厚,肺泡腔内充满炎症渗出物,影响了通气和气体交换;同时由于小儿呼吸系统的特点,当炎症进一步加重时,可使支气管管腔更加狭窄,甚至阻塞,造成通气和换气功能障碍,导致低氧血症及高碳酸血症。为代偿缺氧,患儿呼吸与心率加快,出现鼻翼翕动和三凹征,严重时可产生呼吸衰竭。由于病原体作用,重症常伴有毒血症,引起不同程度的感染中毒症状。缺氧、二氧化碳潴留及毒血症可导致循环系统、消化系统、神经系统的一系列症状,以及水、电解质和酸碱平衡紊乱。

(一)循环系统

缺氧使肺小动脉反射性收缩,肺循环压力增高,形成肺动脉高压;同时病原体和毒素侵袭心肌,引起中毒性心肌炎。肺动脉高压和中毒性心肌炎均可诱发心力衰竭。重症患儿常出现微循环障碍、休克甚至弥散性血管内凝血。

(二)中枢神经系统

缺氧和高碳酸血症使脑血管扩张、血流减慢、血管通透性增加,致使颅内压增高。严重缺氧和脑供氧不足使脑细胞无氧代谢增加,造成乳酸堆积、ATP 生成减少和 Na^+-K^+ 泵转运功能障碍,引起脑细胞内水钠潴留,形成脑水肿。病原体毒素作用亦可引起脑水肿。

(三)消化系统

低氧血症和毒血症可引起胃黏膜糜烂、出血、上皮细胞坏死脱落等应激性反应,导致黏膜屏障功能破坏,使胃肠功能紊乱,严重者可引起中毒性肠麻痹和消化道出血。

(四)水、电解质和酸碱平衡紊乱

重症肺炎可出现混合性酸中毒,因为严重缺氧时体内需氧代谢障碍、酸性代谢产物增加,常可引起代谢性酸中毒;而二氧化碳潴留、碳酸增加又可导致呼吸性酸中毒。缺氧和二氧化碳潴留还可导致肾小动脉痉挛而引起水钠潴留,重症者可造成稀释性低钠血症。

二、临床表现

(一)支气管肺炎

支气管肺炎为小儿最常见的肺炎。多见于3岁以下婴幼儿。

1.轻症

以呼吸系统症状为主,大多起病较急。主要表现为发热、咳嗽和气促。

(1)发热:热型不定,多为不规则热,新生儿或重度营养不良患儿可不发热,甚至体温不升高。

(2)咳嗽:较频,早期为刺激性干咳,以后有痰,新生儿则表现为口吐白沫。

(3)气促:多发生在发热、咳嗽之后,呼吸频率加快,每分钟可达40~80次,可有鼻翼翕动、点头呼吸、三凹征、唇周发绀。肺部可听到较固定的中、细湿啰音,病灶较大者可出现肺实变体征。

2.重症

重症肺炎常有全身中毒症状及循环、神经、消化系统受累的临床表现。

(1)循环系统:常见心肌炎、心力衰竭及微循环障碍。心肌炎患者表现为面色苍白、心动过速、心音低钝、心律不齐,心电图显示ST段下移和T波低平、倒置。心力衰竭患者表现为呼吸突然加快,>60次/分;极度烦躁不安,明显发绀,面色发灰;心率增快,>180次/分,心音低钝有奔马律;颈静脉曲张,肝脏迅速增大,尿少或无尿,颜面或下肢水肿等。

(2)神经系统:表现为烦躁或嗜睡,脑水肿时出现意识障碍、反复惊厥、前囟膨隆、脑膜刺激征等。

(3)消化系统:常有食欲缺乏、腹胀、呕吐、腹泻等;重症可引起中毒性肠麻痹和消化道出血,表现为严重腹胀、肠鸣音消失、便血等。

若延误诊断或病原体致病力强,可引起脓胸、脓气胸、肺大疱等并发症,多表现为体温持续不退或退而复升,中毒症状或呼吸困难突然加重。

(二)几种不同病原体所致肺炎的特点

1.呼吸道合胞病毒性肺炎

其由呼吸道合胞病毒感染所致,多见于2岁以内婴幼儿,尤以2~6个月婴儿多见。常于上呼吸道感染后2~3天出现干咳、低至中度发热,喘憋为突出表现,2~3天后病情逐渐加重,出现呼吸困难和缺氧症状。肺部听诊可闻及哮鸣音、呼气性喘鸣,肺基底部可听到细湿啰音。喘憋严重时可合并心力衰竭、呼吸衰竭。临床上有两种类型。

(1)毛细支气管炎:有上述临床表现,但中毒症状不严重,当毛细支气管接近完全阻塞时,呼吸音可明显减低,胸部X线常显示不同程度的梗阻性肺气肿和支气管周围炎,有时可见小点片状阴影或肺不张。

(2)间质性肺炎:全身中毒症状较重,呼吸困难明显,肺部体征出现较早,胸部X线呈线条状或单条状阴影增深,或互相交叉成网状阴影,多伴有小点状致密阴影。

2.腺病毒性肺炎

此为腺病毒引起,在我国以3、7两型为主,11、12型次之。本病多见于6个月至2岁的婴幼儿。起病急骤,呈稽留高热,全身中毒症状明显,咳嗽较剧烈,可出现喘憋、呼吸困难、发绀等。肺部体征出现较晚,常在发热4~5天后出现湿啰音,以后病变融合而呈现肺实变体征,少数患儿可并发渗出性胸膜炎。胸部X线改变的出现较肺部体征为早,可见大小不等的片状阴影或融合成大病灶,并多见肺气肿,病灶吸收较缓慢,需数周至数月。

3.葡萄球菌肺炎

这主要包括金黄色葡萄球菌及白色葡萄球菌所致的肺炎,多见于新生儿及婴幼儿。临床起病急、病情重、进展迅速;多呈弛张高热,婴儿可呈稽留热;中毒症状明显,面色苍白、咳嗽、呻吟、呼吸困难,皮肤常见一过性猩红热样或荨麻疹样皮疹,有时可找到化脓灶,如疖肿等。肺部体征出现较早,双肺可闻及中、细湿啰音,易并发脓胸、脓气胸等,可合并循环、神经及胃肠功能障碍。胸部 X 线常见浸润阴影,易变性是其特征。

4.流感嗜血杆菌肺炎

此类肺炎由流感嗜血杆菌引起。近年来,由于广泛使用广谱抗生素和免疫抑制剂,加上院内感染等因素,流感嗜血杆菌感染有上升趋势,多见于<4 岁的小儿,常并发于流感病毒或葡萄球菌感染者。临床起病较缓、病情较重,全身中毒症状明显,有发热、痉挛性咳嗽、呼吸困难、鼻翼翕动、三凹征、发绀等。体检肺部有湿啰音或肺实变体征,易并发脓胸、脑膜炎、败血症、心包炎、中耳炎等。胸部 X 线表现多种多样。

5.肺炎支原体肺炎

本型肺炎由肺炎支原体引起,多见于年长儿,婴幼儿发病率也较高。以刺激性咳嗽为突出表现,有的酷似百日咳样咳嗽,咳出黏稠痰,甚至带血丝;常有发热,热程1～3 周。年长儿可伴有咽痛、胸闷、胸痛等症状,肺部体征不明显,常仅有呼吸音粗糙,少数闻及干、湿啰音。婴幼儿起病急,呼吸困难、喘憋和双肺哮鸣音较突出。部分患儿出现全身多系统的临床表现,如心肌炎、心包炎、溶血性贫血、脑膜炎等。胸部X线检查可分为 4 种改变:①肺门阴影增浓。②支气管肺炎改变。③间质性肺炎改变。④均一的实变影。

6.衣原体肺炎

沙眼衣原体肺炎多见于 6 个月以下的婴儿,可于产时或产后感染,起病缓,先有鼻塞、流涕,后出现气促、频繁咳嗽,有的酷似百日咳样阵咳,但无回声,偶有呼吸暂停或呼气喘鸣,一般无发热,可同时患有结膜炎或有结膜炎病史。胸部 X 线呈弥漫性间质性改变和过度充气。肺炎衣原体肺炎多见于 5 岁以上小儿,发病隐匿,体温不高,咳嗽逐渐加重,两肺可闻及干、湿啰音。X 线显示单侧肺下叶浸润,少数呈广泛单侧或双侧浸润。

三、治疗要点

采取综合措施,积极控制感染,改善肺的通气功能,防止并发症。

(一)控制感染

根据不同病原体选用敏感抗生素积极控制感染,使用原则为早期、联合、足量、足疗程,重症宜静脉给药。

世界卫生组织推荐的 4 种第一线抗生素为复方磺胺甲基异噁唑、青霉素、氨苄西林、阿莫西林,其中青霉素为首选药,复方磺胺甲基异噁唑不能用于新生儿。怀疑有金黄色葡萄球菌肺炎者,推荐用氨苄西林、氯霉素、苯唑西林或氯唑西林和庆大霉素。我国卫生健康委员会对轻症肺炎推荐使用头孢氨苄(头孢菌素Ⅳ)。大环内酯类抗生素如红霉素、交沙霉素、罗红霉、阿奇霉素素等对支原体肺炎、衣原体肺炎等均有效;除阿奇霉素外,用药时间应持续至体温正常后5～7 天,临床症状基本消失后3 天。支原体肺炎至少用药 2 周。应用阿奇霉素3～5 天为 1 个疗程,根据病情可再重复 1 个疗程,以免复发。葡萄球菌肺炎比较顽固,疗程宜长,一般于体温正常后继续用药 2 周,总疗程为 6 周。

病毒感染尚无特效药物,可用利巴韦林、干扰素、聚肌胞、乳清液等,中药治疗有一定疗效。

(二)对症治疗

止咳、止喘、保持呼吸道通畅;纠正低氧血症及水、电解质与酸碱平衡紊乱;对于中毒性肠麻痹者,应禁食、胃肠减压,皮下注射新斯的明。对有心力衰竭、感染性休克、脑水肿、呼吸衰竭者,采取相应的治疗措施。

(三)肾上腺皮质激素的应用

若中毒症状明显,或严重喘憋,或伴有脑水肿、中毒性脑病、感染性休克、呼吸衰竭等,以及胸膜有渗出者,可应用肾上腺皮质激素,常用地塞米松,每天 2～3 次,每次 2～5 mg,疗程 3～5 天。

(四)防治并发症

对并发脓胸、脓气胸者及时抽脓、抽气;对年龄小、中毒症状明显、脓液黏稠且经反复穿刺抽脓不畅者,以及有张力气胸者进行胸腔闭式引流。

四、护理措施

(一)改善呼吸功能

(1)保持病室环境舒适、空气流通、温湿度适宜,尽量使患儿安静,以减少氧的消耗。不同病原体肺炎患儿应分室居住,以防交叉感染。

(2)置患儿于有利于肺扩张的体位并经常更换,或抱起患儿,以减少肺部淤血和防止肺不张。

(3)给氧:凡有低氧血症、呼吸困难、喘憋、口唇发绀、面色灰白等情况,应立即给氧;婴幼儿可用面罩法给氧,年长儿可用鼻导管法;若出现呼吸衰竭,则使用人工呼吸器。

(4)正确留取标本,以指导临床用药;遵医嘱使用抗生素治疗,以消除肺部炎症,促进气体交换;注意观察治疗效果。

(二)保持呼吸道通畅

(1)及时清除患儿口鼻分泌物,经常协助患儿转换体位,同时轻拍背部,边拍边鼓励患儿咳嗽,以促使肺泡及呼吸道的分泌物借助重力和震动易于排出;病情许可的情况下可进行体位引流。

(2)给予超声雾化吸入,以稀释痰液,利于咳出,必要时予以吸痰。

(3)遵医嘱给予祛痰药,如复方甘草合剂等;对严重喘憋者,遵医嘱给予支气管解痉药。

(4)给予易消化、营养丰富的流质、半流质饮食,少食多餐,避免过饱影响呼吸;喂养时应耐心,防止呛咳引起窒息;重症不能进食者,给予静脉营养。保证液体的摄入量,以湿润呼吸道黏膜,防止分泌物干结,利于痰液排出;同时可以防止发热导致的脱水。

(三)加强体温监测

观察体温变化并警惕高热惊厥的发生,对高热者给予降温措施,保持口腔及皮肤清洁。

(四)密切观察病情

(1)如患儿出现烦躁不安、面色苍白、气喘加剧、心率加速(>160 次/分)、肝脏在短时间内急剧增大等心力衰竭的表现,应及时报告医师,给予氧气吸入并减慢输液速度,遵医嘱给予强心、利尿药物,以增强心肌收缩力,减慢心率,增加心搏出量,减轻体内水钠潴留,从而减轻心脏负荷。

(2)若患儿出现烦躁或嗜睡、惊厥、昏迷、呼吸不规则等,提示颅内压增高,立即报告医师并共同抢救。

（3）患儿腹胀明显伴低钾血症时，应及时补钾；若有中毒性肠麻痹，应禁食，予以胃肠减压，遵医嘱皮下注射新斯的明，以促进肠蠕动，消除腹胀，缓解呼吸困难。

（4）如患儿病情突然加重，出现剧烈咳嗽、烦躁不安、呼吸困难、胸痛、面色发绀、患侧呼吸运动受限等，提示并发脓胸或脓气胸，应及时配合进行胸膜腔穿刺或胸腔闭式引流。

（五）健康教育

向患儿家长讲解疾病的有关知识和护理要点，指导家长合理喂养，加强体格锻炼，以改善小儿呼吸功能；对易患呼吸道感染的患儿，在寒冷季节或气候骤变外出时，应注意保暖，避免着凉；定期健康检查，按时预防接种；对年长儿说明住院和接受治疗等对疾病痊愈的重要性，鼓励患儿克服暂时的痛苦，与医护人员合作；教育患儿咳嗽时用手帕或纸捂嘴，不随地吐痰，防止病原菌污染空气而传染给他人。

（刘　　敏）

第三节　腹　　泻

一、护理评估

（一）健康史

应详细询问喂养史，是母乳喂养还是人工喂养，喂何种乳品，冲调浓度、喂哺次数及量，添加辅食及断奶情况。并了解当地有无类似疾病的流行。并注意患儿有无不洁饮食史、肠道内外感染史、食物过敏史、外出旅游和气候变化史等。询问患儿腹泻开始时间、次数、颜色、性质、量、气味，并是否伴随发热、呕吐、腹胀、腹痛及里急后重等症状。既往有无腹泻史、其他疾病史和长期服用广谱抗生素史等。

（二）身体状况

观察患儿生命体征，有无腹痛、里急后重、大便性状为松散或水样，密切观察患儿生命体征、体重、出入量、尿量、神志状态、营养状态，以及有无皮肤弹性下降、眼窝凹陷、口舌黏膜干燥、神经反射减弱等脱水表现。并评估脱水的程度和性质，检查肛周皮肤有无发红、破损；了解大便常规、大便致病菌培养等实验室检查结果。

（三）心理社会状况

腹泻是小儿的常见病、多发病，年龄越小，发病率越高，特别是在贫困和卫生条件较差的地区，家长缺乏喂养及卫生知识是导致小儿易患腹泻的重要原因。故应了解患儿家长的心理状况及对疾病的病因、护理知识的认识程度，注意评估患儿家庭的经济状况、聚居条件、卫生习惯、家长的文化程度及家长对病因、护理知识的了解程度，认识疾病流行趋势。

（四）实验室检查

了解大便常规及致病菌培养等化验结果。分析血常规、红细胞计数、血清电解质、血尿素氮、二氧化碳结合力等可了解体内酸碱平衡紊乱性质和程度。

二、护理诊断

(一)体液不足
体液不足与腹泻、呕吐丢失过多和摄入量不足有关。

(二)体温过高
体温过高与肠道感染有关。

(三)有皮肤黏膜完整性受损的危险
有皮肤黏膜完整性受损的危险与腹泻大便次数增多刺激臀部皮肤及尿布使用不当有关。

(四)知识缺乏(家长)
与喂养知识、卫生知识及腹泻患儿护理知识缺乏有关。

(五)营养失调
营养低于机体需要量与呕吐、腹泻等消化功能障碍有关。

(六)排便异常:腹泻
腹泻与喂养不当、感染导致胃肠道功能紊乱有关。

(七)有交叉感染的可能
交叉感染与免疫力低下有关。

(八)潜在并发症
1.酸中毒

酸中毒与腹泻丢失碱性物质及热能摄入不足有关。

2.低血钾

低血钾与腹泻、呕吐丢失过多和摄入不足有关。

三、护理目标

(1)患儿腹泻、呕吐、排便次数逐渐减少至正常,大便次数、形状、颜色恢复正常。

(2)患儿脱水、电解质紊乱纠正,体重恢复正常,尿量正常,获得足够的液体和电解质。

(3)体温逐渐恢复正常。

(4)住院期间患儿能保持皮肤的完整性,不再有红臀发生。

(5)家长能说出婴儿腹泻的病因、预防措施和喂养知识,能协助医护人员护理患儿。

(6)患儿不发生酸中毒、低血钾等并发症。

(7)避免交叉感染的发生。

(8)保证患儿营养的补充,将患儿体重保持不减或有增加。

四、护理措施

新入院的患儿首先要测量体重,便于了解患儿脱水情况和计液量。以后每周测1次,了解患儿恢复和体重增长情况。

(一)体液不足的护理
1.口服补液疗法的护理

该方法适用于无脱水、轻中脱水或呕吐不严重的患儿,可采用口服方法,它能补充身体丢失的水分和盐,执行医嘱给予口服补液盐时,应在4~6小时之内少量多次喂,同时可以随意喂水,口服液盐一定用冷开水或温开水溶解。

（1）一般轻度脱水需50～80 mL/kg，中度脱水需80～100 mL/kg，于8～12小时内将累积损失量补足；脱水纠正后，将余量用等量水稀释，按病情需要随时口服。对无脱水患儿，可在家进行口服补液的护理，可将口服补液盐溶液加等量水稀释，每天50～100 mL/kg，少量频服，以预防脱水，有明显腹胀、休克、心功能不全或其他严重并发症者及新生儿不宜口服补液。在口服补液过程中，如呕吐频繁或腹泻、脱水加重，应改为静脉补液。服用口服补液盐溶液期间，应适当增加水分，以防高钠血症。

（2）护理中的注意事项：①向家长说明和示范口服液的配制方法。②向家长示范喂服方法，2岁以下的患儿每1～2分钟喂1小勺，约5 mL，大一点的患儿可用杯子直接喝，如有呕吐，停10分钟后再慢慢喂服（每2～3分钟喂1勺）。③对于在家进行口服补液的患儿，应指导家长病情观察方法。口服补液可直到腹泻停止，并继续喂养。如病情不见好转或加重，应及时到医院就诊。④密切观察病情，如患儿出现眼睑水肿，应停止服用口服补液盐溶液，改用白开水或母乳，水肿消退后再按无脱水的方案服用。4小时后应重新估计患儿脱水状况，然后选择上述适当的方案继续治疗护理。

2.禁食、静脉补液

该方法适用于中度以上脱水、吐、泻重或腹胀的患儿。在静脉输液前协助医师取静脉血做钾、钠、氯、二氧化碳结合力等项目检查。

（1）第1天补液。①输液总量：按医嘱要求安排24小时的液体总量（包括累积损失量、继续损失量和生理需要量）。并本着"急需先补、先快后慢、见尿补钾"的原则分批输入。如患儿烦躁不安，应检查原因，必要时可遵医嘱给予适量的镇静药，如氯丙嗪、10%水合氯醛，以防患儿因烦躁不安而影响静脉输液。一般补液量轻度脱水为90～120 mL/kg，中度脱水为120～150 mL/kg，重度脱水为150～180 mL/kg。②溶液种类：根据脱水性质而定，若临床判断脱水困难，可先按等渗脱水处理。对于治疗前6小时内无尿的患儿，首先要在30分钟内输入2∶1液，一定要记录输液后首次排尿时间，见尿后给含钾液体。③输液速度：主要取决于脱水程度和继续损失的量与速度，遵循先快后慢原则。明确每小时的输入量，一般茂菲氏滴管14～15滴为1 mL，严格执行补液计划，保证输液量的准确，掌握好输液速度和补液原则。注意防止输液速度过速或过缓。注意输液是否通畅，保护好输液肢体，随时观察针头有无滑脱，局部有无红肿渗液及寒战、发绀等全身输液反应。对重度脱水有明显周围循环障碍者应先快速扩容；累积损失量（扣除扩容液量）一般在前8～12小时内补完，每小时8～10 mL/kg；后12～16小时补充生理需要量和异常的损失量，每小时约5 mL/kg；若吐泻缓解，可酌情减少补液量或改为口服补液。④对于少数营养不良、新生儿及伴心、肺疾病的患儿，应根据病情计算，每批液量一般减少20%，输液速度应在原有基础减慢2～4小时，把累积丢失的液量由8小时延长到10～12小时输完。如有条件最好用输液泵，以便更精确地控制输液速度。

（2）第2天及以后的补液：脱水和电解质紊乱已基本纠正，主要补充生理需要量和继续损失量，可改为口服补液，一般生理需要量为每天60～80 mL/kg，用1/5张含钠液；继续损失量是丢多少补多少，用1/3～1/2张含钠液，将这两部分相加于12～24小时内均匀静脉滴注。

3.准确记录出入量

准确记录出入量，是医师调整患儿输液质和量的重要依据。

（1）大便次数、量（估计）及性质、气味、颜色、有无黏液、脓血等。留大便常规并做培养。

(2)呕吐次数、量、颜色、气味及呕吐与其他症状的关系,体现了患儿病情发展情况。比如呕吐加重但无腹泻;补液后脱水纠正由于呕吐次数增多而效果不满意,这时要及时报告医师,以及早发现肠道外感染或急腹症。

4.严密观察病情,细心做好护理

(1)注意观察生命体征:包括体温、脉搏、血压、呼吸、精神状况。若出现烦躁不安、脉率加快、呼吸加快等,应警惕是否输液速度过快,是否发生心力衰竭和肺水肿等情况。

(2)观察脱水情况:注意患儿的神志、精神、皮肤弹性、有无口渴,皮肤、黏膜干燥程度,眼窝及前囟凹陷程度,机体温度及尿量等临床表现,估计患儿脱水程度,同时要动态观察经过补充液体后脱水症状是否得到改善。如补液合理,一般于补液后 3～4 小时排尿,此时说明血容量恢复,所以应注意观察和记录输液后首次排尿的时间、尿量。补液后 24 小时皮肤弹性恢复,眼窝凹陷消失,则表明脱水已被纠正。补液后眼睑出现水肿,可能是钠盐过多;补液后尿多而脱水未能纠正,则可能是葡萄糖液补入过多,宜调整溶液中电解质比例。

(3)密切观察代谢性酸中毒的表现:中、重度脱水患者多有不同程度的酸中毒,当 pH 下降、二氧化碳结合力在 25％ 容积以下时,酸中毒表现明显。当患儿出现呼吸深长、精神萎靡、嗜睡,严重者意识不清、口唇樱红、呼吸有丙酮味时,应准备碱性液,及时使用碱性药物纠正,应补充碳酸氢钠或乳酸钠。注意碱性液体有无漏出血管外,以免引起局部组织坏死。

(4)密切观察低血钾表现:常发现于输液后脱水纠正时,当发现患儿尿量异常增多,精神萎靡、全身乏力、不哭或哭声低下、吃奶无力、肌张力低下、反应迟钝、恶心呕吐、腹胀及听诊肠鸣音减弱或消失,呼吸频不规整,心电图显示 T 波平坦或倒置、U 波明显、S-T 段下移(或心律失常,提示有低血钾存在,应及时补充钾盐)等临床表现,应及时报告医师,做血生化检查。如是低血钾症,应遵医调整液体中钾的浓度。补充钾时应按照见尿补钾的原则,严格掌握补钾的速度,绝不可做静脉推入,以免发生高血钾引起心搏骤停。一般按每天 3～4 mmol/kg(相当于氯化钾 200～300 mg/kg)补给,缺钾明显者可增至 4～6 mmol/kg,轻度脱水时可分次口服,中、重度脱水给予静脉滴入,并观察记录好治疗效果。

(5)密切观察有无低钙、低镁、低磷血症:当脱水和酸中毒被纠正时,大多表现有钙、磷缺乏,少数可有镁缺乏。低血钙或低血镁时表现为手足抽搐、惊厥;重症低血磷时出现嗜睡、精神错乱或昏迷,肌肉、心肌收缩无力(营养不良或佝偻病活动期患儿更甚),这时要及时报告医师。静脉缓慢注射 10％ 葡萄糖酸钙或深部肌内注射 25％ 硫酸镁。

(6)低钠血症:低钠血症多见于静脉输液停止后的患儿。这是因为患儿进食后水样便次数再次增多。主要表现为患儿前囟及眼窝凹陷、肢端凉、精神弱、尿少等。要及时报告医师并继续补充丢失液体。

(7)高钠血症:高钠血症出现在按医嘱禁食补液或口服补液后,患儿出现烦躁不安、口渴、尿少、皮肤弹性差,甚至惊厥。这时应报告医师,必要时取血查生化,待结果出来后根据具体情况调整液体的质和量。

(8)泌尿系统感染:患儿腹泻渐好,但仍发热,阵阵哭闹不安,此时要报告医师,根据医嘱留尿常规,并寻找感染病灶。并发泌尿系统感染的患儿多见于女婴,在护理和换尿布时一定要注意女婴会阴部的清洁,防止上行尿路感染。

5.计算液体出入量

24 小时液体入量包括口服液体量和胃肠道外补液量。液体出量包括尿、大便和不显性失水。呼吸增快时,不显性失水增加 4~5 倍,体温每升高 1 ℃,不显性失水每小时增加 0.5 mL/kg;环境湿度大小可分别减少或增加不显性失水;体力活动增多时,不显性失水增加 30%。补液过程中,计算并记录 24 小时液体出入量,是液体疗法护理工作的重要内容。婴幼儿大小便不易收集,可用"秤尿布法"计算液体排出量。

(二)腹泻的护理

控制腹泻,防止继续失水。

1.调整饮食

根据世界卫生组织的要求,对于轻中度脱水的患儿不必禁食,腹泻期间和恢复期适宜的营养对促进恢复、减少体重下降和生长停滞的程度、缩短腹泻后康复时间、预防营养不良非常重要。故腹泻脱水患儿除严重呕吐者暂禁食 4~6 小时(不禁水)外,均应继续喂养进食是必要的治疗与护理措施。但因同时存在着消化功能紊乱,故应根据患儿病情适当调整饮食,达到减轻胃肠道负担、恢复消化功能的目的。继续给予母乳喂养;人工喂养出生 6 个月以内的小儿,牛奶(或羊奶)应加米汤或水稀释,或用发酵奶(酸奶),也可用奶谷类混合物,每天 6 次,以保证足够的热量。腹泻次数减少后,出生 6 个月以上的婴儿可用平常已经习惯的饮食,选用稀粥、面条,并加些熟的植物油、蔬菜、肉末等,但需由少到多,随着病情稳定和好转,应逐渐过渡到正常饮食。幼儿应给一些新鲜、味美、碎烂、营养丰富的食物。病毒性肠炎多有双糖酶缺乏,应限制糖量,并暂停乳类喂养,改为豆制代用品或发酵奶,对牛奶和大豆过敏者应该用其他饮食,以减轻腹泻,缩短病程。腹泻停止后,继续给予营养丰富的饮食,并每天加餐 1 次,共 2 周,以赶上正常生长。双糖酶缺乏者,不宜用蔗糖,并暂停乳类喂养。对少数严重且口服营养物质不能耐受者,应加强支持疗法,必要时全静脉营养治疗。

2.控制感染

感染是引起腹泻的重要原因,细菌性肠炎需用抗生素治疗。病毒性肠炎用饮食疗法和支持疗法常可痊愈。严格消毒隔离,防止感染传播,按肠道传染病隔离,护理患儿前后要认真洗手,防止感染,遵医嘱给予抗生素治疗。

3.观察排便情况

注意大便的变化,观察记录大便次数、颜色、性状、气味、量,并及时送检,并注意采集黏液脓血部分,做好动态比较,根据大便常规检验结果,调整治疗和输液方案,为输液方案和治疗提供可靠依据。

(三)发热的护理

(1)保持室内安静、空气新鲜、通风良好,保持室温在 18~22 ℃,相对湿度为 55%~65%,衣被适度,以免影响机体散热。

(2)让患儿卧床休息限制活动量,利于机体康复和减少并发症的发生。多饮温开水或选择喜欢的饮料,以加快毒素排泄带走热量和降低体温。

(3)密切观察患儿体温变化,每 4 小时测体温 1 次,体温骤升或骤降时要随时测量并记录降温效果。体温超过 38.5 ℃时给予物理降温:温水擦浴;用 30%~50% 的乙醇擦浴;冰枕、冷毛巾敷患儿前额,或冷敷腹股沟、腋下等大血管处;冷盐水灌肠。物理降温后 30 分钟测体温,并记录于体温单上。

(4)按医嘱给予抗感染药及解热药,并观察记录用药效果,药物降温后,密切观察,防止虚脱。

(5)患儿出汗后及时擦干汗液,更换衣服,并注意保暖,在严重情况下给予吸氧,以免惊厥、抽搐发生。

(6)加强口腔护理,鼓励多漱口,口唇干燥时可涂护唇油。

(四)维持皮肤完整

由于腹泻频繁,大便呈酸性或碱性,含有大量肠液及消化酶,臀部皮肤常处于被大便腐蚀的状态,容易发生肛门周围皮肤糜烂,严重者引起溃疡及感染,要注意每次换尿布、大便后须用温水清洗臀部及肛周并吸干,局部皮肤发红处涂以5%鞣酸软膏或40%氧化锌油并按摩片刻,促进血液循环。应选用消毒软棉尿布并及时更换。避免使用不透气塑料布或橡皮布,防止尿布皮炎发生。局部有糜烂者可在便后用温水洗净后用灯泡照烤,待烤干局部渗液后,再涂紫草油或1%甲紫效果更好。

(五)做好床边隔离

护理患儿前后均要认真洗手,防止交叉感染。

(六)减轻患儿的恐惧

医护人员的检查、治疗应相对集中进行以减少患儿的哭闹,可根据患儿年龄给予不同玩具,减少其恐惧心理,若患儿哭闹不安影响静脉输液的顺利进行,必要时可根据医嘱适当应用镇静药物。

(七)对症治疗

腹胀明显者用肛管排气或肌内注射新斯的明。呕吐严重者针刺足三里、内关或肌内注射氯丙嗪等。

(八)注意口腔清洁

禁食患儿每天做口腔护理两次。主要是因为长时间应用抗生素可发生鹅口疮。如口腔黏膜有乳白色分泌物附着即为鹅口疮,可涂制霉菌素;若发生溃疡性口炎时,可用3%双氧水洗净口腔后,涂复方甲紫、金霉素鱼肝油。

(九)恢复期患儿护理

(1)新入院患儿分室居住,预防交叉感染。

(2)患儿消化功能恢复时,逐渐增加奶的质和量,细心添加辅食,避免小儿腹泻再次复发。

(十)健康教育

(1)宣传母乳喂养的优点,鼓励母乳喂养,尤其是出生后最初数月及出生后每个夏天更为重要,避免在夏季断奶。按时逐步加辅食,防止过食、偏食及饮食结构突然变动。

(2)指导患儿家长配置和使用口服补液盐溶液。

(3)注意饮食卫生,培养良好的卫生习惯;注意食物新鲜、清洁和奶具、食具应定时煮沸消毒,避免肠道内感染。教育儿童养成饭前、便后洗手及勤剪指甲的良好习惯。

(4)及时治疗营养不良、维生素D缺乏性佝偻病等,加强体格锻炼,适当进行户外活动。防止受凉或过热、营养不良、预防感冒、肺炎及中耳炎等并发症的发生,避免长期滥用广谱抗生素。

(5)气候变化时及时增减衣物,防止受凉或过热,冬天注意保暖,夏天多喝水。尤其应做好腹部的保暖。集体机构中如有腹泻的流行,应积极治疗患儿,做好消毒隔离工作,防止交叉感染。

(刘　敏)

第九章　肿瘤科护理

第一节　概　　述

肿瘤患者在接受放疗过程中,由于射线在杀灭肿瘤细胞的同时对临近的正常组织会造成一定损伤,而出现不同程度的毒性反应,以及随之而来的一些心理问题,护士应了解患者病情、治疗计划,以及预期效果,通过耐心细致、科学有效的护理,帮助患者顺利完成放疗,得到身心康复。

一、放疗前护理

(一)心理护理

向患者及家属介绍有关放疗知识,大致的治疗程序,放疗中可能出现的不良反应和治疗后可能发生的并发症及需要配合的事项,使患者消除焦虑情绪和恐惧心理,积极配合治疗。

(二)身体准备

1.摘除金属物质

在放疗中金属物质可形成次级电子,使其相邻的组织受射线量增加,出现溃疡且不易愈合。所以接受头颈部照射的患者在放疗前应摘除金属牙套,气管切开的患者将金属套管换成塑料套管或硅胶管,避免造成损伤。

2.放疗前

口腔的处理极为重要,放疗前应常规口腔处理,及时修补龋齿,拔出残根或断牙,并注意口腔卫生。如放疗前必须拔牙,应待牙床愈合以后再行放疗。

3.放疗前应改善全身情况

纠正贫血、脱水、电解质紊乱等,做好必要的物理及实验室检查。血象低者给予治疗,如有感染,须先控制感染后再行治疗;如有伤口,除特殊情况外,一般应待伤口愈合再行放疗。

二、放疗期间护理

(一)照射野皮肤的保护

在放疗过程中,照射野皮肤会出现放疗反应,其程度与放射源种类、照射剂量、照射野的面积及部位等因素有关。如护理不当,可人为加重皮肤反应。所以护士应做好健康宣教,使患者充分认识皮肤保护的重要性,并指导患者掌握照射野皮肤保护的方法。

1.充分暴露照射野皮肤

避免机械性刺激,建议穿柔软宽松、吸湿性强的纯棉内衣,颈部的照射野要求衣领柔软或低领开衫,以减少刺激便于穿脱。

2.照射野区域皮肤

可用温水软毛巾温和的清洗,禁用碱性肥皂搓洗;不可涂酒精、碘酊药膏及对皮肤有刺激性的药物。

3.避免皮肤损伤

剃毛发宜用电动剃须刀,以防损伤皮肤造成感染。

4.保持照射野皮肤的清洁干燥

特别是多汗区皮肤如腋窝、腹股沟、外阴等处。

5.避免紫外线及潮湿

外出时防止曝晒及风吹雨淋。

6.照射野区域保护

禁止做穿刺点,局部禁贴胶布,禁止冷热敷。

（二）保持口腔清洁

头颈部放疗患者,保持口腔清洁非常重要。由于射线的影响唾液分泌减少,口腔自洁能力下降,容易发生龋齿及口腔感染,从而诱发更严重的放疗并发症或后遗症。所以做好口腔清洁是放疗中重要环节,需要患者配合:①保持良好的口腔卫生,餐后睡前漱口,清除食物残渣,预防感染和龋齿发生。②每天用软毛牙刷刷牙,建议用含氟牙膏。③饮食以软食易消化为好,禁烟酒,禁止强冷强热及辛辣食品对口腔黏膜刺激。

（三）注意监测血象的变化

因放疗可使造血系统受到影响造成骨髓抑制,使白细胞和血小板锐减,以致出现严重感染。患者在放疗期间应每周查一次血象,及时监测血细胞的变化,并观察有无发热等症状,以及早对症治疗,以保证放疗顺利进行。

（四）头颈部放疗护理要点

（1）眼、鼻、耳放疗期间应经常应用润滑剂、抗生素滴剂预防感染,保持照射部位清洁舒适。

（2）根据需要做鼻咽冲洗、上颌窦冲洗,保持局部清洁,提高放射敏感性。

（3）气管切开的患者保持呼吸道通畅,观察有无喉头水肿并备齐急救物品。

（4）脑瘤患者放疗期间,注意观察有无颅内压增高症状出现,如头痛、恶心、呕吐等,应立即通知医师给予处置。

（5）督促并指导患者做张口功能锻炼:预防放射性张口困难。张口功能锻炼的方法:张口锻炼是预防放疗后颞颌关节纤维化的重要方法。通过被动张口、支撑、搓齿、咬合等动作,活动颞颌关节和咀嚼肌,防止颞颌关节强直和咀嚼肌萎缩。张口锻炼方法:①大幅度张口锻炼:口腔迅速张开,然后闭合,幅度以可以忍受为限,2～3分钟/次,3～4次/天。②支撑锻炼:根据患者门齿距选择不同大小的软木塞或木质开口器(直径2.5～4.5 cm),置于上、下门齿之间或双侧磨牙区交替支撑锻炼,张口程度以能忍受为限,保持或恢复理想开口度(＞3 cm),10～20分钟/次,2～3次/天。③搓齿及咬合锻炼,活动颞颌关节,锻炼咀嚼肌,每天数次。④放疗期间即开始张口锻炼,长期坚持,作为永久性功能锻炼。

(五)胸部放疗护理要点

食管癌照射后局部黏膜水肿反应较重,容易出现疼痛和吞咽困难,应做好饮食指导,食半流质饮食,禁食辛辣刺激性食物,如患者出现发热、呛咳,应提示有食管穿孔的可能。肺癌患者放疗期间,注意预防感冒,以免诱发放射性肺炎。

(六)腹部放疗护理要点

腹腔盆腔照射前应排空大小便,减少膀胱直肠的反应。

(七)全身反应

1.放疗期间

部分患者出现疲劳、头晕、虚弱、食欲下降、恶心、呕吐、性欲减退、睡眠障碍和血象改变等全身症状,在对症处理同时,注意营养饮食,给高热量、高蛋白、高维生素饮食,家属配合烹制美味食品增加食欲。提供安静休养环境,睡眠障碍可药物助眠,保证生活规律。给予精神鼓励,使患者增强信心,主动积极地配合治疗。

2.预防感染

机体免疫力下降可引起病毒感染,如带状疱疹,沿神经分布,多见于胸背部肋间神经与下肢,其次是三叉神经。表现为疱疹呈串珠状大小不一,透明,伴痛,严重时可累及全身,剧痛伴发热。处理以抗病毒、神经营养、增强免疫力药物为主,保持皮肤清洁,加强营养改善全身状况。

(八)心理护理

由于放疗反应的出现,往往会加重患者心理负担,要加强护患之间沟通,根据患者具体情况,有针对性做好阶段性健康指导,使患者对放疗的每一阶段出现的不良反应有所了解,不会惊慌恐惧,并掌握应对方法。通过定期组织讲座、召开工休座谈会的方式,增加护士与患者之间、患者与患者之间的交流机会,介绍成功病例,通过各种形式宣传肿瘤防治知识,使患者增强战胜疾病信心,顺利完成治疗。

(九)饮食调整

接受放疗后患者会出现食欲减退,头颈部放疗患者会出现口干、味觉改变、口咽疼痛等不同程度的口腔黏膜反应,从而影响进食。加上放疗后机体消耗增加,使患者体重下降,全身反应加重,严重者应中断治疗。有资料显示,放疗患者体重减轻 7 kg 者预后差。科学合理的营养饮食可促进组织修复,提高治疗效果。放疗患者饮食要注意以下几方面。

(1)饮食品种丰富,搭配合理,保证高蛋白、高热量、高维生素、低脂饮食。如瘦肉、海产品、新鲜果蔬。不要盲目忌口。

(2)饮食在清淡无刺激易消化食物为主,多吃煮、炖、蒸等易消化的食物。禁烟酒,忌过冷、过硬、过热食物,忌油腻、辛辣食品。

(3)根据放疗反应进行饮食调整。少食多餐,保证足够营养和水分摄入。①放疗刚开始的7~10天内,饮食应清淡,尽量避免酸、甜等增加唾液分泌的食物和饮料,减少唾液分泌,减轻腮腺急性反应症状。②口干、味觉改变症状出现时,建议食用含水量高、易消化的饮食或半流食,饮水或汤类以协助咀嚼与吞咽。多吃生津止渴、养阴清热食品,如藕汁、萝卜汁、绿豆汤、冬瓜汤、芦根汤、西瓜、蜂蜜、猕猴桃、雪梨、葡萄等新鲜蔬菜和水果。配合中药,如胖大海、菊花、麦冬、洋参片等泡水饮用。③食用有助于血象升高的食物:动物肝脏、动物骨髓、鸡、鸭、鱼、瘦肉、奶制品、豆芽、麦芽、大枣、菠菜、生姜等。④口腔黏膜反应严重时引起进食疼痛,可将新鲜水果或蔬菜榨汁后饮用,可将肉松或鱼、肉等切碎放入粥或面片中食用。重度口腔黏膜反应不能进食时,可采用鼻饲饮食或静脉营养,以保证足够的营养,促进机体恢复。⑤腹泻患者给予少渣、低纤维饮食,避免产气食品,如豆类、牛奶、糖、碳酸类饮料。⑥鼓励患者多饮水,每天 3 000 mL 以上,以增加尿量,促进体内毒素排出。

三、放疗后护理

(1)放疗结束后应继续予以支持疗法,增强免疫功能和骨髓功能,因照射野的皮肤在多年后仍可发生放射性的溃疡,应该注意保护照射区的皮肤,避免感染、损伤及物理性刺激,防止强风及雨淋、阳光暴晒。

(2)口腔受照射放疗后 3～4 年内不能拔牙,特别是当出现放射性龋齿在颈部断裂时,牙根也不能拔出,平时可用含氟类牙膏预防,出现炎症时予以止痛消炎,以免诱发颌骨骨髓炎或骨坏死。如 3 年后需要拔牙,拔牙前后各 1 周,应常规应用抗生素,可将并发症放射性骨坏死的发生率降低到最低。

(3)头颈部肿瘤放疗后要练习张口,让患者充分认识到功能锻炼的重要性,以免发生张口困难,给患者的生活带来不便。

(4)放疗后要预防感冒,及时治疗头面部的感染。由于颈深部组织受照射后淋巴回流不畅,局部免疫功能低下,容易因风吹、日晒、雨淋、感冒等诱发面颈部急性蜂窝织炎,可在放疗后任何时候发生,起病急来势凶猛,可伴有寒战、头痛、呼吸困难,延误诊治可致死亡。

(5)气管切开患者需要带管出院的,指导患者和家属掌握气管套管处理的正确方法。

(6)科学合理营养,进食高蛋白、高热量、高维生素、低脂饮食,多食新鲜水果、蔬菜,禁食辛辣、刺激、热性食品,如荔枝、桂圆、龙眼、狗肉、羊肉等。注意各种营养配比要适当。

(7)放疗结束后也要严禁烟酒,进行适当的体育运动,注意劳逸结合,生活有规律。

(8)定期复查很重要,住院患者出院后 1 个月复查,以后每 3 个月复查 1 次,1 年后无特殊情况可半年复查 1 次。如病情有变化,及时来院复查。

(张德刚)

第二节 肿瘤放疗的原则和禁忌证

一、肿瘤放疗的原则

确定治疗原则时,在考虑到有效性的基础上,还要根据不同的治疗目的综合考虑治疗的指征,同时还要考虑治疗的毒性及带给患者的利弊。根治性放疗时要以最小的并发症来达到根治的目的,因此照射野的设计要根据肿瘤的发生部位、生物学行为特点,给予根治剂量的放疗,可能发生转移的区域给予预防治疗,同时注意避免严重治疗并发症的出现。例如,单纯放疗早期霍奇金淋巴瘤,要给予次全淋巴区域的预防治疗,再给予病灶所在淋巴区域根治剂量治疗,注意肺、心脏及脊髓的剂量,防止并发症的出现。早期霍奇金病治愈率较高,但必须要建立在放射性脊髓炎的可能性极小的基础上。姑息性放疗目的是缓解患者的症状,如疼痛、梗阻或出血。恶性肿瘤无法治愈,仅给予病灶局部的小野、低剂量治疗,希望在不增加明显不良反应前提下达到姑息治疗的目的,例如,应用放疗缓解肺癌骨转移的疼痛时,仅照射病灶局部,低剂量治疗,避免大野照射带来的明显放射反应给患者带来更大的痛苦。

二、肿瘤放疗的禁忌证

放疗的绝对禁忌证很少,即使很晚期患者仍可选择低剂量姑息放疗(如止痛)。但仍要进行治疗前的严格评估,避免不必要的放疗给患者造成身体和精神的损害。

(一)绝对禁忌证

心、肝、肾等重要脏器功能严重损害时;严重的全身感染、败血症、脓毒血症未得到控制者;癌症晚期合并贫血、消瘦者;严重恶病质的濒死患者;伴高热或肿瘤所在脏器有穿孔或合并大量胸腔积液或腹水者。

(二)相对禁忌证

(1)放疗不敏感性肿瘤,如骨肉瘤、某些软组织肉瘤及胃肠道癌等。

(2)放疗中等敏感肿瘤,如肺癌、头颈部癌、宫颈癌等已有远处转移者。

(3)放疗中等敏感的肿瘤经足量照射后,有局部复发者。

(4)大面积照射可能严重影响脏器功能者,如肺癌伴肺功能不全时。

(5)有其他疾病不能立即放疗者,如伴急性炎症或严重心肺功能或肝肾功能不全时。

(6)血象过低者,需待恢复后再行放疗。

(张德刚)

第三节　放疗中常见并发症

目前的放疗中,在杀伤肿瘤细胞的同时,对正常组织也有一定程度的损伤。这种损伤或轻或重、或多或少的伴随着肿瘤放疗的过程中或治疗结束以后。

一、皮肤反应及处理

任何部位的外照射,射线都要首先穿过皮肤才能达到病变部位。大约在照射后的8～10天,如出现皮肤反应应及时处理。

(一)干性反应

表现为皮肤红斑,继之有色素沉着,皮肤脱屑和表皮脱落。轻者不需要处理,保持照射野皮肤清洁干燥,不能涂抹有刺激的药物,瘙痒时不能用手抓挠。如有疼痛及表皮破损,需要用水胶体外敷。

(二)湿性反应

表现为照射野皮肤出现水疱,水疱逐渐增大破裂流出渗出液,继之表现为湿性脱皮。处理:湿性反应一旦出现,要中止放疗。反应处皮肤暴露,保持室内空气清洁、干燥,防止感染。局部可用含维生素 D、维生素 B_{12} 的药物或芦荟胶涂抹,一般1～4周可治愈。

(三)全皮坏死

严重者可出现皮肤的溃疡和纤维化。需做外科处理。

二、头颈部常见并发症

(一)腮腺的急性反应

在放疗后的 1～2 次,患者会出现腮腺区的软组织肿胀、张口受限、局部压痛。

(二)口腔、口咽部的黏膜急性反应

患者表现为口干、咽痛、局部充血、糜烂、溃疡、唾液减少。有些人口干非常顽固,涎腺的重建有的人需要几年的时间。

(三)外耳道炎或中耳炎

患者耳部受照射后可出现局部充血水肿,或黏膜脱落渗出,发生中耳积液,有时穿破鼓膜可以形成耳道溢液。

(四)鼻腔黏膜的反应

鼻腔受照射后可以出现出血水肿引起鼻塞,流鼻涕量多,甚至流鼻血。

(五)喉水肿

喉部照射或全颈射野照射可引起喉黏膜的水肿。轻者声音嘶哑、喉部疼痛,重者出现呼吸困难或窒息。

(六)放射性脑反应

脑组织被照射后可引起脑水肿,患者在放疗后数小时或数天内出现,表现为颅内压增高,头痛加重,恶心、呕吐。处理主要为脱水利尿,降低颅内压。

三、胸部常见并发症

(一)放射性支气管炎

以刺激性干咳为主,一般不需要特殊处理,给予对症支持处理即可,治疗结束后恢复。

(二)放射性肺炎

一般发生在放疗后的 1～3 个月,患者表现为低热、咳嗽、胸闷,重者出现呼吸困难、胸痛和持续性的干咳,可以有少量白痰或痰带血丝,胸部体征一般不明显,CT 显示有少量胸腔积液和肺间质密度增高的表现。在肺部受较高剂量照射时,可出现肺纤维化,目前治疗尚无特效的方法,所以预防比治疗更为重要。

(三)放射性食管炎

放射性食管炎是常见的并发症,通常发生于开始放疗后的 2 周,患者因黏膜水肿而感到吞咽困难伴吞咽疼痛,食物有存留感,重者甚至滴水不入。轻度一般不需要处理,中度疼痛应用止痛局麻等药物,必要时暂停放疗,部分患者可给予静脉输液维持营养,静脉滴注抗生素,必要时应用少量肾上腺皮质激素。

(四)放射性心包积液

6%～30% 会出现心包积液,量少,症状轻,大部分是在胸部 CT 扫描或 B 超时发现,不需要处理。

四、腹部常见并发症

(一)放射性直肠炎

主要为盆腔照射时发生,发生率约为 10%,在直肠癌和妇科恶性肿瘤的治疗中常见。患者

表现为黏液血便、里急后重、腹泻,腹泻日数太久可引起患者消瘦和水、电解质紊乱。

(二)恶心、呕吐

是腹部肿瘤放疗中最常见的并发症,发生率为36%～48%,重度者为5%左右。

(三)放射性膀胱炎

在盆腔照射3～4周或更短的时间出现,患者表现为尿频、尿急、尿痛,严重者可出现血尿。一般在4年内可以逐渐恢复。

(张德刚)

第四节　脊　柱　肿　瘤

一、概述

在人体全身肿瘤中,脊柱肿瘤占6%～10%,骨肉瘤、骨样骨瘤、动脉瘤样骨囊肿、转移性骨肿瘤都有可能在脊柱中见到。脊柱肿瘤可引起患者剧烈疼痛,肿瘤侵犯脊髓,部分患者有不同程度的脊髓及神经损伤表现,脊髓和神经根压迫症状及脊柱活动受限。轻微外伤时可发生病理性骨折、截瘫等并发症,所以早期诊断和治疗对于患者的生存质量有很大影响。近年来,多位研究者将^{125}I放射性粒子植入术引入脊柱肿瘤的治疗,并有研究表明在CT引导下经皮穿刺植入^{125}I放射性粒子治疗脊柱肿瘤,疼痛缓解满意,临床应用价值较高。

(一)适应证

(1)初治患者经骨科评估手术风险大,手术难以根治切除肿瘤且脊柱稳定性差者。

(2)术后复发者。

(3)外放疗后有局部残留病灶者。

(4)原发肿瘤为孤立病灶或寡病灶,患者拒绝外科手术、外放疗者。

(5)身体条件不宜行外科手术切除者。

(二)禁忌证

(1)一般情况差或合并严重内科疾病,难以耐受微创手术。

(2)凝血功能差,有出血倾向。

二、术前护理

(一)心理护理

肿瘤患者本身存在精神负担,常有恐惧、焦虑、抑郁等一系列心理表现,拒绝配合治疗,如并发病理性骨折则加重患者恐惧心理、对医师提出的手术方案不理解、担心手术效果及生命危险等。针对患者的复杂心理,护士要主动、热情关心患者,消除患者的思想顾虑,使其能积极配合治疗。同时向患者详细讲解手术过程及原理,介绍成功病例,让患者充分了解该方法属于微创治疗,具有创伤小、恢复快、效果好等特点,以增加患者信心,对患者手术及术后康复起到积极的作用。

(二)一般护理

1.饮食指导

给予高蛋白、高维生素、高热量、清淡易消化饮食和新鲜水果、蔬菜等,或选择患者喜爱的食物,以增进食欲,提高患者机体抵抗力;对于全身情况较差者,给予支持疗法,积极纠正贫血。对于合并水电解质、酸碱平衡紊乱者,应予以纠正。术前4~6小时开始禁食水。

2.检验

术前完善血常规、凝血功能、肝功能、肾功能、心电图、彩超、CT、MRI等检查。

3.备皮

术前可对手术部位皮肤用肥皂水进行清洗,避免用力过猛或用澡巾揉搓,以免擦伤皮肤。

4.身体状况评估

了解病史及各种检查结果,全面掌握患者的全身情况。根据患者所患疾病及拟手术部位,行相应的术前准备,如肺部肿瘤椎体转移患者术前训练屏气,以便穿刺能在平静呼吸下屏气时进行。对咳嗽较剧烈的患者,给予服用镇咳药止咳,症状好转后再行手术。

(三)专科护理

1.体位护理

(1)嘱患者尽量卧床休息,肿瘤局部制动,使用颈托或胸带、腰带保护支具,在肿瘤部位垫枕,维持脊柱生理弯曲,翻身时保护局部,防止脊柱扭转,预防跌倒致病理性骨折而使病情加重。

(2)颈椎患者术中常规取仰卧位,胸、腰、骶椎患者常规取俯卧位。病情允许时,胸、腰、骶椎患者术前3天开始进行俯卧位训练,方法为俯卧并胸下垫枕,双上肢前伸,时间从5分钟开始,逐渐延长至30分钟以上,以适应手术需要,提高手术时的耐受性。

2.疼痛护理

脊柱肿瘤患者多有严重疼痛,鼓励患者正确表述疼痛反应,指导患者进行放松训练,如进行有节奏的深呼吸。还可与患者多交谈,转移其注意力。注意掌握患者疼痛发生的规律,在疼痛发生前给予镇痛药,达到用药量小、镇痛效果好的目的。告知患者合理使用镇痛药,避免形成药物依赖。

3.生活护理

协助患者翻身擦背、床上使用便器,满足其生活需要。

(四)用物准备

微创介入治疗手术包,13 G骨穿刺针,放射性粒子植入计划系统,^{125}I放射粒子,粒子植入枪,18 G粒子植入针。备好吸氧装置,心电监护仪,利多卡因、止血药、止痛药物、止吐药等各种抢救器械和药品。

三、术中护理

(一)患者准备

(1)术前30分钟给予患者止血、止痛药物。

(2)协助患者卧于CT扫描床上,患者常规俯卧于手术台上,并使脊柱保持纵轴位,两侧肩部及髂前上棘处用10 cm厚软枕垫高,膝关节屈曲15°~20°,踝部保持自然位,双臂向头部自然弯曲并固定。

(3)对于不能俯卧者,选择斜俯卧位或侧卧位,可在身体一侧垫软枕,协助患者更好地保持体位。

(二)术中配合

协助医师行 CT 扫描定位,打开无菌包,配合术者消毒、铺巾、抽取利多卡因;再次检查粒子植入器功能是否完好,协助术者穿刺及行 CT 扫描确定针尖位置,进入预定位置后,协助术者推送释放粒子,术毕拔针后按压穿刺点 3～5 分钟,如无出血,用一次性敷贴粘贴穿刺口。在粒子种植过程中及完成后要用监测仪对整个环境进行监测,看有无粒子遗失,如发现粒子,应使用长柄镊子(决不允许用手操作)放入铅罐内,并记录发现粒子和放入容器的时间,立即报告医师,并将铅罐送核医学科妥善处理。

(三)严密监测患者生命体征

建立静脉输液通道,给予心电监护、氧气吸入。当患者不配合或对疼痛不耐受时,可行全身麻醉;治疗过程中,严密观察生命体征变化,如有各种异常情况应及时告知医师,做相应处理,确保手术顺利进行。

(四)心理护理

加强患者心理护理,嘱其平静呼吸,以缓解紧张情绪;随时询问患者,了解患者有无咳嗽、胸闷、呼吸困难及神经系统症状,以及患者术区和下肢感觉;手术结束后予平卧位或俯卧位,观察穿刺局部出血、疼痛及双下肢感觉、运动等情况,警惕硬膜囊受压、神经根损伤等并发症,防止继发骨折。

四、术后的观察与护理

(一)一般护理

1.病情监测

术后立即给予心电、血氧饱和度监测,监测患者意识情况,出现异常及时通知医师并采取处理措施。3 天内密切观察双下肢末端血运和感觉运动,观察排尿、排便情况并及时记录。

2.发热

^{125}I 放射性粒籽源在照射肿瘤后引起肿瘤组织的坏死并被吸收引起患者发热,一般多为低热,属放射性粒子植入的正常反应,护士应做好患者的生活护理,保持床单的清洁干燥,鼓励多饮水,做好口腔护理,如体温超过 38.5 ℃,给予物理降温或遵医嘱给予退热药。

3.疼痛

粒子植入可导致肿瘤组织坏死,可引起不同程度的疼痛。护理人员应做好疼痛护理,教会患者用自我放松法和注意力转移法来缓解疼痛,尊重患者对疼痛的反应,协助其取舒适体位,并给予安慰和心理护理,减轻患者紧张、恐惧、焦虑心理。对于疼痛评分高者,可遵医嘱给予止痛药。

4.排便护理

患者术后仍有可能存在排便功能障碍,以便秘者居多。在饮食上应注意增加纤维素含量高的食物,减少高脂肪、高蛋白食物的摄入,但要保证患者每天所必需的热量及蛋白质,同时摄取充足的水分。护理人员要掌握患者的排便时间、习惯,适时提醒患者。必要时服用缓泻药,大便干结时可用开塞露。

(二)专科护理

1.体位护理

根据手术部位确定卧位,术后卧硬板床。颈椎手术患者取平卧位,限制颈部活动,颈部两侧用沙袋固定,保持头部正中位。其余部位的脊柱肿瘤患者,术毕取平卧位或侧卧位,待生命体征平稳后给患者翻身,一般每 2 小时 1 次,采取轴向翻身法,即翻身时保持头、颈、脊柱呈一条直线。

2.加强肢体功能锻炼

患者术后仍存在不同程度的感觉运动障碍。在生命体征平稳后,指导并协助患者进行功能锻炼。有自主活动的肢体时,应尽量做一些肢体活动,由健侧带动患侧运动;下床活动时,专人保护,防止跌倒。根据身体情况逐渐增加活动量。

3.安全护理

脊椎肿瘤患者有不同程度的脊髓神经根损伤,存在不同程度的肢体活动障碍或感觉异常,对冷、热、触压等感觉迟钝,甚至消失。护理人员应防止发生烫伤、扭伤、冻伤及跌倒。

(三)并发症的预防及护理

患者病情稳定后,鼓励患者深呼吸及有效的咳嗽,预防肺部并发症。术后卧床期间,要注意皮肤的清洁、干燥,防止潮湿等不良刺激,保护皮肤;对肢体瘫痪的患者,要定时变换体位,预防压疮。鼓励患者多饮水(每天 2 000～3 000 mL),增加尿量,预防尿路感染。放射性粒子植入术后的并发症有血管、神经损伤、感染、肺栓塞、放射性水肿压迫神经、粒子的迁移与丢失等。

1.血管、神经损伤

观察脊髓功能恢复情况,脊柱肿瘤常伴有不同程度的神经功能损害、病理性骨折或截瘫,致感觉、运动、反射及大小便功能不同程度的丧失,术后每天应观察脊髓功能的恢复情况,四肢肌力情况与术前比较,如发现肢体活动度较术前减退,即肌力下降应考虑脊髓出血或水肿,立即报告医师给予及时处理。

2.感染

感染是粒子植入严重的并发症。^{125}I 粒子植入术为侵入性的操作,存在感染的风险,如患者术后出现连续的高热,需要警惕感染的发生。术前可对手术部位皮肤进行清洁,术中严格执行无菌操作规程,术后注意观察穿刺部位皮肤有无红肿、渗液及体温的变化,做好病房通风换气,加强患者营养、增强机体免疫力。

3.肺栓塞

肺栓塞是 ^{125}I 粒子植入严重的并发症之一,^{125}I 粒子浮出可进入种植器官附近的较大血管内,随血液流动进入肺动脉或其分支导致肺栓塞。当患者短时间内出现胸痛、咳嗽、发绀、呼吸困难、心率增快等表现,要立即报告医师,嘱患者绝对卧床休息,勿深呼吸,避免剧烈咳嗽或用力活动,给予吸氧,迅速建立静脉通道,并配合相关专业医师进行后续治疗,最大限度进行抢救。

4.放射性水肿压迫神经

术后地塞米松 5～10 mg 静脉注射,连续 3 天以上,护士注意观察患者双下肢的运动、感觉、肌力等情况。一旦发生放射性水肿压迫脊髓,可遵医嘱给予甘露醇注射液 250 mL 静脉滴注,进行脱水治疗。

5.粒子的迁移与丢失

脊柱肿瘤植入 ^{125}I 粒子的部位多为椎体、椎弓及附件,与体外相通的呼吸道、消化道及泌尿道等相隔较远,^{125}I 粒子移位的情况极为罕见。术前及术后做好健康教育,将该现象告知患者及家属,避免产生心理负担。一旦发现 ^{125}I 粒子排出时,应用长镊子夹起,放置于带盖的玻璃瓶内或特制铅罐内,存放于少人走动的地方,与粒子保持一定距离,并报告核医学人员妥善处理。

五、出院指导

出院后生活要有规律,加强营养,注意休息,勿过度劳累,适量体育锻炼,增强抵抗力。告知患者半年内避免与小孩和孕妇近距离接触,出院后少去人群聚集场所,术后 1 个月、2 个月、6 个月分别行 CT 复查了解肿瘤变化及粒子有无移位,防止粒子丢失。每次检查应主动说明粒子植入的时间和部位,以便医院安排合适的床位及采取相应的辐射防护措施,术后 12 个月如无迹象表明复发或转移,将检查时间延长为每 6 个月 1 次,如有异常随诊。

(张德刚)

第五节　乳　腺　癌

一、概述

乳腺癌(breast cancer)是一种常见的恶性肿瘤,大多发生于 40～60 岁的妇女,男性少见,女性的发病率约为男性的 100 倍。乳腺癌的发生率不断上升,尽管在大多数病例中,致癌的原因仍然不清楚,但许多因素已经得到证实。这些因素中如初潮早、绝经迟及未经产或高龄妊娠有一定的临床意义。与全身其他恶性肿瘤一样,乳腺癌的病因尚未完全明确,已证实的某些发病因素仍存在不少争议。绝经前和绝经后雌激素是刺激发生乳腺癌的明显因素。

二、诊断

(一)症状

1.乳房肿块

乳腺内无痛性肿块,常是患者就诊的主要症状,多由患者或其配偶无意中发现,也有体格检查时发现。但也有 10%～15% 可伴疼痛。

2.乳头溢液

约有 5% 的乳腺癌可有乳头溢液症状或为乳腺导管内乳头状瘤恶变。患者更换内衣时发现有少许污迹而来就诊。

3.乳头和乳房皮肤改变

乳头扁平、回缩,皮肤凹陷,皮肤水肿,此表现常被患者忽视。晚期乳房出现溃破而形成溃疡。乳头粗糙、糜烂如湿疹样,进而形成溃疡,是乳头湿疹样乳腺癌的表现,而常被误诊为普通皮肤湿疹。炎性乳腺癌表现为局部皮肤可呈炎症样表现,即皮肤发红、水肿、增厚。

4.腋窝淋巴结

晚期可出现腋窝肿大淋巴结。也有患者乳房病灶很小未被发现而先出现腋窝肿大淋巴结。

5.乳房疼痛

不是乳腺癌常见症状,晚期乳腺癌疼痛为癌肿直接侵犯神经所致。

(二)体征

1.乳房肿块

早期多为无痛、单发的小肿块。以乳房外上象限为常见,质硬,表面不光滑,与周围组织分界不清楚,在乳房内不易被推动。随着肿瘤增大,可引起乳房局部隆起。若累及 Cooper 韧带,可使其缩短而致肿瘤表面皮肤凹陷,即所谓"酒窝征"。癌肿继续增大,如皮下淋巴管被癌细胞堵塞,引起淋巴回流障碍,出现真皮水肿,皮肤呈"橘皮样"改变。乳腺癌发展至晚期,可侵入胸筋膜、胸肌。以致癌块固定于胸壁而不易推动。如癌细胞侵入大片皮肤,可出现多数小结节,甚至彼此融合。有时皮肤可溃破而形成溃疡,这种溃疡常有恶臭,容易出血。

2.腋窝淋巴结

乳腺癌淋巴转移最初多见于腋窝。肿大淋巴结质硬、无痛、可被推动;以后数目增多,并融合成团,甚至与皮肤或深部组织粘连。

3.远处转移

乳腺癌转移至肺、骨、肝脏时,可出现相应的症状。例如:肺转移可出现胸痛、气急;骨转移可出现局部疼痛;肝转移可出现肝大、黄疸等。

4.特殊类型

有两种特殊类型乳腺癌的临床表现与一般乳腺癌不同,即炎性乳腺癌和乳头湿疹样乳腺癌。炎性乳腺癌并不多见,特点是发展迅速、预后差,局部皮肤可呈炎症样表现,开始时比较局限,不久即扩展到乳房大部分皮肤,皮肤发红、水肿、增厚、粗糙、表面温度升高。乳头湿疹样乳腺癌少见,恶性程度低,发展慢,乳头有瘙痒、烧灼感,以后出现乳头变粗糙、糜烂如湿疹样,进而形成溃疡,有时覆盖黄褐色鳞屑样痂皮。部分病例于乳晕区可扪及肿块。较晚发生腋淋巴结转移。

(三)检查

1.钼靶 X 线摄片

是诊断乳房疾病的重要手段。乳腺癌的表现为边界不规则的肿块影,密度较高,肿块边缘有长短不一的毛刺。病灶内存在钙化点是乳腺癌在 X 线摄片上的另一个特点。

2.B 超检查表现

B 超检查表现为单发的实性低回声肿块,边界不清,周围常有晕征,内部回声不均匀,有不同程度的后方声影衰减,可有点状强回声的钙化点,肿块血流丰富,上方皮肤可能增厚或凹陷,腋下可能触及肿大的淋巴结。

3.CT 检查

乳腺癌可表现为瘤体密度高于腺体密度的不规则肿块,边缘不光滑有毛刺,肿块内可能有钙化微粒,亦可能有液化坏死的低密度区。皮肤可能有增厚,可看到 Cooper 韧带受侵皮肤凹陷,受累的乳头可回缩。累及胸壁时,乳腺后间隙可消失。增强扫描时,肿块有明显强化。CT 亦可同时清楚显示腋淋巴结和内乳淋巴结的情况。

4.MRI 检查

可表现为乳腺内境界不清的肿块,边界不规则有毛刺,可能显示有钙化微粒。T_1 相肿块强度低于周围组织,T_2 相肿块强度明显增高。

5.乳管镜检查

常可见到 2 级、3 级导管腔内有不规则隆起,或多发性小结节,沿导管内壁纵向蔓延。基底宽,易出血,管壁僵硬,弹性差。

6.液晶及远红外热像图

乳腺癌血供丰富,肿瘤所在部位的皮肤温度比正常部位要高,液晶及热像图即利用这一现象来探测肿瘤部位。

7.穿刺活检

细针穿刺细胞学检查是一种安全、简便、快速而有效的诊断方法,一般主张在做好必要的根治术的术前准备后,再行穿刺活检,或穿刺证实为恶性肿瘤后,应尽快行根治性手术,间隔时间应控制1周之内,最多不超过2周。

8.切除活检或切取活检

切除活检或切取活检是应用最广泛、结果最可靠的诊断方法。对于乳腺内肿块凡考虑为肿瘤病变或不能排除肿瘤可能性者均应行切除活检,若怀疑为恶性病变者则应在有冷冻切片设备及做好根治性手术准备的情况下进行。只有肿瘤巨大或已有周围广泛粘连,甚至破溃者,才用切取活检方法。

(四)诊断要点

(1)乳腺癌大多发生于40~50岁妇女,近年有年龄提前的倾向。月经初潮早、绝经晚、生育、未生育、乳腺癌家族史及长期高脂饮食者为高危人群。

(2)无痛性肿块为常见症状,少数可有疼痛,肿块质地较硬,边界不清,活动度差,表面不光滑。

(3)局部皮肤凹陷、水肿,呈“橘皮样”改变,晚期可破溃、感染、坏死呈“火山口”样改变并伴有恶臭,肿瘤细胞向皮肤扩散而形成“卫星”结节。

(4)乳头凹陷、抬高,可有乳头溢液(血性或浆液性)。乳晕可有糜烂、渗出、皲裂、增厚等湿疹样变。

(5)淋巴结肿大,早期同侧腋窝淋巴结肿大,质硬,无压痛,分散分布或融合成团及锁骨上淋巴结肿大。

(6)可有上肢水肿及血行转移到肺、肝、脑、骨骼而出现相应症状。

(7)B超、CT、钼靶摄片及MRI、红外线等辅助检查可协助诊断。穿刺细胞学检查及病理活检可明确诊断。

(五)鉴别诊断

1.纤维腺瘤

常见于青年妇女,肿瘤大多为圆形或椭圆形,边界清楚、活动度大,发展缓慢,一般易于诊断。但40岁以后的妇女不要轻易诊断为纤维腺瘤,必须排除恶性肿瘤的可能。

2.乳腺增生症

多见于中年妇女,特点是乳房胀痛,肿块可呈周期性,与月经周期有关。肿块或局部乳腺增厚与周围乳腺组织分界不明显。可观察1至数个月经周期,若月经来潮后肿块缩小、变软,则可继续观察,如无明显消退,可考虑手术切除及活检。

3.浆细胞性乳腺炎

浆细胞性乳腺炎是乳腺组织的无菌性炎症,炎性细胞中以浆细胞为主。临床上60%呈急性炎症表现,肿块大时皮肤可呈橘皮样改变。40%患者开始即为慢性炎症,表现为乳晕旁肿块,边界不清,可有皮肤粘连和乳头凹陷。

4.乳腺结核

乳腺结核是由结核杆菌所致乳腺组织的慢性炎症。好发于中、青年女性。病程较长,发展较缓慢。局部表现为乳房内肿块,肿块质硬韧,部分区域可有囊性感。肿块边界有时不清楚。活动度可受限。

三、治疗

(一)手术治疗

手术治疗是乳腺癌的主要方法之一,还有辅助化学药物、内分泌、放射和生物治疗等。对病灶仍局限于局部及区域淋巴结的患者,手术治疗是首选。目前应用的 5 种手术方式均属治疗性手术,而不是姑息性手术。

1.乳腺癌根治术

手术应包括整个乳房、胸大肌、胸小肌、腋窝及锁骨下淋巴结的整块切除。有多种切口设计方法,可采取横向或纵行梭形切口,皮肤切除范围一般距肿瘤 3 cm,手术范围上至锁骨,下至腹直肌上段,外至背阔肌前缘。内至胸骨旁或中线。该术式可清除腋下组(胸小肌外侧)、腋中组(胸小肌深面)及腋上组(胸小肌内侧)3 组淋巴结。乳腺癌根治术的手术创伤较大,故术前必须明确病理诊断,对未确诊者应先将肿瘤局部切除,立即进行冰冻切片检查,如证实是乳腺癌,随即进行根治术。

2.乳腺癌扩大根治术

即在上述清除腋下、腋中、腋上 3 组淋巴结的基础上,同时切除胸廓内动、静脉及其周围的淋巴结(即胸骨旁淋巴结)。

3.乳腺癌改良根治术

有 2 种术式:①保留胸大肌,切除胸小肌。②保留胸大、小肌。前者淋巴结清除范围与根治术相仿,后者不能清除腋上淋巴结。根据大量病例观察,认为Ⅰ、Ⅱ期乳腺癌应用根治术及改良根治术的生存率无明显差异,且该术式保留了胸肌,术后外观效果较好,目前已成为常用的手术方式。

4.全乳房切除术手

术范围必须切除整个乳腺,包括腋尾部及胸大肌筋膜。该术式适宜于原位癌、微小癌及年迈体弱不宜做根治术者。

5.保留乳房的乳腺癌切除术

手术包括完整切除肿块及腋淋巴结清扫。肿块切除时要求肿块周围包裹适量正常乳腺组织,确保切除标本的边缘无肿瘤细胞浸润。术后必须辅以放射治疗、化学治疗。

手术方式的选择还应根据病理分型、疾病分期及辅助治疗的条件而定。对可切除的乳腺癌患者。手术应达到局部及区域淋巴结最大限度地清除,以提高生存率,然后再考虑外观及功能。对Ⅰ、Ⅱ期乳腺癌可采用乳腺癌改良根治术及保留乳房的乳腺癌切除术。在综合辅助治疗较差的地区,乳腺癌根治术还是比较适合的手术方式。胸骨旁淋巴结有转移者如术后无放疗条件可行扩大根治术。

(二)化学药物治疗

浸润性乳腺癌术后应用化学药物辅助治疗,可改善生存率。乳腺癌是实体瘤中应用化疗最有效的肿瘤之一,化疗在整个治疗中占有重要的地位。常用的有 CMF 方案(环磷酰胺、甲氨蝶吟、氟尿嘧啶)。根据病情可在术后尽早(1 周内)开始用药。剂量为环磷酰胺(C)400 mg/m²,甲氨蝶呤(M)20 mg/m²,氟尿嘧啶(F)400 mg/m²,均为静脉注射,在第 1 天及第 8 天各用 1 次,为 1 个疗程,每 4 周重复,6 个疗程结束。因单药应用多柔比星的效果优于其他抗癌药,所以对肿瘤分化差、分期晚的患者可应用 CAF 方案(环磷酰胺、多柔比星、氟尿嘧啶)。环磷酰胺(C) 400 mg/m²,静脉注射,第 1 天;多柔比星(A)40 mg/m²,静脉注射,第 1 天;氟尿嘧啶(F) 400 mg/m²,静脉注射第 1、8 天,每 28 天重复给药,共 8 个疗程。化疗前患者应无明显骨髓抑制,白细胞计数>4×10⁹/L,血红蛋白>80 g/L,血小板>50×10⁹/L。化疗期间应定期检查肝、肾功能,每次化疗前要查白细胞计数,如白细胞<3×10⁹/L,应延长用药间隔时间。应用多柔比星者要注意心脏毒性,或用表柔比星替代,其心脏毒性比较轻。

术前化疗目前多用于Ⅲ期病例,可探测肿瘤对药物的敏感性,并使肿瘤缩小,减轻与周围组织的粘连。药物治疗一般可采用 CMF、CAF 方案,一般用 2～3 个疗程。

(三)内分泌治疗

癌肿细胞中雌激素受体(ER)含量高者,称激素依赖性肿瘤,这类患者对内分泌治疗有效。而 ER 含量低者,称激素非依赖性肿瘤,内分泌治疗效果差。因此,对手术切除标本除做病理检查外,还应测定 ER 和孕激素受体(PGR)。不仅可帮助选择辅助治疗方案,对判断预后也有一定作用。

他莫昔芬为非类固醇激素的抗雌激素药物,其结构式与雌激素相似,可在靶器官内与雌二醇争夺 ER,他莫昔芬、ER 复合物能影响 DNA 基因转录,从而抑制肿瘤细胞生长。临床应用表明,该药可降低乳腺癌术后复发及转移,对 ER、PGR 阳性的绝经后妇女效果尤为明显。同时可减少对侧乳腺癌的发生率。他莫昔芬的用量为每天 20 mg,一般服用 5 年。该药安全有效,不良反应有潮热、恶心、呕吐、静脉血栓形成、眼部不良反应、阴道干燥或分泌物多。长期应用后小部分患者可能发生子宫内膜癌。

新近发展的芳香化酶抑制剂如来曲唑等,有资料证明其效果优于他莫昔芬,这类药物能抑制肾上腺分泌的雄激素转变为雌激素过程中的芳香化环节,从而降低雌二醇,达到治疗乳腺癌的目的。

(四)放射治疗

乳腺癌局部治疗的手段之一。在保留乳房的乳腺癌手术后,放射治疗是一重要组成部分,应于肿块局部广泛切除后给予较高剂量放射治疗。单纯乳房切除术后可根据患者年龄、疾病分期、分类等情况,决定是否应用放疗。根治术后是否应用放疗,多数认为对Ⅰ期病例无益,对Ⅱ期以后病例可能降低局部复发率。

目前根治术后不做常规放疗,而对复发高危病例,放疗可降低局部复发率,提高生存质量。指征如下:①病理报告有腋中或腋上淋巴结转移者。②阳性淋巴结占淋巴结总数 1/2 以上或有 4 个以上淋巴结阳性者。③病理证实胸骨旁淋巴结阳性者(照射锁骨上区)。④原发灶位于乳房中央或内侧而做根治术后,尤其是腋淋巴结阳性者。

(五)生物治疗

近年临床上已逐渐推广使用的曲妥珠单抗注射液,系通过转基因技术制备,对 C-erbB-2 过度表达的乳腺癌患者有一定效果,特别是对其他化疗药无效的乳腺癌患者也能有部分疗效。

四、放疗护理

放疗(放射治疗)是乳腺癌患者手术前后重要的辅助治疗手段之一,可有效提高治愈率,预防术后局部复发,提高患者的生存质量。但在放疗的过程中,患者很可能会出现一些心理、生理等反应,因此,护士要针对不同时期可能出现的问题,及时进行护理干预,避免或减轻一些不良反应的发生,并使患者积极配合,顺利完成治疗。

(一)放疗前护理

1.一般护理

患者入院后,在做好常规入院宣教及检查的同时,根据患者术后恢复情况,生活自理能力的程度,给予相应的协助;了解患侧肢体有无肿胀、疼痛,活动程度,患肢功能锻炼情况,告知继续功能锻炼的必要性与方法;了解患者对形体改变的认知程度,给予知识宣教及心理支持;观察保乳患者乳头有无溢液,腋下区域淋巴结及锁骨上淋巴结有无肿大情况,教会乳腺自检方法,观察家属对患者的支持程度及维持健康的知识水平,告知家属,尤其配偶的理解与支持,对患者的康复将起到不可估量的作用。

2.心理护理

患者对将进行的放疗可能会产生焦虑甚至恐惧心理,她们会担心是否病情较重、病程较晚;经过手术和/或化疗后,身体能否耐受放疗等。护士应耐心讲解放疗在乳腺癌治疗中的作用与意义,告知保持开朗乐观情绪与疾病治愈的相关性,帮助疏导不良心理,树立战胜疾病的信心。

3.放疗知识的宣教

放疗前向患者讲解放疗的基本原理,可能出现的反应及预防与处理方法。协助做好放疗前的准备,告知定位与放疗时的配合要点,如定位、照射时充分暴露照射野部位;记住定位时的体位,尽可能做到每次照射时头、手、身体保持同样的位置;每次治疗过程中不可随意变动体位。

(二)放疗中护理

1.一般护理

首次放疗时告知患者每天要照射的部位与每个野的配合要点,特别是用乳腺切线托架的正确卧位,在照内、外切线野打机架时,不必紧张;如有不适挥手即有技术员协助处理。在整个放疗过程中,护士要随时观察患者的心理活动,对治疗的适应状况,全身营养情况,出现反应的时间与程度,对产生反应的认知情况等。及时给予相应的护理与指导,并做好详细的护理记录。

2.放疗反应护理

(1)全身反应的护理:全身反应多在放疗初期和末期发生,有头晕、目眩、失眠、疲乏、烦躁不安、食欲缺乏、血细胞减少等骨髓抑制反应。护士应及时做好解释工作。予以适当的心理疏导,消除患者紧张情绪,指导其合理饮食,加强营养,充分休息,适当活动。轻微者可不予以特别处理,重者应配合医师及时治疗。①疲乏:患者常最先感觉到的不良反应是疲乏。应增加患者睡眠时间,夜间睡眠时间不少于 8 小时,日间适当午睡,轻度活动与锻炼。②骨髓抑制:尤其是在放疗前接受不同剂量化疗的患者,出现骨髓抑制的概率更高。通常表现为白细胞、血小板计数的减少。每周检查血常规,动态观察白细胞、血小板的变化,白细胞低于 3×10^9/L 时要给予适当治疗,严重时遵医嘱停止放疗;病室每天紫外线消毒,定时开窗通风;减少探视与陪客,尽可能少去或不去公共场所;注意个人卫生,加强营养,提高抵抗力;严格无菌操作,预防感染。血小板减少时密切观察出血倾向,减少或避免创伤性操作。③食欲减退:因放射线的电离辐射作用及机体抵抗力的下降,患者会食欲减退,应适时宣教营养的重要性,宜进食高维生素、高蛋白、高热量、低脂肪饮食,少吃多餐。注意美化就餐环境。鼓励家人或朋友陪同进餐,进餐时可放一些愉快、轻松的音乐,以增加食欲。

（2）照射野皮肤护理：放射治疗后皮肤反应比较常见，尤其乳腺癌根治术后放疗的患者，因胸壁皮瓣薄，局部血供和淋巴回流都较差，照射野内皮肤的耐受性差，极易产生不同程度的皮肤反应。放射性皮肤反应分为以下几种。①Ⅰ度：皮肤红斑，色素沉着。②Ⅱ度：干性脱皮。当皮肤剂量达 30 Gy 时，皮肤发黑呈片状脱屑。③Ⅲ度：皮肤湿性脱皮。当皮肤剂量达 40 Gy 以上，局部皮肤水肿，水疱形成，继之糜烂、渗液，表皮脱落。④Ⅳ度：皮肤溃疡。所以照射野皮肤的保护与预防反应很重要，要避免机械、理化因素刺激，如忌搔抓，洗澡禁用粗毛巾搓擦，局部用软毛巾吸干；不穿胸罩，内衣要纯棉、宽松而柔软；保持乳房腋窝处皮肤干燥、注意通风；照射野内不贴胶布、不涂碘酊、酒精等刺激性药物。当出现干性皮肤反应时，忌撕掉脱皮，一般不做特别处理，若伴明显瘙痒可用比亚芬、维斯克、金因肽等涂患处。湿性皮肤反应时，可采用暴露疗法，局部涂喜疗妥乳膏或冰蚌油或用比亚芬、维斯克、康复新、金因肽等。出现溃疡坏死，应暂停放疗，局部换药，行抗感染治疗并外涂上述药物，减轻疼痛并控制感染，若溃疡经久不愈且较深，可考虑手术治疗，也可试用高压氧治疗。

（3）放射性肺损伤的预防与护理：胸部放疗均可能造成不同程度的肺损伤，应加强预防。指导患者戒烟、戒酒。避免过度疲劳，少去公共场所；为其提供安静舒适的休养环境，减少不良刺激；指导患者注意保暖，保持病室内空气新鲜，防止上呼吸道感染。出现上呼吸道感染后，强调遵医嘱按时、按量用药，告知各种药物治疗的重要性。

（4）放射性食管黏膜炎护理：患者可因照射内乳野、锁骨上野而引起轻度食管黏膜炎。表现为自觉黏液增多，进食时有不同程度的疼痛，胸骨后烧灼感，应给患者做好解释，不必担心是否有其他疾病的发生，消除其紧张与顾虑。指导进食温热半流质或软食，进食前后用淡盐水漱口及冲洗食管，必要时餐前用黏膜麻醉剂。

3.上肢运动障碍护理

尤其术后放疗的患者，因局部疼痛，上肢运动功能尚未完全恢复。鼓励患者坚持徒手功能锻炼，运动范围不能低于手术后最大功能位，以避免或减轻放疗引起淋巴回流受阻，导致肢体肿胀、放射性肩关节活动障碍，同时可促进局部血液循环。

（三）放疗后护理

1.出院指导

指导患者继续做好照射野皮肤护理至少 1～3 个月，避免抓伤、划伤。放疗后 3 个月，照射野皮肤若无特殊，可根据需要选择合适的义乳。患者需定期复查，每月行健侧乳房自检及观察患侧胸壁情况，观察有无出现刺激性干咳、胸痛，如有不适，及时就诊。继续做好患肢功能锻炼，避免或减少患肢负重；告知患侧上肢不可输液、测血压。因乳腺癌与雌激素水平及脂肪摄入量正相关，因此手术后 5 年避免妊娠，坚持低脂饮食，控制体重。遵医嘱按时服药，告知药物不良反应与注意事项。

2.康复指导

以患侧上肢功能锻炼为中心，辐射到胸、背、腰、各肢体的康复锻炼。患侧上肢锻炼的重点是上举、外展，锻炼方法有爬墙运动、拉绳运动、展肘运动、钟摆运动；锻炼动作由简单到复杂，由局部到全身；运动的范围与量根据患者的自身状况，以不觉劳累为宜；康复锻炼要持之以恒，以加强效果、巩固疗效。

3.心理指导

大部分乳腺癌患者切除乳房后会担心失去女性美丽，产生焦虑及自信心减弱心理，因此，我们需要帮助患者接受身体局部缺失的事实,告知患者外表的缺陷是可以通过佩戴义乳、专用文胸、乳房整形等乳房重建术来弥补。重要的是自身正确对待。身体康复后,尽早回归社会,积极参加有益健康的活动。

(张德刚)

第六节 肺 癌

一、概述

肺癌(lung cancer)大多数起源于支气管黏膜上皮,因此也称支气管肺癌,是肺部最常见的恶性肿瘤。肺癌的发生与环境的污染及吸烟密切相关,肺部慢性疾病、人体免疫功能低下、遗传因素等对肺癌的发生也有一定影响。根据肺癌的生物学行为及治疗特点,将肺癌分为小细胞肺癌、鳞癌、腺癌、大细胞癌。根据肿瘤的位置分为中心型肺癌及周边型肺癌。肺癌转移途径有直接蔓延、淋巴结转移、血行转移及种植性转移。

二、诊断

(一)症状

肺癌的临床症状根据病变的部位、肿瘤侵犯的范围、是否有转移及肺癌副癌综合征全身表现不同而异,最常见的症状是咳嗽、咯血、气短、胸痛和消瘦,其中以咳嗽和咯血最常见,咳嗽的特征往往为刺激性咳嗽、无痰;咯血以痰中夹血丝或混有粉红色的血性痰液为特征,少数患者咯血可出现整口的鲜血,肺癌在胸腔内扩散侵犯周围结构可引起声音嘶哑、Hornet 综合征、吞咽困难和肩部疼痛。当肺癌侵犯胸膜和心包时可能表现为胸腔积液和心包积液,肿瘤阻塞支气管可引起阻塞性肺炎而发热,上腔静脉综合征往往是肿瘤或转移的淋巴结压迫上腔静脉所致。小细胞肺癌常见的副癌综合征主要表现恶病质、高血钙和肺性骨关节病或非恶病质患者清/球蛋白倒置、高血糖和肌肉分解代谢增加等。

(二)体征

1.一般情况

以消瘦和低热为常见。

2.专科检查

如前所述,肺癌的体征根据其病变的部位、肿瘤侵犯的范围、是否有转移及副癌综合征全身表现不同而异。肿瘤阻塞支气管可致一侧或叶肺不张而使该侧肺呼吸音消失或减弱,肿瘤阻塞支气管可继发肺炎出现发热和肺部啰音,肿瘤侵犯胸膜或心包造成胸腔或心包积液出现相应的体征,肿瘤淋巴转移可出现锁骨上、腋下淋巴结增大。

(三)检查

1.实验室检查

痰涂片检查找癌细胞是肺癌诊断最简单、最经济、最安全的检查,由于肺癌细胞的检出阳性率较低,因此往往需要反复多次的检查,并且标本最好是清晨首次痰液立即检查。肺癌的其他实验室检查往往是非特异性的。

2.特殊检查

(1)X线摄片:可见肺内球形灶,有分叶征、边缘毛刺状,密度不均匀,部分患者见胸膜凹陷征(兔耳征),厚壁偏心空洞,肺内感染、肺不张等。

(2)CT检查:已成为常规诊断手段,特别是对位于肺尖部、心后区、脊柱旁、纵隔后等隐蔽部位的肿瘤的发现有益。

(3)MRI检查:在于分辨纵隔及肺门血管,显示隐蔽部的淋巴结,但不作为首选。

(4)痰细胞学:痰细胞学检查阳性率可达80%,一般早晨血性痰涂片阳性率高,至少需连查3次以上。

(5)支气管镜检查:可直接观察气管、主支气管、各叶、段管壁及开口处病变,可活检或刷检取分泌物进行病理学诊断,对手术范围及术式的确定有帮助。

(6)其他:①经皮肺穿刺活检,适用于周围型肺内占位性病变的诊断,可引起血胸、气胸等并发症;②对于有胸腔积液者,可经胸穿刺抽液离心检查,寻找癌细胞;③PET对于肺癌鉴别诊断及有无远处转移的判断准确率可达90%,但目前价格昂贵。

其他诊断方法如放射性核素扫描、淋巴结活检、胸腔镜下活检术等,可根据病情及条件酌情采用。

(四)诊断要点

(1)有咳嗽、咯血、低热和消瘦的病史和长期吸烟史;晚期患者可出现声音嘶哑、胸腔积液及锁骨淋巴结肿大。

(2)影像学检查有肺部肿块并具有恶性肿瘤的影像学特征。

(3)病理学检查发现癌细胞。

(五)鉴别诊断

1.肺结核

(1)肺结核球:易与周围型肺癌混淆。肺结核球多见于青年,一般病程较长,发展缓慢。病变常位于上叶尖后段或下叶背段。在X线片上肿块影密度不均匀,可见到稀疏透光区和钙化点,肺内常另有散在性结核病灶。

(2)粟粒型肺结核:易与弥漫型细支气管肺泡癌混淆。粟粒型肺结核常见于青年,全身毒性症状明显,抗结核药物治疗可改善症状,病灶逐渐吸收。

(3)肺门淋巴结结核:在X线片上肺门肿块影可能误诊为中心型肺癌。肺门淋巴结结核多见于青少年,常有结核感染症状,很少有咯血。

2.肺部炎症

(1)支气管肺炎:早期肺癌产生的阻塞性肺炎,易被误诊为支气管肺炎。支气管肺炎发病较急,感染症状比较明显。X线片上表现为边界模糊的片状或斑点状阴影,密度不均匀,且不局限于一个肺段或肺叶。经抗菌药物治疗后,症状迅速消失。肺部病变吸收也较快。

(2)肺脓肿:肺癌中央部分坏死液化形成癌性空洞时,X线片上表现易与肺脓肿混淆。肺脓肿在急性期有明显感染症状,痰量多,呈脓性,X线片上空洞壁较薄,内壁光滑,常有液平面,脓肿周围的肺组织或胸膜常有炎性变。支气管造影空洞多可充盈,并常伴有支气管扩张。

3.肺部其他肿瘤

(1)肺部良性肿瘤:如错构瘤、纤维瘤、软骨瘤等有时需与周围型肺癌鉴别。一般良性肿瘤病程较长,生长缓慢,临床上大多没有症状。X线片上呈现接近圆形的块影,密度均匀,可以有钙化点,轮廓整齐,多无分叶状。

(2)支气管腺瘤:是一种低度恶性肿瘤。发病年龄比肺癌轻,女性发病率较高。临床表现与肺癌相似,常反复咯血。X线片表现有时也与肺癌相似。经支气管镜检查,诊断未能明确者宜尽早做剖胸探查术。

4.纵隔淋巴肉瘤

可与中心型肺癌混淆。纵隔淋巴肉瘤生长迅速,临床上常有发热和其他部位浅表淋巴结肿大。在X线片上表现为两侧气管旁和肺门淋巴结肿大。对放射疗法高度敏感,小剂量照射后即可见到肿块影缩小。纵隔镜检查亦有助于明确诊断。

三、治疗

治疗肺癌的方法主要有外科手术治疗、放射治疗、化学药物治疗、中医中药治疗及免疫治疗等。尽管80%的肺癌患者在明确诊断时已失去手术机会,但手术治疗仍然是肺癌最重要和最有效的治疗手段。然而,目前所有的各种治疗肺癌的方法效果均不能令人满意,必须适当地联合应用,进行综合治疗以提高肺癌的治疗效果。具体的治疗方案应根据肺癌的分级和TNM分期、病理细胞学类型、患者的心肺功能和全身情况及其他有关因素等,进行认真详细地综合分析后再做决定。

(一)手术治疗

手术治疗的目的是彻底切除肺部原发癌肿病灶和局部及纵隔淋巴结,并尽可能保留健康的肺组织。

肺切除术的范围决定于病变的部位和大小。对周围型肺癌,一般施行肺叶切除术;对中心型肺癌,一般施行肺叶或一侧全肺切除术。有的病例,癌变位于一个肺叶内,但已侵及局部主支气管或中间支气管,为了保留正常的邻近肺叶,避免行一侧全肺切除术,可以切除病变的肺叶及一段受累的支气管,再吻合支气管上下切端,临床上称为支气管袖状肺叶切除术。如果相伴的肺动脉局部受侵,也可同时做部分切除,端端吻合,此手术称为支气管袖状肺动脉袖状肺叶切除术。

手术治疗效果:非小细胞肺癌、T_1 或 $T_2N_0M_0$ 病例经手术治疗后,约有半数的患者能获得长期生存,有的报道其5年生存率可达70%以上。Ⅱ期及Ⅲ期病例生存率则较低。据统计,我国目前肺癌手术的切除率为85%~97%,术后30天病死率在2%以下,总的5年生存率为30%~40%。

手术禁忌证:①远处转移,如脑、骨、肝等器官转移(即 M_1 患者);②心、肺、肝、肾功能不全,全身情况差的患者;③广泛肺门、纵隔淋巴结转移,无法清除者;④严重侵犯周围器官及组织,估计切除困难者;⑤胸外淋巴结转移,如锁骨上(N_3)等,肺切除术应慎重考虑。

(二)放射治疗

放射治疗是局部消灭肺癌病灶的一种手段。临床上使用的主要放疗设备有^{60}Co治疗机和加速器等。

在各种类型的肺癌中,小细胞癌对放射疗法敏感性较高,鳞癌次之,腺癌和细支气管肺泡癌最低。通常是将放射疗法、手术与药物疗法综合应用,以提高治愈率。临床上常采用的是手术后放射疗法。对癌肿或肺门转移病灶未能彻底切除的患者,于手术中在残留癌灶区放置小的金属环或金属夹做标记,便于术后放疗时准确定位。一般在术后1个月左右患者健康状况改善后开始放射疗法,剂量为40~60 Gy,疗程约6周。为了提高肺癌病灶的切除率,有的病例可手术前进行放射治疗。

晚期肺癌病例，并有阻塞性肺炎、肺不张、上腔静脉阻塞综合征或骨转移引起剧烈疼痛者及癌肿复发的患者，也可进行姑息性放射疗法，以减轻症状。

放射疗法可引起倦乏、胃纳减退、低热、骨髓造血功能抑制、放射性肺炎、肺纤维化和癌肿坏死液化空洞形成等放射反应和并发症，应给予相应处理。

下列情况一般不宜施行放射治疗：①健康状况不佳，呈现恶病质者；②高度肺气肿放射治疗后将引起呼吸功能代偿不全者；③全身或胸膜、肺广泛转移者；④癌变范围广泛，放射治疗后将引起广泛肺纤维化和呼吸功能代偿不全者；⑤癌性空洞或巨大肿瘤，后者放射治疗将促进空洞形成。

对于肺癌脑转移患者，若颅内病灶较局限，可采用γ刀放射治疗，有一定的缓解率。

（三）化学治疗

有些分化程度低的肺癌，特别是小细胞癌，疗效较好。化学疗法作用遍及全身，临床上可以单独应用于晚期肺癌病例，以缓解症状，或与手术、放射等疗法综合应用，以防止癌肿转移复发，提高治愈率。

常用于治疗肺癌的化学药物有环磷酰胺、氟尿嘧啶、丝裂霉素、阿霉素、表柔比星、丙卡巴肼（甲基苄肼）、长春碱、甲氨蝶呤、洛莫司汀、顺铂、卡铂、紫杉醇等。应根据肺癌的类型和患者的全身情况合理选用药物，并根据单纯化疗还是辅助化疗选择给药方法、决定疗程的长短及哪几种药物联合应用、间歇给药等，以提高化疗的疗效。

需要注意的是，目前化学药物对肺癌疗效仍然较低，症状缓解期较短，不良反应较多。临床应用时，要掌握药物的性能和剂量，并密切观察不良反应。出现骨髓造血功能抑制、严重胃肠道反应等情况时要及时调整药物剂量或暂缓给药。

（四）中医中药治疗

按患者临床症状、脉象、舌苔等表现，应用辨证论治法则治疗肺癌，一部分患者的症状得到改善，生存期延长。

（五）免疫治疗

近年来，通过实验研究和临床观察，发现人体的免疫功能状态与癌肿的生长发展有一定关系，从而促使免疫治疗的应用。免疫治疗的具体措施如下。

1.特异性免疫疗法

用经过处理的自体肿瘤细胞或加用佐剂后，皮下接种进行治疗。此外尚可应用各种白介素、肿瘤坏死因子、肿瘤核糖核酸等生物制品。

2.非特异性免疫疗法

用卡介苗、短小棒状杆菌、转移因子、干扰素、胸腺肽等生物制品，或左旋咪唑等药物以激发和增强人体免疫功能。

当前肺癌的治疗效果仍不能令人满意。由于治疗对象多属晚期，其远期生存率低，预后较差。因此，必须研究和开展以下几方面的工作，以提高肺癌治疗的总体效果：①积极宣传，普及肺癌知识，提高肺癌诊断的警惕性，研究和探索早期诊断方法，提高早期发现率和诊断率；②进一步研究和开发新的有效药物，改进综合治疗方法；③改进手术技术，进一步提高根治性切除的程度和同时最大范围地保存正常肺组织的技术；④研究和开发分子生物学技术，探索肺癌的基因治疗技术，使之能有效地为临床服务。

四、护理措施

(一)做好心理支持,克服恐惧绝望心理

当患者得知自己患肺癌时,会面临巨大的身心应激,而心理应对结果会对疾病产生明显的积极或消极影响,护士通过多种途径给患者及家属提供心理与社会支持。根据患者的性别、年龄、职业、文化程度、性格等,多与其交谈,耐心倾听患者诉说,尽量解答患者提出的问题和提供有益的信息,帮助患者正确估计所面临的情况,让其了解肺癌的有关知识及将接受的治疗、患者和家属应如何配合、在治疗过程中的注意事项,请治愈患者现身说法,增强对治疗的信心,积极应对癌症的挑战,与疾病做斗争。

(二)保持呼吸道通畅,做好咳嗽、咳痰的护理

分析患者病情,判断引起呼吸困难的原因,根据不同病因,采取不同的护理措施。

(1)如肿瘤转移至胸膜,可产生大量胸腔积液,导致气体交换面积减少,引起呼吸困难,要配合医师及时行胸腔穿刺置管引流术。

(2)若患者肺部感染痰液过多、纤毛功能受损、机体活动减少,或放疗、化疗导致肺纤维化,痰液黏稠,无力咳出而出现呼吸困难,应密切观察咳嗽、咳痰情况,详细记录痰液的色、量、质,正确收集痰标本,及时送检,为诊断和治疗提供可靠的依据,并采取以下护理措施。①提供整洁、舒适的环境,减少不良刺激,病室内维持适宜的温度(18～20 ℃)和湿度(50％～60％),以充分发挥呼吸道的自然防御功能;避免尘埃与烟雾等刺激,对吸烟的患者与其共同制订有效的戒烟计划;注意患者的饮食习惯,保持口腔清洁,避免油腻、辛辣等刺激性食物,一般每天饮水1 500 mL以上,可保证呼吸道黏膜的湿润和病变黏膜的修复,利于痰液稀释和排除。②促进有效排痰:指导患者掌握有效咳嗽的正确方法,患者坐位,双脚着地,身体稍前倾,双手环抱一个枕头。进行数次深而缓慢的腹式呼吸,深吸气末屏气,然后缩唇,缓慢地通过口腔尽可能呼气(降低肋弓、使腹部往下沉)。在深吸一口气后屏气3～5秒,身体前倾,从胸腔进行2～3次短促有力的咳嗽,张口咳出痰液,咳嗽时收缩腹肌,或用自己的手按压上腹部,帮助咳嗽,有效咳出痰液。湿化和雾化疗法,湿化疗法可达到湿化气道、稀释痰液的目的。适用于痰液黏稠和排痰困难者。常用湿化液有蒸馏水、生理盐水、低渗盐水。临床上常在湿化的同时加入药物以雾化方式吸入。可在雾化液中加入痰溶解剂、抗生素、平喘药等,达到祛痰、消炎、止咳、平喘的作用。胸部叩击与胸壁震荡,适用于肺癌晚期长期卧床、体弱、排痰无力者,禁用于肺癌伴肋骨转移、咯血、低血压、肺水肿等患者。操作前让患者了解操作的意义、过程、注意事项,以配合治疗,肺部听诊,明确病变部位。叩击时避开乳房、心脏和骨突出部位及拉链、纽扣部位。患者侧卧,叩击者两手手指并拢,使掌侧呈杯状,以手腕力量,从肺底自下而上、由外向内、迅速而有节律地叩击胸壁,震动气道,每一肺叶叩击1～3分钟,120～180次/分,叩击时发出一种空而深的拍击音则表明手法正确。胸壁震荡法时,操作者双手掌重叠置于欲引流的胸壁部位,吸气时手掌随胸廓扩张慢慢抬起,不施加压力,从吸气最高点开始,在整个呼气期手掌紧贴胸壁,施加一定的压力并做轻柔的上下抖动,即快速收缩和松弛手臂和肩膀,震荡胸壁5～7次,每一部位重复6～7个呼吸周期,震荡法在呼气期进行,且紧跟叩击后进行。叩击力量以患者不感到疼痛为宜,每次操作时间5～15分钟,应在餐后2小时至餐前30分钟完成,避免治疗中呕吐。操作后做好口腔护理,除去痰液气味,观察痰液情况,复查肺部呼吸音及啰音变化。③机械吸痰:适用于意识不清、痰液黏稠无力咳出、排痰困难者。可经患者的口、鼻腔、气管插管或气管切开处进行负压吸痰,也可配合医师用纤维支气管镜吸出痰液。

(三)咯血或痰中带血患者的护理

应予以耐心解释,消除其紧张情绪,嘱患者轻轻将气管内存留的积血咯出,以保持呼吸道通畅,咯血时不能屏气,以免诱发喉头痉挛,血液引流不畅导致窒息。小量咯血者宜进少量凉或温的流质饮食,多饮水,多食富含纤维素食物,以保持大便通畅,避免排便时腹压增加而咯血加重;密切观察咯血的量、色,大咯血时,护理方法见应急措施。大量咯血不止者,可采用丝线固定双腔球囊漂浮导管经纤支镜气道内置入治疗大咯血的方法;同时做好应用垂体后叶素的护理,静脉滴注速度勿过快,以免引起恶心、便意、心悸、面色苍白等不良反应,监测血压、血氧饱和度;冠心病患者、高血压病患者及孕妇忌用;配血备用,可酌情适量输血。

(四)疼痛的护理

(1)采取各种护理措施减轻疼痛。提供安静的环境,调整舒适的体位,小心搬动患者,避免拖、拉、拽动作,滚动式平缓地给患者变换体位,必要时支撑患者各肢体,指导、协助胸痛患者用手或枕头护住胸部,以减轻深呼吸、咳嗽或变换体位所引起的胸痛;胸腔积液引起的疼痛,可嘱患者患侧卧位,必要时用宽胶布固定胸壁,以减少胸部活动幅度,减轻疼痛;采用按摩、针灸、经皮肤电刺激止痛穴位或局部冷敷等,以降低疼痛的敏感性。

(2)药物止痛,按医嘱用药,根据患者疼痛再发时间,提前按时用药,在应用镇痛药期间,注意预防药物的不良反应,如便秘、恶心、呕吐、镇静和精神紊乱等,嘱患者多进食富含纤维素的蔬菜和水果,缓解和预防便秘。

(3)患者自控镇痛,可自行间歇性给药,做到个体化给药,增加了患者自我照顾和对疼痛的自主控制能力。

(五)饮食支持护理

根据患者的饮食习惯,给予高蛋白、高热量、高维生素、易消化饮食,调配好食物的色、香、味,以刺激食欲,创造清洁舒适、愉快的进餐环境,促进食欲。病情危重者应采取喂食、鼻饲或静脉输入脂肪乳、复方氨基酸和含电解质的液体。对于有大量胸腔积液的患者,应酌情输血、血浆或清蛋白,以减少胸腔积液的产生,补充癌肿或大量抽取胸腔积液等因素所引起的蛋白丢失,增强机体抗病能力。有吞咽困难者应给予流质饮食,进食宜慢,取半卧位以免发生吸入性肺炎或呛咳,甚至窒息。

(六)做好口腔护理

向患者讲解放疗、化疗后口腔唾液腺分泌减少,pH下降,易发生口腔真菌感染和牙周病,使其理解保持口腔卫生的重要性,以便主动配合。患者睡前及三餐后进行口腔护理;戒烟酒,以防刺激黏膜;忌食辛辣及可能引起黏膜创伤的食物,如带刺或碎骨头的食物,用软牙刷刷牙,勿用牙签剔牙,并延期牙科治疗,防止黏膜受损;进食后,用盐水或复方硼砂溶液漱口,控制真菌感染;口唇涂润滑剂,保持黏膜湿润,黏膜口腔溃疡,按医嘱应用表面麻醉剂止痛。

(七)化疗药物毒性反应的护理

1.骨髓抑制反应的护理

化疗后机体免疫力下降,发生感染、出血。护士接触患者之前要认真洗手,严格执行无菌操作,避免留置尿管或肛门指检,预防感染;告知患者不可到公共场所或接触感冒患者;在做全身卫生处置时,要特别注意易感染部位,如鼻腔、口腔、肛门、会阴等,各部位使用毛巾要分开,以免交叉感染;监测体温,观察皮肤温度、色泽、气味,早期发现感染征象;当白细胞总数降至 $1\times10^9/L$ 时,做好保护性隔离。对血小板计数 $<50\times10^9/L$ 时,密切观察有无出血倾向,采取预防出血的

措施,避免患者外出活动,防止身体受挤压或外伤,保持口腔、鼻腔清洁湿润,勿用手抠鼻痂、牙签剔牙,尽量减少穿刺次数,穿刺后应实施局部较长时间按压,必要时,遵医嘱输血小板控制出血。

2.恶心呕吐的护理

化疗期间如患者出现恶心呕吐,按医嘱给予止吐药,嘱患者深呼吸,勿大动作转动身体,给予高营养清淡易消化的饮食,少食多餐,不催促患者进食,忌食辛辣等刺激性食物,戒烟酒,不要摄入加香料、肉汁和油腻的食物,建议平时咀嚼口香糖或含糖果,加强口腔护理去除口腔异味。对已有呕吐患者灵活掌握进食时间,可在其间歇期进食,多饮清水,多食薄荷类食物及冷食等。

3.静脉血管的保护

在给化疗药时,要选择合适的静脉,给化疗药前,先观察是否有回血,强刺激性药物护士应在床旁监护,或采用静脉留置针及中小静脉插管;观察药物外渗的早期征象,如穿刺部位疼痛、烧灼感、输液速度减慢、无回血、药液外渗,应立即停止输注,应用地塞米松加利多卡因局部封闭,24小时内给予冷敷,50%硫酸镁湿敷,24小时后可给予热敷。

4.应用化疗药后

常出现脱发,影响患者形象,增加其心理压力,护士要告诉患者脱发是暂时的,停药后头发会再生,鼓励其诉说自己的感受,帮助其调整外观的变化,让患者戴假发或帽子、头巾遮挡,改善自我形象,夜间睡眠可佩戴发帽,减轻头发掉在床上而至的心理不适;指导患者头发的护理,如动作轻柔减少头发梳、刷、洗、烫、梳辫子等,可用中性洗发护发素。

五、健康教育

(1)宣传吸烟对健康的危害,提倡不吸烟或戒烟,并注意避免被动吸烟。

(2)对肺癌高危人群要定期进行体检,早期发现肿瘤,早期治疗。

(3)改善工作和生活环境,防止空气污染。

(4)给予患者和家属心理上的支持,使之正确认识肺癌,增强治疗信心,维持生命质量。

(5)督促患者坚持化疗或放疗,告诉患者出现呼吸困难、咯血或疼痛加重时应立即到医院就诊。

(6)指导患者加强营养支持,合理安排休息,适当活动,保持良好精神状态,避免呼吸道感染以调整机体免疫力,增强抗病能力。

(7)对晚期癌肿转移患者,要指导家属对患者临终前的护理,告知患者及家属对症处理的措施,使患者平静地走完人生最后一程。

(张德刚)

第七节 胃 癌

胃癌(gastric cancer)是源自胃黏膜上皮细胞的恶性肿瘤,是常见的消化道癌肿之一。临床有进行性上腹疼痛、体重下降,伴恶心呕吐、呕血、黑便、贫血等表现。胃癌是人类常见的恶性肿瘤,占全部恶性肿瘤20%左右,居全球肿瘤发病和癌症病死率的第二位。其发病率和病死率与国家、种族及地区有很大的关系。日本、中国、智利、俄罗斯和冰岛为高发国家,我国西北地区发病率最高。胃癌可发生在任何年龄,高发年龄 40～60 岁,男女之比 2∶1～3∶1。发病率和病死率随年龄增长而上升。全国平均年病死率为16/10 万。近年来,发病有下降趋势,与诊断手段提高、其他消化道癌症增加和环境改变有关。早诊断、早治疗为本病的关键,手术治疗为首选措施。若治疗护理得当,可延长患者的生命和提高患者的生活质量。

一、病因及发病机制

胃癌的病因尚未明确,一般认为与下列因素有关。

(一)饮食与环境因素

食物品种和饮食习惯是影响胃癌发生的重要因素,流行病学研究表明,长期食用霉变食品、咸菜、高盐食物、烟熏及腌制品均可增加发生胃癌的危险性。腌制食品中含有高浓度的硝酸盐,能在胃内被细菌还原酶转变成亚硝酸盐,与胺结合成为致癌的亚硝酸胺,长期作用可致胃黏膜发生癌变。环境因素也起到重要的作用,近期研究发现本病高发区与火山来源的土壤有关。

(二)幽门螺杆菌感染

大量研究表明,幽门螺杆菌是胃癌发病的危险因素。幽门螺杆菌所分泌的毒素能使胃黏膜病变,从而发生癌变。

(三)癌前病变

所谓癌前病变是指易恶变的全身性或局部疾病或状态。胃癌的癌前病变有:①慢性萎缩性胃炎伴有肠上皮化生和重度不典型增生者;②腺瘤型或绒毛型胃息肉,息肉＞2 cm,癌变率为15％～40％;③残胃炎,毕氏Ⅱ式术后残胃癌较多见,其发生率为 5％～16％;④恶性贫血胃体黏膜有严重萎缩者,其发生率是正常人群的 5～10 倍;⑤胃溃疡患者约占 5％。

(四)遗传因素

胃癌的发病具有家族聚集倾向,可发生于同卵同胞,胃癌发病率较无家族史人群高 2～3 倍。据报道,致癌物质对遗传易感者作用更大。

胃癌好发于胃窦部,其次为胃贲门与胃体。早期癌细胞浸润范围局限黏膜层,无局部淋巴转移,进展期癌细胞浸润黏膜下层及肌层;晚期癌细胞浸润浆膜层或其以外。胃癌的转移有直接扩散、淋巴转移、血行播散和种植性转移。

二、临床表现

(一)症状

1.早期胃癌

多无症状,有时出现上腹隐痛不适、嗳气、反酸、食欲减退等非特异性上消化道症状,容易被忽视。

2.进展期胃癌

最早出现的症状为上腹痛,伴食欲缺乏、体重下降,贫血等。开始仅为上腹饱胀不适,继之呈现持续性隐痛,进食后加重,解痉及抗酸剂无效。胃壁受累可有易饱感;胃窦部癌,因幽门梗阻而发生严重的恶心、呕吐;贲门癌和高位小弯癌累及食管下端,出现进食梗阻感、吞咽困难;溃疡型胃癌,因癌肿侵蚀血管,造成上消化道出血,常见呕血及黑便;癌肿破溃致胃黏膜急性穿孔,常见有剧烈腹痛。

3.并发症及转移症状

癌肿浸润胃血管壁可有消化道出血,幽门梗阻时出现呕吐,贲门癌累及食管下段可出现吞咽困难,癌肿溃疡可导致胃穿孔。此外,当癌转移至肝出现腹水、肝大、黄疸,转移至骨骼可出现全身骨骼剧痛。

(二)体征

早期胃癌无明显体征。患者进展期可有消瘦、精神状态差。晚期出现上腹部肿块和其他转移表现:呈恶病质,上腹部可触及坚实、可移动结节状肿块,有压痛;发生肝转移时有肝大,并触及坚硬结节,常伴黄疸;发生腹膜转移时有腹水,表现为移动性浊音;远处淋巴结转移时在左锁骨上内侧触到质硬、固定的淋巴结等。

三、辅助检查

(一)X线钡餐检查

早期呈局限性表浅的充盈缺损,边缘不规则的龛影,或黏膜有灶性积钡,胃小区模糊不清等;进展期为较大而不规则的充盈缺损,溃疡型为龛影位于胃轮廓内,边缘不整齐,周围黏膜有中断的皱襞,浸润型为胃壁僵硬、蠕动消失、胃腔狭窄。

(二)胃镜检查

观察病变部位、性质,取活组织检查。其准确率达 $95\% \sim 99\%$,是诊断早期胃癌的最佳方法。

(三)实验室检查

长期失血或营养缺乏患者的红细胞数减少、血红蛋白下降;粪便隐血实验对持续阳性,药物治疗不转阴,有诊断意义。

(四)CT检查

了解胃肿瘤侵犯情况,与周围脏器关系,有无切除可能。

四、诊断要点

有癌前病变患者,应定期做X线钡餐检查、胃镜检查及活组织病理检查,能够早期发现。

五、治疗要点

胃癌治疗效果取决于病期分类和病理组织分型。

(一)手术治疗

为首选治疗方法。只要患者心、肝、肾功能容许,无远处转移,应力求手术根治,残留的癌组织越少越好。

(二)化学治疗

多种抗癌药物联合应用,如 5-氟尿嘧啶(5-Fu)、替加氟、亚叶酸钙(CF)丝裂霉素或阿霉素等,可增加抗癌的效果。抗癌药物多有骨髓抑制、消化道反应、肝肾功能损害、静脉炎、脱发和皮肤表现等不良反应。

(三)胃镜下治疗

对不宜行手术治疗者,可在胃镜直视下用激光、微波及注射无水酒精等达到根治效果。

(四)支持治疗

补充足够的营养,以提高机体体质,有利于耐受手术和化疗。应用免疫增强剂,如干扰素、白介素、LAK 细胞、TIL 细胞等可调节机体免疫力。

六、常用护理诊断

(一)营养失调

低于机体需要量,与疾病消耗、吞咽困难和手术化疗有关。

(二)疼痛

与肿瘤细胞浸润有关。

(三)活动无耐力

与食欲缺乏、疾病消耗、疼痛有关。

(四)有感染的危险

与化疗致机体免疫功能低下及营养不良有关。

七、护理措施

(一)一般护理

1.饮食护理

鼓励能进食的患者进食易消化、营养丰富的流质或半流质饮食;不能进食或进食不足者,如吞咽困难者或中、晚期患者,遵医嘱静脉输注高营养物质;幽门梗阻时,行胃肠减压,遵医嘱静脉补充液体,必要时输清蛋白、全血或血浆等。提高患者对手术的耐受力,择期手术患者采取少量多餐的饮食原则。

2.预防感染

患者因抵抗力低,易发生感染,每天给患者温水擦浴,保持皮肤清洁、干燥;长期卧床患者,定时更换卧位;床铺保持清洁、干燥、平整,避免潮湿、摩擦及排泄物的刺激,防止患者发生压疮;鼓励和帮助患者做床上肢体运动,防止血栓性静脉炎;做好口腔护理,餐后及晚睡前或呕吐后,立即做口腔清洗。保持良好舒适的环境,适宜的温度、湿度,让患者在安静的环境下休养。

(二)病情观察

注意观察腹痛的部位、性质、持续时间,进食是否缓解;对呕血和黑便、突发性腹部剧痛,应注意有无消化道出血和穿孔的发生;对出现咳嗽、咯血、胸痛、腰酸、血尿、头痛、头晕、智力障碍、皮肤破溃、结节、黄疸、腹水等表现,提示有癌肿转移。

(三)健康教育

1.疾病知识指导

向患者介绍疾病知识,使其了解疾病发生的原因及诱发因素;指导患者保持情绪稳定,学会放松、宣泄及缓解压力的技巧,以乐观态度面对人生。

2.生活指导

养成良好的饮食习惯,多食营养丰富、富含维生素 C、维生素 A 等食物;少进咸菜、高盐食物、烟熏及腌制品;避免生、冷、硬、辛辣等刺激性食物;合理科学的贮存粮食;遵循少量多餐的饮食原则,烹调方式忌煎、炸。合理安排休息时间,尽可能做一些运动量较低的活动,如外出散步,做广播体操,以不感到疲劳为度。鼓励患者坚持做好个人卫生,保持室内空气流通,注意季节变化,外出加防护措施,尽量减少到人群集中的地方。

3.用药指导

嘱患者按医嘱用药,保证疗程,学习观察药物疗效和不良反应,学会减轻不良反应的办法,不要随意停药,避免影响疗效。

4.自我监测指导

大力推广普及防癌知识,提高防癌意识,监测易感人群,如 40 岁以上成人,近期发生上腹部不适,或有溃疡病史者,近期出现疼痛规律变化、大便潜血试验持续阳性等,应及时到医院进行相关检查;癌前病变者,如胃溃疡、萎缩性胃炎、胃息肉等,定期检查,做到早期发现、早期诊断、早期根治。坚持定期复诊,发现异常及时治疗。

(张德刚)

第八节 胰 腺 癌

一、概述

胰腺癌是消化系统常见的恶性肿瘤之一,恶性程度极高,预后极差,2 年总生存率低于 20%,5 年总生存率低于 5%。并且中晚期胰腺癌所引起的顽固性疼痛及带来的消化道和胆道梗阻症状严重影响患者的生存质量。中国是胰腺癌高发区域,国内统计胰腺癌为恶性肿瘤死亡率的第 7 位。外科根治性切除手术是唯一有可能治愈胰腺癌的治疗方式,但只有 5%~20% 的患者可以接受根治性切除。无法行根治性切除的患者则只能接受姑息性治疗。放射治疗是胰腺癌姑息性治疗策略之一,对于胰腺癌患者有一定的治疗效果。相关文献报道,对于不能手术切除的胰腺癌患者,行体外放疗能有效提高患者的中位平均存活时间及一年生存率。但体外放疗受到了皮肤、肌肉、内脏层的衰减影响,不能达到很好的疗效,而且不良反应大,影响患者的预后及生活质量。但是体内放疗则不受上述因素的影响,直接将放射粒子(^{125}I 粒子)植入肿瘤内能收到优于体外放疗的效果。

有学者对 13 例无法切除的胰腺癌患者进行^{125}I 粒子植入治疗,术后患者生存质量改善,近期效果明显。其中 1 例患者生存期长达 18 个月,没有任何复发转移征象,2 个月 CT 检查肿瘤全部消失。陆健等报道,^{125}I 粒子植入胰腺癌后 1 个月 CT 随访,有效率达 68.4%,3 个月有效率63.2%,这与放射性粒子产生的射线对肿瘤持续作用,经过足够的剂量和足够的半衰期,使肿瘤细胞失去再生能力有关。胰腺肿块的缩小及肿瘤内部的坏死可以减轻肿块对周围组织的压迫,而且^{125}I 粒子通过腹腔神经丛的照射灭活,起到缓解疼痛的作用。张长宝等对 33 例疼痛Ⅱ~Ⅲ级的胰腺癌患者植入^{125}I 粒子后发现疼痛缓解有效率达 60.6%。

放射性^{125}I 粒子治疗胰腺癌的植入方式有:经体表 CT 引导下植入^{125}I 粒子、经体表超声引导下植入^{125}I粒子、开腹方式超声引导下植入^{125}I 粒子及超声内镜引导下植入^{125}I 粒子四种方式。

(一)适应证

(1)不能手术切除的,预计生存期大于 3 个月的胰腺癌患者。

(2)胰腺转移灶及局部转移淋巴结。

(3)不愿意接受胰腺癌切除手术的患者。

(4)预计生存期小于 3 个月,为缓解持续性上腹部疼痛可慎重选择粒子治疗。

(5)术中肿瘤残留病灶和/或瘤床位置。

(二)禁忌证

(1)有证据证明肿瘤已经广泛转移。

(2)恶病质,不能接受放射性粒子胰腺癌组织间植入治疗。

(3)对于原发肿瘤最大径＞6 cm 的病例应慎重选择本治疗。

二、术前护理

(一)心理护理

评估患者的焦虑程度及造成其焦虑恐惧的原因。及时向患者列举同类手术康复的病例,鼓励与同类手术患者间相互访视,同时加强与家属及其社会支持系统的沟通和联系,教会患者减轻焦虑的方法。

(二)一般护理

1.术前常规检查

了解患者的肝功能、肾功能、凝血功能、血常规、生化、免疫、血尿淀粉酶、CEA、CA199 及心肺功能等指标。

2.肠道准备

术前 2 天口服抗生素进行肠道准备并进食少渣食物;术前 24 小时禁食;手术前晚清洁洗肠并予以生长抑素皮下注射抑制胰酶分泌。

3.健康教育

(1)呼吸道准备:术前戒烟,并训练做深呼吸、有效咳痰运动。

(2)体位准备:根据手术方式和进针角度进行体位训练。一般为仰卧位。指导患者呼吸训练,以配合术中影像学检查。

(3)饮食护理:禁食期间按医嘱合理安排补液,补充营养物质,纠正水、电解质酸碱失衡,提高机体抵抗力。

(4)术前进行 3D 定位患者,指导其保护体表标志线,务必清晰可见。

(三)专科护理

(1)严密观察患者血糖变化,及时调整胰岛素的用量,将血糖控制在稳定水平。

(2)疼痛患者的护理进行疼痛评估,遵医嘱应用止疼药物。

(四)用物准备

器械和用物准备:无菌手术包、粒子植入器械、放射防护用物(铅制防护衣、围领、铅眼镜、铅手套、巡检仪等)、心电监测仪、急救用品。

三、术中护理

(一)手术配合和病情观察

(1)遵医嘱严密监测生命体征及神志变化,予低流量吸氧。

(2)保证静脉通路通畅。

(3)协助体位摆放和固定。

(4)心理护理与患者沟通,询问主诉,缓解患者紧张情绪。

(二)术中放射防护

所有参与操作的工作人员需穿戴防护用具,佩戴个人剂量监测剂量块,近距离操作者戴铅手套。手术结束后认真检查工作台和地面是否有遗撒的粒子,用放射巡检仪仔细检查工作区、操作台、患者周围及工作环境,并详细记录放射剂量,确定无粒子丢失。

四、术后的观察与护理

(一)一般护理

(1)术后卧床休息 6～8 小时,严禁剧烈活动。

(2)密切观察生命体征变化。

(3)遵照医嘱应用抗生素治疗。

(4)做好放射防护。

(二)专科护理

(1)禁食 72 小时,予静脉营养支持治疗,并予生长抑素抑制胰液分泌。

(2)观察腹痛情况。

(3)监测血糖变化。

(三)并发症的观察与护理

1.胰瘘

穿刺过程中损伤胰管所致。主要观察患者腹部体征,有无腹胀、腹痛、发热,有无腹腔引流增多且多呈浑浊液,以及腹腔淀粉酶增高等症状。发现并证实有胰瘘存在后应采用全静脉营养,遵医嘱使用抑制胰腺分泌药物,多可治愈。穿刺过程中避免损伤主胰管是防止胰瘘的最有效手段。

2.胃肠道症状

腹胀、恶心、呕吐、食欲减退等胃肠道症状与传统胰腺癌胆道旁路手术相比症状较重,持续时间较长。其原因为:放射性粒子植入区域距胃、十二指肠及胆肠吻合口较近,可引起胃、十二指肠、小肠放射性炎症。使用胃肠动力药物及胃肠道黏膜保护剂治疗,症状可在短期内缓解。

3.术后腹水

腹水检查排除胰瘘,给予充分营养支持及生长抑素治疗后腹水可逐渐吸收。

4.感染、出血、乳糜瘘等

临床少见,经对症治疗后一般可自愈。

(四)健康教育

(1)饮食术后进食应遵循流质-半流质-少渣,逐渐恢复至正常饮食。避免甜食、油腻食物,切勿暴饮暴食及饮酒,宜清淡,少食多餐,进高蛋白、高维生素、高热量、易消化食物。

(2)定时监测血糖变化。

(3)放射防护。

五、出院指导

定期复查,应在术后 1 个月、2 个月、6 个月复查,进行胰腺 CT 检查,并检验血清 CA199 值变化,以了解治疗效果,明确患者是否有局部肿瘤进展、复发、转移等情况。之后的 2 年内每 3 个月复查1次,2 年后每 6 个月复查 1 次。

(张德刚)

第九节　大　肠　癌

大肠癌是常见的恶性肿瘤,包括结肠癌和直肠癌。

一、病因及发病机制

大肠癌和其他恶性肿瘤一样,病因尚未明确,可能与下列因素有关。

(一)环境因素

经研究证明,在各种环境因素中,以饮食因素最重要,大肠癌的发病率与食物中的高脂肪消耗量有正相关关系。另外,也可能与微量元素缺乏、生活习惯改变有关。

(二)遗传因素

国内外均有"大肠癌家庭性"的报道。有些大肠腺瘤,如多发性家庭性腺瘤病,是一种常染色体显性遗传性疾病,家族中患病率可达50％,如不治疗,10岁以后均有患大肠癌的可能。最近有学者对肿瘤抑制基因与大肠癌发生关系进行研究发现:大肠癌的易感性与发病机制均与遗传因素有关。

(三)大肠腺瘤

根据各地的尸检材料研究发现,大肠腺瘤的发病情况与大肠癌颇为一致。有人统计,具有1个腺瘤的患者其大肠癌的发生率比无腺瘤者高5倍,多个腺瘤者比单个腺瘤患者高1倍。

(四)慢性大肠炎症

据报道,肠癌流行与血吸虫病的流行区域呈正相关关系,一般认为,血吸虫可导致肠道炎性改变,其中一部分会发生癌变。肠道的其他慢性炎症也有癌变的可能,如溃疡性结肠炎,3％～5％发生癌变。

二、临床表现

(一)早期大肠癌

早期多无症状。随着肿瘤的增大和病情的继续进展,才显露出症状。实际在临床上已出现症状的患者,其局部病变已往往很严重,甚至到了晚期。

(二)晚期大肠癌

大肠癌一旦进入晚期,可出现较明显的症状,但有些症状并非特异,且与癌肿所在的部位有关。

1.右侧结肠癌

主要表现为消化不良,乏力,食欲缺乏,腹泻,便秘,或便秘、腹泻交替出现,腹胀,腹痛,腹部压痛,腹部包块,进行性贫血。包块位置随病变位置而异。盲肠癌包块位于右下腹,升结肠包块位于右侧腹部,结肠肝曲包块位于右上腹,横结肠包块位于脐部附近。此外,可有发热、消瘦,并有穿孔及局限性脓肿等并发症,此时病变已进入最晚期。

2.左侧结肠癌

由于乙状结肠肠腔狭小,且与直肠形成锐角,因而易发生狭窄和进行性肠梗阻,多有顽固性便秘,也可间以排便次数增多。由于梗阻多在乙状结肠下段,所以呕吐较轻或缺如,而腹胀、腹痛、肠鸣及其肠型明显。癌肿破溃时,可使粪便外染有鲜血或黏液。梗阻近端肠管可因持久性膨胀、缺血、缺氧而形成溃疡,甚至引起穿孔,也可发生大出血及腹腔脓肿。

3.直肠癌

主要表现为大便次数增多,粪便变细,带有血液或黏液,伴有里急后重。由于癌肿可侵犯骶丛神经,可出现剧痛。如果累及膀胱可出现尿频、尿痛、尿急、尿血等症状。癌肿侵犯膀胱,可形成膀胱直肠瘘。直肠癌也可引起肠梗阻。

4.肛管癌

主要表现为便血及疼痛。疼痛于排便时加剧。当癌肿侵犯肛门括约肌时,可有大便失禁。肛管癌可转移至腹股沟淋巴结,故可于腹股沟触及肿大而坚硬的淋巴结。

三、实验室检查

(一)粪便检查

粪便隐血试验对本病的诊断虽无特异性,但方法简便易行,可作为普查筛选手段,或可提供早期诊断的线索。

(二)直肠指诊

我国下段直肠癌远比国外多见,占直肠癌的 77.5%,因此绝大部分直肠癌可在直肠指诊时触及。

(三)乙状结肠镜检查

国内 77.7% 的大肠癌发生在直肠和乙状结肠,常用的乙状结肠镜管长 30 cm,可直接发现肛管、直肠和乙状结肠中段以下的肿瘤。

(四)钡灌肠 X 射线检查

病变在乙状结肠上段或更高位置者,须进行 X 射线钡剂灌肠检查。气钡双重造影,可提高放射学诊断的正确率,并显示癌肿的部位与范围。

(五)纤维结肠镜检查

可清晰地观察全部结肠,并可在直视下钳取可疑病变进行病理学检查,有利于早期及微小结肠癌的发现与癌的确诊,进一步提高了本病的诊断正确率,是大肠癌最重要的检查手段。

(六)血清癌胚抗原(CEA)测定

在大肠癌患者血清中,可以检测到癌胚抗原(CEA),血清 CEA 测定对本病的诊断不具有特异性。但用放射免疫法检测 CEA,作定量动态观察,对判断大肠癌的手术效果与监测术后复发有一定意义。如大肠癌经手术将肿瘤完全切除后,血清 CEA 则逐渐下降;若复发,又可再度升高。

(七)其他检查

直肠内超声扫描可清晰显示直肠肿块范围、大小、深度及周围组织情况,并可分辨直肠壁各层的微细结构,检查方法简单,可迅速提供图像,对手术方式选择、术后随访有一定帮助。CT 检查对了解肿瘤肠管外浸润程度及有无淋巴结或肝脏转移有重要意义,对直肠癌复发的诊断较为准确。

四、诊断和鉴别诊断

(一)诊断

(1)凡近期出现原因不明的排便习惯改变,如腹泻、大便性状改变、便秘、或腹泻与便秘交替出现、腹部不适、便血,均应怀疑肠癌,并及时行直肠指检或内镜检查。

(2)对原因不明的缺铁性贫血、消瘦、乏力等患者,要考虑大肠癌慢性失血的可能,应作大便隐血检查证实,必要时行 X 射线钡灌肠及纤维结肠镜检查。

(3)成人出现不明原因的肠梗阻、腹部肿块、腹痛等,也应怀疑大肠癌。

(4)对有慢性结肠炎、结肠腺瘤性息肉,特别是家族性结肠息肉病患者,应重点进行癌前普查。有息肉者尽快切除并明确诊断。

(5)凡疑及本病者,均应借助内镜或指检等行病理涂片检查,以进一步明确诊断。

(二)鉴别诊断

结肠癌需与结肠炎性疾病,如肠结核、血吸虫病、肉芽肿、阿米巴肉芽肿、溃疡性结肠炎及结肠息肉病等进行鉴别诊断。其鉴别要点是病期的长短、粪便检查寄生虫、钡灌肠检查所见病变形态和范围等,最可靠的鉴别是通过结肠镜取活组织检查。

1.阑尾周围脓肿

本病血象中白细胞及中性粒细胞增高,无贫血、消瘦等恶病质,作钡灌肠检查可明确诊断。

2.结肠其他肿瘤

如结肠直肠类癌,瘤体小时无症状,瘤体长大时可破溃,出现极似结肠腺癌的症状;原发于结肠的恶性淋巴瘤,病变形态呈多样性,与结肠癌常不易区别,均应作组织涂片活检来鉴别。

五、治疗

(一)手术治疗

广泛性根治手术(包括癌肿、足够的两端肠段及该区域的肠系膜和淋巴结切除)是根治结肠及直肠癌最有效的方法。手术方法和范围的选择取决于癌肿部位。

(二)化疗

对大肠癌有效的化疗药物首选氟尿嘧啶(5-FU),此外尚可用丝裂霉素或表柔比星、顺铂等,联合用药可增加疗效,减低药物毒性,减缓耐药性出现,现已有不少联合方案用于大肠癌的化疗。

(三)放射治疗

大肠癌手术后局部复发率较高,欲提高大肠癌治疗效果必须考虑综合治疗,对晚期直肠癌,尤其是局部肿瘤浸润到附近组织及有外科禁忌证患者,应用姑息性放疗,亦可取得较满意的效果。

(四)镜下治疗

限于黏膜层的早期大肠癌基本上均见于腺瘤癌变病例,可采用内镜下癌变腺瘤完整切除;不能进行手术治疗的晚期病例,可通过内镜放置金属支架预防肠腔狭窄和梗阻,镜下激光治疗亦有一定疗效。

(五)其他治疗

目前对结直肠癌的治疗研究较多,如基因治疗、导向治疗、免疫治疗、树突样细胞及中医中药治疗,均可作为辅助疗法。

六、护理评估

(一)健康史

评估患者病史时注意有无大肠息肉、溃疡性结肠炎等；了解患者饮食习惯是否与癌的发生有关等。

(二)身体状况

患者早期仅有排便习惯的改变、腹部隐痛，后期可出现黏液脓血便、腹部肿块、贫血、消瘦、乏力等。如腹部有明显压痛，多由于癌肿穿透于肠壁外，已形成伴有炎症的肿块，若出现肝大、腹水和低位性肠梗阻者，则为大肠癌晚期症状。

(三)辅助检查

1.直肠指诊

直肠指诊是诊断直肠癌最主要和最直接的方法。

2.内镜检

内镜检是大肠内病变诊断最有效、最安全、最可靠的检查方法。

3.实验室检查

大便潜血试验；癌胚抗原 CEA 测定；双重对比造影；CT 诊断；超声检查；磁共振等。

(四)心理状况

大肠癌患者除了焦虑和恐惧外，也常常会对自己和家庭的未来忧虑，产生沮丧和内疚等情绪，尤其是永久性使用人工肛门的患者会产生不完全感或失落感，患者感到悲观和绝望。也影响了患者的工作及交际活动。

七、护理措施

(一)一般护理

保持室内温湿度适宜，空气新鲜、床单元整洁，适当活动、避免劳累、注意休息。

(二)分子靶向药治疗护理

1.贝伐珠单抗

首次使用输注 90 分钟以上，再次可缩短为 60 分钟以上。使用该药时，患者发生胃肠道穿孔的风险增加，因此在治疗期间应严密观察患者有无腹痛的表现，特别是突发剧烈腹痛。此药联合化学治疗药时可出现严重出血，如果出现严重出血或近期有咯血患者不应接受贝伐珠单抗的治疗。

2.西妥昔单抗

首次用药时间为 120 分钟，滴速应控制在 5 mL/min 以内。再次使用滴注时间不少于 60 分钟。药物应低温保存 2～8 ℃。用药后为防止皮疹、皮肤干燥、裂伤等皮肤反应，要注意防晒，避免阳光直射。用药前应进行过敏试验，静脉注射 20 mg，观察 10 分钟以上，阳性结果患者慎用，变态反应主要表现为突发性气道梗阻、荨麻疹和低血压。

(三)化学治疗护理

1.伊立替康

使用后可出现迟发性腹泻，多发生在用药 24 小时后，如出现急性胆碱能综合征表现为早发性腹泻及出汗、腹部痉挛、流泪、瞳孔缩小及流涎等症状，可在给药前预防性使用硫酸阿托品

0.25～0.5 mg 皮下注射。

2.奥沙利铂

神经系统毒性反应,主要表现以末梢神经炎毒性为主要特征,出现肢体末端感觉麻木、疼痛,有时还伴有口腔周围、上呼吸道和消化道痉挛及感觉障碍,通常会遇冷发作。因此应指导患者避免冷刺激、戴手套、避免接触金属物品,注意保暖,戴棉质口罩和手套,用温水刷牙,避免进食生冷食物或冷饮。

3.卡培他滨

手足综合征,主要表现为麻木、感觉迟钝、异常、无痛或疼痛性红斑和肿胀;湿性脱屑、溃疡、水疱或严重的疼痛。防护措施:应减少手足的摩擦,尽量穿柔软舒适松紧适宜的鞋袜,避免接触高温物品,避免激烈的运动和体力劳动,尽量避免接触肥皂等刺激性制剂,避免进食辛辣刺激性食物,避免阳光暴晒,保持手足皮肤湿润,出现脱皮时不要用手撕,遵医嘱用药对症处理,一般可口服维生素 B_6 和西乐葆。

(四)放射治疗护理

1.放射性肠炎

早期表现为大便次数增加、腹泻、腹痛,严重时可排黏液或血样便。指导患者进食营养丰富、无刺激、易消化饮食。腹泻明显者,遵医使用止泻药。

2.放射性膀胱炎

急性期表现为尿急、尿频、尿痛,加重可出现血尿,鼓励患者多饮水,必要时进行药物膀胱灌注等抗炎、止血治疗。

(五)手术护理

1.术前护理措施

(1)心理护理:解释大肠癌手术的必要性、手术方式及注意事项等。尤其对需永久性人工肛门者要做好思想工作,以取得配合。同时鼓励家属及朋友给予心理支持和关心。

(2)营养支持:给予高蛋白、高热量、高维生素、低脂易消化、少渣饮食,如鱼、瘦肉、乳制品等。

(3)肠道准备:术前晚禁食、清洁灌肠。

(4)其他准备:直肠癌患者术前 2 天每晚用 1∶5 000 高锰酸钾溶液肛门坐浴;女患者在术前晚及术晨用该浓度药液作阴道冲洗(肿瘤侵犯阴道后壁时,应在术前 3 天每晚行阴道冲洗)。

(5)皮肤准备(备皮范围):上至双乳连线平面,下至耻骨联合,两侧至腋中线。

(6)术前常规准备:协助完成术前检查心电图、B 超、凝血功能等;术前抗生素皮试;术晨协助患者更换病员服;根据手术要求建立静脉通道。

2.术后护理

(1)全麻术后护理:了解全麻及手术方式、术中情况、切口和引流情况,持续低流量吸氧,生命指征监测。

(2)各管路观察护理:①输液管道保持通畅,注意观察穿刺部位皮肤。②胃管定时挤捏管道,使之保持通畅,勿折叠、扭曲、压迫管道,及时倾倒,保持有效负压 24～48 小时;常用蝶形胶布固定于鼻尖部;观察胃液性状、颜色、量,准确记录。③腹腔引流管妥善固定,保持通畅,勿折叠、扭曲、压迫管道;堵塞者可由上至下挤压引流管,或遵医嘱使用生理盐水冲洗;观察引流管的种类、数量及放置的部位,做了标记。④人工肛门一般于术后 2～3 天肠功能恢复后开放,开放时患者应向造瘘口一边侧卧。使用人工肛袋前清洁造口皮肤,将袋口对准瘘口盖严,贴近皮肤,袋囊向下,松紧适宜。术后 1～2 周后定时经造瘘口灌洗通道注入 37～40 ℃温水 500～1 000 mL,逐渐建立定时排便习惯。

(3)疼痛护理:评估患者疼痛情况,观察镇痛药物不良反应;有镇痛泵患者,注意检查管道是否通畅。

3.伤口观察护理

观察伤口有无渗血、渗液,若有渗血渗液应及时通知医师并更换敷料。

(六)病情观察

观察并记录患者腹部体征、观察肠道灌洗效果、消瘦患者观察皮肤状况、肠梗阻患者注意观察出入量和电解质情况、出血者观察生命体征、出血量、尿量。

(张德刚)

第十节 前 列 腺 癌

一、概述

前列腺癌是危害男性健康的一种严重疾病,该病在欧美人群中发病率最高,目前已成为美国男性发病率最高的恶性肿瘤。亚洲前列腺癌的发病率远低于欧美,但近年来呈上升趋势,中国的前列腺癌发病率已跃居男性泌尿和生殖系统恶性肿瘤的第 3 位。前列腺肿瘤包括前列腺上皮来源和间叶来源的肿瘤,大部分为恶性肿瘤,包括前列腺癌、前列腺肉瘤等。

前列腺癌的治疗包括主动监测、根治性手术治疗、外放射治疗、近距离照射治疗、其他局部治疗及内分泌治疗等。

^{125}I 是使用最广泛的放射性核素,放射性粒子 ^{125}I 植入治疗前列腺恶性肿瘤,属于内照射中近距离治疗的方法之一,具有对周围正常组织损伤小、并发症少、痛苦轻、疗效确切、术后恢复快、患者易于接受等优点,越来越受到医师和患者的关注与青睐。前列腺癌近距离照射治疗是继前列腺癌根治术及外放疗外的又一种有望根治局限性前列腺癌的方法,疗效肯定、创伤小,尤其适合于不能耐受前列腺癌根治术的高龄前列腺癌患者。研究表明该方法可以增加治疗的有效率,同时提高无事件生存率和总生存率。但是 ^{125}I 粒子具有放射性,可通过间接电离作用对周围人群造成损害,而且对医护人员、患者及其周围人群的放射损害及防护也越来越受到同行的关注。因此医务人员应加强放射防护管理,最大限度地保障 ^{125}I 粒子的安全使用,熟练掌握 ^{125}I 粒子组织间植入治疗前列腺癌的术前、术中、术后的护理和放射防护,从而有效提高患者生存质量,保障自身、家属及医护人员的安全。

(一)适应证

推荐参考美国近距离照射治疗协会(American Brachytherapy Society,ABS)标准。

(1)同时符合以下 3 个条件为单纯近距离照射治疗的适应证:①临床分期为 T1～T2a 期。②Gleason 分级为 2～6。③PSA<10 ng/mL。

(2)符合以下任一条件为近距离照射治疗联合外放疗的适应证:①临床分期为 T2b、T2c。②Gleason 分级 8～10。③PSA>20 ng/ml。④周围神经受侵。⑤多点活检病理结果阳性。

⑥双侧活检病理结果阳性。⑦MRI检查明确有前列腺包膜外侵犯。

(3)对于Gleason评分为7或PSA为10～20 ng/mL者,则要根据具体情况决定是否联合外放疗。

(4)近距离治疗(或联合外放疗)联合内分泌治疗的适应证前列腺体积＞60 mL,可行新辅助内分泌治疗使前列腺缩小后再进行近距离治疗。

(二)禁忌证

1.绝对禁忌证

(1)限制性预期生存期。

(2)TURP后缺损较大或预后不佳。

(3)一般情况差。

(4)有远处转移。

2.相对禁忌证

(1)腺体＞60 mL。

(2)既往有URP史。

(3)中叶突出。

(4)严重糖尿病。

(5)多次盆腔放疗及手术史。

二、术前护理

(一)心理护理

患者多为高龄,确诊后心理波动比较大。对于手术的原理和方式缺乏了解,担心手术的预后和效果,容易产生焦虑、恐惧和疑虑的心理。护士应有针对性地进行个性化心理干预。与患者多沟通,告知患者粒子植入的手术方法、麻醉方式、手术前后注意事项及康复情况。介绍成功病例,稳定患者情绪,使之积极配合相关治疗和护理。

(二)一般护理

1.术前评估

评估患者的一般情况,了解患者的既往史、家族史、过敏史、现病史、营养状况、患者的心理状态及对手术的承受能力。

2.了解患者用药史

对于使用抗凝药物或影响麻醉效果等药物的患者,需停药1周后方可手术。

3.营养支持

(1)术前禁食12小时,禁水4小时。

(2)根据情况给予高蛋白、高维生素、适当热量、低脂、易消化的少渣食物。

(3)对于不能进食者,遵医嘱静脉补充营养。

(4)对于严重贫血者,遵医嘱输血。

4.术前常规准备

(1)协助完善相关检查,如血常规、尿常规、大便常规、出凝血功能、血生化、心电图、胸片等。

(2)术前行抗生素过敏试验、会阴部备皮,备好术中用药。

(3)术前遵医嘱抽血,以备术中用血。

（4）更换清洁病员服。

（5）与手术室人员进行患者相关信息核对后，送入手术室。

（三）专科护理

1.体位训练

手术时需要采取截石位，协助患者进行体位训练。对患者进行深呼吸、咳嗽和咳痰训练，教会患者提肛运动的方法。

2.肠道准备

患者术前 1 天傍晚服用泻药，如效果不好，术前一天晚及手术当天早晨给予灌肠清洁肠道。

（四）用物准备

1.一般用物

床边心电监护仪、床边供氧及氧气湿化瓶等处于完好备用状态。

2.特殊用物

防辐射铅毯和铅裤。

三、术中护理

（一）患者术中体位

粒子植入标准流程是 TRUS 和模板引导下经会阴插入方法，患者取截石位。

（二）定位

增强 CT 扫描，确定肿瘤位置，体表定位，设定标记点。再次 CT 扫描，确定穿刺针针尖位置、穿刺针的排布，退针式植入粒子，根据治疗计划间隔 $0.5\sim1$ cm。

（三）术中辐射防护

术中医务人员术前穿好铅防护衣，戴好铅手套、铅围脖和铅眼镜；取放粒子应用 10 cm 以上的镊子或颗粒源简易机械手；手术操作人员必须操作熟练；放射性粒子专人管理。

（四）记录

术中由巡回护士、器械护士、核医学科医师共同核对粒子数目，植入后记录患者植入粒子的日期、数量、活动。

四、术后的观察与护理

（一）一般护理

1.病情观察

（1）病房护士了解术中情况，如麻醉方式、术中出血情况及用药情况等。

（2）回病室后给予持续心电监护，持续低流量吸氧，密切观察生命体征变化。

（3）注意观察患者腹部体征和穿刺部位的情况。观察会阴部有无触痛、肿胀、出血等情况，如有异常，及时通知医师给予处理。

2.活动护理

术后返回病房 6 小时后可采用半坐位，卧床期间协助患者床上翻身，指导患者进行四肢活动，预防下肢静脉血栓形成。术后第 1 天，责任护士协助患者下床，预防跌倒。

3.饮食护理

术后全麻清醒后可以少量饮水。术后 $6\sim8$ 小时，指导患者进食流质或者半流质饮食，术后一天即可进普食。应选择营养丰富易消化的食物,鼓励患者多吃新鲜蔬菜、水果,忌食辛辣刺激食物。每天饮水＞2 000 mL,保持大便通畅,防止便秘发生。

（二）专科护理

1.尿管护理

（1）妥善固定于床旁。

（2）保持通畅,使用抗反流尿袋,做好标识,定时挤捏管道,防止尿管打折、扭曲、滑脱,及时倾倒尿液,保持有效引流。

（3）观察并记录尿液的颜色、量及性状,观察有无粒子脱落,出现异常立即通知医师给予相应处理。

（4）告知患者尿管的重要性,随时清除尿道口分泌物,保持会阴部清洁;每天 2 次尿管护理,严格无菌操作。一般术后第二天即可拔除尿管。

2.防辐射护理

（1）如有防护条件的病房,则将已经进行^{125}I粒子组织间植入治疗的患者集中在同一病室统一管理,并在病房门口做醒目标志。嘱其不要随意串病房、外出,缩小活动范围。

（2）指导患者穿戴铅裤,协助患者于会阴部遮盖铅毯,以减少辐射。

（3）告知患者及家属勿让孩童、孕妇、备孕者前来探视。术后 2 个月内要避免靠近孕妇,儿童避免坐在患者膝上,6 个月后无需特殊防护。

（三）并发症的观察和护理

1.尿路刺激征

观察患者是否有尿频、尿急、尿痛、排尿困难、尿潴留等情况。仔细观察尿液的颜色及有无血块等。

2.直肠损伤

观察患者的大便次数有无增加及便血等情况。询问患者有无里急后重感、腹痛腹胀等情况。症状轻时对症处理即可。

3.粒子脱落

术后第 1 天和第 2 天患者大便或小便时偶有粒子脱出。植入术后 1～3 周内应用纱布过滤尿液,叮嘱家属在患者排尿时注意观察是否有脱出的粒子;责任护士需对保洁员、家属进行宣教,如果发现疑似粒子,应及时通知医护人员,不要盲目清理,避免流入社会造成环境污染。若发现粒子脱落,不可用手直接触碰,应用镊子小心夹起放入铅罐内,送回医院,交给医护人员妥善处理。

五、出院指导

（1）嘱患者出院后 1 个月继续穿戴三角铅裤,尽量避免接触孩童、孕妇等;注意休息,勿从事重体力劳动,可参加适当体育锻炼,加强营养,提高免疫力。少食辛辣刺激性食物,以免引起下尿路症状和不适。

（2）2～3 周内禁止性生活,1 个月可恢复性生活,建议使用避孕套,防止粒子脱出导致辐射环境污染。告知患者粒子植入治疗可能损伤生育能力。

（3）遵医嘱定期复查。包括直肠检查、规律 PSA 检查、X 线检查、血常规、免疫功能测定等。开始每月 1 次,半年后每 3 个月 1 次,2 年后 6 个月复查 1 次,终身随诊。

（张德刚）

第十章 手术室护理

第一节 手术室护理的发展趋势

手术室护理的发展趋势必将呈现更显著的专业特性,体现在知识特性、技能特性和专业自主性等多个方面。手术室护理人员要具备更丰富、更全面的专业知识,以便为临床工作提供依据和指导。手术室护理人员应掌握更多技能和方法,配合手术的顺利进行,为患者提供全方位的围术期护理,同时发现问题、解决问题,不断提高护理质量。手术室护理将不断专业化、独立化,在外科治疗领域承担起独特的功能和作用。

一、完善围术期护理的职能

自 1975 年美国手术室护理协会(AORN)和美国护理协会(ANA)共同出版了《手术室护理实施基准》,明确了手术室护理工作已经转向围术期的护理。患者在护士眼中不再是分离的器官,而是整体的人;手术室护理不再是简单的准备和传递器械,而是包括了术前、术中和术后整个过程,给予患者生理和心理全方位的支持和照顾。

近年来,许多医院实行了包括术前访视、术中配合和术后随访 3 个环节的工作模式,并根据患者的实际情况制订具体的、个性化的整体护理措施,取得了良好的效果。其中,术前访视成为非常重要的环节之一,并受到越来越多的重视。术前访视的内容主要为患者手术相关信息的收集、各种手术注意事项的宣教,以及手术室护士与患者的熟悉和沟通。形式主要为口头讲解,配合知识图片和文字说明,以及手术室现场的参观等。通过有效的术前访视,缓解了手术患者的心理压力,增加了患者对手术室护士的信任和配合,能够帮助患者顺利渡过手术期。在术前访视的实施过程中,还需要进一步统一术前访视的程序,增加专科化知识内涵,提高护患沟通技巧,达到最佳的护理效果。术后随访是手术室护理工作的延伸,其方式和内涵也不断发展。其中,由手术室或者麻醉科的护理人员在术后进入病房,了解患者精神状况、切口、有无发热及其他异常情况,询问患者疼痛及其他的感受,是否有疑问或者心理困惑等,并进行健康教育,解决存在的问题。同时,对于手术室护理工作的满意度调查也可借助这种方式开展。通过术后随访,可以进一步了解和掌握相关工作的现状,发现问题,提出调整和改进策略,以细化患者手术护理满意度专项工作,促进手术室优质护理工作的开展,提高护理质量。

二、加强多学科间的团队协作

手术室作为医疗诊疗工作的重要部门,是医院进行多科协作、集中治疗的特殊科室。手术团队是指手术医师、麻醉师及手术室护士。团队成员从准备手术、术前核对、到术中配合及术后随访,都必须密切联系,相互合作。手术室护士不再是"外科医师助手"的角色,而是逐渐转变为"手术合作者"的角色。通过有效的团队协作,有效缩短手术时间,提高手术效率。加强成员间的相互理解和沟通,把团队的任务化为自己的任务,增强凝聚力和战斗力。降低医疗不良事件的发生,整合现有资源,相互支持,以灵活积极、集思广益的方法解决复杂的问题。

手术室护士的参与意识和团队概念应逐步加强,不再是被动、盲目、机械地传递手术器械,而是主动积极地参与手术,包括术前的病例讨论和方案制订,术中突发情况的处理,以及术后辅助支持工作。在与医师的协作中,相互信任、有效沟通、建立自信心是关键。手术室护士需要不断学习新知识、新技术、新设备,掌握手术进展,满足医师需求。在与麻醉医师的协作中,除了分工明确,还需发展多种形式的相互配合,包括麻醉前患者的安抚、麻醉中体位的配合、监测中各项指标的观察、手术中相关情况的沟通,进一步保证手术顺利、安全地进行。在与护理人员、实习学员及其他工作人员的相互协作中,需增强主动意识,相互尊重、以诚相待、取长补短、相互补充,将手术室护理工作作为一个整体来完成。

总之,手术医疗工作是一个共同整体,手术医师、护士、医技人员和其他辅助人员、行政人员共同合作,缺一不可。作为一个团队,需探讨和建立以患者为中心的"共同目标",加强"领头雁"的领导和协调作用。在科技不断发展、患者法律意识不断增强的现状下,无论临床、科研和教学工作都要求大家整合团队优势,发挥团队精神,充分调动全体人员的积极性和创造性,使手术室护理工作更为整体化和系统化。

三、拓展和细化专科护理内涵

随着现代外科医疗分科越来越细,在手术室也出现了各个不同专业领域的专科护士。手术室专科护士是指在特定的外科领域能深入掌握相关知识和技能,熟练配合各个专科领域的特殊手术,如骨科专科护士、神经外科专科护士、心脏外科专科护士、泌尿外科专科护士等。手术室护士的专科化是配合手术技术不断发展、器械设备迅速更新的必然趋势。在一些医院试行手术室护士专科化的经验证明,专科化的护理使护士能够更快熟悉高、新仪器的使用和保养,更快掌握各种特殊手术的配合技巧,更好了解外科医师的习惯和方法,使手术配合更为默契,提高了护理工作质量,增加了医护合作的满意度。

手术室专科护士的运作模式和培训方式目前尚未统一,各家医院正在积极摸索和探讨中。对于专科护士的培养,需采取阶段式、分层次的计划,建立多种形式结合的培训课程,迅速地提高专业技能,以应对专科知识不断细化和深入、手术方式不断创新、各种专科仪器设备更新换代的发展现状。在运作模式上,需建立完整的认证、考核、奖励机制,从而规范地培养和使用专科护士,确保其工作效果,鼓励更多的护士努力学习钻研技术,促进手术室护理专科化、专业化的进程。

在专科护士的培养和使用中,还需要解决好"专才"和"通才"的问题,以全科轮转和专科提升交替进行的方式排班,以最大限度节约人力资源,保证护士既能完成各种应急情况的处置和急诊手术的任务,又能在专科层面提供更优质的服务。

四、继续强化手术室风险管理机制

手术室是一个比较复杂的环境,随处可能存在安全隐患。手术安全是医疗质量的重要环节之一,手术虽然分大小,但风险无处不在。在 2007—2010 年发布的"患者安全目标"中,将手术安全作为重要内容,其中包括严格执行查对制度、提高患者身份识别的准确性、严格防止手术患者、手术部位错误等。

风险管理机制是一套循环的科学方法,包括对潜在的危险因素进行识别、评估,采取正确行动的一系列过程。手术室护理人员应该不断强化风险意识,防患于未然,最大限度保证患者及其他人、财、物的安全。对于任何一台手术,护理人员均应采取严谨的工作态度,严格执行各项规章制度和操作规范,做到细致入微,严禁马虎从事。手术室护士要以科学的工作态度,加强观察和总结,开展调查和研究,发现手术室护理工作的特点、难点,引进和采用先进的方法,才能从根本上发现和解决安全隐患。

手术室应急处置预案,并进行培训和演习具有重要的意义。手术室突发各种意外情况时,如停水、停电、失火、有害物质泄漏等,应根据事先制订和演练的应急预案立即处置。对于手术患者突发的重大病情变化,如患者心搏骤停、大出血、变态反应等,应根据医疗指南迅速采取有效急救措施。因此,预案的制订应科学、实用,有预见性,并简明、易懂、易记、易操作,经过反复演习和培训,做到分工清楚,各司其职,人人掌握,才能最大限度减少突发事件的危害,保护生命及财产的安全。

五、实现多种方式的教学和培训

手术室教学工作是保持专业可持续发展的重要环节。一直以来,手术室带教多采取"师徒式"的传统模式。由于手术室工作性质和环境较为特殊,涉及理论知识面广,操作专科性强,无菌技术要求高,加上工作节奏快,造成了手术室教学工作的困难。另外,随着手术室护理专业的发展,对于专业自主性、评判性思维、综合运用知识解决问题能力等的培养越来越重视,给传统教学方式带来更大的挑战。因此,需要发展多种科学、有效的教学和培训方式,以迅速提高年轻护士及实习学生的工作能力,帮助他们尽快进入工作角色,承担起手术室护理的重任。

临床能力的培训是教学工作的重点。除了各个单项的操作技能,还应特别注重模拟情景下的训练,结合有条件时的实地演练,使接受培训的对象能够感受到真正的场景和氛围,并能综合、灵活运用多种技能,理解护理的动态性和现实的多变性,实现与临床工作的无缝衔接。

各种"软技能",即非技术技能,主要包括合作、领导、管理、情景以上和决策等能力,也是手术室护士非常重要的培训内容之一。护理软技能反映个人的基本素质和经验的积累、表达。具体的培训内容包括合作技能、沟通技能、礼仪规范、观察思维、心理素质等,通过概念的建立、意识和态度的改变、具体方法的传授、模拟训练和演示等,使手术室护士不但具备扎实的理论知识和技术能力,还善于团队协作、调节人际关系、组织协调、自我管理,建立护士良好的内外兼修的形象。

(张红玉)

第二节 手术室基本要求

一、环境要求

手术室的环境应全方位、全过程地阻止所有污染途径的干扰,因此手术室位置应选择自然环境质量好,大气含尘、含菌浓度低,无有害气体的地区。

理想的手术室应设置在医院楼房空气洁净的较高层或顶层,外科病房、病理科、血库和放射科应邻近手术室,以便于接送患者、术中迅速处理病理切片、取血、摄 X 片等。

建筑结构和布局合理、设备器械及各种辅助用品齐全,是保证手术顺利进行的必要条件。手术室还应建立严格、完善的管理制度,提供一个高效率的工作环境。

二、手术室环境分区

(1)洁净区:手术间、刷手间、内走廊、无菌敷料间、无菌物品间、洁净电梯等。

(2)清洁区:更衣室、敷料间、餐厅、办公室、清洁电梯等。

(3)污染区:污染走廊、污染电梯、器械房污染区及走廊入口等。

三、工作流程

(1)洁净手术室的人、物流动是影响室内空气洁净度的重要媒介。手术人员、手术患者、手术用品(敷料和器械等)进出洁净手术室必须受到严格控制,并采取适宜的隔离程序。

(2)手术室采取的是双通道方案。①无菌手术通道:医护人员、患者、洁净物品的供应流线;②非洁净处置通道:术后手术器械、敷料、污物处置流线。

(3)手术室还应设 3 个出入口,包括患者出入口、工作人员出入口、污物出入口。尽量做到隔离、洁污分流,避免交叉感染。

四、主要房间配置

(1)手术间:①Ⅰ级特别洁净手术间,适用于关节置换、器官移植及脑外科、心脏外科和眼科等手术中的无菌手术;②Ⅱ级标准洁净手术间,适用于胸外科、整形外科、泌尿科、肝胆胰外科、骨外科和普通外科中的一类切口无菌手术;③Ⅲ级一般洁净手术间,适用于普通外科、妇产科等手术;④Ⅳ级准洁净手术间,适用于肛肠外科及污染类手术。

(2)刷手间:两个手术间之间或洁净区内。

(3)无菌物品间:是备有麻醉的气管插管、呼吸面罩,各种引流管、纱布罐、缝线、油纱、手术特殊用物、手套、棉棍、尿管、吸引器管、负极板等无菌物品的存放地。

(4)药品间:手术各种用药、消毒液、抢救车存放地。

(5)无菌敷料间:除了保存当天的手术器械和敷料,还备有手术中随时可能用到的敷料及急诊备用器械等。

(6)麻醉恢复室:配备各种监护仪器和急救药品。

(7)器械房、供应室和敷料间：是全手术室的枢纽，所有手术器械和敷料都由器械房和敷料间工作人员打包、灭菌，放在无菌敷料间备用。

(8)手术准备间：存放各种体位架，姿势垫，辅助仪器及手术间常规用品(床单、脚凳、垃圾袋、鞋套、棉垫等)。

五、手术室规则

(一)手术室一般规则

(1)严格执行无菌技术操作规范，除参加手术的医护人员及与手术有关的工作人员和学生外，其他人员不得进入手术室。

(2)进入手术室的人员必须换上手术室的专用衣、帽、拖鞋、口罩等。

(3)手术室工作人员暂离手术室外出时，必须更换外出衣、戴鞋套(或者更换外出鞋)。

(4)患疖肿或急性呼吸道感染者，不得进入手术间。

(5)手术室内保持肃静，严禁抽烟，值班人员在指定地点进餐。

(6)参加手术的人员必须先进行无菌手术，后进行感染手术。

(7)手术进行时，除有特殊紧急情况，一律不传私人电话。

(8)手术室内一切用品用后归还原处。

(9)注意安全，手术间内电源开关和各种气体一定要在专人指导下使用。

(二)手术间规则

(1)手术准时开始。

(2)手术间内避免对流通风。

(3)严格遵守无菌技术操作，若无意违反但经他人指出时，应立即纠正，不得争辩。

(4)手术进行中，室内巡回护士不得无故擅自外出，如需外出时必须与器械护士及麻醉医师协商，经同意后方可离开。

(5)手术完毕后，脱下的手套及沾染患者体液的一次性垃圾应放入黄色垃圾袋中。

(6)特殊感染的手术，术后应按照隔离技术要求进行消毒。

(7)手术完毕后认真进行清洁卫生、物品归位。

(三)更衣室规则

(1)个人更换的衣物存放在衣架或衣柜内，贵重物品应自行保管好。

(2)术后脱下的衣裤应放入专用洗衣袋，拖鞋置于鞋格或柜内，一次性口罩帽子弃于黄色垃圾袋内。

(3)严禁抽烟。

(4)除参加手术的有关人员外，其他人不得在更衣室内洗浴。

六、手术室制度

(一)消毒隔离制度

(1)手术室要定期做空气培养，物品细菌培养，参加手术人员刷手后的细菌培养，蒸锅的芽孢测试；另外每天对压力蒸汽灭菌锅做 B-D 试验，合格后方可进行全日灭菌，并做记录。

(2)所有高压灭菌敷料包内均放指示卡，包口用指示胶条固定，灭菌结束后必须检查指示胶条变为均匀的黑色方可取出，包内指示卡变为黑色方可使用。

（3）灭菌敷料包有效期为 2 周，有效期写在固定的胶条上，手术间内打开的无菌包不得用于其他患者。

（4）每周更换安尔碘、酒精瓶，并注明开启时间。锐器收集盒开启后注明时间，2 天有效。

（5）实施特殊感染手术时，严格按照特殊感染手术后处理要求执行。

（6）澳抗阳性手术处理：设专用扫把、拖把、隔离鞋套、塑料水桶；手术间、门外、平车及污衣袋挂隔离标志；参加手术者穿着鞋套不得离开手术间；术后器械用 2％洗消净浸泡 30 分钟；污染被服放入污衣袋，注明澳抗阳性及日期，送洗衣房处理；将 2％洗消净倒入吸引器浸泡 30 分钟，一次性物品（包括麻醉用物）放入垃圾袋注明"隔离"二字，焚烧处理；墙、地面、无影灯、手术平车及各类物品先用 0.5％洗消净擦拭，再用清水擦拭，最后用 75％乙醇溶液擦拭。

（二）查对制度

（1）执行护理操作要做到三查八对。

（2）接手术患者要认真查对病室、姓名、性别、年龄、住院号、手术名称、手术时间、手术部位及手术带药等。

（3）在进行体腔或深部组织手术时，严格清点器械、纱布、纱垫、棉片、棉球、缝针、线轴等，实行开台前、关体腔前、关体腔后、缝皮前 4 次清点。

（4）台上、台下医护人员需认真核对病理标本来源、病理单，将病理标本浸泡到 4％甲醛溶液（10％福尔马林）中，病理标本的体积与溶液的体积比为 1∶10。

七、手术室护士应具备的素质

护理人员在工作中应不断提高个人素质，加强对护理职业重要意义的认识，把护理工作看作是光荣的神圣的职业。因此，要努力做到以下几点。

（一）具有崇高的医德和奉献精神

一名护士的形象，通过它的精神面貌和行动表现出内在的事业品德素质，胜过一个护士的经验和业务水平所起的作用，也可能给患者带来希望、光明和再生。所以，护士要具备高尚的医德和崇高的思想，具有承受压力、吃苦耐劳、献身的精神，并有自尊、自爱、自强的思想品质。为护理科学事业的发展做出自己的贡献，无愧于白衣天使的光荣称号。

（二）树立全心全意为患者服务的高尚品德

手术室的工作和专业技术操作都具有独特性。要求手术室护士必须自觉的忠于职守、任劳任怨，无论工作忙闲、白班夜班都要把准备工作、无菌技术操作、贯彻各种规章制度等认真负责地做好。对患者要亲切、和蔼、诚恳，不怕脏、不怕累、不厌烦，使患者解除各种顾虑，树立信心，主动与医护人员配合，争取早日康复。

（三）要有熟练的技能和知识更新

随着医学科学的发展，特别是外科领域手术学的不断发展，新的仪器设备不断出现，因而护理工作范围也日益扩大，要求也越来越高。护理工作者如无广泛的有关学科的基本知识，对今天护理的工作复杂技能就不能理解和担当。所以今天作为一名有远大眼光的护士，必须熟悉各种有关护理技能的基本知识，才能达到最高的职业效果。护理学亦成为一门专业科学，因此，作为一名手术室护士，除了伦理道德修养外，还应有基础医学、临床医学和医学心理学等新知识。努力学习解剖学、生理学、微生物学、化学、物理学，以及各种疾病的诊断和治疗等知识，特别是外科学更应深入学习。此外，还要了解各种仪器的基本结构、使用方法，熟练掌握操作技能。只有这样,才能高质量完成护理任务。

八、手术室护士长应具备的条件

护理工作范围极广,有些工作简单、容易,有些工作却很复杂,需要有高度的判断力和精细的技术、熟练的技巧。今天的护理工作,一个人已不能独当重任,而需要即分工又协作来共同完成。因此,必须有一名护士长,把每个护理人员的思想和行为统一起来,才能使人的积极性、主动性和创造性得到充分发挥,团结互助,共同完成任务。护士长应具备的条件归纳如下。

(一)有一定的领导能力及管理意识

有一整套工作方法和决策能力。善于出主意想办法,提出方案,做出决定,推动下级共同完成,并具有发现问题、分析问题的能力,了解存在问题的因素,掌握本质,抓住关键,分清轻重缓急,提出中肯意见。出现无法协商的问题时能当机立断,勇于负责。有创新的能力,对新事物敏感,思路开阔,能提出新的设想。要善于做思想工作。能否适时的掌握护士的心理动向,并进行针对性的思想教育,使之正确对待个人利益和整体利益的关系,不断提高思想水平,是提高积极性和加强凝聚力最根本的问题。

(二)有一定组织能力和领导艺术

管理是一门艺术,也是一门科学。首先处理好群体间人际关系。护士长需要具有丰富的才智和领导艺术,才能胜任手术室护士护理管理任务。具体要求如下。

(1)护士长首先应把自己置身于工作人员之中,经常想到自己与护士之间只是分工的不同,而无地位高低之分。要有民主作风,虚心听取护士的意见,甚至批评意见,认真分析,不埋怨、不沮丧,不迁怒于人,有助于建立自己的威信。

(2)护士长首先想到的是人,是护士和工作人员,而不是自己,不管是关心任务完成情况,还要关心她们的生活、健康、思想活动及学习情况等。都使每个护士和工作人员亲身感到群体的温暖,对护士长产生亲切感。

(3)护士长要善于调动护士的积极性,培养集体荣誉感,善于抓典型,树标兵,运用先进榜样推动各项手术室工作,充分调动护士群体的积极性,护士长的领导作用才能得到体现。

(三)有较高的素质修养

手术室护士长应较护士具备更高的觉悟和更多的奉献精神。科里出现的问题应主动承担责任,实事求是向上级反映,不责怪下级。凡要求护士做到的,首先自己要做到,严格要求自己,树立模范行为,才能指挥别人。要注意廉洁,不要利用工作之便谋私,更不能要患者的礼物,注意自身形象。此外,要做到知识不断更新,经常注意护理方面的学术动态,接受新事物,在这方面应较护士略高一筹,使护士感到护士长是名副其实的护理业务带头人。

九、手术室护士的分工和职责

(一)洗手护士职责

(1)洗手护士必须有高度的责任心,对无菌技术有正确的概念。如有违反无菌操作要求者,应及时提出纠正。

(2)术前了解患者病情,具体手术配合,充分估计术中可能发生的意外,术中与术者密切配合,保证手术顺利完成。

(3)洗手护士应提前30分钟洗手,整理无菌器械台上所用的器械、敷料、物品是否完备,并与巡回护士共同准确清点器械、纱布脱脂棉、缝针,核对数字后登记于手术记录单上。

(4)手术开始时,传递器械要主动、敏捷、准确。器械用过后,迅速收回,擦净血迹。保持手术野、器械台的整洁、干燥。器械及用物按次序排列整齐。术中可能有污染的器械和用物,按无菌技术及时更换处理,防止污染扩散。

(5)随时注意手术进行情况,术中若发生大出血、心搏骤停等意外情况,应沉着果断及时和巡回护士联系,尽早备好抢救器械及物品。

(6)切下的病理组织标本防止丢失,术后将标本放在10%甲醛溶液中固定保存。

(7)关闭胸腹腔前,再次与巡回护士共同清点纱布及器械数,防止遗留在体腔中。

(8)手术完毕后协助擦净伤口及引流管周围的血迹,协助包扎伤口。

(二)巡回护士职责

(1)在指定手术间配合手术,对患者的病情和手术名称应事先了解,做到心中有数,有计划的主动配合。

(2)检查手术间各种物品是否齐全、适用。根据当日手术需要落实补充、完善一切物品。

(3)患者接来后,按手术通知单核对姓名、性别、床号、年龄、住院号和所施麻醉等,特别注意对手术部位(左侧或右侧),不发生差错。

(4)安慰患者,解除思想顾虑。检查手术区皮肤准备是否合乎要求,患者的假牙、发卡和贵重物品是否取下,将患者头发包好或戴帽子。

(5)全麻及神志不清的患者或儿童,应适当束缚在手术台上或由专人看护,防止发生坠床。根据手术需要固定好体位,使手术野暴露良好。注意患者舒适,避免受压部位损伤。用电刀时,负极板要放于臀部肌肉丰富的部位,防止灼伤。

(6)帮助手术人员穿好手术衣,安排各类手术人员就位,随时调整灯光,注意患者输液是否通畅。输血和用药时,根据医嘱仔细核对,避免差错。补充室内手术缺少的各种物品。

(7)手术开始前,与洗手护士共同清点器械、纱布、缝针及线卷等,准确地登记于专用登记本上并签名。在关闭体腔或手术结束前和洗手护士共同清点上述登记物品,以防遗留体腔或组织内。

(8)手术中要坚守工作岗位,不可擅自离开手术间,随时供给手术中所需一切物品,经常注意病情变化。重大手术充分估计术中可能发生的意外,做好应急准备工作,及时配合抢救。监督手术人员无菌技术操作,如有违犯,立即纠正。随时注意手术台一切情况,以免污染。保持室内清洁、整齐、安静,注意室温调节。

(9)手术完毕后,协助术者包扎伤口,向护送人员清点患者携带物品。整理清洁手术间,一切物品归还原处,进行空气消毒,切断一切电源。

(10)若遇手术中途调换巡回护士,须做到现场详细交代,交清患者病情,医嘱执行情况,输液是否通畅,查对物品,在登记本上互相签名,必要时通知术者。

(三)夜班护士职责

(1)要独立处理夜间一切患者的抢救手术配合工作,必须沉着、果断、敏捷、细心地配合各种手术。

(2)要坚守工作岗位,负责手术室的安全,不得随意外出和会客。大门随时加锁,出入使用电铃。

(3)白班交接班时,如有手术必须现场交接,如患者手术进行情况和各种急症器械、物品、药品等。认真写好交接班本,当面和白班值班护士互相签名。

（4）接班后认真检查门窗、水电、氧气，注意安全。

（5）严格执行急症手术工作人员更衣制度和无菌技术操作规则。

（6）督促夜班工友清洁工作，保持室内清洁整齐，包括手术间、走廊、男女更衣室、值班室和办公室。

（7）凡本班职责范围内的工作一律在本班完成，未完不宜交班，特殊情况例外。

（8）早晨下班前，巡视各手术间、辅助间的清洁、整齐、安全情况。详细写好交接班报告，当面交班后签字方可离去。

（四）器械室护士职责

（1）负责手术科室常规和急症手术器械准备和料理工作，包括每天各科手术通知单上手术的准备供应，准确无误。

（2）保证各种急症抢救手术器械物品的供应。

（3）定期检查各类手术器械的性能是否良好，注意器械的关节是否灵活，有无锈蚀等，随时保养、补充、更新，做好管理工作，保证顺利使用。特殊精密仪器应专人保管，损坏或丢失时，应及时督促寻找，并和护士长联系。

（4）严格执行借物制度，特殊精密仪器需取得护士长同意后，两人当面核对并签名后方能外借。

（5）保持室内清洁整齐，包括器械柜内外整齐排列，各科器械柜应贴有明显的标签。定期通风消毒。

（五）敷料室护士职责

（1）制定专人负责管理。严格按高压蒸汽消毒操作规程使用。定期监测灭菌效果。

（2）每天上午检查敷料柜 1 次，补充缺少的各种敷料。

（3）负责一切布类敷料的打包，按要求保证供应。

（六）技师职责

（1）负责对各种仪器使用前检查，使用时巡查，使用后再次检查其运转情况，以保证各种电器、精密仪器的正常运转。

（2）定期检查各种器械台、接送患者平车的零件和车轮是否运转正常，负责各种仪器的修理或送交技工室修理。

（3）坚守工作岗位，手术过程中主动巡视各手术间，了解电器使用情况。有问题时做到随叫随到随维修，协助器械组检查维修各种医疗器械。

（4）帮助护士学习掌握电的基本知识和各种精密仪器基本性能、使用方法与注意事项等。

（张红玉）

第三节　手术室基础护理技术

一、手术室着装要求

（1）所有进入手术室清洁和洁净区的人员服装必须符合穿着规定。

（2）所有人员应穿着上下两件式衣裤或单件式裙装，不得套穿个人长内衣裤，穿着两件式手术衣时应将上衣扎进裤内，非刷手人员须穿长袖外套时系好全部纽扣。

（3）鞋的管理：进入手术室人员须在污染区脱去外穿鞋，在清洁区换穿拖鞋。手持外穿鞋进更衣室，将外穿鞋放入更衣柜内。穿鞋套外出返回手术室时，须在污染区除去鞋套后跨入清洁区；由外走廊返回时，须脱掉鞋套进入内走廊。

（4）在清洁和洁净区内必须戴手术帽，手术帽应同时覆盖所有头面部的毛发，长发者应先将长发固定好再戴帽子，可重复使用的帽子应在每次用后清洗干净。

（5）所有进入洁净手术区的人员必须戴口罩，口罩潮湿或污染时应及时更换。

（6）所有进入清洁和洁净区的人员佩戴的饰物须为手术衣所覆盖或摘除。

（7）手术衣一旦弄脏或潮湿，必须及时更换以减少微生物的传播。

（8）手术衣不能在手术室以外区域穿着，外出时必须外罩一件背后打结单次使用的长袍（外出衣），回到手术室后必须将外出衣脱掉放入污衣袋内。

（9）注意使用保护性防护用具，如手套、眼罩、面罩、鞋套、防水围裙等。

（10）工作人员必须注重个人卫生和形象。每天洗澡，勤修指甲、不可涂指甲油或戴人工指甲，注意洗手，不浓妆艳抹，不佩戴首饰，眼镜于手术前要清洗擦拭。

（11）手术衣每次穿着后放于指定位置由专人收集、打包，在洗衣房集中清洗。

二、无菌技术操作

（一）手术室刷手法

1.准备工作要点原则

（1）整理仪容，包括刷手服、帽子和口罩。

（2）剪短指甲，使指甲平整光滑。

（3）除去手表及手部饰物。

2.刷手步骤

（1）用消毒液、流动水将双手和前臂清洗1遍。

（2）取无菌手刷浇上消毒液，自指尖至上臂上1/3，用手刷毛刷面彻底无遗漏刷洗手指、指间、手掌、手背和手腕部，双手交替用时2分钟，用手刷海绵面无遗漏刷手臂，用时1分钟。

（3）流动水冲洗手和手臂，从指尖到肘部，向一个方向移动冲洗，注意防止肘部水返流到手部。

（4）流动水冲洗手刷，再用此刷按步骤（2）刷洗手及手臂2分钟，不再冲洗，将手刷弃入洗手池内。

（5）手及前臂呈上举姿势，保持在胸腰段水平进入手术间。

（6）刷手期间至戴手套后，若手及前臂被污染，应重新按以上步骤刷手。

（二）手术室擦手法

（1）一手从无菌手术衣上抓取一块擦手巾。

（2）将擦手巾从抓取侧展开，分别以擦手巾两面擦干双手，两面不得交换。

（3）按对角线方向对折擦手巾，下层长于上层，置于一侧手腕上，底边朝向肘部方向。

（4）另一手抓住两底角，从腕向肘部交互转动擦拭，擦干手臂。

（5）该手抓内侧底角，沿手臂外侧取下擦手巾。

(6)保持底边及两底角不变,打开擦手巾,沿反面对角线方向对折,按步骤(3)(4)擦干另一侧。

(三)自穿手术衣

(1)抓取手术衣。

(2)向后退,远离无菌台面,双手持衣领处,内面朝向自身,在与肩同齐水平打开手术衣。

(3)将手伸入袖管,向前平举伸展手臂插进袖管。

(四)自戴手套闭式技术

1.原则

未戴手套的手不得触及无菌面及无菌物品。

2.常规戴手套法

(1)一手捏住手套内面的反折部,提起手套。

(2)戴右手时左手捏住手套内面的反折部,对准手套五指,插入右手。

(3)戴左手时右手指插入左手套反折部的外面,托住手套,插入左手。

(4)将双手反折部分向上翻,套扎住手术衣袖口。

3.闭式自戴手套法

(1)双手保持在手术衣的袖口内,不得露出。

(2)隔衣袖取出一只手套,与同侧手掌心相对,手指朝向身体肘关节方向置于袖上。

(3)双手隔衣袖打开手套反折部,对准五指,翻起反折,套扎住手术衣袖口。

(4)同法戴好另一只手套后,双手调整舒适。

4.注意事项

(1)未戴手套的手不可触及手套外面。

(2)已戴手套的手不可触及未戴手套的手。

(3)手套的末端要严密地套扎住手术衣袖口。

(五)术野皮肤消毒

(1)消毒前检查皮肤清洁情况。

(2)消毒范围原则上以最终切口为中心向外 20 cm。

(3)医师应遵循手术室刷手法刷手后方可实施消毒。

(4)消毒顺序以手术切口为中心,由内向外、从上到下。若为感染伤口或肛门区消毒,则应由外向内;已接触消毒边缘的消毒垫不得返回中央涂擦。

(5)医师按顺序消毒一遍后,应更换消毒钳及消毒垫后继续消毒。

(6)使用后的消毒钳应放于指定位置,不可放回器械台。

(7)若用碘酊消毒,碘酊待干后应用乙醇彻底脱碘 2 遍,避免遗漏,以防皮肤烧伤。

(六)铺无菌巾

(1)铺无菌巾应由穿戴好无菌手术衣和手套的器械护士和已刷手的手术医师共同完成。

(2)第一层手术铺单应由医师刷手后完成,不需穿手术衣、戴手套。

(3)第一层手术单应距离手术切口 2～3 cm,切口周围手术单不得少于 4 层,外围不少于 2 层。

(4)第一层铺巾顺序遵循从较干净一侧－对侧－干净一侧－近侧的原则。

(5)接取无菌单或手术巾时,应保持在胸腰段,消毒医师的手不可触及器械护士的手套,铺放前不得接触非无菌物体。

（6）铺巾时必须对准手术部位，无菌巾一旦放下，便不得移动，必须移动时，只能由内向外。

（7）第二层以后的铺单应由器械护士和穿手术衣、戴手套的医师共同完成。

（8）消毒医师需重新消毒手臂一遍后，方可穿手术衣。

（七）无菌持物钳的使用

（1）保持无菌持物钳的无菌，用后及时放回容器内。

（2）不可碰容器的边缘。

（3）若到远处拿取物品时，应连同容器一起搬走。

（4）无菌持物钳每 4 小时更换 1 次。

（八）术中无菌技术

（1）手术台面以下视为污染.

（2）作为无菌台面的无菌包内第二层用无菌持物钳打开。

（3）器械从胸前传递不可从医师头上或身后传递。

（4）无菌物品一经取出，即使未使用，也不能再放回无菌容器内，必须重新消毒。

（5）无菌巾被无菌液体浸湿，应立即原位加铺 4 层以上小手巾或更换，发现手套破损，立即更换。

（6）手术人员更换位置，先由一人双手放于胸前，与交换者采用背靠背形式交换。

（7）口罩潮湿要及时更换，手术人员打喷嚏或咳嗽应将头转离无菌区。

三、护士基本技术操作

（一）各种手术的基础包和敷料

（1）基础包：眼科包、耳科包、整形包、开台包。

（2）敷料：软垫、显纱、骨纱、棉片、纱鱼。

（3）还有棉垫、整形纱、线头。

（二）常用外科器械

（1）手术刀：刀片有 22#、20#、10#、15#、11#，4 号刀柄安装 20#～22# 刀片，3 号和 7 号刀柄安装的刀片相同（10#、15#、11#）。

（2）手术剪：分为组织剪和线剪。

（3）手术镊：分为平镊、尖镊、齿镊。

（4）缝合的针线：缝针分为角针和圆针，缝线分为可吸收线和不可吸收线。

（5）血管钳：有直弯、长短、全齿和半齿之分。

（6）针持：用来夹持缝针，根据组织的深度来决定针持的长短。

（7）其他特殊器械：根据手术部位有不同的特殊器械，如用于夹闭肠腔而不损伤肠黏膜的肠钳，用于夹持肺叶的肺钳，以及骨科常用的牵开器及咬骨钳等。

（8）拉钩：用于显露术野，根据手术部位、深浅来决定拉钩的形状、深浅和大小。

（9）吸引头：通过吸引器管连于负压吸引器瓶上，用于及时吸出术野内出血及体液，以便暴露术野。

术后器械处理：清洗（90 ℃的压力锅清洗 1 分钟）—烤干（90 ℃，15 分钟）—涂液状石蜡（涂在器械的关节部位）—高压蒸锅灭菌（132 ℃，7 分钟）。

(三)基础操作

(1)安取刀片宜用针持夹持,避免割伤手指。

(2)穿线引针法要求做到 3 个 1/3,即缝线的返回线占总线长的 1/3;缝针被夹持在针尾的后 1/3 处,并稍向外上;持针器开口前端的 1/3 夹持缝线,传递时,用环指、小指将缝线夹住或将缝线绕到手背,使术者接线时不致抓住缝线受影响。

(3)血管钳带线法:血管钳尖部夹线头约 2 mm。

(4)手术台准备:①选择宽敞的区域打开开台包,检查胶带灭菌是否合格,是否在有效期内。②徒手打开外层包布,先对侧、后近侧,用无菌持物钳开内层包布。打开后先检查灭菌标记。③弯盘放到开台包的左侧,碗按大、中、小依次摆开,放在开台包左上方,便于倒盐水和消毒液。④向台面上打手术用物,手套、吸引器管等用持物钳夹持,缝针和线直接打到台上,注意无菌操作,倒盐水时先冲洗瓶口,距离碗上20 cm。⑤器械和敷料打开时,除了常规检查外,两层包布都用手打,但要注意手一定要捏角打开,打开后同样检查灭菌标记。⑥刷手穿衣后,原位清点纱布纱垫,整理台面,清点器械,备好消毒物品。右手边铺一块 1/2 打开的小手巾,上层 S 状掀开,作为一个相对污染区,放手术用过的器械。

(四)常用的手术体位

(1)水平仰卧位:适用于腹部、下肢、正中开胸的手术。

(2)仰卧位(颈伸位):适用于甲状腺、腭裂修补等手术。

(3)上肢外展仰卧位:适用于乳腺、上肢手术。

(4)侧卧位:适用于肺、食管、侧胸壁、肾的手术。

(5)膀胱截石位:适用于膀胱手术、阴道手术、经阴道子宫切除术及直肠的手术。

(6)俯卧位:适用于颈椎、腰椎的手术。

(7)头低脚高位:常用于妇科腹腔镜。

(8)头高脚低位:适用于腹腔镜胆囊等手术。

(五)安置手术体位的注意事项

(1)避免受压部位损伤,神经、肌肉、骨突处应垫棉垫加以保护。

(2)使用约束带时,不要过紧,以一手的厚度为宜。

(3)固定时应注意肢体不可过度外展及出现其他不当压力。托垫要稳妥,不能悬空。

(4)避免眼部受压,并涂眼药膏保护。

(5)俯卧位时,注意保护面部、腹部、会阴部及手臂关节处避免受压,保持呼吸通畅。

(六)铺无菌巾

1.用物准备

手术器械桌、无菌器械包、敷料包等。

2.操作步骤

(1)将手术器械包、敷料包放于器械桌面上,打包前查看名称、灭菌日期、是否开启、干燥,解开系带挽结,按折叠顺序依次打开第一层包皮(双层无菌巾),注意只能接触包皮的外面,保持手臂不跨越无菌区。

(2)用无菌持物钳打开第二层包皮,先对侧后近侧。

(3)器械护士刷手、穿无菌手术衣、戴无菌手套后,将器械包放于器械桌中央并打开。铺无菌大单,先铺近侧,后铺对侧,桌巾下垂桌缘下 30 cm 以上,周围距离要均匀。铺在台面上的无菌巾需 4～6 层。

(4)器械护士将器械按使用先后次序及类别排列整齐,放于无菌桌上。

3.注意事项

(1)未穿无菌手术衣及戴无菌手套者,手不得越过无菌区及接触包内的一切物品。

(2)如用无菌钳铺置无菌桌,应注意手臂禁止越过无菌区操作。

(3)若为备用的无菌桌,应用双层无菌巾盖好,超过 4 小时不能再用。

(4)必须严格保持无菌要求,术中已经污染的器械或物品,不能再放回原处,如术中接触胃肠等污染的器械应放置于弯盘等容器内,勿与其他器械接触。

(5)无菌桌上的物品一旦被污染,立即更换。

(七)空气熏蒸或喷雾消毒法

1.用物及环境准备

过氧乙酸、蒸馏水、量杯、加热蒸发器一套(包括酒精灯、治疗碗、支架、火柴)、高效空气消毒剂、喷雾器;关闭门窗,人员离开房间。

2.操作步骤

(1)过氧乙酸熏蒸法将过氧乙酸稀释成 0.5％～1％水溶液,加热蒸发,在 60％～80％相对湿度、室温下,过氧乙酸用量按 1 g/m³ 计算,熏蒸时间 2 小时。

(2)空气消毒剂喷雾法消毒剂用量按 3 mL/m³ 计算,由上至下、左右中间循环喷雾,密闭作用 30～60 分钟。

3.注意事项

(1)所用消毒剂必须有卫生许可证且在有效期内。

(2)消毒时人员离开房间。

(3)操作者应注意个人防护,戴手套、口罩和防护眼镜。

(八)紫外线空气消毒

1.用物及环境准备

紫外线消毒灯、记录本、笔;房间清洁后关闭门窗,人员离开。紫外线消毒的适宜温度是20～40 ℃,相对湿度 50％～70％。

2.操作步骤

(1)打开电源,观察灯管照射情况。

(2)记录照射时间并签名,计时应从灯亮后 7 分钟开始。

(3)消毒完毕,关闭电源。

(4)由专人负责统计灯管照射累计时间。

3.注意事项

(1)紫外线灯管应保持清洁,每两周用 75％酒精棉球擦拭 1 次。手术间保持清洁干燥,减少尘埃和水雾,温度<20 ℃或>40 ℃,相对湿度>80％时应适当延长照射时间。

(2)定时监测紫外线照射强度。

(3)室内安装紫外线消毒灯的数量为平均每立方米不少于 15 W,照射时间不少于 30 分钟。

(九)电动气压止血带的使用

1.用物准备

电动气压止血仪、纱布垫、绷带、气囊止血带。

2.操作步骤

(1)首先检查气囊止血带是否漏气,电动气压止血仪性能是否良好。

(2)将纱布垫围在患者手术部位上端,再将气囊止血带缠在纱布垫外,用绷带加固,松紧适度,以防损伤神经肌肉。

(3)气囊止血带的位置应距手术野 10～15 cm,以利于无菌操作。

(4)连接气囊止血带橡皮胶管与电动止血仪,连接电源。

(5)抬高患肢驱血,打开电动气压止血仪电源开关,旋转充气按钮缓慢充气,达到手术需要的压力。

(6)记录时间及压力。

(7)手术完毕,旋转充气按钮缓慢放气,取下气囊止血带,保持清洁,整理用物。

3.注意事项

(1)保护皮肤的纱布垫要平整、舒适,以免损伤皮肤和神经。

(2)准确记录电动气压止血仪使用时间,一般不超过 1 小时,如需继续使用,可放气 5～10 分钟后再次充气使用,以免时间过长引起组织缺血坏死。

(3)准确掌握气压止血带的压力,及时调整。

(4)气压止血带应缓慢放气,压力降至一半时停留 1～2 分钟再逐渐全部放完,如果双下肢同时应用气压止血带,应先放一侧肢体,观察 5 分钟后再放另一侧肢体,以防血压下降。

(张红玉)

第四节　手术室常用物品的管理

随着外科手术技术的发展,越来越多的手术器械运用于手术过程中,不仅使用数量大幅上升,其精密度和技术含量也不断提高,因此如何正确操作使用,如何正确进行保养,以及作为手术室护理人员,如何对手术室常用物品进行管理,成为现代手术室护士所面临的挑战。

一、手术室常用器械及操作技术

手术室器械是保证手术顺利进行的关键条件之一,也是手术室的重要组成部分,正确掌握器械的用途和传递方法,是手术室护士必备的基础技能之一。下面简单介绍一些常用器械的种类及传递方法。

(一)常用器械种类

1.手术刀

手术刀由刀柄和刀片组装而成,一般用持针器协助安装刀片于刀柄上。刀片为一次性使用,型号有 11$^\#$尖刀、15$^\#$小圆刀、20$^\#$中圆刀、22$^\#$大圆刀等,刀柄的型号有 3$^\#$、4$^\#$、7$^\#$(图 10-1)。具体分类及用途如下。

(1)中圆刀、大圆刀:用于切口皮肤、皮下、肌肉、骨膜等组织。

(2)小圆刀:用于深部组织及眼科、冠状动脉搭桥等组织切割。

(3)尖刀:用于切开血管、神经、胃肠及心脏组织。

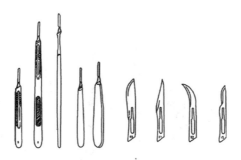

图 10-1　各类刀柄和刀片

2.手术剪

手术剪分为组织剪（弯型）、线剪（直型）、骨剪和钢丝剪四大类,有长、短和大小之分及头部的尖、钝之分;根据其形状、用途不同又有不同命名,如梅氏剪（又称解剖剪）、血管剪、眼科剪、子宫剪等。一般情况下,分离、剪开深部组织用长、薄刃、尖弯剪;游离剪开浅部组织用短、厚刃、钝弯剪;剪线、修剪引流管和敷料用直剪;剪断骨性组织用骨剪;剪截钢丝、克氏针等用钢丝剪。组织剪和线剪都用钝头剪,以免尖头剪操作时刺伤深部或邻近重要组织,细小尖头剪一般仅用于眼科或静脉切开等精细手术。一般不宜用除线剪之外的剪刀进行剪线或其他物品,以免刃面变钝(图 10-2)。

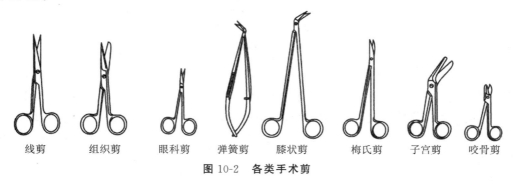

| 线剪 | 组织剪 | 眼科剪 | 弹簧剪 | 膝状剪 | 梅氏剪 | 子宫剪 | 咬骨剪 |

图 10-2　各类手术剪

3.手术镊

手术镊主要用于夹持或提起组织,以便于剥离、剪开或缝合。手术镊分为有齿和无齿两种,并有长短等不同类型。根据形状、用途不同有不同命名,如有齿镊、无齿镊、眼科镊、血管镊、动脉瘤镊等。有齿镊用于夹持坚韧的组织,如皮肤、筋膜、肌腱和瘢痕组织,夹持较牢固;无齿镊用于夹持较脆弱的组织,如腹膜、胃肠道壁黏膜等,损伤性较小;尖头镊富有弹性,用于夹持细小而脆弱的神经、血管等组织;无损伤的精细镊用于显微手术血管的缝合(图 10-3)。

4.血管钳

血管钳用于钳夹血管或出血点,以达到止血的目的,也用于分离组织,牵引缝线和把持或拔出缝针等。血管钳有直、弯两种,并有多种长短大小不同型号。根据手术部位的深浅,分离和钳夹血管的大小,以及解剖的精细程度而选择应用。直型血管钳夹持力强、对组织损伤大,用于夹持较厚的坚韧组织或离断。较深部手术,选用不同长度的弯型血管钳,以利于操作方便和视野的清晰,中弯血管钳应用最广,蚊式钳用于脏器、血管成形等精细手术(图 10-4)。

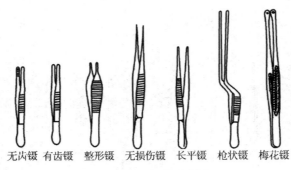

无齿镊　有齿镊　整形镊　无损伤镊　长平镊　枪状镊　梅花镊

图 10-3　**各类手术镊**

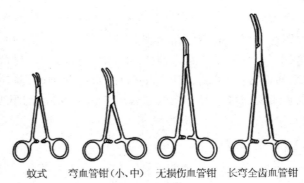

蚊式　弯血管钳(小、中)　无损伤血管钳　长弯全齿血管钳

图 10-4　**各类血管钳**

5.持针器

持针器用于夹持缝针,协助缝线打结,有各种长度、粗细和大小型号,供不同手术深度和缝针大小选用,粗头持针器持力大,固定缝针稳,术中比较常用;细头持针器持力相对小,缝合操作范围小,多用于夹持小缝针或缝合深部组织(图 10-5)。夹针时应用持针器尖端,并夹在针的中、后1/3 交界处。

6.组织钳

组织钳弹性较好,头端有一排细齿,用于钳夹组织、皮瓣和肿瘤包膜,作为牵引,协助剥离时提夹组织。有不同长度,粗细之分。

7.阑尾钳

阑尾钳又称"爪形钳""灯笼钳",阑尾钳轻巧而富有弹性,头端有较大的环口,钳夹后不致损伤组织。适用于夹持较脆弱的脏器和组织,如小肠、阑尾系膜、胃等。

8.有齿血管钳

有齿血管钳较粗壮,钳夹力大,头端有齿,可防止钳夹的组织滑脱,常用于控制胃、肠切除的断端和肌肉切断等较厚、韧组织内的出血。

9.直角钳

直角钳用于游离和绕过重要的血管、神经、胆管等组织的后壁,有时用于较大面积渗血时止血。

10.肠钳

肠钳有弯、直两种,用于夹持肠管,齿槽薄细,对组织压榨作用小,用于暂时阻断胃肠道。

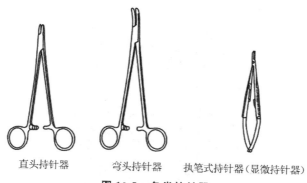

直头持针器　　　弯头持针器　　　执笔式持针器(显微持针器)

图 10-5　各类持针器

11.海绵钳

海绵钳头部呈卵圆状,所以又称卵圆钳,分有齿和无齿两种,弹性较好,有齿海绵钳主要用以夹持敷料、物品;无齿海绵钳可用于提持脆弱组织如肠管、肺叶或夹持子宫等。

12.布巾钳

布巾钳头端较锐利,铺巾时用于固定敷料或某些手术过程中用于牵拉皮瓣(图 10-6)。

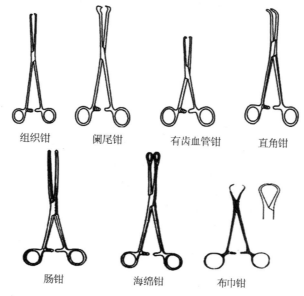

组织钳　　　阑尾钳　　　有齿血管钳　　　直角钳

肠钳　　　海绵钳　　　布巾钳

图 10-6　各类特殊器械钳

13.拉钩

拉钩又称牵开器,用于牵开不同层次和深度的组织,显露手术野。拉钩种类繁多,术中可根据手术部位及方式进行选择(图 10-7)。

甲状腺拉钩用于浅部切口的牵开显露;双头腹腔拉钩用于牵开腹壁;S 拉钩用于深部切口的牵开显露;压肠板用于牵开肠段,暴露目标脏器;腹腔自动拉钩用于长时间牵开并固定腹腔或盆腔,并可分为二翼和三翼两种自动拉钩;胸腔自动拉钩用于胸腔、腰部切口的牵开显露;悬吊拉钩用于牵开上腹壁,主要用于胃、肝胆胰手术;后颅窝牵开器用于后颅窝、脊柱的牵开显露;脑压板用于牵压、保护脑组织;乳突牵开器用于撑开显露乳突、牵开头皮、牵开显露位于四肢的小切口。

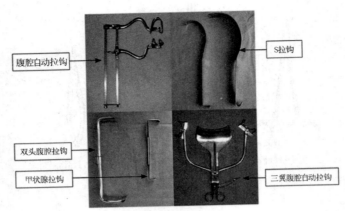

图 10-7　各类拉钩

传递拉钩前应先用生理盐水浸湿,使用时用湿纱布将拉钩与组织间隔开,防止组织损伤。

14.吸引器

吸引器用于吸去手术野内血液及脑、胸、腹腔内液体,使手术野清晰显露;也用于吸除空腔脏器内容物、囊性包块内液体及脓肿内脓液,减少手术区域污染;也可用于组织的钝性分离。常用的吸引器有单管吸引头、侧孔单管吸引头和套管吸引头。侧孔单管吸引头可通过手术医师指腹按压侧孔,调节负压吸引力大小;套管吸引头可通过单孔吸引管配多侧孔外套,避免大网膜、肠壁等组织被吸附引起损伤或堵塞吸引口。

(二)各类器械传递方法

1.手术刀装卸及传递方法

(1)洗手护士安装刀片时,用持针器夹持刀片前段背侧,轻轻用力将刀片与刀柄槽相对和;取刀片时,用持针器夹住刀片的尾端背侧,向上轻抬,推出刀柄。

(2)传递手术刀时,洗手护士应手持刀背,握住刀柄和刀片衔接处,将刀柄尾端交给手术者,不可刀刃朝向手术者,以免割伤手术者。洗手护士亦可将手术刀放于弯盘内进行传递。手术刀用完后,应及时收回并放在适当位置,以免滑落台下,造成手术者损伤。

2.手术剪及各类血管钳传递方法

洗手护士右手拇指握于剪刀凸侧的上 1/3 处,四指握住凹侧中部,通过腕部的力量将器械的柄环打在手术者的掌心。

3.手术镊传递方法

洗手护士手握镊尖端闭合开口,直立式传递。

4.持针器传递方法

(1)持针器夹针穿线方法:洗手护士右手拿持针器,用持针器开口处的前 1/3 夹住缝针的后1/3;然后将持针器交于左手握住,右手拇指与中指捏住缝线前端,将缝线穿入针孔;右手拇指顶住针孔,示指顺势将线头拉出针孔 1/3 后,并反折合并缝线卡入持针器的头部。

(2)传递持针器的方法:洗手护士右手捏住持针器的中部,针尖向外侧,利用手腕部运动,用适当的力气将柄环部拍打在术者掌心。或者将持针器放于弯盘内进行传递。

二、手术室常用缝线和缝针管理

缝线和缝针作为手术中重要的缝合止血、维持组织愈合张力的材料,其品种式样繁多。随着近几十年加工技术和工艺的革新,缝线和缝针在材质上有了突飞猛进的发展。手术室护士应掌握常用缝线和缝针的特点,根据其特点和具体手术操作,正确合理地配合传递缝线和缝针。

(一)常用外科缝线

外科缝线又称缝合线,用于各种组织和血管的缝扎、结扎、止血、牵引、对合及关闭腔隙、管道固定等。

1.良好的缝线应具备的条件

应具备的条件包括:①无菌性;②缝线于缝合打结后不易自行滑脱;③对组织伤口反应轻微,不利于细菌生长;④直径小、拉力大、能对抗组织内的收缩;⑤缝线种类齐全,以适合不同手术使用和不同组织缝合。

2.缝线直径与型号的判断

所有缝线的直径粗细规格都有一定标准,通常以缝线的某一型号来表示该缝线的直径。缝线的型号以数字表示。

(1)传统丝线以单个数字表示型号,如"1""4""7"等,数字越大,代表该缝线越粗,如传统"4"号丝线比传统"1"号丝线粗,直径大。

(2)人工合成缝线或羊肠线以"数字-0"表示型号,如"1-0""2-0""3-0"等,"0"之前的数字越大,代表该缝线越细,如"2-0"的缝线比"1-0"的缝线细,直径小。

3.缝线的分类

根据缝线的组织特性可将其分为可吸收缝线和不可吸收缝线;根据缝线的材料构造分为单纤维缝线(单股缝线)和多股纤维缝线;也可根据缝线是否带针,分为带针缝线和不带针缝线。

(1)可吸收缝线:是指缝线植入组织后,通过机体组织酶分解吸收或水解过程吸收,随着时间的推移,缝线材料逐渐消失。目前临床常用可吸收缝线主要包括肠线、铬肠线和人工合成可吸收缝线,其中人工合成可吸收缝线与前两者比较有诸多优点。①强度高;②可于较长时间内维持缝线强度;③在一定时间内(60~90天)完全吸收,稳定并可预测,无患者个体差异;④组织反应较轻。常见的人工合成可吸收缝线有 Dexon、Vicryl、PDS、Maxon、Monocryl 等。可吸收缝线可用于胃肠道、胆道、子宫、膀胱、尿道等黏膜、肌层的缝合及皮内缝合。

(2)不可吸收缝线:是指缝线在人体内不受酶的消化,同时不被水解吸收。常用不可吸收缝线的类型、特性和适用范围见表 10-1。

表 10-1 常用不可吸收缝线的类型、特性和适用范围

类型	特性	适用范围
有机不可吸收材料(医用丝线)	抗张力强度较高,柔韧性好,打结不易滑脱,价廉;组织反应大。常见的为慕丝医用丝线	用于除胆道、泌尿道以外,大部分组织的缝合
合成不可吸收材料(聚酯缝线、聚丙烯缝线、涤纶线)	强度高,具有良好的组织相容性,组织反应极低,维持时间长,不被吸收;打结易滑脱,价格较贵。常见的为 prolene、Surgipro 等	适用于心血管、神经、心脏瓣膜、眼睛和整形手术等
金属丝线(钢丝)	强度高,拉力大,组织反应最小;不易打结,容易损伤软组织,包埋于组织中可能引起手术患者术后不适	适用于骨折、筋膜和肌腱接合,带针钢丝用于胸骨的固定;也适用于感染伤口、伤口裂开或加强缝合

(二)常用外科缝针

缝针的目的是引导缝线穿过组织或血管,以完成缝合过程。大多数缝针有三个基本构成:针眼(或称锻模)、针体和针尖。

1.针眼

缝针按针眼可分为封闭眼、裂缝眼(又称法国眼)和无针眼缝针。封闭眼缝针在末端有缝线穿过的封闭针眼,常见的有圆形和方形针眼;裂缝眼缝针,缝线可直接由裂缝嵌入(图10-8);无针眼缝针又称连线针,是用激光在缝针末端纵向打孔,在显微镜下将缝线与缝针末端孔隙以机械性方式附着在一起,提供牢固平滑的结合点。无针眼缝针对组织牵拉小,对组织损伤小,有效避免了针孔漏血隐患。无针眼缝针多为一次性使用,有效防止交叉感染,目前被临床广泛使用。

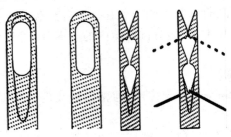

图10-8　封闭眼和裂缝眼

2.针体

针体指持针器夹持的部分,按形态可分为直针和弯针。直针多用于缝合皮肤、肌腱和胃肠道。弯针是临床最常用的缝针,按照其不同弧度,可分为1/4、3/8、1/2、5/8等,通常浅表组织可选用小弧度大弯针缝合,深部组织可选用大弧度小弯针缝合。1/4弧度弯针常用于眼科和显微外科手术,1/2弧度弯针常用于胃肠、肌肉、心肺血管手术,5/8弧度弯针常用于泌尿生殖科及盆腔手术(图10-9)。

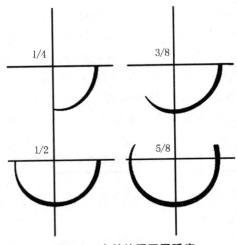

图10-9　弯针按照不同弧度

3.针尖

针尖是指从缝针尖端直至针体最大横截面之间的部分。按针尖形态可分为圆针、角针、圆钝针、铲针等。

(1)圆针:除尖端尖锐外,其余呈现圆滑针体,能轻易穿透组织,但无切割作用,常用于皮下组织、腹膜、脏器、血管和神经鞘等的缝合及胃肠道吻合(图10-10)。

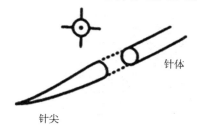

图 10-10 圆针

(2)角针:针尖和针体截面均呈三角形,具有锐利的边缘,易于穿透坚韧、难以穿刺的组织,常用于皮肤、韧带、肌腱、骨膜、瘢痕组织的缝合及管道的固定。角针缝合后,有较大的针孔道,且易破坏周围的组织和血管,损伤性较大(图10-11)。

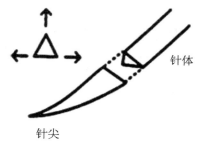

图 10-11 角针

(3)圆钝针:圆针的尖端不尖而是圆钝,无锋利的刃,组织损伤较小,常用于易碎脆性组织、高度血管化组织,如肝、肾、脾(图10-12)。

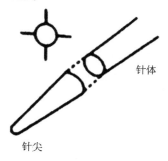

图 10-12 圆钝针

(4)铲针:针尖极薄,针体扁平,常用于眼科显微手术,提供缝合时的高度平稳性。

4.连线针外包装标识解读

连线针外包装标识解读见图10-13。

三、手术室腔镜器械管理

近年来腔镜技术在众多外科领域应用广泛,对腔镜器械有效的管理是成功开展腔镜手术的基本条件。因此术中如何正确操作腔镜器械,术后如何正确地清洗、灭菌和保养,成为每一名手术室护士所必须掌握的知识与技能。

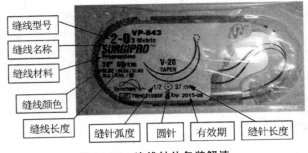

缝线型号
缝线名称
缝线材料
缝线颜色
缝线长度　缝针弧度　圆针　有效期　缝针长度

图 10-13　连线针外包装解读

(一)常用腔镜器械

手术室常用腔镜器械包括气腹针、金属穿刺器或一次性穿刺套装(包括穿刺鞘和穿刺器内芯,常用5 mm或 10 mm)、腹腔镜镜头、分离钳、直角形分离钳、齿状抓钳、微型剪、持针器、钛夹钳、扇形压板、冲洗吸引器、电凝钩、双极电凝抓钳及腔镜下吻合器等。

气腹针是通过前端一可弹性压入的钝头,建立气腹,防止建立气腹时意外损伤腹腔内脏器;穿刺器由穿刺器针芯、外套管和尾端防漏气的阀门组成,手术医师在穿刺完毕后拔取穿刺器针芯,由外套管作为通道将腔镜器械引入腹腔或胸外内进行操作;扇形压板常用于腹腔镜下胃肠手术,用于牵开腹腔内器官或组织;电凝钩用于分离疏松组织或烧灼胆囊床渗血面等。

(二)腔镜器械的术中正确操作

1.术前检查

洗手护士仔细检查器械的完整性,发现密封帽、螺丝等配件缺少或器械绝缘部分损坏应及时更换;由于腔镜手术对器械要求极高,因此洗手护士应仔细检查器械的功能,尤其是操作钳的旋转功能、闭合功能及带锁器械的开、解锁功能,发现器械功能不佳应及时更换。

2.术中管理

洗手护士应妥善固定连接摄像头及操作器械的连接线及各种管道。术中根据手术进展和手术医师需要及时正确传递腔镜器械,并且及时收回,避免腔镜器械或腹腔镜镜头意外掉落。及时擦净器械头端的血渍及污物。由于腔镜器械普遍较长,在传递过程中洗手护士应确保无菌操作,避免在传递过程中将器械的两端污染。

(三)腔镜器械的正确清洗与保养

1.腔镜器械的正确清洗

彻底清洗是保证腔镜器械灭菌成功的关键。腔镜器械比普通器械的结构复杂,并附有管腔和大小不一的配件,极易残留血渍和有机物碎片,既影响灭菌效果又影响腔镜器械的使用寿命。因此腔镜器械的正确清洗应按以下步骤进行。

(1)拆卸:将腔镜器械彻底拆卸至最小化。

(2)初步清洗:用流动水冲洗腔镜器械表面明显的血渍和污渍。

(3)浸泡:将初步清洗过的器械放多酶洗液内浸泡 5 分钟,多酶洗液浸泡可以快速分解其器械上的蛋白及残留血渍、脂肪等有机物碎片。

(4)冲洗和刷洗:用清水冲洗器械,将表面残留的多酶洗液冲净,使用高压水枪彻底冲洗腔镜管腔及各部件;同时器械的轴节部、弯曲部、管腔内用软毛刷上下抽动 3 次达到彻底清洗。

（5）超声清洗:用自动超声清洗器清洗 5～10 分钟。

（6）水洗:再次将器械用流动水彻底清洗。

（7）干燥。①吹干:清洗结束后用气枪吹干。②烘干:采用烘干设备将器械进行烘干,适用于待用的器械,既可以在短时间内使器械各关节、管腔干燥,又可以保证低温灭菌的效果。

（8）腔镜镜头禁止用自动超声清洗器清洗,防止损坏。

2.腔镜器械的保养

（1）腔镜镜头的保养:手术结束后使用蘸有多酶洗液或清水的湿纱布对镜头表面的血渍和污渍进行擦拭,镜面之外部分使用吸水较强的软布擦干,镜面用脱脂棉球或专用拭镜纸顺时针方向进行擦拭,避免用粗糙布巾擦拭,造成镜面损坏。

（2）日常维护及保养:器械护士应在每次腔镜器械使用后,仔细检查器械配件是否齐全、螺丝是否松动、腔镜镜头是否完好、器械是否闭合完全、器械绝缘部分有无损坏、穿刺器密封圈是否老化等,如有问题应及时维修或更换,以保证器械的正常使用。

（四）腔镜器械的灭菌与存放

1.腔镜器械的灭菌

分离钳、冲洗吸引器、电凝钩、气腹针、金属穿刺器等常用腔镜操作器械通常使用压力蒸汽灭菌法。腹腔镜镜头等精密器械及特殊不耐高压器械应使用环氧乙烷气体密闭灭菌法或过氧化氢低温等离子灭菌法。

2.腔镜器械的存放

腔镜器械必须定点存放于专用橱柜内,不与普通器械混合放置。腔镜镜头一定要放置在原装盒内,不能重压。气腹针与一些可拆分的小零件要放在小盒内,以免折断和丢失。

四、外来手术器械管理

外来器械是指由医疗器械生产厂家、公司租借或免费提供给医院,可重复使用的医疗器械。它作为市场经济的新产物,是器械供应商在取得医院认可、主刀医师认定送到手术室临时使用的器械。这类器械节约了医院的开支,减低了医疗成本,减少了资源浪费,有手术针对性强、质量优异等特点,因此在骨科、五官科、脑外及胸外科内固定等领域得到广泛使用。

（一）外来器械的使用流程

1.外来器械准入流程

外来器械必须是经过医院严格监控,器械科或采购中心应查看有关资料,符合《医疗器械监督管理条例》第 26 条规定:医疗器械经营企业和医疗机构从取得《医疗器械生产许可证》的生产企业或取得《医疗器械经营许可证》的经营企业购进合格的医疗器械,并验明产品合格证、进口注册证、准销证等卫生权威机构的认可证明,不得使用未经注册、过期失效或淘汰的医疗器械。

2.外来器械接受流程

手术医师在预约手术时在手术申请单上备注外来器械的厂家、名称及数量等信息,以便手术室及供应室能及时知晓,同时通知器械供应商及时配备器械。器械供应商在规定时间内将器械送至供应室器械接收点,并提供植入物合格证及器械清单一式两份。经审核合格后交接签名。

3.外来器械的清洗、包装、灭菌流程

彻底清洁是保证灭菌成功的关键,外来器械送至供应室前仅经过预清洗,因此外来器械送达后供应室器械护士必须按照消毒规范流程进行严格的器械清洗。清洗结束后再次进行清点核对,确认无误后再规范包装。包装标签上除常规的信息之外还应写上器械名称、公司名称、主刀医师姓名、患者信息等。最后按照规范进行灭菌,灭菌后进行生物监测,监测合格后给予发放。

4.手术室护士核对与使用流程

器械送至手术室后,由手术室护士与供应室器械护士按照手术通知单,逐项核对相关内容,确认无误后接收器械,存入专用无菌储物架上。相关手术间护士凭手术通知单领取外科手术器械。手术开始前由洗手护士、巡回护士按器械包内清单共同核对,并经术者确认无误后方可开始手术。手术结束时,由洗手护士、巡回护士与术者共同核对所使用的内植入物名称、规格、数量等,及时填写器械清单及手术室器械交接本,同时将术中使用的外来器械信息存档保存。

5.外来器械取回流程

使用后的器械经清洗处理,由器械供应商凭有效证件从手术室污物通道领取,并在器械清单和手术室器械交接本签名确认。因故暂停手术的器械,为减少资源浪费,可与器械供应商约定,在有效期内暂存于手术室,用于同类手术。器械过期或因其他原因需取回时,应在手术室器械交接本上签字。

(二)外来器械使用注意事项

1.规范流程

建立规范的操作流程,建立质量控制和追溯机制,发现问题立即启动追溯系统。

2.定期培训

定期由专业人员对手术医师、手术室护士进行外来手术器械使用的专业培训,以掌握器械的基本性能和操作方法。

五、手术植入物管理

随着社会的进步,医学的发展,新技术的应用,各类性能优异、造价不菲的植入物越来越多地应用到手术患者身上,通过手术将植入物种植、埋藏、固定于机体受损或病变部位,可达到支持、修复、替代其功能的作用。手术室应严格管理手术植入物,防止对患者造成意外不良后果。

(一)植入物的准入

1.公开招标

医院通过定期举行的公开招标方式,择优录用质量性能可靠、价格适宜的产品作为本院常用产品。

2.未中标植入物准入流程

未中标植入物若具有适合某些手术的特殊性能,手术医师可向医院提出临时申请,经审核、特殊批准后方可使用。

3.厂家提供材料备案

生产厂家必须提供产品的所有信息,供使用方备案,以便日常监管及发生问题后进行及时追溯。

(二)植入物在手术室使用的管理

手术植入物使用前手术医师应向手术室预约,手术室工作人员经核查后领取;所有手术植入物必须经过严格的清洗、包装、灭菌后,经生物监测,判定合格后方能使用。手术中使用植入物前,必须严格核对植入物型号规格、有效期及外包装完整性,避免错用、误用,造成不必要的浪费。

使用后,手术室护士需填写所用植入物产品信息及数量,并附产品条形码,保存在病历中存档。未用完或废弃的一次性植入物需毁形,并交医院管理部门统一处理,以免造成不良后果。

六、手术室常用药品管理

手术室内常用药品,无论数量和种类都很多,主要以静脉用药和外用消毒药为主。手术室应制订严格的药品管理制度,对所有药品定点放置,专人管理,每一名手术室护士都应严格遵守药物使用制度,掌握常用药品性能,安全用药。

(一)手术室常用药品种类及管理要求

1.手术室常用药品种类

手术室常用药品包括具有镇静镇痛和催眠作用的麻醉类药物,糖类、盐类、酸碱平衡调节药物,心血管系统药物,中枢兴奋及呼吸系统药物,子宫兴奋类药物,利尿药,止血药和抗凝血药,各类抗生素激素类药物,生物制品剂和消毒防腐药物等。

2.管理要求

(1)定点放置,专人管理:手术室应设立药物室、药品柜及抢救药车,并指定一名护士专门负责药品管理。

(2)分类放置:静脉用药应与外用消毒防腐药分开放置,并贴上标签,标签纸颜色有所区别。易燃易爆药品、对人体有损害的药品应妥善保管,远离火源或人群,并写有明显警句提示他人。生物制品及需要低温储存的药品应置于冰箱内保存,每周定期派人清理一次,保持冰箱内整洁。

(3)药品使用制度:手术室所有药品均有明确的出入库记录,每类药品均设有使用登记本,手术室护士如有领用均需在登记本上进行信息记录,由指定护士进行清点并补充。麻醉药、剧毒药和贵重药必须上锁,应班班清点,发现数量不符及时汇报并查明原因。

(4)领药周期:手术室药品基数不应太多,以免过期。一般常用药品每周领取一次,不常用药品每月领取一次,麻醉药、贵重药则根据每天使用情况领取。

(二)手术室药品的使用注意事项

1.严格执行查对制度

定期检查药品柜的存药,发现过期、变色、浑浊或标签模糊不清的药品不得使用。术前访视及进行手术安全核查时,必须核对手术患者药物过敏史,并及时记录。术中使用药物时,配制、抽取药物必须两人核对,并保留原始药瓶,手术台上传递药物之前,洗手护士必须与手术医师口头进行核对;若术中须执行口头医嘱,巡回护士应将口头医嘱复述一遍,由手术医师确认后执行,术毕督促手术医师及时补全医嘱。

2.熟练掌握药品性能

手术室用药要求快速、及时、准确,抢救患者时更是分秒必争,护士应熟悉抢救药品的药理作用与用途、剂量与用法、不良反应和配伍禁忌等,以利于抢救配合。手术室护士应熟悉常用抗生素的商品名、通用名、分类及常见过敏症状。此外,手术室外用消毒药较多,手术室护士必须了解每种消毒药的用法、有效浓度及浓度监测标准、达到消毒效果的时间及对人体和物品有无损害等特点,同时指导其他有关人员正确使用。

(张红玉)

第五节　手术室护士职业危害及防护

手术室护士在工作中常需面对各种高危因素,如患者的血液、体液、放射线、有害气体,而且每天工作繁重,节奏紧张,使他们的生理心理都会造成伤害,因此手术室护士是职业危害的高危群体。作为一名手术室护士必须树立职业安全意识,妥善处理现存及突发问题,予以正当防护,最大程度保证自己的健康。

一、血源性感染

由于手术室特殊的工作环境,工作人员直接接触患者的血液、分泌物、呕吐物等,因此感染血源性传染病的概率较高。

(一)血源性感染的危险因素

通过医院内血源性传播的疾病有 20 多种,最常见且危害性最大的是乙型肝炎、丙型肝炎、艾滋病。在各种体液中病毒浓度从高到低依次为:血液、血液成分、伤口感染性分泌物、阴道分泌物、羊水、胸腔积液、腹水等。乙型肝炎病毒(HBV)感染是手术室护士意外血源性感染中最常见的,有研究表明手术室护理人员 HBV 感染率明显高于内科及外科护理人员,其感染率高达30％。目前我国艾滋病发病率呈迅猛增长趋势,当发生针刺伤时,只要 0.004 mL 带有艾滋病病毒(HIV)的血液足以使伤者感染。皮下接触 HIV 的危险性是 0.3％,黏膜接触危险性则为0.09％。如何避免意外感染 HIV 也是手术室护理人员所必须面临的一种考验。此外,感染病毒后发生血象转移有一定时间期限,如 HBV 为 8 周,HCV 为8 周,HIV 为 6 个月。从感染病毒到出现症状之间的潜伏期更长,如 HBV 为 45～60 天,HCV 为 45～60 天,HIV 为 12 年。这段时间内,伤者本身作为病毒携带者也成为危险因素之一。

(二)血源性感染的感染途径

血源性感染主要分为经非完整性皮肤传播和黏膜传播。非完整性皮肤传播具体表现为护理操作和传递器械过程中,意外发生针刺伤、刀割伤的新鲜伤口或皮肤的陈旧性伤口,直接接触到沾有患者体液或血液的敷料、器械后感染病毒。经黏膜传播具体表现为手术配合中患者体液、血液直接溅入眼内,通过角膜感染病毒。血源性感染不通过吸入血气溶胶传播。

(三)血源性感染的防范措施

1.个人防护

手术室护理人员应定期进行健康检查,接种相关疫苗,加强个人免疫力。定期培训强调防止意外血源性感染的必要性,增强个人防范意识。

2.术前评估

手术室护理做好术前访视,除急诊手术外,术前应了解患者相关检查和化验结果,如肝功能、乙型肝炎病毒(HBV)、丙肝病毒(HCV)、梅毒病毒、艾滋病病毒(HIV)等,针对检查和化验结果阳性的手术患者,手术人员应在术中采取相应的防护措施;针对无化验结果的手术者,应视其为阳性,手术人员做好标准预防。

3.防护措施

根据具体情况作好充分的自我安全防护。进行有可能接触手术患者的血液、体液的护理操作时必须戴手套,手部皮肤有破损者提倡戴两层手套,脱去手套后再用皂液和流动水充分冲洗。手术医师和洗手护士应穿戴具有防渗透性能的口罩、防护眼镜或带有面罩的口罩,具有穿透性能的手术衣,防护手术配合中可能飞溅到面部的血液、体液。手术配合中需保持思想高度集中,避免疲劳操作,正确放置和传递锐器;回收针头等锐器时,避免锐利端朝向接收者,防止刺伤;传递锐器时,应将其放入弯盘进行传递;卸锐器时必须使用持针器,不能徒手卸除。

4.术后处理

完成感染手术后,参加手术的人员必须脱去污染的手术衣、手套、换鞋(脱鞋套)方能离开手术间,沐浴更换洗手衣裤后才能参加其他手术。术后按规范处理物品,清洗回收器械时,注意先将针头、刀片等锐器卸下,并弃入有特殊警示标记的锐器医疗废弃物桶内。手工清洗器械时,应戴护目镜、防渗透性口罩、穿防水隔离衣、戴手套。术后手术间应用含氯溶液或酸水湿式清洁地面及物品。

(四)意外血源性感染后的处理

1.皮肤接触血液体液

立即用皂液和流动水清洗污染皮肤。

2.黏膜接触血液体液

若手术患者的血液或体液溅入口腔、眼睛,立即用大量清水或生理盐水冲洗,然后滴含有抗生素的眼药水。

3.针刺或刀割伤

(1)立即脱去手套,向远心端挤出血液并用大量肥皂水或清水清洗伤口,再浸泡于3%碘伏液内3分钟,最后贴上敷料。

(2)受伤后处理:伤后24小时内报告护士长及预防保健科,登记在册。暴露源不明者按阳性处理。72小时内做HIV/HBV/HCV等基础水平检查,怀疑HBV感染者,立即注射乙肝高价免疫球蛋白和乙肝疫苗;怀疑HIV感染者,短时间内口服大剂量叠氮脱氧核酸(AZT),然后进行周期性复查(6周、12周、6个月)。

二、化学性危害

相对其他临床科室而言,手术室环境封闭,存在多种危害因素,如空气中常常存有一定浓度的挥发性化学消毒剂和吸入性麻醉药,这些都直接或间接地影响医务人员的健康。

(一)化学性危险因素

1.化学消毒剂

手术间及手术物品的消毒与灭菌,标本的浸泡都要用到一些化学消毒剂如甲醛、戊二醛、含氯消毒剂、环氧乙烷等。这些消毒剂对人的皮肤、神经系统、呼吸道、皮肤、眼睛、胃肠道等均有损害。长期吸入高浓度混有戊二醛的空气或者直接接触戊二醛容易引起眼灼伤、头痛、皮肤黏膜过敏等;甲醛会直接损害呼吸道黏膜引起支气管炎、哮喘病,急性大量接触更可致肺水肿,同时能使细胞突变、致畸、致癌;环氧乙烷侵入人体后可损害肝、肾和造血系统。

2.挥发性麻醉气体

目前手术室普遍采用禁闭式麻醉装置,但仍有许多麻醉废气直接或间接排放在手术室内,若麻醉机呼吸回路泄漏及手术结束后拔除气管导管患者自然呼吸时,可使麻醉气体排放到手术间内,造成空气污染。对医务人员的听力、记忆力、理解力、操作能力等都会造成一定影响。长期接触该类气体,会造成其在人体内的蓄积,影响肝肾功能,可引起胎儿畸变、自发性流产和生育力降低。

3.臭氧

开启紫外线照射对房间进行消毒时,会产生臭氧,在空气中可嗅知的臭氧浓度为 0.02~0.04 mg/L,当达到 5~10 mg/L 时可引起心跳加速,对眼、黏膜和肺组织都有刺激作用,能破坏肺表面活性物质,引起肺水肿和哮喘等疾病。

4.化疗药物

肿瘤手术过程中经常需要配制化疗药,巡回护士处理这些化疗药物时不可避免地会吸入含有药物的气溶胶,或药液沾染皮肤,虽然剂量较小,但其累积作用可产生远期影响,如白细胞计数减少,自然流产率增高,致畸、致癌等,环磷酰胺在尿液中的代谢物则有诱发尿道肿瘤的危险。

(二)化学性危害的防范措施

1.化学消毒剂

减少化学消毒剂的使用,尽量用等离子灭菌替代戊二醛浸泡及环氧乙烷灭菌。避免医护人员接触化学消毒剂,减轻职业损害;工作人员在检查、使用和测试化学消毒剂时,必须戴好帽子、口罩、手套、防护眼罩,准确操作,如不慎溅到皮肤和眼睛上,要用清水反复冲洗;消毒、灭菌容器应尽量密闭,如戊二醛消毒容器应加盖,减少消毒剂在空气中的挥发;戊二醛等消毒剂浸泡消毒的器械,在使用前,必须将消毒剂冲洗干净;环氧乙烷灭菌器应置于专门的消毒室内,并设置有良好的通风设施,减少有害气体在手术室内的残留。

2.化疗药物

配制化疗药物时,需先要做好自身防护,穿隔离衣、戴手套、口罩、帽子,必要时戴防护眼罩;熟练掌握化疗药物配制,防止药液和雾粒逸出;孕妇禁止接触化疗药物;加强化疗废弃物的管理,与其他物品分开管理,废弃物存放于规定的密闭容器中,送有关部门作专业处理。

3.麻醉废气管理

加强麻醉废气排污设备及工作人员的自身防护,如选用密闭性良好的麻醉机进行定期检测,防止气源管道系统泄漏,加强麻醉废气排污设备管理,改善手术室通风条件;根据手术种类及患者具体情况,选择合适的麻醉方式,并合理安排手术间;护士在妊娠期间应尽量减少进房间接触吸入性麻醉药的机会。

三、物理性危害

手术室内众多物理因素,如噪声、手术过程中产生的烟雾、电灼伤及辐射等在日常手术室工作中威胁着手术室工作人员的健康。

(一)物理性危险因素

1.噪声

手术室内的噪声持续存在却经常被忽视,噪声常来源于监护仪、负压吸引器、电锯和器械车轮摩擦等。护理人员长期暴露于噪声中可引起头痛、头晕、耳鸣、失眠、焦虑等症状,不仅对人体听觉、神经系统、消化系统、内分泌系统及人的情绪有负面影响,还可能不利于团队协作及正常工作的开展。

2.手术烟雾

术中使用电外科设备、高热能激光、外科超声设备及腔镜手术中二氧化碳气体泄漏等均可产生并释放烟雾,对人体产生负面影响,由气溶胶、细胞残骸碎片等组成的手术烟雾,可能引起呼吸道炎症反应、焦虑、眩晕、眼部刺激症状等,此外手术烟雾还可能成为某些病毒的载体,传播疾病。

3.辐射

随着外科手术日趋数字化和精细化,C 型臂机不仅只限于骨科手术的使用,已运用于越来越多的科室手术。手术室工作人员如对其放射的 X 线不进行有效防护,长期接触不仅容易导致自主神经功能紊乱及恶性肿瘤,而且会影响生育能力,导致不孕、流产、死胎、胎儿畸形等。

(二)物理性危害的防范措施

1.噪声防护

为防止或减少手术室内噪声,手术室工作人员走路轻而稳,不得高声谈笑,说话声音要低。在实施各类操作或放置物品时,动作应轻柔。定期对手术室所有仪器设备进行普查和检修,淘汰部分设备陈旧且噪声大的仪器;对器械台、麻醉机、推车车轮等定期维修并上润滑剂,使用时尽量减少其推、拉的次数。手术中对电动吸引器等产生较响声音的设备应即用即开。严格管理手术过程中的参观及进修人员。

2.手术烟雾防护

手术人员均应正确佩戴外科口罩,遇特殊情况可佩戴 N95 口罩或激光型口罩,以有效隔离手术烟雾。术中使用易产生手术烟雾的仪器设备时,洗手护士应主动或提醒手术医师及时吸尽烟雾。腹腔镜手术时严格检查气腹机与二氧化碳连接处是否密闭及二氧化碳储存瓶是否有泄漏。手术室应配备便携式烟雾疏散系统和便携式吸引电刀,及时吸尽产生的手术烟雾。

3.辐射防护

有 X 线透视的手术,手术前医护人员必须穿好铅制护颈和铅袍以此保护甲状腺和躯干,并于手术间内设置铅屏风避免身体直接照射。孕妇避免接触 X 线辐射。在放射性暴露过程中,所有人员至少离开 X 线射线管 2 m,并且退至铅屏风之后。在放射性暴露中应尽可能使用吊索、牵引装置、沙袋等维持手术患者的正确合适体位,不应由医护人员用手来维持患者体位,若迫不得已,应佩戴防护性铅制手套。进行 X 线透视的手术间门外应悬挂醒目防辐射标识,提示其他人员远离。铅袍或铅衣应摊平或垂直悬挂,定期由专业人员进行测试和检查各类防辐射设施。手术室管理者合理安排手术人员,避免手术室护士短时间内大剂量接收 X 线照射,并要求参加该类手术的护士,佩戴 X 射线计量器,定期交防保科监测,以便了解护士接受 X 射线剂量。

4.电灼伤防护

定期请专业人员检修手术室专用线路和电器设备,严格遵守用电原则,熟悉仪器操作,避免电灼伤,各类仪器使用前后应记录使用情况,出现问题及时报告维修。

四、身心健康危害

随着医疗技术的发展,高、精、尖技术的广泛应用,手术室护士承担的工作明显加重。手术室护士应在紧张而有序的工作与生活中保持自身的身心健康,应对各种工作压力源,提高工作效率及护理工作质量,同时促进个人身心健康,更好地适应手术室工作。

(一)影响身心健康的危险因素

手术室护理工作繁重,工作的连续性强,机动性大,加班概率高,长期因连续工作致饮食不规律、站立时间长,使许多护士患有胃十二指肠溃疡、下肢静脉曲张、胃下垂、颈椎病等疾病。长期的疲劳与困顿,无疑对工作、学习、生活产生负面影响。

(二)身心健康的维护

1.调整好心态,保持积极向上的愉悦心境

调整心理需要,养成良好的性格,保持乐观的心境。对工作全身心投入,不把消极情绪带入工作,用积极情绪感染和影响别人。善于学习和积累应对各种困难和挫折的经验,改变自身的适应能力。通过自我调节、自我控制,使自己处于良好的心理状态。

2.加强业务学习,提高工作能力

掌握手术室护理理论及知识,熟悉手术类别及手术医师的习惯,提高配合手术的能力及应急处理能力,增强工作自信心。

3.保持良好的生理、心理状态

安排好作息时间,保证充足的睡眠;增强自身体质,均衡营养,坚持体能锻炼;建立良好人际关系,创造和谐的工作氛围,丰富业余生活,缓解精神压力,消除心理疲劳。

4.关爱护士,引导缓压

人性化管理,尊重爱护每一位护士。尤其是低年资护士,缺少工作经验,害怕应对复杂的手术,常会紧张、失眠,心理应激敏感,因此可开展"一对一"传、帮、带活动,设立心理调适课程等,帮助护士自我减压。

5.创造良好的工作环境

管理人员的认知与决策,对护士行为起着重要的导向作用,因此在管理上应适当调整护士的工作强度,采取弹性排班制。安排护士依次公休,且保证每位护士自主公休日期,安排外出旅游,放松心情,休假后更好地工作。

(张红玉)

第六节　骨科手术的护理

由于交通意外、工业和建筑业事故、运动损伤的增多及人口老龄化,各种自然灾害等因素,导致高危、复杂的创伤越来越多。如果伤者得不到及时、有效的处理和治疗,将导致患者的终身残疾,甚至死亡,这给患者本人、家庭、社会带来沉重的负担。骨科在解剖学、生物力学和生物材料学研究的基础上,对手术方式、内固定材料不断进行新的尝试;近年来国内外信息、学术交流频繁;同时,高清晰度的X线片、CT、MRI在骨科领域被广泛应用,使得骨科手术技术不断更新、变化、提高。下面介绍两例常见骨科手术的护理配合。

一、髋关节置换手术的护理配合

股骨颈骨折、髋关节脱位、髋臼骨折、股骨头骺滑脱等髋关节骨折的病例中,最常见的并发症为创伤导致的血供中断,导致股骨头缺血性坏死。股骨头缺血性坏死进一步发展,会出现软骨下骨折、股骨头塌陷,最终导致严重的骨性关节炎。患者丧失生活和劳动能力。全髋关节置换术用于治疗股骨头缺血性坏死晚期继发严重的髋关节性关节炎患者,临床取得积极的效果,目前已成为治疗晚期股骨头坏死的标准方法。

（一）主要手术步骤及护理配合

1.手术前准备

手术患者取90°侧卧位（图10-14），行全身麻醉或椎管内麻醉。切口周围皮肤消毒范围为：上至剑突、下过膝关节，两侧过身体中线。按照髋关节手术铺巾法建立无菌区域。

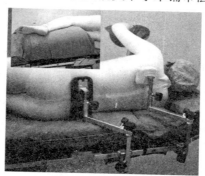

图 10-14　体位摆放

2.手术主要步骤

（1）显露关节囊：髋关节外侧切口（图10-15），传递22号大圆刀切开皮肤，电刀止血，切开臀中肌，臀外侧肌（图10-16），显露关节囊外侧（图10-17）。

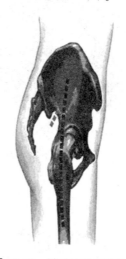

图 10-15　髋关节外侧切口

（2）打开关节囊（图10-18）：电刀切开，传递有齿血管钳钳夹，切除关节囊。传递S形拉钩和HOMAN拉钩牵开，充分暴露髋关节并暴露髋臼。

（3）取出股骨头：股骨颈与大转子移行部用电锯离断股骨颈，用取头器取出股骨头，取下的股骨头用生理盐水纱布包裹保存，以备植骨。

（4）髋臼置换。①削磨髋臼：将合适的髋臼磨与动力钻连接好递与术者，髋臼锉使用顺序为由小到大；削磨髋臼至髋臼壁周围露出健康骨松质为止，冲洗打磨的骨屑并吸引干净，使用蘑菇形吸引可有效防止骨屑堵塞吸引管路。②安装髋臼杯假体：选择与最后一次髋臼锉型号相同的髋臼杯,将髋臼杯安装底盘与螺纹内接杆连接,完成整体相连;将髋臼杯置于已锉好的髋臼中心,用45°调整角度,将髋臼杯旋入至髋臼杯顶部使其完全接触;关闭髋臼杯底部3个窗口,用打入器将与髋臼杯型号一致的聚乙烯臼衬轻扣入内,并检查臼衬以确保其牢固性。

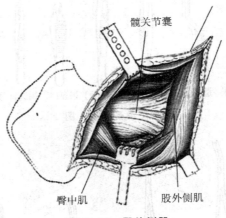

图 10-16　臀外侧肌

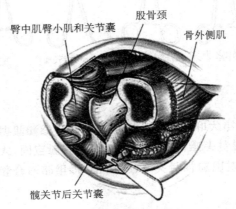

图 10-17　关节囊外侧

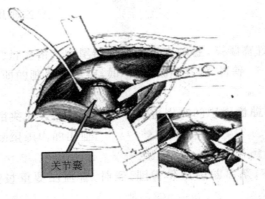

图 10-18　关节囊示意图

(5)股骨假体柄置换。①扩髓:内收外旋患肢,用 HOMAN 拉钩暴露股骨近端,用开髓器贴近股骨后方骨皮质开髓;将髓腔锉与滑动锤连接,用滑动锤打入髓腔锉,直至髓腔锉与骨皮质完全接触。在整个扩髓过程中,使用髓腔锉原则为由小到大,逐渐递增地进行使用。②安装假体柄:用轴向打入器将假体试柄打入股骨干髓腔内;安装合适的试头;复位器复位;确定假体柄、假体头的型号后逐一取出假体试头、假体试柄;冲洗髓腔并擦干。③安装假体:将与试柄型号相同的假体打入髓腔(方法同安装试柄、试头),假体进入后进行患肢复位,检查关节紧张度和活动范围。注意在置换陶瓷头的假体时必须使用有塑料垫的打入器,以免打入时损坏陶瓷头。④缝合伤口:缝合伤口前可根据实际情况在关节腔内和深筋膜浅层放引流管;然后对关节囊、肌肉层、皮下组织、皮肤等进行逐层缝合。

3.术后处置

为患者擦净伤口周围血迹并包扎伤口;检查皮肤受压情况,固定引流管,护送患者入复苏室进行交接。处理术后器械及物品。

(二)围术期特殊情况及处理

1.对全髋置换的手术患者进行风险评估

股骨头缺血性坏死的疾病有一个渐进的演变过程,患者大多为高龄老人,又有功能障碍或卧床史,术中可能出现各种并发症,甚至心跳呼吸骤停。所以要对患者进行风险评估,评估重点内容如下:①有无皮肤完整性受损的风险。②有无下肢静脉血栓形成的风险。③有无坠床的风险。④有无假体脱位的风险。

2.防止髋关节手术部位错误

髋关节为人体左右侧对称部位,易发生手术部位错误的事故。故在全髋关节置换手术前必须严格实施手术部位确认,具体措施如下。

(1)手术图谱:术前主刀医师根据影像诊断与患者及其家属共同确认手术部位,并在图谱的相应部位做好标识,让患者及家属再次确认后,在图谱的下方签名。

(2)标识部位:术前谈话时,在手术图谱确认后,主刀医师用记号笔在患者对应侧的手术部位画上标识。

(3)术前核对:巡回护士与主刀医师、麻醉师共同将手术图谱与患者肢体上手术部位标记进行核对,同时,让可以配合的手术患者口述手术部位。任何环节核对时如有不符,先暂停手术,必须核对无误后再行手术。

3.对外来器械进行管理

用于髋关节置换的特殊工具和器械由医疗器械生产厂家提供,不归属于医院,属于外来器械。如果对于外来器械疏于管理,必将造成手术患者术后感染等一系列严重的并发症,这对于手术患者和术者都无疑是"一场灾难"。因此,外来器械送入手术室后,必须严格按照外来器械使用流程进行管理,包括外来器械的准入、接受、清洗、包装、灭菌和取回。每一环节都应严格按照相关流程执行。

4.预防髋关节假体脱位

手术团队人员掌握正确的搬运方法是杜绝意外发生的关键。按常规搬运方法搬运全髋关节置换术后的手术患者,会因为搬运不当造成手术患者的假体脱位。

(1)团队分工:麻醉师负责头部,保证气管插管的通畅;手术医师负责下肢;巡回护士负责维持引流管路,防止滑脱;工勤人员负责平移手术患者至推床。

(2)要求:手术患者身体呈水平位移动,双腿分开同肩宽,双脚外展呈"外八字"。避免搬运时手术患者脚尖相对,造成假体脱位。

二、下肢骨折内固定手术的护理配合

骨折的患者往往有外伤史,详细了解患者受伤的时间、地点、受伤的力点、受伤的方式(如高空坠落、机器碾压、车祸撞击、运动损伤、跌倒等)、直接还是间接致伤、闭合性还是开放性伤口及伤口污染程度等可以协助诊断,对采取合适的治疗方法起着决定性作用。患者无论发生在骨、骨骺板或关节等处的骨折,都包含骨皮质、骨小梁的中断,同时伴有不同程度的骨膜、韧带、肌腱、肌肉、血管、神经、关节囊的损伤。骨折的诊断主要依据病史、损伤的临床表现、特有体征、X线片。在诊断骨折的同时要及时发现多发伤、合并伤等,避免漏诊。

(一)主要手术步骤及护理配合

1.手术前准备

(1)体位与铺单:患者采取全身麻醉,仰卧位,消毒范围为伤侧肢体,一般上下各超过一个关节,按下肢常规铺巾后实施手术。

(2)创面冲洗:为防止感染,必须对创面进行重新冲洗。常规采用以下消毒液体:①0.9%生理盐水:20 000~50 000 mL,冲洗的液体量视创面的洁净度而定,不可使用低渗或高渗的液体冲洗,以免引起创面组织细胞的水肿或脱水。②过氧化氢(H_2O_2):软组织、肌肉层用 H_2O_2 冲洗,使 H_2O_2 与肌层及软组织充分接触,以杀灭厌氧菌。③灭菌皂液:去除创面上的油污。

(3)使用电动空气止血仪:正确放置气囊袖带,并操作电动空气止血仪,压迫并暂时性阻断肢体血流,达到最大限度制止创面出血并提供清晰无血流的手术视野,同时防止电动空气止血仪使用不当造成手术患者的损伤。

2.主要手术步骤

(1)暴露胫骨干:传递 22 号大圆刀切开皮肤,电刀切开皮下组织、深筋膜,暴露胫骨干。

(2)骨折端复位:清理骨折端血凝块,暴露外侧骨折端;点式复位钳 2 把提起骨折处两端,对齐进行骨折端复位。

(3)骨折内固定。①选择器械:备齐钢板固定需要的所有特殊器械。②选择钢板:选择合适钢板,折弯成合适的角度。③固定钢板:斜面骨折处上采用拉力螺钉起固定作用,依次采用钻孔、测深、螺丝钉转孔、上螺丝固定几个步骤。④固定钢板:依相同方法上螺钉固定钢板。⑤缝合伤口:冲洗伤口,放置引流,然后对肌肉层、皮下组织、皮肤等进行逐层缝合。

3.术后处置

为手术患者擦净伤口周围血迹并包扎伤口;检查皮肤受压情况,固定引流管,送回病房并进行交接。处理术后器械及物品。

(二)围术期特殊情况及处理

1.用空气止血仪减少伤口出血

空气止血仪具有良好的止血效能,如伤口依旧出血不止,则应按照上述规定,检查仪器的使用方法是否正确、运转是否正常等。

(1)袖带是否漏气:因为一旦漏气,空气止血仪的压力就会下降,止血仪将肢体浅表的静脉,但深层的动脉未被压迫,这样导致患者手术部位的出血要比不上止血带时更多。此时,应该更换空气止血仪的袖带,重新调节压力、计算时间。

(2)开放性创伤时袖带是否正确使用:开放性创伤的肢体在使用空气止血带前一般不用橡胶

弹力驱血带,因此手术开始划皮后切口会有少量出血,这是正常的。为了减少出血,可先抬高肢体,使肢体静脉血回流后再使用空气止血带。

2.术中电钻发生故障的原因

电钻发生故障的原因较多,手术室护士可采取以下方法进行排除,必要时更换电池或电钻,以便手术顺利进行。

(1)电池故障:①电池未及时充电或充电不完全。②电池使用期限已到,未及时更换以至于无法再充电。③电池灭菌方法错误造成电池损坏。

(2)电钻故障:①钻头内的血迹未及时清理,灭菌后形成血凝块,增加电钻做功的阻力,降低钻速。②操作不当,误碰到保险锁扣,电钻停止转动。③电钻与电池的接触不好。

3.有效防止螺旋钻头意外折断

手术医师在使用电钻为固定钢板的螺钉钻孔时,可能会出现螺旋钻头断于患者体内的情况,这不仅会损伤手术患者,也浪费手术器材。为防止此类事件,洗手护士应该做到以下几点。

(1)术前完成钻头的检查:①钻头的锋利程度。②钻头本身是否有裂缝或损坏。③钻头是否发生弯曲变形。

(2)使用套筒:使用钻头钻孔时必须带套筒,防止钻头与手术患者的骨皮质成角而发生断裂。

(3)防止电钻摩擦生热:使用电钻钻孔时,洗手护士应及时注水,以降低钻头与骨摩擦产生的热量,这样既可有效防止钻头断裂,又可降低钻孔处骨的热源性损伤。

(张红玉)

第七节　妇产科手术的护理

妇产科是临床医学四大主要学科之一,主要研究女性生殖器官疾病的病因、病理、诊断及防治,妊娠、分娩的生理和病理变化,妇科手术主要包括治疗女性生殖系统的疾病即为妇科疾病,如外阴疾病、阴道疾病、子宫疾病、输卵管疾病、卵巢疾病等;产科包括高危妊娠及难产的预防和诊治,女性生殖内分泌,计划生育及妇女保健等。下面以几个经典的手术为例,介绍手术的护理配合。

一、剖宫产手术的护理配合

剖宫产是指妊娠28周后切开腹壁及子宫,取出胎儿及胎盘的手术。剖宫产术式有子宫下段剖宫产(横切口)、子宫体部剖宫产(纵切口)。由于某种原因,绝对不可能从阴道分娩时,如头盆不称、宫缩乏力、胎位异常、瘢痕子宫、胎儿窘迫等,应及时施行剖宫产手术以挽救母婴生命。如果施行选择性剖宫产,于宫缩尚未开始前就已施行手术,可以免去母亲遭受阵痛之苦。剖宫产是一种手术,有相应的危险性,如出血、膀胱损伤、损伤胎儿、宫腔感染、腹壁切开感染等,故施术前必须慎重考虑。

(一)主要手术步骤及护理配合

1.手术前准备

(1)手术患者接入手术室后,护士应在第一时间给予心理护理支持,缓解其紧张情绪及可能因宫缩导致的疼痛。

(2)协助手术患者转移至手术床,并固定扎脚带予以解释,防止坠床意外的发生。

(3)核对缩宫素等子宫兴奋类药物及剖宫产特殊用物,如产包、婴儿吸痰管等是否携带齐全。

(4)手术患者取侧卧位行腰麻即蛛网膜下腔麻醉或持续硬膜外腔阻滞麻醉,手术室护士站于患者身前,防止其坠床的同时,指导其正确放置麻醉体位。麻醉完毕起效后,患者改体位为仰卧位,巡回护士置导尿管并固定。

(5)手术切口周围皮肤消毒范围为:上至剑突、下至大腿上 1/3,两侧至腋中线。按照腹部正中切口手术铺巾法建立无菌区域。

2.主要手术步骤

(1)经下腹横切口开腹:传递 22 号大圆刀切开皮肤及皮下组织,传递中弯血管钳、组织剪剪开筋膜,钝性分离腹直肌,遇有血管应避开或用慕丝线做结扎。

(2)暴露子宫下段:传递解剖剪剪开腹膜,同时传递长平镊,配合剪开一小口,然后术者将左手中指或示指伸入切口,在左手的引导下剪开腹膜至适当长度;传递双头腹腔拉钩牵开,暴露子宫。

(3)切开子宫:传递新的一把 22 号大圆刀,于子宫下段切开一小口,递中弯血管钳刺破胎膜,吸引器吸净羊水,钝性撕开或传递子宫剪剪开切口 10～12 cm。

(4)娩出胎儿:移除切口周围的金属器械及电刀,防止意外损伤娩出的胎儿。手术医师一人手压宫底,一人手伸入宫腔将胎儿娩出。如胎儿过大无法娩出时,传递产钳协助娩出胎儿(图 10-19)。

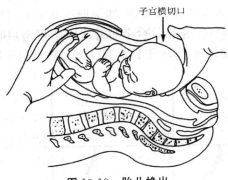

图 10-19　胎儿娩出

(5)胎儿脐带处理:传递中弯血管钳 2 把依次钳夹脐带,传递组织剪剪断,同时传递组织钳夹闭子宫壁静脉窦。

(6)胎盘娩出:传递抽配有 20 U 缩宫素的 10 mL 注射针筒,注射于子宫壁肌层;娩出胎盘,传递弯盘接取;传递纱垫清理宫腔。将置有胎盘的弯盘放于无菌桌,防止污染,以备手术医师检查胎盘的完整性。

(7)缝合子宫:子宫进行两层缝合,传递可吸收缝线,第一次全层连续缝合,第二次缝合浆膜肌层包埋缝合。

(8)缝合切口:首先缝合腹膜,间断缝合筋膜及肌肉,间断缝合皮下组织,最后用皮内缝线缝皮肤,缝皮肤时要将创缘内翻,否则会影响创口愈合,使疗程延长。

3.术后处置

术后注意保护患者的隐私,更换潮湿的床单位,同时做好保暖工作。待手术患者情况稳定后,送入病房,对未使用的子宫兴奋类药物进行交接。

(二)围术期中特殊情况及处理

1.防止子宫切口污染

胎儿如术前发生宫内窘迫,则会由于缺氧引起迷走神经兴奋,肠蠕动亢进,肛门括约肌松弛,导致娩出时会有胎粪排出。因此在切开子宫、吸净羊水、暴露胎儿后,洗手护士应准备一块无菌大布垫给手术医师备用,在胎儿娩出前将布垫覆盖胎儿臀部,防止胎粪排出污染。如术中怀疑有手术器械、纱布或无菌巾沾染到胎粪应立即更换,并更换手套,防止发生切口污染。

2.手术区域无菌和干燥的保持方法

巡回护士在术前物品准备时要检查负压吸引器的负压状况,保证吸引器正常工作。手术医师准备切开子宫时,巡回护士再次查看吸引器的连接是否良好,洗手护士查看负压吸引是否正常,如吸引器出现故障,应立即告知医师,暂缓切开子宫,并马上处理故障。切开子宫后,应尽量先将羊水吸净后再娩出胎儿,胎儿娩出时,洗手护士配合将残留的羊水吸净,如手术区域上无菌巾潮湿应加铺无菌巾,保证手术区域无菌和干燥。

3.剖宫产术中大出血

在剖宫产术中,产妇出现头晕,乏力,畏寒等症状时,极有可能是因为术中子宫大量出血所致。巡回护士应及时发现产妇体征,准确配合手术医师处理出血症状,具体步骤如下。

(1)观察手术患者情况:做好心理护理,注意保暖,室温应保持在26～28 ℃,巡回护士做好各类手术用物如药品、器械、血制品的协调与供给。

(2)按摩子宫、进行热敷:备热盐水纱布(水温60～70 ℃),覆盖在宫体上,手术医师均匀、有节律地按摩子宫,随时更换热盐水纱布,保持有效热敷。

(3)保持胎盘无菌:洗手护士将胎盘放于无菌手术台的弯盘内,以备医师检查胎盘的完整性。

(4)遵医嘱正确用药:巡回护士备好子宫兴奋药物如缩宫素、卡孕栓等,缩宫素为子宫壁肌层注射或静脉点滴,卡孕栓为舌下含服,巡回护士应指导手术患者正确服用卡孕栓。术中执行口头医嘱时,巡回护士应复述1遍,包括药名、浓度、剂量和用法,确认后执行,执行完后应告手术医师,以便查看疗效。

(5)及时提供所需手术物品:手术医师迅速缝合子宫切口,恢复子宫的完整性,有利于子宫收缩止血,护士必须积极主动地提供所需物品,保证吸引器的正常使用,吸引瓶满及时更换。

(6)积极配合抢救:对于难以控制并危及产妇生命的术中大出血,在积极输血,补充血容量同时施行子宫切除术或子宫次全切除术,巡回护士需及时准备各类抢救器械及物品。

(7)评估出血量:巡回护士必须准确评估出血量,并及时告知医师。

(8)做好护理记录:认真清点物品,术中添加纱布、器械等须及时清点记录;术中输血应按流程核对并签名,同时记录在手术护理记录单上;术中遇口头医嘱,巡回护士应于术后第一时间要求手术医师补全医嘱。

4.评估手术患者出血量

通常,手术过程中出血量包括负压吸引瓶内的血量及纱布所含血量,吸引瓶内的血量＝吸引瓶内总量－冲洗液量－其他液体量。剖宫产胎儿娩出时,大量的羊水被吸引器吸至吸引瓶内,而术中子宫出血多在胎儿娩出后,因此巡回护士应在胎儿娩出后开始计算负压吸引瓶内液体量。

术中计算出血量时,应尽量使用干纱布,纱布所含血量＝使用后纱布的重量－干纱布的重量,重量单位为 g,1 mL 血液约以 1 g 计算。

二、全子宫切除术的护理配合

子宫是女性生殖器中的一个重要器官,其产生月经和孕育胎儿。子宫位于骨盆腔中央,在膀胱与直肠之间,宫腔呈倒置三角形,深约 6 cm,上方两角为"子宫角",通向输卵管和卵巢。全子宫切除术多用于子宫肌瘤、子宫恶性肿瘤及某些子宫出血和附件病变等。

(一)主要手术步骤及护理配合

1.手术前准备

患者行全身麻醉,取膀胱截石位。切口周围皮肤消毒范围为:上至剑突、下至大腿上 1/3,两侧至腋中线。手术铺巾,建立无菌区。

2.主要手术步骤

(1)切口:传递 22 号大圆刀,取下腹正中切口,从脐下至耻骨联合上缘。

(2)暴露子宫:传递两把中弯血管钳夹持宫角,上提子宫。

(3)切断子宫韧带及子宫动静脉:传递中弯血管钳 2 把钳夹,组织剪剪断,常规传递 7 号慕丝线缝扎或结扎子宫阔韧带及圆韧带。

(4)游离子宫体:传递解剖剪,剪开子宫膀胱腹膜反折,传递中弯血管钳 2 把钳夹,主韧带组织剪剪断,7 号慕丝线缝扎。

(5)环切阴道,移除子宫:传递条形纱布围绕子宫颈切口下方,传递 22 号大圆刀片切开阴道前壁,传递组织剪将阴道穹隆剪开,切除子宫。

(6)消毒阴道残端并缝合:递碘伏棉球消毒阴道残端,传递组织钳钳夹阴道边缘,传递可吸收缝线连续缝合阴道残端。

(7)关腹:递生理盐水冲洗盆腔,止血,关腹。

3.术后处置

手术结束巡回护士检查手术患者皮肤,待患者情况稳定后,送入病房,进行交接;处理术后器械及物品。

(二)围术期特殊情况及处理

1.放置截石位

护士在术前协助医师,麻醉师摆放患者体位时,不仅需注意摆放的体位要利于手术区域的充分暴露,同时,也应注意保护患者的隐私及舒适度。具体操作步骤如下。

(1)术前手术患者准备:手术患者平卧于手术床,巡回护士协助脱去长裤,穿上腿套。向手术患者说明由于手术需要需放置截石位,为了保护皮肤及神经、关节,要脱去长裤,穿上腿套。同时护士应注意保护患者的隐私,及时为其盖好被子。

(2)放置搁脚架:在近髋关节平面放置搁脚架,支架高低角度调节关节和腿托倾斜角度调节关节要确保固定。

(3)放置体位:待手术患者麻醉后将其双手交叉放于胸前,注意不要压迫或牵拉输液皮条,麻醉医师保护好患者的头、颈部,固定好气管导管,防止移动时气管插管与氧气管脱离,手术医师站手术患者臀部位置,护士站床尾,一起将手术患者抬起并下移,使骶尾部平于背板下缘;将患者两腿曲髋、膝放在搁脚架上;要求腿托应托在小腿处,大腿与小腿纵轴应成 90°～100°,两腿外展,放置成 60°～90°。

(4)固定:约束带固定两侧膝关节,保持约束带平整,松紧适宜。

(5)铺巾:手术切口在腹部,切口铺巾的方法同腹部手术铺巾,洗手护士依次递 3 块无菌巾,折边朝向手术医师,分别铺盖切口的下方、对方、上方;第四块无菌巾折边朝向自己,铺盖切口同侧,4 把巾钳固定;患者会阴部不进行手术,铺巾时遮盖会阴;然后递中单垫臀下,双脚套无菌脚套,从脚遮盖到腹股沟;再铺整块大孔巾遮盖全身;巡回护士协助套托盘套,将托盘置于患者右膝上方。

2.防止术中感染

子宫残端与外界相通,视为污染区域。因此,洗手护士应配合手术医师做好管理工作,防止污染播散:①在切开阴道前壁前,先递条形纱布给手术医师,将其围绕子宫颈切口下方,以防止阴道分泌物污染创面。②备碘伏(含 0.02%～0.05%聚维酮碘)棉球,待子宫移除后,递给医师消毒宫颈残端。③接触宫颈残端的器械均视为污染器械,包括切开阴道前壁的 22 号大圆刀、剪开阴道穹隆组织剪、钳夹阴道边缘的组织钳及缝合残端的持针器,都必须与无菌器械分开放置、不再使用,但必须妥善放置以备清点。④宫颈残端缝合后,温生理盐水冲洗盆腔,手术医师、洗手护士更换手套,再行关腹。

(张　瑜)

第十一章　体检中心护理

第一节　体检中心护士职责

一、体检中心护士长职责

体检中心护士长在体检中心主任和体检部主任的领导下,履行下列职责。

(1)全面负责体检中心护理部的日常管理工作。

(2)组织拟制中心护理工作计划和管理制度。

(3)安排中心护理人员的日常管理、培训、排班、考勤等各项工作。

(4)组织领导中心护理教学、科研、业务训练、技术考核工作。

(5)组织落实各项护理规章制度和技术操作常规,并监督检查。

(6)组织中心护理交班和护理巡查,分析中心护理、心理服务工作质量和安全情况。

(7)负责安排各岗位护士的具体工作,根据需要进行适当调整,提出本科室护理人员调整的建议。

(8)做好与各部门协调工作,加强医护配合。

(9)掌握每天预约的参检人数、人员组成和具体要求,合理安排人员。

(10)负责体检中心消毒隔离制度的修订和组织实施。

(11)负责对中心的内部环境的全面管理。

(12)做好护理相关部门每月的物耗预算上报及日报、月报统计工作。

(13)指导中心护理人员开展新业务、新技术和信息化项目的应用。

(14)完成中心主任交办其他工作。

二、前台护士职责

(1)在护士长的领导下进行工作。

(2)提前 15 分钟到岗,做好体检前准备工作。

(3)负责制作、发放受检客人的《体检指引单》,嘱客人填写个人资料。

(4)负责向受检客人发放标本管(尿、便、尿 TCT 等标本),并负责说明标本管使用方法及注意事项。

（5）熟悉各检测项目、目的、价格等内容，做到熟练掌握。

（6）负责体检客人临时加减项目的录入与确认。

（7）体检结束后，负责收集《体检指引单》并进行认真仔细的查对，防止体检表遗失或体检漏项，一旦发现立即联系相关部门予以弥补。

（8）负责每天体检统计工作，与财务核对个检、团检收费和体检单项收费总额，填写体检日报表。

（9）负责为个检客人开具收费单。

（10）负责做好《体检指引单》在前台期的临时管理与交接工作。

（11）负责做好体检客人的相关咨询与解释工作。

（12）负责做好待查、漏查项目的统计，并在规定时间向外联人员上报及时通知客人补检。

三、导检护士职责

（1）在护士长和主管护士的领导下进行工作。

（2）负责迎接与指引体检客人。

（3）负责协助客人办理存包手续。

（4）负责体检客人体检顺序的组织，根据客人的多少，合理安排体检顺序（餐前餐后）。

（5）对空腹项目检查完毕的客人，引导其用餐。

（6）随时根据体检流程情况合理安排检测项目，防止科室忙闲不均，减少客人等候时间。

（7）维持现场秩序，做好客人的疏导工作。

（8）熟悉各检查项目、目的、价格等内容，耐心回答受检客人提出的问题。

（9）对检查完毕的客人嘱其将《体检指引单》交到前台。

（10）负责指导、监督保洁人员将体检客户的尿、便标本及时收集送至检验科。

（11）负责及时收集妇科检查标本，并及时送至检验科。

（12）负责更换体检公共场所的饮用水。

（13）协助相关人员做好客户投诉的处理工作。

四、测量血压、身高、体重室护士职责

（1）在护士长的领导下进行工作。

（2）负责体检客人的身高、体重、血压的测量。

（3）负责体检前的准备工作，检查测量仪器是否正常，确保检测数据准确无误。

（4）熟练掌握测量方法、步骤及注意事项，准确记录测量结果。

（5）认真核对受检者姓名、性别及检测项目，防止测量或记录错误。

（6）对异常血压要进行复测并与相关科室联系。

（7）负责测量仪器的使用与保管，需要维修时，要提前申报，不得影响体检工作。

五、采血室护士职责

（1）在护士长的领导下进行工作。

（2）负责体检客人的血液采集工作。

（3）严格执行无菌技术操作规程，熟练掌握静脉穿刺技术。

（4）认真执行"三查七对"制度，核对化验单与客人的名字并与客人确认，一旦发现有误，须速与前台核对。

（5）严格执行一次性医疗用品的使用管理有关规定，做到一人、一针、一管、一巾、一条止血带。

（6）按照医疗废物管理规定，负责对使用过的棉签和一次性注射器的处理，并及时送交收集地点集中管理。

（7）做好当日工作量的核对、登记、统计工作（体检表、化验单、外送标本等）。

（8）负责采血物品的请领和保管，并做好使用消耗登记。

（9）负责采血室内的消毒工作。

（10）负责收集整理各科检查报告。

（史盼盼）

第二节 体检的人性化护理

21世纪以人为本，人则是以健康为本。健康是人生的第一财富，随着我国经济的快速发展、国民生活水平的提高和社会的整体健康意识的增强，人们对预防保健的需求愈加强烈，健康体检中心应运而生，服务模式从过去单一的健康体检发展为健康管理、健康咨询、健康教育等综合的服务模式。以人的健康为中心的护理观念使护理对象从患者扩展到健康者的预防保健，因而对体检中心护理工作提出了更高的要求，实行医院人性化服务是坚持以人为本理念的必然要求。也是医学模式转变的必然要求，更是医院提高核心竞争力的必然要求。

到医院进行健康体检者心理不尽相同，他们希望能够用相对少的时间和精力高质量地完成体检活动并获取准确的有针对性的健康信息。人性化服务的核心就是要了解和重视体检者的健康需求，如人格尊严和个人隐私的需求、体检环境舒适和体检结论准确无误的需求、受到医务人员重视的需求、体检费用项目知情同意的需求、体检中尊重体贴关心的需求、体检时提前沟通的需求、体检后获得健康指导的需求、对医院工作制度人性化的需求、护士职业形象的需求。因此，这就要求医务人员应该牢记以体检者为中心，以质量为核心，以体检者满意作为我们的工作目标。服务应从细微之处入手，贴近生活，贴近社会。积极主动地用亲情和爱心全程全方位地为体检者提供满意的人性化服务。要尊重体检者的健康需求、人格尊严和个人隐私，营造优美温馨舒适的体检环境，创建方便快捷的工作流程，完善护理服务内容，提供精湛的操作技术，才能使体检者得到满意服务，提高护理工作价值。使其在体检过程中感受到人性的温暖，享受到符合体检者的个性化、专业化、人性化的服务。

一、实施人性化护理工作的具体措施

（1）医务人员要强化服务更新理念，树立以人为本的服务意识，护士要具备良好的职业素质和丰富的人文知识还要掌握心理学、社会学等方面的知识。不断提高沟通技巧，另外，还应具备一定的健康教育水平，熟练掌握各个医技检查项目方法、目的和注意事项。

（2）在体检中心，虽然面对的都是一些健康人群和亚健康人群，但是医院对于护士的礼仪要求、服务要求更加严格。这是为了体现体检中心的特色,减轻体检者对医院的恐惧感。

(3)要形成良好护理行为规范,重视外部形象,做到工作制服合体整洁,头发不过肩,首饰不佩戴整体感觉清新利落,淡妆上岗,微笑服务。让人们看着轻松、舒服,缩短相互之间的距离。

(4)要规范服务礼仪,礼仪服务不仅体现于站姿、微笑,还包括护士的仪表、仪容、风度、气质等。所以要用规范的动作和语言向大家展示标准的仪表、站姿、坐姿、行姿和礼貌用语,做到:来有迎声,问有答声,走有送声等"三声"服务。见面先问您好,导检先用请,操作失误先道歉,操作完毕说谢谢,体检结束不忘嘱咐今后按时体检。

二、要建立便民预约服务系统

体检者可通过上网查询体检项目套餐,电话预约和制定体检项目。根据专家的意见针对不同年龄层次、不同生活方式和不同单位及具体要求、经济基础等特点,设计制定相应的体检项目,如有特殊情况可临时增减体检项目;做到不乱收、多收费用,让体检者明明白白的消费,让受检者放心,充分体现以人为本的思想。并保存和传真体检者体检结果的信息资料,实现体检系统网络自动化管理,方便快捷,准确无误。

三、营造一种充满人情味的、尽可能体现温馨和舒适的体检环境

由于等待往往令人焦急、烦躁不安,对体检本来持迟疑态度的人会因此而动摇。所以休闲厅应该设置舒适的座椅、配备饮水机,一次性水杯,微波炉等供体检者使用。摆放各种健康保健宣传资料、创办健康教育专栏、利用电视等多媒体传播医学保健知识,使体检者在等待中获取相关的保健知识,同时也减轻了体检者在等待体检过程中的焦躁情绪。

四、实施全面详细健康教育,提高体检者保健意识

(一)体检前健康教育

介绍体检环境,体检流程,向体检者讲解体检前需注意的事项。其内容是体检前饮食注意的事项,以保证体检结果的真实性、准确性,减少误诊。交代体检项目,让患者了解体检过程中的禁忌,如忌采血时间太晚、忌体检前贸然停药、忌随意舍弃检查项目、忌忽略重要病史陈述、忌轻视体检结果。

(二)体检中的健康教育

体检中医务人员应主动向体检者讲解一些相关的检查知识和保健知识,包括各项检查的目的和意义,针对存在的健康问题讲解一些相关的疾病知识及注意事项等。

(三)体检后的健康教育

医务人员在发放体检报告时应向体检者详细讲解其目前的健康状况,以使体检者对自己的健康状况有一个全面而客观的认识,并进行相关的防病知识的宣传,包括健康的生活方式,合理的饮食指导及用药注意事项等。

五、建立导诊巡诊岗位

挑选知识全面工作能力强,有亲和力的护士担任导检,结合体检业务特征和功能要求,充分考虑体检者的年龄、职业、文化背景等因素。做到热情接待语言文明,语气柔和。妥善安排体检者排队次序及诊室分流。并及时做好与体检者沟通交流工作,合理调整各科室待检人数既保障

体检工作顺利进行又保证每位体检者都享受到了全时服务。从而使体检流程紧密衔接,缩短体检者排队和等待的时间。对受检者提出的疑问,及时耐心地解答,对情绪急躁、有误解的受检者,应及时做好解释和安抚工作。合理安排体检顺序最大限度地减少人员流动,工作人员要自觉做到"四轻":说话轻、走路轻、操作轻、开关门轻,加强宣传使体检者自我约束避免大声喧哗,以减少噪声污染,共同创造一个安静舒适的体检环境,全心全意为体检者提供优质、高效、安全、舒适的体检服务。

六、体检各诊室应色彩宜人,空气清新,温度适宜

每天体检完毕应彻底打扫各诊室卫生。每天空气紫外线消毒。家具陈设消毒液擦拭。注意常开窗通风。

七、创建方便快捷的人性化一站式体检服务流程

使体检者相对集中在一层楼内完成检验、B超、心电图、内外科、五官科、放射科、妇科、皮肤科、口腔科的检查。以减少来同奔波之苦。

八、建立绿色通道

为年老体弱行动不方便者安排专人全程陪护,优先检查,缩短检查时间,让体检者感到受尊重、爱护。对特殊检查者应提前预约并专人陪同以保障查体活动高质量高效率完成。

九、提供熟练的操作技术,体检中心护士对受检者应文明用语

微笑服务,如在操作前要说"请";抽血后要说"请屈肘按压5分钟";操作完毕后要说"下一步请做某某检查"。严格执行"一人一巾一带消毒制度",穿刺采用无痛技术,操作熟练轻巧,要求做到"稳、准、快、一针见血",同时也要运用沟通技巧与体检者交流以分散其注意力消除紧张恐惧心理,而达到减轻疼痛的目的。晕针者采取平卧抽血,专人监护,保障安全,并配备热牛奶及糖水等,以免发生意外。测血压体位舒适正确,测量值准确无误。

十、提供免费的早餐

就诊者检查完毕后,他们的体能消耗较多,感觉饥饿时能吃到医院提供的品种丰富、花样齐全的免费早餐,心情舒畅,能体会到浓浓的人情味,对医院的信任度、满意度也提高了。

十一、后续服务

(1)建立健康档案:将体检结果保存在电脑中以方便体检者查询与对比,方便两次体检结果之间的分析,从而制定出更适合体检者的保健治疗方案。体检结论根据体检者需要,可邮寄、送达或自取。需进一步了解健康状况可电话或上门咨询。实行重大疾病全程负责制,对一些检查出重大疾病的体检者,争取在最短的时间内通知患者单位及本人来院就诊治疗,帮助患者联系相关科室的专家为其诊治并负责联系住院床位,使其尽快接受治疗,争取早日康复。

(2)建立同访制度:满意度调查,对每一个体检单位负责人进行同访,并发放满意度调查表,了解本单位职工对体检工作的满意度,对存在的问题及时分析原因,提出整改措施,以不断改进工作。

（3）电话回访：对存在健康问题的体检者,定时电话了解健康情况,提醒其做必要的复查,并送去温馨的祝福。

（4）对体检者出现的异常指标进行归纳整理,根据情况请专家进行会诊,以明确诊断。应一些单位的特殊要求,派专家到体检单位对体检结果进行详细讲解,并制定出合理的治疗方案。

总之,在健康体检中进行人性化护理是一种整体的、创造性的、个性化的、有效的护理模式。同时补充了"以人为本,以患者为中心"整体护理内涵,充分展现了护士的多种角色功能,扩大了护理范畴。随着人性化护理服务措施的不断完善,注重体检者人性关爱。使体检者感受到了方便、舒适、温馨、满意,赢得了体检者的信任与尊重。使他们获得了满足感和安全感。而放心地接受体检。并且都能在体检后保持良好的心态,把握自己的健康状况,调整自己的生活方式正确合理用药。不断提高自己的生活质量。使健康者继续更好的保持健康,使亚健康状态逐渐转化为健康状态。达到早诊断、及时治疗、早日康复的目的。此外,人性化护理管理工作运用到体检服务中,医务人员责任感增加了,工作质量和效率不断提高,通过群体的健康筛查还为医院各科室提供了一定数量的门诊及住院患者。使医院的社会效益和经济效益不断得到了提高。

（史盼盼）

第三节　小儿体格检查护理

在国民经济水平不断攀升的过程中,对体质健康的情况也越来越重视,尤其是身体组织器官发育并不健全的婴幼儿。由于婴幼儿机体免疫抵抗能力比较差,相对来说更容易患病,因此,为了能够更好地保障儿童健康和促进发育成长,儿童健康体检就显得越来越有必要。而在现阶段医疗改革不断深入的过程中,社会大众对医疗服务的要求不断提升,所以,如何能够做好儿童健康的体检工作,确保儿童体检者能够在短时间内得到更周到、更细心地服务,已经成为目前儿科体检工作中面临的重要课题,为此,我们制定了一些人性化护理服务措施,希望能够更好地提升体检儿童及家属的护理满意程度。综上所述,儿童健康体检可为儿童疾病早期诊治提供可行性依据,而人性化护理服务在儿童健康体检中的应用,更好地帮助体检儿童及家属提升护理服务工作的满意态度,这不仅可以减少医患矛盾纠纷,同时也可以更好地提高儿童体检的积极性,因此,有增强社会效益的作用。

一、小儿体格检查的注意事项

不要机械地为执行检查而给患儿造成不良刺激。要随时注意保暖,不要同时过多地暴露小儿的身体。在患儿烦躁不安、情绪反抗的时候,更应当耐心,千万不可急。向母亲询问病史的时候,应频频向患儿说一两句话,使他逐渐解除恐惧心理,易于合作或反抗较少,然后进行诊察。患儿拒绝脱衣检查时,应说服或请母亲协助。

（一）环境准备

在给小儿做体格评估的时候,要准备一个舒适的场所,温度适宜,有图画、玩具、娃娃、游戏可以给小儿玩,确保可能会发生危险的设备都在小儿不能触及的地方,可以保护学龄期儿童和青少年的隐私。

(二)让小儿配合

在检查前,护士应该和父母交谈、微笑地看着小儿、给予适当的抚摸,然后才让小儿躺在诊疗床上。如果小儿没有做好准备,可以先和父母交谈然后慢慢把注意力移到小儿身上,赞赏小儿的外貌、衣着或喜欢的东西,和小儿讲有趣的小故事,或是用纸套娃娃等替代护士来和小儿交流。

(三)适当的宣教

护士可以使用娃娃来给小儿示范将要做的检查,也要让小儿参与到检查中,如让小儿自己选择是睡在诊疗床上还是坐在妈妈身上,让小儿自己拿着小设备,鼓励小儿用小设备去给娃娃或是家长做检查,还要用很简单的话来给小儿解释检查的每一个步骤。

(四)技术熟练

在给患儿检查的时候要按照一定的顺序,通常都是从头到脚,年长儿可能自己对检查的顺序有要求的话可以更改,最后检查疼痛的部位,在危急时刻,要先检查受伤的部位和重要的脏器功能,如气道、呼吸和循环。但要避免过长时间的操作宣教,尽快地操作,避免小儿的焦虑。

(五)鼓励小儿

在检查完之后要和家长说明检查的结果,还要表扬小儿在检查过程中的配合,可以给一些小粘纸之类的作为奖励。

二、体格检查用具

除普通内科常用器具之外,须准备适合小儿的检查用具:各种体温表,准确的计量器具如量尺、小儿用磅秤、台秤,用电池的耳镜,听诊器(用于婴儿的胸件应比成人所用者小,直径约2.5 cm),配有各种型号袖带的血压计及小型压舌板。检查婴儿时,可准备一些玩具,以便哭闹时应用。此外,检查室须温暖安静,并有充分的自然光线,便于仔细观察。

三、体格检查准备

检查者态度应和蔼可亲,对婴幼儿,宜先一面观察其一般情况,一面与其逗玩,并让小儿熟悉一些检查用品,如听诊器等,以解除其防御、惧怕甚至敌对的心理状态。对年长儿,可直接说明即将进行的检查项目,嘱其合作,不必通过其父母去命令他。检查者的手应保持干净、温暖,不至于刺激小儿皮肤而引起反抗。如果检查者本人患呼吸道感染,还必须戴上口罩。

四、患儿体位

小儿体检时所采取的体位宜根据年龄及需要检查部位等而定。新生儿可在检查台上或保温箱内进行检查。婴幼儿则可由父母抱在胸前,面对检查者或面向一侧,横坐在父母的腿上,以利于进行肺部的叩诊和听诊。检查心脏和腹部时,则让小儿仰卧在检查台或父母膝上,将髋部弯曲以助腹部肌肉的放松。对年长儿的检查,则宜嘱其坐、立或躺在检查台上。检查咽部时,宜靠近窗户,利用自然光比用灯光更方便,较大儿童可经说服令其自动张口伸舌,并发出"啊"音,就可不用压舌板而看到全咽,但婴幼儿都需用压舌板。

五、体格检查的顺序、技术和内容

(一)检查顺序及技术

小儿体格检查顺序可按一定的诊察程序进行,但要根据不同的年龄、病情及临时需要而灵活运用。

测体温宜在腋下试表,试表时间不应超过 5 分钟。正常体温一般平均为 36～37 ℃。如果小儿合作,腹股沟较腋部为好,因该处脂肪多,易于夹紧体温表,个别病例可用肛表。需要时,可于体格检查后试表,以免不合作儿童的挣扎。

体格检查一般先做整体视诊,如观察小儿的面容、表情、营养及发育状况,五官、四肢是否对称,有无畸形,姿势、体位、动作及步态等。以后依次检查头面部,颈部,胸背部,腹部,肛门,外生殖器,神经系统反射等。皮肤与淋巴结的检查可在各部检查时顺便进行,亦可放在系统检查之前。对婴幼儿,则亦先做心脏听诊,腹部听诊与触诊等,因为上述检查需在安静情况下进行,方能获得准确的结果。肺部听诊可稍后进行,由于哭对听诊的影响较小,在哭叫后深吸气时细小,声音可较清晰。

耳、鼻、眼、口腔、咽喉部位的检查最易引起不适,宜于最后进行。小儿有时不能很好合作,也可分段进行检查。例如在其睡眠时做深腹部的触诊及心脏杂音的听诊,常可取得满意结果。但若病情重笃,不宜做全面系统的检查时,应迅速查明主要体征,以便及时采取抢救措施,不致贻误病情。对于慢性疑难病症,则应反复细致检查,追踪观察,以便获取确诊所需要的全部资料。在体检时切忌凭主观臆测而仅注意支持自己假设的阳性体征,忽视甚至遗漏某些检查项目,以致造成误诊。

(二)体格检查的内容

1.脉搏

小儿脉搏及呼吸易受进食、活动、哭闹等因素影响,故尽可能在小儿安静时测量,测量 1 分钟,尤其是心律失常者。应当选择较浅的动脉如桡动脉,婴幼儿可通过心脏听诊或颈动脉、股动脉搏动来测量,注意脉搏的速率、节律、强弱和紧张度。由于小儿新陈代谢旺盛而且交感神经占优势,故脉搏相对较快,随年龄增长可逐渐减慢。凡脉搏显著增快而在睡眠时不见减慢者,应怀疑有器质性心脏病。

2.呼吸

尽可能在小儿安静时测量,测量 2 分钟。小婴儿以腹式呼吸为主,可通过观察腹部运动计数,也可用少量棉花纤维置于小儿鼻孔边缘,观察棉花纤维摆动次数。过快的呼吸可用听诊器听呼吸音计数,同时注意呼吸节律及深浅。小儿年龄越小,呼吸频率越快,且容易出现呼吸节律不齐。肺炎患儿呼吸加快,可达 40～80 次/分,并有鼻翼翕动,重者呈点头状呼吸、三凹征及发绀。各年龄小儿呼吸、脉搏次数见表 11-1。

表 11-1 各年龄小儿呼吸、脉搏次数(次/分)

年龄	呼吸	脉搏
新生儿	40～45	120～140
＜1 岁	30～40	110～130
2～3 岁	25～30	100～120
4～7 岁	20～25	80～100
8～14 岁	18～20	70～90

3.体温

通常在脉搏和呼吸测量后进行,可通过口、肛门、耳和腋窝等途径测量,口温适用于神志清楚能配合的＞6岁小儿,体温表置于舌下,避免小儿咬碎体温表,饮食温度、张口呼吸等可影响测量值;肛温对小儿刺激性大但较准确,适用于1岁以下小儿、不合作的儿童或昏迷、休克患儿等,将肛表涂润滑剂后缓慢推入肛门,儿童进入2.5 cm,婴儿进入1.5 cm;腋温较安全方便,将体温表置于腋窝处夹紧上臂至少5分钟,外周灌注差可能导致度数偏低,穿着、取暖设备、新生儿的棕色脂肪数量可影响测量值;耳温剂的探头直径约8 mm,年幼儿可能因为耳道狭窄而影响测量。

4.血压

影响血压精确测量的最重要因素是袖带宽度,一般为上臂长度的1/2～2/3,过宽者测量值偏低,太窄则偏高。不同的测量位置血压不同,下肢的收缩压高于上肢。小儿血压随年龄增长而逐渐升高,正常值可用以下公式推算:收缩压＝(年龄×2)＋80(mmHg),收缩压的2/3为舒张压。正常时下肢血压比上肢血压高约2.7 kPa(20 mmHg)。收缩压超出标准2.7 kPa(20 mmHg)者为高血压,低于标准2.7 kPa(20 mmHg)者为低血压。

5.体重

应在1天的同一时间,最好在晨起,空腹或进食后2小时,采用同一量器称量,称时小婴儿应裸体或只穿尿布,儿童应脱鞋,只穿内衣裤,衣服不能脱去时应除去衣服重量,小婴儿用磅秤测量(见图11-1),身下垫棉类织物防止皮肤直接接触磅秤,测量前校零;测量时注意小儿安全,避免小儿因为躁动而跌落,如果小婴儿不合作可让其家长抱起称量,再减去家长体重,即为小儿体重;年长儿用立式秤测量(见图11-2),避免小儿的四肢接触到周围物体或人,精确至0.1 kg。将测量结果和小儿的外貌和营养状况比较后总体评估。

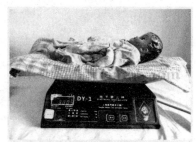

图11-1 磅秤测体重

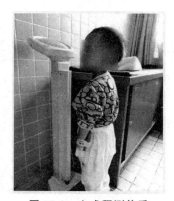

图11-2 立式秤测体重

6.身高(长)

测量时小儿应脱鞋、帽和袜,3岁以下小儿仰卧位测量,称身长(recumbent length),即让小儿仰卧于量板中线上,让他的头顶接触头板,一手按直他的膝盖使双下肢伸直,紧贴底板,一手移动足板使之紧贴患儿足底,并与底板相互垂直。顶臀长为小儿头顶接触头板,测量者一手提起患儿小腿使膝关节屈曲,大腿与底板垂直而骶骨紧贴底板,一手移动足板紧压臀部测得的读数(见图11-3)。3岁以后立位测量,称身高,即小儿垂直站立,头顶在中线,两眼平视,背靠立柱或墙壁,使两足后跟、臀部及肩胛间同时接触立柱或墙壁,挺胸抬头,腹微收,两臂自然下垂,手指并拢,脚尖分开约60度,测量者移动身高计顶板与小儿头顶接触,板呈水平位时读立柱上读数(见图11-4),精确至0.1 cm。

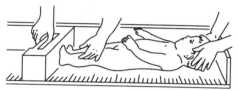

图 11-3　测量身长

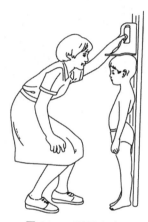

图 11-4　测量身高

7.头围

将皮尺的0点固定于一侧眉弓上缘,紧贴头皮绕枕骨结节最高点及另一侧眉弓上缘的长度为头围(见图11-5)。

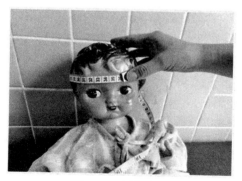

图 11-5　测量头围

8.胸围和腹围

测量沿乳头下缘水平绕胸一周的长度为胸围(见图 11-6),取吸气和呼气的测量值的平均值;平脐绕腹一周的长度为腹围(见图 11-7);测量时注意小儿的保暖。

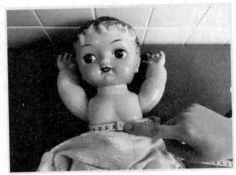

图 11-6　测量胸围

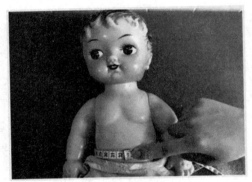

图 11-7　测量腹围

9.上臂围

测量上臂中点部位的周径为上臂围(见图 11-8)。

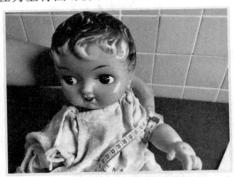

图 11-8　测量上臂围

10.皮肤和毛发

皮肤检查最好在明亮的自然光线下进行,并注意在保暖情况下仔细评估身体各部位,观察皮肤颜色、温度、湿度、质地、弹性等。毛发应观察颜色、分布和质地。注意本身的肤色、水肿、卫生状况、血红蛋白数、光线、房间颜色、温度和化妆品会影响皮肤的观察。要关注明显的异常,如上下肢温度的明显差异等。小儿因自主神经功能不稳定,面颊的潮红与苍白有时不一定能正确反映有无贫血,此时观察甲床、结合膜及唇黏膜更可靠。

11.头部

(1)头颅:观察头颅形状、大小和对称性;前囟为额骨和顶骨边缘形成的菱形间隙,初生时1.5～2.0 cm(两对边中点连线)大小,一般在生后2～3个月,随头围增大而略有增大,以后应逐渐缩小,于12～18个月时闭合。注意前囟有无紧张感、凹陷或隆起,凹陷可能提示脱水,紧张可能提示有脑膜炎或硬膜下血肿。小婴儿注意有无枕秃和颅骨软化、血肿或颅骨缺损。

(2)面部:观察面部对称性、活动和五官分布,不对称可能由于面神经或三叉神经损伤所致麻痹引起,注意特殊面容可能提示染色体异常导致的疾病,如21-三体综合征(又称先天愚型综合征)患儿有眼距宽、鼻梁低平、眼裂小、眼外侧上斜等特殊面容。

(3)眼:注意有无眼睑下垂、水肿;结膜有无苍白、充血、分泌物;角膜有无浑浊、溃疡;瞳孔大小、对光反应是否灵敏;视力、色觉和视野等视功能检查。

(4)耳:检查双耳外形、分泌物、提耳时是否有疼痛反应;听力测试的结果;若怀疑有中耳炎时应用耳镜检查鼓膜情况。

(5)鼻:观察鼻形状、鼻翼翕动、鼻塞等,分泌物的形状及量,观察通气情况。

(6)口腔:观察口唇色泽有无苍白、发绀、干燥、口角糜烂、疱疹、张口呼吸、糜烂。口腔内颊黏膜、牙龈、硬腭有无充血、溃疡、黏膜斑、鹅口疮、腮腺开口处有无红肿及分泌物。牙齿数目及龋齿数。舌质、舌苔颜色。咽部评估放在最后进行,评估者一手固定小儿头部使其面对光源,一手持压舌板,在小儿张口时进入口腔,压住舌后根部,利用小儿反射性张口暴露咽部的短暂时间,迅速观察双扁桃体是否肿大,有无充血、分泌物、脓点、假膜及咽部有无溃疡、充血、滤泡增生、咽后壁脓肿等情况。若小儿不合作,可让小儿面对镜子,让小儿给家长或护士检查口腔,然后让小儿稍仰头、经口深呼吸,必要时使用压舌板。

12.颈部

观察颈部外形、对称性和活动情况,有无甲状腺肿大;颈静脉充盈情况。

13.胸部

(1)胸廓:注意有无佝偻病的体征,若胸骨下部显著突前,前后径增大,横径缩小,则为鸡胸;若胸骨下部剑突处显著凹陷为漏斗胸;肋骨与肋软骨接连处呈圆形增大为佝偻病串珠;胸部前面肋缘向外突出,而自胸骨剑突沿膈附着的部位向内凹陷为肋膈沟。观察胸廓两侧是否对称、心前区有无隆起、有无桶状胸、肋间隙饱满、凹陷、增宽或变窄等。

(2)肺:望诊应注意呼吸频率和节律有无异常,有无呼吸困难和呼吸深浅改变;吸气性呼吸困难可出现"三凹征"(即胸骨上窝、肋间隙和剑突下在吸气时向内凹陷),呼气性呼吸困难可出现呼气延长。触诊在年幼儿可利用啼哭或说话时进行。小儿胸部叩诊时用力要轻(因其胸壁薄,叩诊反响较强),也可用直接叩诊法,用两个手指直接叩击胸壁。听诊时正常小儿呼吸音较响,呈支气管肺泡呼吸音,应尽量保持小儿安静,或利用小儿啼哭后的深呼吸时容易闻及细湿音。肺炎时腋下、肩胛间区及肩胛下区较易听到湿性啰音,故应特别注意这些部位有无异常。

(3)心:望诊时注意心前区是否隆起,心尖冲动位置、强弱和搏动范围,正常<2岁小儿的心尖冲动在第四肋间,左侧最远点可达乳线外1 cm,5～6岁时在左第五肋间锁骨中线上;范围约2～3 cm^2,肥胖婴儿不易看到搏动。触诊心尖冲动的位置及有无震颤,并注意震颤出现的部位和性质。心界叩诊时用力要轻才易分辨清浊音界线,3岁以内婴幼儿一般只叩心脏左右界;从心尖

冲动点左侧起向右叩,听到浊音改变即为心左界,记录为第几肋间左乳线外或内几厘米;叩出肺肝浊音界,然后在其上一肋间自右向左叩,有浊音改变时即为心右界,以右胸骨线(胸骨右缘)外几厘米记录。应在安静环境下进行心脏听诊,且要用小的听诊器胸件。小婴儿第一心音与第二心音响度几乎相等;随年龄的增长,心尖部第一音较第二音响,而心底部第二音超过第一音。小儿时期肺动脉瓣区第二音比主动脉瓣区第二音响($P_2 > A_2$),有时可出现吸气性第二心音分裂。杂音部位、性质、时期、响度及传导方向等对诊断先天性心脏病有重要价值;也要注意学龄前期及学龄儿童常于肺动脉瓣区或心尖部听到生理性收缩期杂音或窦性心律不齐。

14.腹部

在新生儿或消瘦小儿望诊可见肠型或蠕动波,应注意新生儿脐部有无分泌物、出血、炎症,脐疝大小。触诊应尽量争取小儿的合作,可让其躺在母亲怀里或在哺乳时进行,评估者的手应温暖、动作轻柔,如小儿哭闹不止,可利用其吸气时作快速扪诊。应主要观察小儿表情反应评估有无压痛,而不能完全依靠小儿回答。正常婴幼儿肝脏可在肋缘下 1~2 cm 扪及,柔软无压痛;6~7 岁后不应再触及。婴儿期偶可触及脾脏边缘。肝脾肿大也常见于婴幼儿贫血,可能提示髓外造血。叩诊可采用直接叩诊或间接叩诊法,其检查内容与成人相同。听诊在小儿可闻肠鸣音亢进,如有腹部血管杂音时应注意其部位。

15.脊柱和四肢

注意有无畸形,躯干与四肢比例失调和佝偻病体征,如"O"形或"X"形腿、手镯、脚镯样变、脊柱侧弯等;观察手、足指(趾)有无杵状指、多指(趾)畸形等。缺铁性贫血者指甲菲薄、脆弱,严重者呈扁平或匙状指。

16.外生殖器与肛门

观察外生殖器有无畸形,有无异常分泌物、包茎、隐睾、鞘膜积液、疝气等。

17.神经系统

根据病种、病情、年龄选择必要的检查。

(1)一般检查:观察小儿的神志、精神状态、面部表情、反应灵敏度、动作语言能力、有无异常行为等。

(2)神经反射:注意新生儿期特有的吸吮反射、拥抱反射、握持反射是否存在;新生儿和小婴儿期提睾反射、腹壁反射较弱或不能引出,但跟腱反射亢进,并可出现踝阵挛;由于中枢神经系统发育尚不成熟,<2 岁小儿 Babinski 征可呈阳性,但若一侧阳性、一侧阴性则有临床意义。

(3)脑膜刺激征:注意颈部有无抵抗、Kernig 征和 Brudzinski 征是否阳性,评估方法与成人一样,由于小儿不配合,要多次评估才能确定。在解释检查结果意义时一定要结合病情及年龄特点全面考虑,因为正常小婴儿在胎内时屈肌占优势,故生后头几个月 Kernig 征和 Brudzinski 征也可呈阳性。

(三)智力测定

1.学龄前 50 项智力筛查(SSCC)

学龄前 50 项智力筛查包括自我认识、运动、记忆、观察、思维和常识 5 个领域的测试。主要用于将智力异常的儿童从正常儿童中筛查出来,给出智商水平,检查方便,多在 30 分钟内可以完成。

结果分析:智商≥130 为高智能;115~130 为中上智能;85~115 为中等智能;70~85 为中下智能;智商<70 为低智能。

2.韦氏智力测定（WISC）

该检查的涉及面广，将测验集中在多种能力测试中，因而可以进行多层次能力差异性比较和进行智力结构的剖面分析，检查结果可以用作智力落后的诊断。测验分为言语（包括常识、类同、算术、词汇、理解、背数）和操作（填图、图片排列、积木、拼图、译码、迷津）两部分。测试结果有：①各分测验的原始分及量表分。②言语分及言语智商。③操作分及操作智商。④总量表分（言语分和操作分之和）。⑤总智商评分、等级及理论分数。⑥WISC剖面图。

智力分类标准：智商≤69为弱智；70～79为边缘智力；80～89为迟钝；90～109为中等智力；110～119为聪明；120～129为优秀；智商≥130为极优。

3.瑞文智力测定（CRT）

瑞文智力测定是与后天知识积累无甚关系，而与神经的生理结构和功能有关的智力测试，主要测试儿童的直接观察辨别能力和类比推理能力。

结果分析：智商≤69为弱智；70～79为边缘智力；80～89为迟钝；90～109为中等智力；110～119为聪明；120～129为优秀；智商≥130为极优。

4.图片词汇测验（PPVT）

图片词汇测验是一本画有120张图的测验本，每张图由4幅画组成，其中规定一幅图代表一个词汇，是与后天知识积累相关的智力测试。测试时，测试老师说出一个词汇，被测试者指出一幅与词相同的图，主要测定小儿对词汇的理解能力。由于测试时不需要被测试者说话，所以本测验对各种原因而丧失说话能力（如哑巴、失语、脑性瘫痪）或说话表达能力薄弱（如口吃、智能低下、胆怯孤僻等）的儿童特别合适。

结果分析：智商≤69为弱智；70～79为边缘智力；80～89为迟钝；90～109为中等智力；110～119为聪明；120～129为优秀；智商≥130为极优。

5.绘人试验（DAPT）

测试中要求儿童按照自己的想象绘一个人的全身像。可测试儿童的智力水平、思维、推理、空间概念、感知能力及情绪等。操作简单，一般10～20分钟可完成。

结果分析：智商≥130为高智力；115～130为中上智力；85～115为中等智力；70～85为中下智力；智商＜70为低智力。

（魏　晶）

第十二章 介入护理

第一节 介入护理学的任务及现状

一、介入护理学的概念

(一)介入护理学的概念

介入护理学是伴随介入医学的发展而发展起来的。由于介入放射学具有微创、简便、安全、有效的特点,并对一些传统疗法难以治疗或疗效不佳的疾病,如心血管和神经系统及肿瘤性疾病等提供了一种新的治疗途径,具有良好的临床效果。20 世纪 80 年代后,随着介入设备和医用介入材料的不断发展,介入医学的诊治范围更加广泛,介入技术得到了进一步提高,使介入医学有了突飞猛进的发展。

随着国内外介入医学领域的扩大和发展,介入护理学也逐渐成为一门独立的与内、外科护理学并驾齐驱的学科。目前,国内护理学者对介入护理学研究甚少。介入放射学是一门融影像学和临床治疗学于一体的学科,应用范围广,涉及人体多系统、多器官疾病的诊断与治疗,那么介入护理学就是应用多学科的护理手段,从生物、心理、人文社会三个层面,研究接受介入治疗患者全身心的整体护理,帮助患者恢复健康,对各种利用影像介入手段诊治疾病的患者进行全身心的整体护理,并研究和帮助健康人群如何预防疾病,提高生活质量的一门学科。介入护理学是介入医学治疗的一个重要组成部分,是护理学的一门分支学科,是建立在一般护理学基础上一门独立的专科护理学。

(二)介入护理学的目标

护理是帮助人类维护健康,预防疾病,以恢复功能为根本目标。介入护理学更加强调患者术前心理及生理的准备、术中与医师的配合及术后恢复期的护理配合,从而达到治疗疾病、恢复健康的目的。

二、介入护理学的任务和范畴

(一)介入护理学的任务

(1)研究和培养介入性治疗护理人员应具备的职业素质、良好的职业道德和心理素质。

(2)研究和探索介入科病房的人员配备、制度、科学管理方法。

（3）研究和实施对介入治疗患者全身心的护理方法，进行护理评估，找出护理问题，实施护理措施。

（4）研究和实施导管室的护理管理和各种介入诊疗术的术中配合。

（5）帮助实施介入治疗术的患者恢复健康，提高生活质量。

（6）面向患者、家属、社会进行健康教育，广泛宣传介入治疗的方法，让介入放疗学和介入护理学逐渐被人们所熟悉和认知。以促进健康，预防疾病，恢复功能。

（7）介入护理学是一门新兴的学科，许多问题还在研究和探索，对介入护理知识的探索、总结、研究还要不断加强和提高，不断完善，服务于临床。

（二）介入护理学的范畴

随着介入放射学应用范畴的不断扩大，介入护理学的范畴也越来越广，按其不同的介入放射学分类方法，其护理范畴分类如下。

（1）按照穿刺入路途径不同，可分为血管性介入护理学和非血管性介入护理学。

（2）按照操作方法不同，可分为介入成形术护理、介入栓塞术护理、介入动脉内药物灌注术护理、经皮穿刺引流术护理、经皮穿刺活检术护理、肿瘤消融术护理、血管和非血管支架置入术护理等。

（3）按照治疗的领域不同，可分为神经介入护理学、心脏介入护理学和肿瘤介入护理学。

（4）按照护理程序，可分为术前护理、术中护理、术后护理和健康教育。

（三）介入性治疗护士应具备的职业素质

1.具有高度的责任心

护理人员的职责是治病救人，维护生命，促进健康。如果护士在工作中疏忽大意，掉以轻心，就会增加患者的痛苦，甚至丧失抢救患者的时机。

因此，每个护士都应认识到护理工作的重要性，树立崇高的敬业精神，具有高度的工作责任心，全心全意为患者服务。

2.具备扎实全面的业务素质

由于介入放射学不仅涉及全身各系统、器官，还涉及影像、内、外、妇、儿多个专业。因此，要求护理人员必须具备扎实全面的基础医学知识和多学科的专业知识；要有严格的无菌观念和机智、敏捷的应变能力；较高的外语水平和勤学苦干的工作作风，才会适应飞速发展的介入放射学的护理工作。

3.具备良好的身体素质

介入科急诊患者多、节奏快、高效率，成为介入科护理工作的特点之一，具备良好的身体素质和耐受 X 射线的照射，具有奉献精神，才适合介入手术室的护理工作。因此，健康的身体、开朗的性格、饱满的精神状态和雷厉风行的工作作风是合格的介入科护士的标准。

三、介入护理学的现状与发展

（一）介入护理学的现状

1.国外介入护理学的发展现状

20 世纪 70 年代末、80 年代初，随着介入放射学的蓬勃发展，一些介入放射学家就开始意识到护理对于介入放射学的重要性。在其后尤其是最近的 10 年间，随着介入医学治疗范围的不断拓展和深入，护理学对于介入医学的重要的辅助作用也越来越明显。由于目前介入医学既涉及众多的医学学科，又涉及材料、计算机等相关学科，这就对从业人员提出了更高的要求，从而使护理学在自身的不断发展中又与介入医学密切结合，形成了自己的特色。

最近的研究发现，患者进行介入治疗时住院率可达到65%，同时一项对欧洲977个介入放射学家的调查发现，51%的介入放射学家拥有观察床位，30%拥有住院床位。1997年美国一项大型调查显示，87%的介入治疗患者需要整体护理。

由此可见，介入治疗学的发展需要与之相适应的介入护理学。另外，研究发现近年来介入医学疗效的改善与护理人员的参与密切相关。

在过去10年里介入护理学已经发生了根本性的变化，其中许多变化的发生是源于护理理论知识和实践技能的革命性变化。

研究认为介入护理学的作用是：便于随访，改善治疗的基础条件，改善患者与医务人员之间的关系，并缩短治疗时间及减少并发症的发生，有利于患者的治疗和康复。目前介入护理学关注的重点是：患者症状和功能的观察，减少并发症，对患者及其家庭成员的健康教育，对患者住院过程中治疗反应和心理及日常活动的护理等。

具体表现为以下几点。①促进本学科的发展：由于介入医学主要是利用微创的导管技术对心血管、神经、肿瘤、消化、呼吸及肌肉骨骼等疾病进行治疗，同时还有许多新技术的应用，使护理学面临新的挑战，如对于肿瘤介入治疗后疼痛的处理，护理人员应该了解肿瘤的解剖生理功能、介入治疗的知识、药物的毒性反应等，还应注意治疗过程中患者的症状及其生理和心理变化等。另外，由于涉及麻醉等问题，介入护理学还应注意与镇静和麻醉等有关的问题。②提高介入治疗效果：介入护理可以减少穿刺点的出血，除了参与介入治疗的护理管理，护理人员还可以帮助介入医师进行手术操作和诊断，如有经验的护理人员可以辅助介入医师做导管插管进行化疗栓塞等。另外，护理人员在介入治疗复杂疼痛中的支持作用越来越大，护理学通过观察监控和教育患者使操作的成功率明显增加。③提高护理质量：介入放射护理学专家对患者及其家属进行的宣教，可以增加他们对病情的了解和提高满意率。对于恶性肿瘤介入术导致的疼痛，护理宣教和交流能够使疼痛明显减轻，同时护理人员对于介入技术的充分了解，对整个治疗期间患者的护理、术前准备和术后的管理等都非常重要。护理人员了解血管穿刺技术并发症的原因并进行评估和处理，对治疗起着重要的作用。④护理人员的培训：1999年德国的一项调查发现，介入辅助人员的培训仍然明显低于介入医师，在所有的辅助人员中73.1%没有经过任何培训，而在辅助人员中59.1%是护理人员。增加护理培训可节约费用，提高疗效和提高患者的满意率。例如球囊血管成形术促进了心脏介入学的发展，护理人员了解这方面的知识可以对患者进行有效的管理和教育。

2.国内介入护理学现状

国内护理学起步较晚，但发展很快。20世纪70年代开始起步，护士开始与医师配合参与疾病的介入诊治；80年代部分医院成立导管室，由护士专门负责导管室的管理和术中配合，但需住院介入治疗的患者分散在各临床科室，护理工作由各科护士承担，应用介入技术治疗的患者，专业整体护理未得到实现，在医疗工作中护理质量差。1990年4月卫健委医政司发出"关于将具备一定条件的放射科改为临床科室的通知"以来，一部分有条件的医院相继成立了介入放射科病房，真正地成为临床科室，拥有自己单独的护理单元，使介入治疗的护理工作逐渐走向专业化、程序化、规范化，介入科护士逐渐向专业化发展。2004年7月中华护理学会介入放射护理分会在上海全国第六届介入放射学年会上成立，这是介入护理走向成熟的标志。

（二）介入护理学的发展与未来

介入护理学随着介入放射学的发展而发展,随着介入放射学应用范畴的不断扩大和介入技术的不断提高,介入放射学以其简便、安全、有效、微创的优点越来越被广大患者所接受,并为失去手术机会的晚期恶性肿瘤患者开辟了一条新的治疗途径,已成为继外科、内科之后的第三大临床学科,是最具有潜力和发展前景的专业之一,所以介入护理的前景是光明的。我国的介入护理正处于年轻时期,在实践中不断摸索和总结经验,还需广大介入护理同仁加强交流,互相切磋介入护理工作中的经验,以促进介入护理学的发展和成熟。

（孙　芳）

第二节　介入术中的监护与急救

一、术中配合与护理

术中护理人员的正确配合是保证手术顺利进行的重要环节,及时准确的物品传递可缩短介入治疗术的时间;认真细致的病情观察和正确地实施监护手段,可及时发现患者的病情变化,以便做出预见性处理,减少各种不良反应及并发症的发生,提高介入治疗术的成功率。因此,导管护士在术中应配合医师做好以下工作。

（一）患者的体位

协助患者平卧于介入手术台上,双手自然放置于床边,用支架承托患者输液侧手臂,告知患者术中制动的重要性,避免导管脱出和影响荧光屏图像监视而影响手术的进行。对术中躁动不能配合者给予约束或全麻。术中还应根据介入术的要求指导患者更换体位或姿势,不论哪种姿势都应注意保持呼吸道通畅。

（二）准确传递术中所需物品和药物

使用前再次检查物品材料的名称、型号、性能和有效期,确保完好无损。术中所用药物护士必须再复述一遍药名、剂量、用法,正确无误后方可应用,并将安瓿保留再次核对。

（三）密切观察病情变化,及时预防和处理并发症

1.监测患者生命体征、尿量、神志的变化

最好使用心电监护,注意心率、心律、血压的变化,观察患者有无胸闷、憋气、呼吸困难,警惕心血管并发症的发生。由于导管和高压注射对比剂对心脏的机械刺激,易发生一过性心律失常、严重的心律失常及对比剂渗透性利尿而致低血压。因此,应加强监护,一旦发生应对症处理,解除机械性刺激后心律失常仍未恢复正常者,应及时应用抗心律失常药物和开放静脉通道输液、输血及应用升压药。

2.低氧血症的观察与护理

对全麻、小儿、肺部疾病患者,术中应注意保持呼吸道通畅,预防舌后坠及分泌物、呕吐物堵塞呼吸道而影响肺通气量。给予面罩吸氧,加强血氧饱和度的监测,预防低氧血症的发生。

3.下肢血液循环的观察与护理

术中由于导管、导丝的刺激及患者精神紧张等,易发生血管痉挛,处于高凝状态及未达到肝

素化的患者易发生血栓形成或栓子脱落。因此,术中护士应定时触摸患者的足背动脉搏动是否良好,观察穿刺侧肢体的皮肤颜色、温度、感觉、运动等,发现异常及时报告医师进行处理。

4.对比剂变态反应的观察与护理

尽管目前非离子型对比剂的应用较广泛,但在血管内介入治疗中,造影药物仍是变态反应最常见的原因,尤其是在注入对比剂后及患者本身存在过敏的高危因素时易发生。如出现面色潮红、恶心、呕吐、头痛、血压下降、呼吸困难、惊厥、休克和昏迷时,应考虑变态反应。重度变态反应可危及患者的生命,故应引起护士的高度重视。

5.呕吐的观察及护理

肿瘤患者行动脉栓塞化疗术时,由于短时间内注入大剂量的化疗药可致恶心、呕吐。护士应及时清除呕吐物,保持口腔清洁,尤其是老年、体弱、全麻、小儿等患者,咳嗽反射差,一旦发生呕吐应将患者的头偏向一侧,防止呕吐物误吸,必要时使用吸痰器帮助吸出口腔呕吐物,预防窒息的发生。护士应站在患者身旁,给患者以支持和安慰。术前30分钟使用止吐药可预防。

6.疼痛的观察和护理

术中当栓塞剂和/或化疗药到达靶血管时,刺激血管内膜,引起血管强烈收缩,随着靶血管逐渐被栓塞,引起血管供应区缺血,出现组织缺血性疼痛。对轻微疼痛者护士可给予安慰、鼓励,对估计可能疼痛程度较重的患者,可在术前或术中按医嘱注射哌替啶等药物,以减轻患者的痛苦。

二、监护与急救

(一)心率和心律的监测

在各种介入检查治疗过程中,由于导管对心肌和冠状动脉的刺激、对比剂注射过多或使用离子型对比剂、导管嵌顿在冠状动脉内等因素,均可导致心律失常,因此应加强心率、心律的监测。常用多导生理仪进行监测,将电极安放在肢体及胸前相应的部位上,可观察各种心律失常,如窦性心律不齐、窦性心动过速、窦性心动过缓、房性期前收缩、心房颤动、心房扑动、室上性心动过速、室性期前收缩、短阵室速、心室颤动、房室传导阻滞等。对患者出现的各种心律失常应及时报告医师,根据具体情况做相应的处理。如窦性心动过缓和房室传导阻滞可用阿托品静脉注射,若仍不恢复可埋置心脏临时起搏器,必要时埋置永久性心脏起搏器。心房扑动、心房颤动应给予毛花苷C、普罗帕酮、胺碘酮等药物静脉注射。室上性心动过速可静脉注射维拉帕米、普罗帕酮、胺碘酮等药物。室性期前收缩、短阵室速可用利多卡因静脉注射。心室颤动是最严重的心律失常,应立即给予电除颤并准备好抢救药品和器械。

(二)动脉压力监测

在心脏疾病介入术中常用,通过股动脉、股静脉、桡动脉直接穿刺,连接压力换能器,然后与监护仪压力传感器相连,显示收缩压、舒张压、平均压、动脉压的波形。动脉压力监测在冠脉疾病介入术中多指冠脉压力口的监测。术中压力突然升高而压力波形示动脉压波形时,应给予患者舌下含化降压药,待压力恢复正常后再进行操作;若压力突然降低,可能与导管插入过深、冠状动脉开口或起始处病变造成的导管嵌顿有关,回撤导管后压力仍不恢复,应及时给予升压药如多巴胺、间羟胺并做好抢救准备。

(三)血氧饱和度监测

血氧饱和度是指氧和血红蛋白的结合程度,即血红蛋白含氧的百分数。正常范围为96%～

97%,反映机体的呼吸功能状态及缺氧程度。在介入术中,全麻患者或发生休克、严重心律失常等患者易发生低氧血症,故护理中应加强血氧饱和度监测,有利于指导给氧治疗。同时注意患者的皮肤温度、指甲颜色、指套松紧等变化。

(四)介入治疗中急救

由于疾病本身引起的脏器功能损害、操作技术引起的不良反应、疼痛、药物变态反应等因素,均可引起患者的呼吸、循环及中枢神经系统意外,甚至心跳呼吸骤停。因此应密切注意患者心电监护及生命体征的监测,发现异常及时向医师反映,一经确定心搏和/或呼吸停止,应迅速进行以下有效抢救措施挽救患者的生命。

1.保持呼吸道通畅

清除口腔内异物,如假牙、呕吐物,托起下颌。

2.人工呼吸

人工呼吸多采用口对口(鼻)人工呼吸法,有条件时应立即改行气管插管,采用呼吸器或呼吸机辅助呼吸。

3.人工循环

在心搏骤停1分钟内,心前区叩击可能触发心脏电兴奋而引起心肌收缩,使循环恢复,出现窦性心律。叩击后心跳仍未恢复者可行胸外心脏按压。

4.电除颤

后期复苏时,室颤应以效果肯定的电除颤(非同步)治疗为主。电除颤的指征为心肌氧合良好,无严重酸中毒,心电图显示为粗颤。成人胸外除颤电能为200 J,小儿为2 J/kg。首次除颤未恢复节律心跳者,应继续施行心脏按压和人工呼吸,准备再次除颤,电量可适量加至300～400 J。

5.起搏

对严重心动过缓、房室传导阻滞的患者突发心跳停止,经复苏心跳恢复但难以维持者,可考虑放置起搏器。

6.复苏药物

用药途径以静脉为主,也可术者台上动脉导管给药。肾上腺素是首选的常用药,为心脏正性肌力药物,可使室颤由细颤变为粗颤,易于电除颤成功,每次0.5～1 mg。利多卡因可治疗室性心律失常,剂量1 mg/kg静脉注射。阿托品可降低迷走神经张力,每次1 mg。呼吸兴奋剂如尼可刹米、洛贝林、二甲弗林。升压药如多巴胺、间羟胺。纠正酸中毒的药物如碳酸氢钠等。

7.护理

在抢救患者的过程中,护士应密切观察患者生命体征、意识、瞳孔、尿量的变化,并认真记录。维持静脉通路,保持有效循环血容量。严格按医嘱给药,用药剂量、途径、时间要准确。在抢救患者的同时遵医嘱进行血气分析、电解质监测,以指导用药。做好患者家属的安慰、解释工作,及时向患者家属通报患者的病情及抢救经过,以取得家属的配合,提高抢救成功率。

(孙 芳)

第三节　经皮穿刺植入静脉导管的护理

一、概述

植入式输液港是一种可植入皮下，长期留在体内的静脉输液装置，为需要长期输液治疗及化疗患者提供可靠的静脉通路。能将各种药物直接输送到中心静脉处，避免了高浓度、刺激性强的药物对一般静脉输液造成的外周血管硬化、栓塞及静脉炎，也有效防止了化疗时药物对血管壁的损伤、药物外渗等原因造成的局部组织坏死，近年来引进植入式静脉输液港，通过对患者精心护理及健康指导，并做好输液港的维护，确保了各项治疗顺利完成，并提高了患者的生活质量，临床效果满意。

植入式输液港主要是由供穿刺的注射座和静脉导管系统组成。因其全部装置均埋藏于皮下组织，受到皮肤的保护，对日常生活的限制最小，使用期间及间隔期间维护需求小，适用于需要长期反复静脉化疗、输血、胃肠外营养的患者及需要支持治疗的肿瘤患者，现将其应用、护理及并发症综述如下。

二、材料

采用美国巴德公司生产的输液港（图12-1），输液港由硅胶导管和输液座两部分组成。硅胶导管长30～40 cm，头端为侧孔，具有三向瓣膜设计，导管连接注射器回抽压力＜1.07 kPa时，瓣膜向导管内打开，可抽取静脉血；当输液或接注射器推注，压力＞10.67 kPa时，瓣膜向导管外打开，可向血管内注入药物；不使用导管时，瓣膜处于关闭状态，可有效防止血液反流入导管或注射座，也可防止气体进入血液循环形成气栓。输液座呈扁圆形帽状，底面直径约3 cm，顶面直径2 cm，侧面开口处连接硅胶导管，其顶部具有自动愈合功能的硅胶材料的穿刺隔膜，使注射座的穿刺次数可高达2 000次，使用寿命可达20年以上。

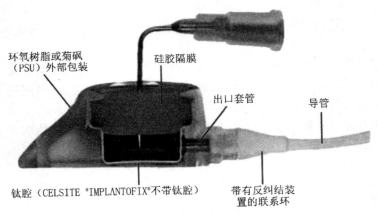

图 12-1　输液港的主要部件

三、适应证

(1)适用于长期规律性行动脉灌注或化疗的各类实体瘤的姑息性治疗,尤其适用于肝癌和转移性肝癌、盆腔肿瘤、胃肠道肿瘤,腹腔广泛转移癌等治疗。

(2)长期反复输注血制品、营养液、抗菌药物等。

(3)需要长期止痛者,尤其是经三阶梯治疗疼痛控制不住的晚期恶性肿瘤患者。

四、禁忌证

(1)穿刺部位确诊或疑似感染。

(2)患者体质、体形不适宜任意规格输液港的尺寸。

(3)患者确诊或疑似对输液港的材料有变态反应。

(4)预穿刺部位曾经放射治疗;预插管部位有血栓或曾受过外科手术者。

(5)严重的肺阻塞性疾病;有严重出血倾向、严重糖尿病、或严重粥样动脉硬化、高血压患者、活跃的静脉内药物滥用者。

五、植入方法

植入式静脉输液港的植入需要在外科医师或麻醉师在手术室或导管室进行操作植入,患者仰卧于诊疗床上,穿刺侧肩部垫高,头后仰并偏向对侧。

(一)导管植入

一般在局麻后医师用穿刺针经皮肤通过锁骨下缘中外 1/3 处进入锁骨下静脉,并在导丝引导下将导管自穿刺鞘送入静脉中,导管末端的最佳位置锁骨下静脉或者上腔静脉和在右心房的交界处。

(二)输液座的植入

植入的部位一般选择在前胸壁如锁骨下窝皮下 0.5～1.0 cm 处钝性分离皮肤和皮下组织致 1 个皮袋及隧道,以固定输液座和导管,根据患者皮下组织厚度的不同选择埋放于皮下组织、脂肪组织或者胸肌下,对于体格偏瘦的患者输液港可以埋在胸肌以下使其表面有足够厚度的组织保护,切口尽量小且皮袋大小需要与输液座大小合适,将导管与输液座连接并使用连接器固定二者连接,回抽见血后用肝素盐水封管。输液座的表面应该以完整的皮肤覆盖,避免日后使用过程中穿刺针从缝合处刺入。

六、护理

(一)植入前的护理

患者在接受此项技术时,都会有恐惧心理,担心操作带来的痛苦,担心植入失败,护士在操作前应协助医师做好解释和心理疏导工作,耐心向患者及家属解释静脉输液港的目的、优点和意义、使用过程中可能出现的问题及防治措施,其优点是可永久留置的体内,将各种药物直接输送到中心静脉;且该材料体积小,与组织相容性好,对机体不会造成不良影响。协助患者掌握静脉输液港的自我护理技巧,解除患者的顾虑,并让患者签知情同意书,取得合作。同时评估患者的身体状况,指导患者行心电图、胸片及血常规、肝肾功能、出凝血时间等检查,了解患者有无禁忌证,如为化疗间歇期应待血常规基本恢复正常后行植入术。

（二）植入中的护理

植入过程中，护士应指导患者进行穿刺时的配合，避免说话、咳嗽、上肢活动，以免影响穿刺位置的确定。同时注意观察患者呼吸情况，询问患者的感觉，了解有无胸闷、疼痛等不适。操作完毕，仔细检查穿刺部位有无肿胀、渗血等，静脉输液港植入后即行 X 线检查确认导管位置及有无气胸等并发症。

（三）植入后的护理

1.一般护理

（1）术后密切观察输液港植入部位有无肿胀、渗血、血肿、感染等并发症，按时换药，遵医嘱适当使用抗菌药物预防感染。

（2）指导患者保持输液港周围皮肤清洁干燥，擦洗不可用力，避免局部摩擦损伤皮肤，不能用力撞击植入部位，上肢勿做剧烈外展活动，询问患者有无肢体麻木、疼痛等症状。

（3）术后患者有时会感觉切口局部酸痛不适，这是由于输液港刺激皮肤所致，一般 1～2 天可自行消除。

2.输液港的穿刺

（1）输液港植入后 1 周，切口愈合后即开始使用，护士应戴口罩，彻底洗手。

（2）操作时严格无菌技术，以注射座为圆心，用 0.5％碘伏消毒 3 次，消毒半径为 10～12 cm。戴上无菌手套，以非优势手的拇指、示指与中指将输液港拱起，无损伤蝶翼针接 20 mL 注射器，抽液排气后，针头从中点处垂直轻柔插入穿刺隔，有落空感或针头触及硬物感时即提示针头已进入注射座内，回抽血液确认针头位置无误，用生理盐水脉冲式冲洗输液港，夹住延长管并分离注射器，末端可接肝素帽或者可来福接头。

（3）蝶翼针的固定.穿刺成功后取开口纱布垫于无损伤针蝶翼下，避免固定时蝶翼直接接触皮肤引起不适，用无菌剪刀于静脉敷料贴的中线剪开至中心，然后将针头嵌入敷料贴的中心贴好，外面用无菌透明敷料贴好固定。

（4）触诊定位穿刺隔。①用非主力手的拇指、示指与中指做成三角形，将输液港固定，确定此三指的中点。轻柔地从输液港中点处垂直插入穿刺隔，直达储液槽的底部。打开延长管的夹子，抽回血，以确定针头位置无误，用生理盐水脉冲方式冲洗输液港后，夹住延长管并分离注射器，用无菌敷料覆盖。②输液时，将输液器连接延长管，放开夹子，缓慢注入药物。同时密切观察注射部位有无渗液现象。发现异常，则立即停止注射并采取相应的措施。

（5）治疗结束：①用 20 mL 生理盐水脉冲式冲管、正压封管，加闭延长管。②输液期间每 7 天更换一次输液港无损伤针。③如果发生堵管现象，可利用负压技术将稀释的尿激酶 5 000 U/ mL、0.5 mL 注入 PICC 管腔内，停留 15～20 分钟后用注射器回抽，有血液抽出即表明溶栓成功。如无血液抽出则可反复重复上述操作，使尿激酶在导管内停留一定时间，直至有血液抽出。要注意的是尿激酶的总量不宜超过 15 000 U。导管通畅后，回抽 5 mL 血液以确保抽回所有药物和凝块。

（孙　芳）

第四节　支气管支架植入术的护理

一、护理

(一)术前护理

1.护理评估

评估病变发生的部位、与周围脏器的关系、影像特征、并发症发生的相关性等。评估患者的心理、营养、疾病进展等状况。

2.心理护理

护士向其解释手术的必要性和危险性及手术基本操作步骤,介绍支架的性能和优越性,术中有可能出现的各种情况应如何配合,术后会有哪些不适和应注意的问题,减少其顾虑。增强其治疗信心,取得主动配合。

3.术前指导

(1)术前 6 小时禁食、禁水,防止术中出现呕吐误吸,有义齿的术前应嘱患者取下。

(2)术前 4 小时禁食禁饮,术前 30 分钟予阿托品 0.5 mg,安定 10 mg 肌内注射。

(3)术前患者准备协助医师完善患者术前检查,做好病情观察。

(4)协助患者行 X 线胸片、CT 及纤支镜检查,以了解病变部位、长度、狭窄程度,并做肺功能检查及血气分析,以供治疗后对比,术前有呼吸道感染者应先行抗感染治疗,并教育患者做有效咳嗽及深呼吸因手术采用静脉全身麻醉或咽部表面麻醉。

4.术区准备

术前 30 分钟进行局部麻醉,患者取坐位或仰卧位,指导患者行利多卡因雾化吸入,以提高局麻效果,对鼻腔狭小患者,予 2% 呋麻滴鼻液滴鼻。个别患者反应强烈可行环甲膜穿刺,直接将利多卡因注入气管进行气管黏膜麻醉。

5.其他准备

物资准备,这类患者尤其是气管狭窄的患者常常突然出现呼吸困难甚至窒息的情况,术前常规备好支气管镜、气管支架、导丝、监护仪器、氧气装置、电动吸引器等,准备好急救器械及抢救用药。

(二)术后护理

1.术后一般护理常规

(1)术后监测生命体征及神志变化,予持续吸氧,备好吸痰及抢救物品药品。

术后可出现咽喉部异物感、胸部憋胀感、轻微咳嗽、痰中带血等症状,嘱患者不要紧张,避免剧烈咳嗽,无须特殊处理,3～7 天后症状消失。如咳较多血性痰,可静脉输入止血药物,2～3 天即可缓解。术后协助患者拍胸片以了解支架有无移位。个别患者可因喉头水肿而再次出现呼吸困难,经地塞米松 10 mg 静脉注射及超声雾化吸入后明显改善。

术后由于支架压迫影响纤毛摆动不利于痰液排出,容易引起肺部感染,故术后应加强雾化吸入,稀释痰液利于排痰及控制感染。

术后痰液较多者使用排痰仪进行机械辅助排痰。

2.疼痛护理

部分患者会胸痛或异物感,护理人员可帮助患者取舒适的体位,转移注意力,若胸痛剧烈,可遵医嘱使用镇痛剂等。

3.卧位护理

患者进食后要保持坐位或站位 1 小时,睡眠时床头抬高 $15°\sim30°$。

4.饮食护理

术后 2 小时内禁食、禁饮;2 小时后无呕吐、出血等即可进食半流质,以后逐渐过渡到软食或普食。以清淡、细软食物为主。避免进食过热、过冷、过硬等不利于支架膨胀或刺激咽喉部的食物。气管-食管瘘的患者,术后禁食,待次日行食管碘水造影证实瘘口堵住后方可进食。

5.预防压疮

保持床单清洁、干燥、平整,用软枕衬垫改变体位,骨隆突部位敷贴皮肤保护膜,防止局部长期受压,翻身时避免拖拽、推拉,必要时使用防压疮气垫。

6.术后并发症的护理

(1)气管腔内肉芽和肿瘤组织生长:增生的组织通过支架网眼,向气管腔内生长,形成新的气道狭窄,尤其是在继发感染的情况下更易形成肉芽,因此术后要加强病情观察,特别是观察体温、呼吸的变化,按医嘱使用抗生素。

(2)支架移位:主要是用力咳嗽时发生,也可能是支架型号偏小不能牢固固定于适当部位,术后定期作胸部 X 线检查或纤支镜检查。

(3)支架远端分泌物阻塞:由于支架的放置影响气道纤毛活动和黏液咳出不利而导致支架远端分泌物的积聚和阻塞,故放置支架后,予以雾化吸入,必要时使用纤支镜排除黏稠分泌物。

(4)出血:因支架压迫造成气管黏膜糜烂引起,多由支架型号过大造成,选择适当的型号是预防出血的主要方法。因此术后应注意观察有无痰中带血或出血不止,发现异常立即汇报医师处理。

二、康复指导

(1)给予心理疏导,协助生活护理,加强功能锻炼,提高患者出院后的生活自理能力。

(2)嘱患者出院后注意休息和营养,预防呼吸道感染;视患者情况决定是否继续抗肿瘤治疗。

三、健康指导

(一)远期效应观察

支架植入术后 1 个月应到医院复查胸片及纤支镜检查,了解支架扩张情况,复查血气和肺功能。了解其改善程度,有呼吸道感染者,继续抗感染治疗。

(二)功能锻炼

在院外按照出院前医师指导的方法、时间进行功能锻炼,使其受损部位或肢体逐渐恢复功能,从而提高生活质量。

(三)活动、休息与饮食

嘱患者出院后注意休息和营养,预防呼吸道感染。嘱患者出院后合理安排饮食,避免过冷、过热或过硬食物的刺激,保持心情舒畅,保证充足的休息和睡眠,避免过度劳累,注意保暖,防止发生上呼吸道感染,继续雾化吸入,定期复查,不适随诊。

(四)服药指导

视患者情况决定是否继续抗肿瘤治疗。

(孙　芳)

第五节　食管支架植入术的护理

一、护理

(一)术前护理

1.护理评估

用钡餐检查观察病变部位、长度、狭窄程度,与周围脏器的关系、影像特征、并发症发生的相关性等。评估患者的心理、营养、疾病进展等状况。

2.心理护理

护理人员多关心、安慰、体贴、鼓励患者,耐心做好患者的沟通工作,向患者讲清手术的目的、意义、疗效及如何配合,可能发生的不良反应及相应的处理方法,消除恐惧心理取得信任,使患者在术前处于最佳心理状态,并积极配合治疗。

3.术前指导

(1)术前进食 4 小时。

(2)对高度梗阻,进食困难者,应静脉补充高营养,并纠正脱水和电解质紊乱。

(3)对有食管炎症及水肿的患者,按医嘱使用抗生素治疗,避免发生意外。

(4)术前用镇静剂与迷走神经抑制剂。

(5)指导患者术前更换手术衣裤。

4.其他准备

(1)创造一个安全、舒适、整洁、设备齐全、适合医师操作的环境,并根据患者情况选择合适型号的支架。

(2)术前行相关化验检查(血、尿、便三大常规,出凝血时间,肝功能、彩超等检查),并了解患者有无麻醉药物过敏史。

(二)术后护理

1.术后一般护理常规

(1)支架植入时有可能引起误吸,注意保持患者头部位置不动,牙垫不可脱出,嘱患者不能吞咽唾液以免呛咳,观察呼吸、脉搏、面色变化,如有异常及时给予处理。术后 2 小时协助患者坐起拍背,深呼吸及有效咳痰,同时遵医嘱给予抗生素及营养支持治疗。

(2)密切观察生命体征的变化;主要观察有无恶心、呕吐情况;重点观察患者呕吐物的性状、颜色、数量、气味、与进食的关系,做到防止并及时发现消化道大出血。

(3)术后做到每天观察患者的口腔并认真做好患者口腔护理,防止术后霉菌感染。

(4)手术后 1 周,尤其第 1~3 天应严密观察病情变化,如出现胸骨后剧烈疼痛、气胸、皮下血肿、呕血、黑便或吞咽困难未能缓解等情况时，应考虑可能发生上述并发症，要及时与医师取得联系，必要时需手术治疗。

(5)为了预防胃酸反流及出血，术后即给制酸剂，同时服用胃黏膜保护剂。

2.疼痛护理

患者均出现不同程度的胸骨后疼痛，常为持续性胀痛，伴有烧灼感，由于扩张后压力增高而引起。若疼痛明显，按医嘱使用镇痛药物，密切观察药物的作用和不良反应。

3.卧位护理

(1)术后给患者取头高脚低半斜坡位，避免大幅度转身、弯腰动作。

(2)由于目前支架无"活瓣"作用，放置后很容易造成胃内容物的反流，引起严重的反流性食管炎，继之发生食管溃疡并发出血及吸入性肺炎，因此，嘱患者在进食前要保持相当时间的直立体位(30分钟左右)，睡眠时床头抬高15°～30°，以防反流。

4.饮食护理

(1)植入支架半小时后指导患者饮温开水100 mL，如感觉吞咽通畅，2小时后可指导患者进流质饮食，如豆浆、牛奶、米汤等易于消化的食物。

(2)术后鼓励患者多饮水，使支架扩张到最佳状态。

(3)术后一周内进流质，逐渐改为半流质、软食。

(4)少食多餐，细嚼慢咽，严禁硬、粗、粗纤维及刺激性食物，防止食物卡在支架上。如韭菜、芹菜、鸡、猪等骨头、辣椒、烟、酒、碳酸饮料等。

(5)食物温度在40～50 ℃，严禁冷饮、冷水，禁服片剂及胶囊药物，可将药片研成粉末状再服，以免支架发生移位。

(6)每次进食前后均服温开水约100 mL，以便冲洗支架上的食物残渣和碎屑，养成经常饮水的习惯。

(7)避免剧烈活动及呕吐，注意饮食卫生。

5.预防压疮

保持床单清洁、干燥、平整，用软枕衬垫改变体位，骨隆突部位敷贴皮肤保护膜，防止局部长期受压，翻身时避免拖拽、推拉，必要时使用防压疮气垫。

(三)术后并发症护理

1.疼痛、不适和异物感

由于病灶的生长，使管腔变得狭窄，支架植入后因强行撑开管腔而引起胸骨后痛、不适和异物感，可适当给予止疼药物，一般5～7天可缓解。出现恶心、呕吐者给予甲氧氯普胺等对症治疗，同时补充水、电解质治疗，7天内症状缓解。

2.胃食管反流

食管下段病变放置支架后影响贲门收缩功能，患者自觉恶心、呕吐、反酸、胃灼热和胸痛，可给予多潘立酮餐前30分钟口服，进食尽量取坐位或抬高床头，进食1～2小时后再取卧位，以缓解反流症状。

3.出血

植入支架后，给予8%去甲肾上腺素生理盐水局部喷洒，密切观察生命体征及大便的情况。必要时给予抑酸和止血药。

4.穿孔

植入支架时用力过大或导引钢丝插入受阻时还盲目插入所致。穿孔时患者有剧烈疼痛或喝水呛咳,一般穿孔可用覆膜食管支架,严重穿孔则应选择手术治疗。

二、康复指导

(1)定期复查,如有不适及时就诊。

(2)向患者及家属说明其手术虽能缓解患者吞咽困难,但晚期易发生支架阻塞、移位、狭窄及反流性食管炎等情况。告知其避免进食粗糙、粗纤维、硬质及刺激性食物。

(3)支架植入只是姑息治疗,仍需定期进行食管恶性肿瘤的放、化治疗。

(4)保证充足的营养和休息,促进疾病早日康复。

三、健康指导

1.远期效应观察

(1)定期复查胸部 X 线片,了解支架位置是否正确,有无移位、脱落等情况。

(2)告诫患者出院后可能出现的并发症如支架阻塞、脱落、移位产生的餐后呕吐、进食困难,反流性食管炎产生的反酸、嗳气、胃灼热感等症状,消化道出血产生的呕血、黑便等,建议患者及时就诊。

(3)术后一般每 3 个月随诊一次,其中重点复查胸部 X 线片借此了解支架放置的位置,一旦发现支架移位、脱落或再次梗阻等异常情况,应再次就诊行支架重新植入或支架再通。

2.功能锻炼

在院外按照出院前医师指导的方法、时间进行功能锻炼,使其受损部位或肢体逐渐恢复功能,从而提高生活质量。

3.活动、休息与饮食

要做好患者的健康教育,指导患者出院后生活要有规律,正确进食,对疾病有正确的认识,树立战胜疾病的信念。

4.服药指导

根据医嘱服药,不能擅自减药或者停药,有情况及时与医师取得联系。

(孙　芳)

第六节　胃及十二指肠支架植入术的护理

一、护理

(一)术前护理

1.护理评估

评估病变发生的部位、与周围脏器的关系、影像特征、并发症发生的相关性等。评估患者的心理、营养、疾病进展等状况。

2.心理护理

针对性地做好心理疏导工作,应向患者及家属讲解手术的原因、解剖结构和支架植入术的路径,可能出现的并发症及应对方法,并交代注意事项,使患者情绪放松,取得患者及家属的理解及合作,积极主动地配合手术。

3.术前指导

(1)术前必须禁食、禁水 6 小时以上,必要时应予胃肠减压或用异物钳取出残留的食物,保证胃内清洁。

(2)患者如装有活动的义齿嘱其取出,以免检查中误吸或误咽,并取下患者上身金属的纽扣、腰带及其他金属饰物。

(3)指导患者术前更换手术衣裤。

4.其他准备

(1)术前查心电图、出凝血时间、凝血酶原时间、血常规,谨慎排除手术禁忌证。

(2)做好抗生素皮试和碘过敏试验。

(3)静脉补液补充营养,维持水电解质平衡,改善全身状况,提高患者的手术耐受性。

(二)术后护理

1.术后一般护理常规

(1)密切监测生命体征(特别是血压、心率)和可能出现的症状,如有无发热、腹痛、腹胀、恶心、呕吐、呕血、便血、黄疸等情况,出现异常立即通知医师。

(2)观察恶心呕吐情况,支架植入以后,部分患者进食后仍会出现呕吐现象,在排除梗阻及支架不张堵塞情况,不需特殊处理,2～3 天后即可缓解。

2.疼痛护理

(1)腹痛是金属支架植入后较常见的并发症,程度不一,可能是植入支架后因支架内径过大或病变本身的原因导致狭窄处承受过大的张力,横向压迫正常组织造成的。必要时可给予口服镇痛药物或肌内注射止痛针。

(2)对支架植入当日有剧烈疼痛的患者,需要排除穿孔可能期间护士耐心向患者解释疼痛的原因,以消除其紧张心理。

(三)卧位护理

术后卧床休息 1～3 天,避免剧烈活动引起支架移位。

(四)饮食护理

(1)术后 2 小时可进温凉的流质食物,如米汤、脱脂牛奶等,逐渐过渡到半流质食物,如粥、烂面条、蒸蛋等,注意补充足够的营养。

(2)食物温度应适中,不宜太烫太冷,防止支架移位。

(3)禁食坚硬等食物,给予短纤维细碎的食物,禁食长纤维大团块的食物,防止支架堵塞。

(五)预防压疮

保持床单清洁、干燥、平整,用软枕衬垫改变体位,骨隆突部位敷贴皮肤保护膜,防止局部长期受压,翻身时避免拖拽、推拉,必要时使用防压疮气垫。

(六)并发症预防的护理

1.腹痛、腹胀

患者术后 1～3 天多有腹痛、腹胀,准确评估腹痛的性质、程度,给患者及家属解释腹痛的原因及过程,一般能忍受无须特殊处理,1～2周腹痛减轻或消失,严重者使用镇痛药。

2.出血、穿孔

术后可能出现出血、穿孔,密切观察患者的面色,监测生命体征的变化,注意有无呕血、黑便情况,认真辨别腹痛的性质,早发现早干预。

3.支架移位或脱落

金属支架的持续膨胀状态及两端膨大的喇叭口设计可有效预防移位。进食过冷过热的食物或暴饮暴食或肿瘤生长均可使支架移位,临床表现为再次的恶心、呕吐,所以对患者及家属严格的饮食指导及健康教育极其重要。必要时术后行X线摄片,观察支架的位置及展开情况。

二、康复指导

(1)给予心理疏导,协助生活护理,加强功能锻炼,提高患者的生活自理能力。定期复查,如有不适及时就诊。

(2)向患者及家属讲解避免进食粗糙、粗纤维、硬质及刺激性食物。

(3)保证充足的营养和休息,促进疾病早日康复。

三、健康指导

(一)远期效应观察

定期复查胃镜,了解支架位置是否正确,有无移位、脱落等情况。

(二)功能锻炼

在院外按照出院前医师指导的方法、时间进行功能锻炼,使其受损部位或肢体逐渐恢复功能,从而提高生活质量。

(三)活动、休息与饮食

养成良好的生活习惯,保持心情舒畅,注意劳逸结合;进食少渣、粗纤维素含量少的饮食,避免进食粘糯及刺激性食物,以免食物堵塞支架。

(四)服药指导

遵医嘱按时服药,定期到医院复查,及时了解病情及支架通畅情况。

(孙 芳)

第七节 放射性粒子植入术的围术期护理

一、概述

放射性粒子组织间近距离治疗肿瘤有100多年的历史。1901年Pierre Curie首先提出近距离治疗术语(brachytherapy),其定义为将具有包壳的放射性核素埋入组织进行放射治疗,通过放射性核素持续释放射线对肿瘤细胞进行杀伤,达到治疗肿瘤的目的。与外照射治疗不同,由于放射性粒子具有特殊的物理特性,使治疗靶点局部剂量高,周围正常组织受照剂量低,且治疗靶点内部剂量分布均匀,对于那些手术难以切除、术后和放疗后复发的肿瘤,放射性粒子植入治疗无疑是有效的治疗手段之一。放射性粒子治疗是多学科交叉技术,需要放疗科、外科、影像、超声和核医学科的配合。

(一)适应证

(1)经病理学诊断的恶性实体肿瘤。

(2)多种原发性恶性肿瘤,尤其适用于无法用其他方法治疗,已经广泛转移而又不能手术者,肿瘤范围广泛而入侵周围组织不能完全切除。

(3)局部或区域性癌的延伸扩散部分,特别是侵入重要组织难以手术切除。

(4)经外照射治疗因剂量或耐受等原因仍残留局部病灶。

(5)孤立的转移或复发癌灶。

(二)禁忌证

(1)侵犯大血管或靠近大血管并有感染的肿瘤。

(2)恶病质,不能耐受粒子治疗者。

(3)病灶范围广泛。

(4)出血倾向,穿刺有较大风险者;严重血细胞计数异常,严重肝功能损伤,非复发压迫输尿管所致肾后性肾功能不全者;严重糖尿病患者。

(5)全身衰竭,预计生存时间小于 3 个月的患者。

二、围术期护理

(一)术前护理

1.护理评估

术前评估:评估患者一般情况,包括血压、脉搏、一般状况;既往病史,有无高血压、糖尿病、心脏病、肾病及甲亢;过敏史,包括药物、食物;患者心理状况评估,包括文化程度,对疾病的理解能力,对压力的承受能力。

2.心理护理

恶性肿瘤巨大的精神压力,不仅影响个体的正常生活,也危害家庭,患者在家庭中角色的转换,加重了患者的恐惧、疑虑、抑郁、绝望等情绪反应。因此,应在给予患者亲切关怀的同时,帮助他们建立积极的家庭、社会支持系统。心理因素作用。

(1)心理因素:研究表明:负性情绪对机体免疫系统有抑制作用,影响对肿瘤细胞的免疫监视,致使瘤细胞活跃。护士运用交流技巧,给患者心理支持,可以帮助患者调整紧张状态、提高适应能力。

(2)心理护理:放射性粒子植入技术是具有创伤小、疗效显著等特点,患者对治疗渴望且存在疑虑,应根据患者具体情况进行心理疏导,同时讲解一些成功病例增强患者信心。

(3)社会支持及家庭影响:癌症不仅是个体的,也影响其家庭。护士应指导家属解除患者的痛苦,向家属讲解疾病的预后和病情变化,取得家属的帮助和支持,为家属提供便利条件,适当安排家属休息。

(4)医护人员影响:医护人员应树立信心,不放弃对患者的支持。要具有高度的同情心和责任感,采取各种有效措施,减轻患者的痛苦,以饱满的情绪感染患者、以坚强的意志增强信心、以精心护理和精湛的技术减轻患者痛苦,增加患者对医务人员的信任感和安全感,做好患者心理理的基础。

3.术前健康指导

(1)入院当日,介绍相关制度,医院环境等。告知患者次日检查相关注意事项,并根据患者的文化程度及接受能力简单向患者及家属讲解放射性粒子植入术的相关知识,了解手术方法,消除患者的恐惧。

(2)根据手术需要,指导患者进行手术体位训练。

(3)根据手术需要,进行饮食指导。

4.术前准备

(1)体位训练:根据粒子植入手术部位,协助患者进行体位训练,增加耐受能力,需每天两次,每次2小时,密切观察患者的耐受能力及舒适程度,及时调整。颜面部、颈肩部、胸部、腹股沟等病变患者指导患者仰卧位练习;肩胛、椎体、会阴、直肠等病变患者指导患者俯卧位练习,练习应循序渐进,确保手术顺利进行。

(2)常规检查:血常规、凝血机制、血生化、免疫检查、心电图、胸部X线片、肿瘤病理检查。

(3)特殊准备。鼻咽癌、舌癌:术前配制漱口水清洁口腔,4次/天。肺部肿瘤:咳嗽患者先给予止咳治疗、还要进行屏气训练。腹腔肿瘤:局部备皮、术日禁食6小时。盆腔肿瘤:留置尿管、局部备皮、术日禁食6小时。妇科肿瘤:肠道准备、阴道塞OB栓。手术前日晚给予安眠药物保证良好睡眠;术日穿开身衣物方便穿脱。

(4)告知患者术前去除内衣裤,仅着手术服,手术当日更换新床单及手术服。

(5)向患者及家属讲解术中注意事项,嘱患者术中保持体位不变,以利手术顺利进行。

(二)术中配合

1.麻醉方式

根据患者疾病特点、手术部位及身体状况选择麻醉方式,包括局部麻醉、静脉麻醉、椎管内麻醉、全身麻醉等。

2.体位准备

根据手术部位不同选择合适体位,如仰卧位、俯卧位、侧卧位及截石位。使用负压真空垫固定体位,正确的手术体位可获得良好的术野显露,确保手术的顺利进行。

3.物品准备

(1)药品准备:碘伏,0.9%生理盐水,1%利多卡因,丁哌卡因,5%葡萄糖溶液,明胶海绵,止血药品,抢救药品。

(2)仪器准备:心电血压监测仪,氧气吸入装置,负压吸引装置,麻醉机。

(3)手术器械准备:粒子植入器械包,粒子植入器,一次性植入针,粒子(需双人确认清点,并进行出库登记)。

(4)防护用品:铅眼镜,铅围脖,铅手套,铅衣,粒子巡检仪。

4.术中观察要点

(1)协助患者按手术要求摆好体位,B超引导下植入患者,术中应询问患者感受,监测脉搏、心率及呼吸等生命体征。CT引导下植入患者,需进行心电血压及血氧饱和度监测,观察患者生命体征,并注意患者心理感受,与患者多沟通交流,理解并安慰患者,减轻因疼痛或紧张带来的心理压力及生命体征的改变。

(2)患者出血较多或疼痛难忍时遵医嘱给予止痛、止血治疗。

(3)术中与医师密切配合,做好适当科学防护。

(4)对手术中的废弃物做好终末的消毒处理(浸泡、洗消)。

5.术中并发症的处理

(1)生命体征变化:术中应密切观察患者生命体征变化,每隔5分钟测量血压一次,患者因情绪紧张、手术伤口疼痛,常常会出现血压升高、心率增快,给予患者心理疏导,减轻患者紧张情绪,必要时遵医嘱给予降压及减慢心率的药物。

(2)出血:术中穿刺误伤或无法避开血管均可导致出血,包括伤口小血管出血及深部较大血管出血,前者可行局部压迫止血,后者情况较为严重,应密切观察患者生命体征变化,监测血压、脉搏情况,观察患者的面色及伤口,是否四肢发冷,是否出现出冷汗休克症状,正确记录出血量并及时通知医师,开放静脉,遵医嘱给予止血药物。

6.术中防护

术中做好医务人员及患者的防护工作,术者穿铅衣、铅眼镜、铅围脖、佩戴铅手套。长柄镊子夹取粒子仓,增加距离防护。快速植入粒子,增加时间防护。粒子现用现从铅罐中取出,避免长时间暴露,增加屏蔽防护。

(三)术后护理

1.一般护理

立即给予心电血压监护、持续低流量吸氧;24小时内减少活动,以防粒子移位;密切观察患者生命体征变化,做好详细的护理记录。

2.并发症的观察与护理

(1)感染的监测:观察患者体温的变化,因手术的损伤或因肿瘤组织坏死吸收会有不同程度的发热,一般体温波动于37.5~38.5 ℃无须处理,若体温超过38.5 ℃,予以物理降温,如果患者高热、寒战,体温超过40 ℃应警惕感染的发生,立刻通知医师,给予相应的处置,及时更换汗湿衣物,保持患者清洁、舒适。

(2)疼痛的护理:帮助患者采取舒适体位,尽量减少不必要的搬动,疼痛不太严重,一般不予处理,疼痛较重者根据医嘱给予止痛,疼痛持续加重者应及时报告医师处理。

(3)出血:术后注意观察穿刺点敷料有无渗血液,24小时内应密切观察患者血压的变化,发现有出血倾向及时通知医师,遵医嘱给予止血、补液等处置。

(4)肺栓塞:种植的粒子有可能会丢失或移位,可随血流迁移引起肺栓塞,术后如发现患者出现呼吸胸痛、发绀等症状,发现应立即给予吸氧同时报告医师,给予相应处置。

(5)皮肤反应的护理:注意皮肤保护,穿棉质、柔软衣物。皮肤反应分级及处理:0级:表浅肿瘤植入术后保护性给予三乙醇胺类药物外涂。Ⅰ级:表现为滤泡样暗色红斑、色素沉着、干性脱皮、出汗减少等。给予三乙醇胺类药物或表皮生长因子外涂。Ⅱ级:表现明显红斑、伴有触痛、斑状湿性皮炎,中度水肿。给予三乙醇胺类药物或表皮生长因子外涂。Ⅲ级:主要表现为融合性皮炎、凹陷性水肿。给予湿润烧伤膏外涂。Ⅳ级:主要表现为坏死、溃疡和出血。需手术处理。

(四)出院指导

(1)患者出院后仍需做好防护工作,植入粒子活度大,距体表较浅的患者,应在体表盖含铅当量橡胶布屏蔽。粒子植入后6个月内,不与家属同住一张床,且床间距最好在1 m以上,孕妇和未成年不得与患者同住一室。

(2)粒子植入术后6个月内如不穿防护衣应尽量不到人群密集的场所,或保持1米以上的距离;避免与儿童、哺乳妇女、孕妇及育龄妇女近距离接触,不要怀抱婴儿。患者术后6个月后无须防护。

（3）患者家属应注意观察患者的病情变化，多给予患者积极且利于治疗的信息，使其增加战胜疾病的信心，促进康复。

（4）注意休息，劳逸结合，避免剧烈运动。进营养丰富、清淡易消化的高蛋白、高热量、低脂肪和低糖少渣的温和性饮食。

（5）术后定期复查，一个月复查血常规，做 CT、超声等检查。以后每隔三个月复查一次，出现不明原因的食欲下降及消瘦应及时就诊。

（6）如粒子从体内掉出，用镊子捡起，放入带盖瓶中。应立即送回交给医护人员，不可随意丢弃放置。

（孙　芳）

第八节　冠状动脉粥样硬化性心脏病的介入护理

一、基本操作

（一）动脉入路
动脉入路包括股动脉入路和桡动脉入路两种。

（二）指引导管
指引导管是冠脉内治疗的输送管道，一般由 3 层构成，最内层为滑润的聚四氟乙烯，中层为钢丝或其他编织材料，外层为聚乙烯。为适合不同冠脉的解剖特点，有很多种构形的指引导管，常用的有：①Judkins系列，包括 JL 和 JR，可以用于大多数正常形态且病变较为简单的冠脉。②Amplatz系列，包括 AL 和 AR，主要用于开口异常的冠脉和需要强支撑的病变。③XB 和 EBU，支撑力强，用于困难的左冠病变。另外，指引导管还有不同的外径，常用的为 6 F 和 7 F。在 PCI 时，需根据冠脉形态、病变特征和操作者熟练程度等方面来选择指引导管，选择合适的指引导管可以起到事半功倍的效果。

（三）指引导丝
冠脉内指引导丝为球囊、支架和其他器械到达病变提供轨道，由导丝头、中心钢丝和润滑涂层组成，其直径现多为 0.014 inch，长度有 175～180 cm 和 300 cm 两种，有不同的硬度、表面涂层和尖端构形，以适用于不同的病变。导丝功能的优劣主要体现在其调节力、柔顺性、推送力和支撑力四个方面，需根据不同病变选择不同特性导丝。对普通病变应选择既具有良好的支持力，又具备优异的操纵性和顺应性、尖端柔软的导丝；对于扭曲成角病变要求导丝具有易于通过扭曲血管的柔软尖端，还应具备良好的血管跟踪性及顺应性，同时应有较强的拉伸扭曲血管的能力，以使球囊、支架能够顺利通过扭曲、成角血管到达病变处；对于冠状动脉分叉病变，特别是边支血管粗大、供血范围广泛的血管，在对主支血管进行介入治疗时，往往需要对边支血管送入导丝进行保护，另外当主支血管置入支架影响边支血流或主、边支血管以特殊的术式进行支架置入治疗后，需对吻球囊扩张时，往往需要选择一些操控灵活、顺应性、支持力均好的导丝，以求顺利穿过支架网孔到达边支；对于重度狭窄和急性闭塞病变，尽量不主张使用聚合物涂层的超滑导丝（特别是对于初学者),因为超滑导丝的尖端触觉反馈性能差,导丝极易进入假腔而术者浑然不觉,故对急性闭塞病变建议使用缠绕型导丝,增加尖端的触觉反馈能力,减少进入夹层的概率,而对于慢性完全闭塞病变,需要操纵性强,通过病变能力好、尖端硬度选择范围宽的导丝。

(四)球囊导管

目前最常用的球囊导管是快速交换球囊,包括球囊、导管杆部、抽吸和加压口、导丝腔四部分,其主要作用就是对血管病变进行扩张。

根据其顺应性可分为预扩张球囊(高顺应性)和后扩张球囊(低顺应性),前者在置入支架前对病变进行预扩张,而后者一般是在置入支架后对支架进行再次扩张以使其贴壁良好。球囊导管根据球囊的扩张后外径和长度有多种型号,应具体根据病变的情况来进行选择。

(五)支架

单纯球囊扩张(PTCA)有可能造成血管急性闭塞,而且扩张效果往往不理想,再狭窄比例过高,而冠脉内支架的应用可以有效地避免这些问题的发生。目前使用的支架绝大多数是球囊扩张支架,主要有金属裸支架和药物洗脱支架两大类。金属裸支架的优点是血栓发生率较低、双联抗血小板药物治疗时程短、价格相对便宜,但是再狭窄发生率较高;药物洗脱支架的优点是再狭窄发生率低,但需要 1 年以上双联抗血小板治疗,并有一定的血栓发生率。

二、适应证

(一)稳定性冠心病的介入治疗

(1)具有下列特征的患者进行血运重建可以改善预后:左主干病变直径狭窄>50%(Ⅰ A);前降支近段狭窄≥70%(Ⅰ A);伴左心室功能降低的 2 支或 3 支病变(Ⅰ B);大面积心肌缺血(心肌核素等检测方法证实缺血面积大于左心室面积的 10%,Ⅰ B)。非前降支近段的单支病变,且缺血面积小于左心室面积 10%者,则对预后改善无助(Ⅲ A)。

(2)具有下列特征的患者进行血运重建可以改善症状:任何血管狭窄≥70%伴心绞痛,且优化药物治疗无效者(Ⅰ A);有呼吸困难或慢性心力衰竭,且缺血面积大于左心室的 10%,或存活心肌的供血由狭窄≥70%的罪犯血管提供者(Ⅱ aB)。优化药物治疗下无明显限制性缺血症状者则对改善症状无助(Ⅲ C)。

(二)非 ST 段抬高型急性冠脉综合征(NSTE-ACS)的介入治疗

对 NSTE-ACS 患者应当进行危险分层,根据危险分层决定是否行早期血运重建治疗。推荐采用全球急性冠状动脉事件注册(GRACE)危险评分作为危险分层的首选评分方法。

冠状动脉造影若显示适合冠脉介入术,应根据冠状动脉影像特点和心电图来识别罪犯血管并实施介入治疗;若显示为多支血管病变且难以判断罪犯血管,最好行血流储备分数检测以决定治疗策略。建议根据 GRACE 评分是否>140 及高危因素的多少,作为选择紧急(<2 小时)、早期(<24 小时)及延迟(72 小时内)有创治疗策略的依据。

需要行紧急冠状动脉造影的情况:①持续或反复发作的缺血症状。②自发的 ST 段动态演变(压低>0.1 mV 或短暂抬高)。③前壁导联 $V_2 \sim V_4$ 深的 ST 段压低,提示后壁透壁性缺血。④血流动力学不稳定。⑤严重室性心律失常。

(三)急性 ST 段抬高型心肌梗死(STEMI)的介入治疗

对 STEMI 的再灌注策略主要建议如下:建立院前诊断和转送网络,将患者快速转至可行直接冠脉介入术的中心(Ⅰ A),若患者被送到有急诊冠脉介入术设施但缺乏足够有资质医师的医疗机构,也可考虑上级医院的医师(事先已建立好固定联系者)迅速到该医疗机构进行直接冠脉介入术(ⅡbC);急诊冠脉介入术中心须建立每天 24 小时、每周 7 天的应急系统,并能在接诊 90 分钟内开始直接冠脉介入术(ⅠB);如无直接冠脉介入术条件,患者无溶栓禁忌者应尽快溶栓治疗,并考虑给予全量溶栓剂(ⅡaA);除心源性休克外,冠脉介入术(直接、补救或溶栓后)应仅限于开通罪犯病变(ⅡaB);在可行直接冠脉介入术的中心,应避免将患者在急诊科或监护病房进行不必要的转运(ⅢA);对无血流动力学障碍的患者,应避免常规应用主动脉球囊反搏(ⅢB)。

(四)心源性休克

对 STEMI 合并心源性休克患者不论发病时间也不论是否曾溶栓治疗,均应紧急冠状动脉造影,若病变适宜,立即直接冠脉介入术(ⅠB),建议处理所有主要血管的严重病变,达到完全血管重建;药物治疗后血流动力学不能迅速稳定者应用主动脉内球囊反搏支持(ⅠB)。

(五)特殊人群血运重建治疗

1.糖尿病

冠心病合并糖尿病患者无论接受何种血运重建治疗,预后都较非糖尿病患者差,再狭窄率也高。对于 STEMI 患者,在推荐时间期限内冠脉介入术优于溶栓(ⅠA);对于稳定的、缺血范围大的冠心病患者,建议行血运重建以增加无主要不良心脑血管事件生存率(ⅠA);使用药物洗脱支架以减少再狭窄及靶血管再次血运重建(ⅠA);对于服用二甲双胍的患者,冠状动脉造影/冠脉介入术术后应密切监测肾功能(ⅠC);缺血范围大者适合于行冠脉搭桥术(特别是多支病变),如果患者手术风险评分在可接受的范围内,推荐行冠脉搭桥术而不是冠脉介入术;对已有肾功能损害的患者行冠脉介入术,应在术前停用二甲双胍(ⅡbC),服用二甲双胍的患者冠状动脉造影或冠脉介入术术后复查发现肾功能有损害者,亦应停用二甲双胍。

2.慢性肾病

慢性肾病患者心血管病死率增高,特别是合并糖尿病者。若适应证选择正确,心肌血运重建可以改善这类患者的生存率。建议术前应用估算的肾小球滤过率评价患者的肾功能。对于轻、中度慢性肾病,冠状动脉病变复杂且可以耐受冠脉搭桥术的患者,建议首选冠脉搭桥术(ⅡaB);若实施冠脉介入术应评估对比剂加重。肾损害的风险,术中尽量严格控制对比剂的用量,且考虑应用药物洗脱支架,而不推荐用裸金属支架(ⅡbC)。

3.合并心力衰竭

冠心病是心力衰竭的主要原因。合并心力衰竭者行血运重建的围术期死亡风险增加 30%～50%。对于心力衰竭合并心绞痛的患者,推荐冠脉搭桥术应用于明显的左主干狭窄、左主干等同病变(前降支和回旋支的近段狭窄)及前降支近段狭窄合并 2 或 3 支血管病变患者(ⅠB)。左心室收缩末期容积指数$>60 \text{ mL/m}^2$和前降支供血区域存在瘢痕的患者可考虑行冠脉搭桥术,必要时行左心室重建术(ⅡbB)。如冠状动脉解剖适合,预计冠脉搭桥术围术期死亡率较高或不能耐受外科手术者,可考虑行冠脉介入术(ⅡbC)。

4.再次血运重建

对于冠脉搭桥术或冠脉介入术后出现桥血管失败或支架内再狭窄、支架内血栓形成的患者,可能需要再次冠脉搭桥术或冠脉介入术。选择再次冠脉搭桥术或冠脉介入术应由心脏团队或心内、外科医师会诊决定。

(六)特殊病变的冠脉介入治疗

1.慢性完全闭塞病变(CTO)病变的冠脉介入术

CTO 定义为>3 个月的血管闭塞。疑诊冠心病的患者约1/3造影可见≥1 条冠状动脉 CTO 病变。虽然这部分患者大多数(即使存在侧支循环)负荷试验阳性,但是仅有 8%～15% 的患者接受冠脉介入术。这种 CTO 发病率和接受冠脉介入术的比例呈明显反差的原因,一方面是开通 CTO 病变技术要求高、难度大,另一方面是因为开通 CTO 后患者获益程度有争议。因此目前认为,若患者存在临床缺血症状,血管解剖条件合适,由经验丰富的术者(成功率>80%)开通 CTO 是合理的(Ⅱ aB)。CTO 开通后,与置入金属裸支架或球囊扩张对比,置入药物洗脱支架能显著降低靶血管重建率(Ⅰ B)。

2.分叉病变的介入治疗

如边支血管不大且边支开口仅有轻中度的局限性病变,主支置入支架、必要时边支置入支架的策略应作为分叉病变治疗的首选策略(Ⅰ A)。若边支血管粗大、边支闭塞风险高或预计再次送入导丝困难,选择双支架置入策略是合理的(Ⅱ aB)。

3.左主干病变 PCI

冠状动脉左主干病变约占全部冠脉造影病例的 3%～5%,一般认为左主干狭窄>50%需行血运重建。CABG 一直被认为是左主干病变的首选治疗方法。球囊扩张治疗无保护左主干病变在技术上是可行的,但手术中和术后 3 年的死亡率很高,不推荐使用。支架的应用有效解决了冠状动脉弹性回缩和急性闭塞的问题,使手术即刻成功率大幅提高,但是术后再狭窄依然是一个重要问题。在药物洗脱支架时代,PCI 的结果和风险得到改善,可以明显减少再狭窄的发生率,有关试验显示左主干 PCI 具有与 CABG 相当的近中期甚至远期疗效。多中心注册资料显示心功能障碍时预测无保护左主干病变 PCI 不良临床事件的主要危险因素,因而绝大多数学者主张对无保护左主干病变的患者行 PCI 宜选择 LVEF>40% 的患者。由于左主干病变多合并其他血管病变,应尽可能达到完全血运重建。此外,左主干病变的其他特征如病变位于体部、开口抑或末端分叉、左主干直径、右冠脉情况等同样是决定能否进行 PCI 的重要因素。血管内超声(intra-vas-cular ultrasound,IVUS)能准确提供病变的信息,判断支架是否贴壁良好,故在左主干 PCI 时是必须的手段。

三、围术期药物治疗

(一)阿司匹林

术前已接受长期阿司匹林治疗的患者应在冠脉介入术前服用阿司匹林 100～300 mg。以往未服用阿司匹林的患者应在冠脉介入术术前至少 2 小时,最好 24 小时前给予阿司匹林 300 mg 口服。

(二)氯吡格雷

冠脉介入术前应给予负荷剂量氯吡格雷,术前 6 小时或更早服用者,通常给予氯吡格雷 300 mg 负荷剂量。如果术前 6 小时未服用氯吡格雷,可给予氯吡格雷 600 mg 负荷剂量,此后给予 75 mg/d 维持。冠状动脉造影阴性或病变不需要进行介入治疗可停用氯吡格雷。

(三)肝素

肝素是目前标准的术中抗凝药物。与血小板糖蛋白(GP)Ⅱ b/Ⅲ a 受体拮抗药合用者,围术期普通肝素剂量应为 50～70 U/kg;如未与 GPⅡ b/Ⅲ a 受体拮抗药合用,围术期普通肝素剂量应为 70～100 U/kg。

（四）双联抗血小板药物应用持续时间

术后阿司匹林 100 mg/d 长期维持。接受金属裸支架的患者术后合用氯吡格雷的双联抗血小板药物治疗至少 1 个月，最好持续应用 12 个月（ⅠB）。置入药物洗脱支架的患者双联抗血小板治疗至少 12 个月（ⅠB）。但对 ACS 患者，无论置入金属裸支架或药物洗脱支架，双联抗血小板药物治疗至少持续应用12 个月（ⅠB）。

四、常见并发症及处理

（一）急性冠状动脉闭塞

指 PCI 时或 PCI 后靶血管急性闭塞或血流减慢至 TIMI 0～2 级。急性冠状动脉闭塞常由冠状动脉夹层、痉挛或血栓形成所致。某些临床情况、冠状动脉解剖和 PCI 操作技术因素可增加急性冠状动脉闭塞发生的危险性。明确潜在夹层存在，及时应用支架植入术，通常是处理急性冠状动脉闭塞的关键。高危患者（病变）PCI 前和术中应用血小板糖蛋白Ⅱb/Ⅲa 受体拮抗药有助于预防血栓形成导致的急性冠状动脉闭塞。

（二）慢血流或无复流

慢血流或无复流指冠状动脉狭窄解除，但远端前向血流明显减慢（TIMI 2 级，慢血流）或丧失（TIMI 0～1 级，无复流）。多见于急性心肌梗死、血栓性病变、退行性大隐静脉旁路血管 PCI、斑块旋磨或旋切术时，或将空气误推入冠状动脉。目前认为，无复流的治疗包括冠状动脉内注射硝酸甘油、钙通道阻滞药维拉帕米或地尔硫䓬、腺苷、硝普钠、肾上腺素等，必要时循环支持（包括多巴胺和主动脉内球囊反搏）以维持血流动力学稳定。若为气栓所致，则自引导导管内注入动脉血，以增快微气栓的清除。大隐静脉旁路血管 PCI 时，应用远端保护装置可有效预防无复流的发生，改善临床预后。对慢血流或无复流的处理原则应是预防重于治疗。

（三）冠状动脉穿孔

冠状动脉穿孔可引起心包积血，严重时产生心脏压塞。慢性完全闭塞性病变 PCI 时使用中度、硬度导引钢丝或亲水涂层导引钢丝，钙化病变支架术时高压扩张，球囊（支架）直径与血管大小不匹配，可能增加冠状动脉穿孔、破裂的危险性。一旦发生冠状动脉穿孔，先用球囊长时间扩张封堵破口，必要时应用适量鱼精蛋白中和肝素，这些对堵闭小穿孔常有效。对破口大、出血快、心脏压塞者，应立即行心包穿刺引流，置入冠状动脉带膜支架（大血管）或栓塞剂（小帆管或血管末梢）。必要时行紧急外科手术。

（四）支架血栓形成

支架血栓形成为一种少见但严重的并发症，常伴急性心肌梗死或死亡。学术研究联合会建议对支架血栓形成采用新的定义：①肯定的支架血栓形成，即有急性冠脉综合征并经冠脉造影证实存在血流受阻的血栓形成或病理证实的血栓形成。②可能的支架血栓形成，即冠脉介入治疗后 30 天内不能解释的死亡，或未经冠脉造影证实靶血管重建区域的心肌梗死。③不能排除的支架血栓形成，即冠脉介入治疗30 天后不能解释的死亡。同时，根据支架血栓形成发生的时间分为四类：急性，发生于介入治疗后24 小时内；亚急性，发生于介入治疗后 24 小时～30 天；晚期，发生于介入治疗后 30 天～1 年；极晚期，发生于 1 年以后。

支架血栓形成可能与临床情况、冠状动脉病变和介入操作等因素有关。急性冠脉综合征、合并糖尿病、肾功能减退、心功能障碍或凝血功能亢进及血小板活性增高患者，支架血栓形成危险性增高。弥散性、小血管病变、分叉病变、严重坏死或富含脂质斑块靶病变,是支架血栓形成的危险因素。介入治疗时,支架扩张不充分、支架贴壁不良或明显残余狭窄,导致血流对支架及血管壁造成的剪切力可能是造成支架血栓形成的原因。介入治疗后持续夹层及药物洗脱支架长期抑制内膜修复,使晚期和极晚期支架血栓形成发生率增高。一旦发生支架血栓形成,应立即行冠脉造影,对血栓负荷大者,可用血栓抽吸导管做负压抽吸。PCI 时,常选用软头导引钢丝跨越血栓性阻塞病变,并行球囊扩张至残余狭窄＜20％,必要时可再次植入支架。通常在 PCI 同时静脉应用血小板糖蛋白Ⅱb/Ⅲa 受体拮抗药(如替罗非班)。对反复、难治性支架血栓形成者,则需外科手术治疗。

支架血栓形成的预防包括控制临床情况(例如控制血糖,纠正肾功能和心功能障碍)、充分抗血小板和抗凝治疗,除阿司匹林和肝素外,对高危患者、复杂病变(尤其是左主干病变)PCI 术前、术中或术后应用血小板糖蛋白Ⅱb/Ⅲa 受体拮抗药(如替罗非班)。某些血栓负荷增高病变 PCI后可皮下注射低分子肝素治疗。PCI 时,选择合适的支架,覆盖全部病变节段,避免和处理好夹层撕裂。同时,支架应充分扩张,使其贴壁良好;在避免夹层撕裂的情况下,降低残余狭窄。必要时在 IVUS 指导下行药物洗脱支架植入术。长期和有效的双重抗血小板治疗对预防介入术后晚期和极晚期支架血栓形成十分重要。

(五)支架脱载

较少发生,多见于以下情况:病变未经充分预扩张(或直接支架术);近端血管扭曲(或已植入支架);支架跨越狭窄或钙化病变阻力过大且推送支架过于用力;支架植入失败回撤支架至导引导管时,因管腔内径小、支架与导引导管同轴性不佳、支架与球囊装载不牢,导致支架脱落。仔细选择器械和严格操作规范,可预防支架脱落。一旦发生支架脱落,可操作取出,但需防止原位冠状动脉撕裂。也可沿引导钢丝送入小剖面球囊将支架原位扩张或植入另一支架将其在原位贴壁。

五、介入护理

(一)护理评估

1.评估患者的心理

急性心肌梗死来势都比较急,大多数患者是在清醒的精神状态下,是非常紧张的;处于心源性休克的患者只要有意识也是非常恐惧的。我们必须对患者的心理状态和配合能力给予客观的评估。

2.了解患者的病史

了解患者的既往史、现病史、药物过敏史、家族史及治疗情况,根据患者的一般情况,评估介入手术的风险,并发症的发生概率,对比剂的使用种类。尤其要了解本次心肌梗死的部位,以评估再灌注心律失常的种类。

3.了解社会的支持系统

急性心肌梗死的介入治疗虽然风险很高,但患者的受益比溶栓得到的快而彻底,不能忽略的是患者的家属虽然也是非常着急和恐惧,但他们来自社会的不同阶层,对介入治疗和疾病的认识程度不一,经济承受能力不同,承担风险的意识也不同,需给予正确的评估,并注意观察签署知情同意书等相关医疗文件有无疑虑。

4.身体评估

观察患者的一般状态及生命体征等是否符合手术要求。

5.实验室检查及其他检查结果

了解心电图及心肌酶普等情况,评估介入手术的风险、发生再灌注心律失常的种类,心肺复苏的发生概率及术中备药情况。了解患者肝脏、肾脏的功能,血糖情况,选择合适的对比剂。

6.术中评估

了解穿刺入路、麻醉方式、介入医师的操作技能、根据心肌梗死发病到数字减影血管造影的时间,评估血管再通后再灌注心律失常的发生概率,根据心电图上的变化和造影的情况评估病变的部位和再灌注心律失常的种类,以及相关的备用药品、物品是否齐全。

7.物品和材料

急性心肌梗死的导管材料同于冠状动脉的介入治疗。所需评估的是通过造影了解病变的部位,冠状动脉开口的情况。药品和抢救物品的评估,要根据患者的一般情况、术前诊断或造影的结果,进行整体的评估。

(二)护理措施

1.术前护理干预

(1)患者的心理干预:必须对患者的心理状态有针对性地给予个体认知干预、情绪干预及行为干预。

具体做法是根据患者的意识、生命指征的情况,有针对性地提供心理疏导,解除患者焦虑、恐惧的心理,让患者树立起信心,保证患者以最佳的心理状态接受治疗。调整导管室内的温度,安排患者平卧与数字减影血管造影床上,保证体位舒适,解开患者的上衣,暴露患者的胸部和需要穿刺的部位,注意保暖。保持环境的舒适,整洁安静,为舒适护理创造条件。

(2)根据病史给予相关的护理干预:造影是发现病变的重要手段,根据冠状动脉介入治疗指南与标准,结合患者的造影情况,给予相关的护理干预,首先限定对比剂的使用种类,在做好细化护理准备的同时,进行有序地护理,并随时观察患者的状态和感觉,注视生命指征的变化,保持输液通路的通畅,及时做好再灌注心律失常等并发症的准备。

(3)物品的准备。①导管材料:除了按冠状动脉介入治疗的物品准备外,还要备好抽吸导管等材料,并根据造影的结果、介入治疗的顺序,将所需导管材料(常用的和不常用的都需备全)有序地摆放好,用后要做好登记,贵重材料要将条形码一份粘贴在耗材登记本上,一份要粘贴在患者巡回治疗单上。②设备:急救设备必须在备用状态并放在靠近患者左侧但不能影响球管转动的位置上,电极帖导联连线、必须安放在不影响影像质量的位置上,氧饱和感应器,有无创压力连线传感器,微量输液泵的连线要有序,不能影响球管的转动,整个环境应该是紧张、安静、有序、整洁,并做好心肺复苏的准备。

(4)药品的准备:急性心肌梗死的介入治疗的药物准备,主要是及时有效地处理再灌注心律失常和心肺复苏的用药,常用药物都要精确配备,阿托品、多巴胺、硝酸甘油等按要求稀释好,并注明每毫升所含的浓度。需要替罗非班治疗时,配药要精确,给药要及时。

2.术中护理要点

(1)时间的重要:根据时间就是心肌的理念,急患者所急,因为能挽救心肌的时间窗很窄,必须把握每一个环节争取时间。

(2)掌握再灌注心律失常的规律:术前不管从心电图还是医师的诊断中必须了解心肌梗死的

部位,便于血管再通后再灌注心律失常的处理。因为直接 PTCA 与再灌注心律失常的危险和获益有着直接相关的因素,心肌缺血的时间越短再灌注心律失常的发生率就越高,但这是开通闭塞血管重建有效的心肌灌注,最快最可靠的手段。

一般情况下右冠状动脉或左冠状动脉的回旋支闭塞,血运再通后通常出现的心律失常是缓慢心律失常;高度房室传导阻滞较常见。可能是窦房结缺血或迷走神经过度兴奋所致,阿托品是一种 M 胆碱受体阻滞剂,能拮抗迷走神经过度兴奋所致的传导阻滞和心律失常,必要时置入临时起搏,但起搏电极常常可以诱发快速室性心律失常,导致心室颤动,其发生率统计在 35.3%,并且起搏器电极还可以导致心脏穿孔,必须谨慎使用。

前降支闭塞或广泛前壁心肌梗死的患者血运重建后的再灌注心律失常,多以室性心律失常常见,出现室性心动过速的机制包括跨膜静息电位降低,梗死组织与非梗死组织间不应期差异造成的折返和局灶性自律性增高。自主节律可能只是一种再灌注心律失常,并不提示室颤发生的危险会增加。非持续性心动过速持续时间<30 秒,最佳处理应该是先观察几分钟,血流动力学稳定后心律可恢复正常,持续性心动过速持续时间是>30 秒,发作时迅速引起血流动力学改变,应立即处理,尤其室性心动过速为多源性发作>5 次搏动应给予高度重视。利多卡因有抗室颤的作用,必要时可直接静脉注射,或静脉注射胺碘酮,出现室颤时如果室颤波较细,直接除颤效果可能不好,可首先选择心前区叩击或使用副肾素让室颤波由细变粗,此时采取非同步除颤。

(3)静脉通路及要求:不管患者是从急症室带来的输液通路,还是介入医师建立的,其原则都必须保证其通畅,如果通路在患者的右侧,必须用连接管延长到患者的左侧并连接三通,这是患者的生命线,是决定能否及时给药挽救患者生命的关键。

(4)护士站立的位置:跟台护士一般都是安排一人,尤其在夜间所有的护理工作都由一个护士来承担,这样护士很难固定自己的位置,患者和医师的需要会给护理工作带来非常烦琐和忙碌的场面。首先,护士要分清主次并给予有序的护理干预。传递完医师相关的材料后,马上站到患者的左侧,将除颤仪调试好,并排放在与患者胸部接近的位置,术前配置好的药物随身携带到患者的左侧,检查患者的输液通路、氧饱和及有创压力的衔接情况,随时观察患者的生命征象。

(5)备好抽吸导管:"罪犯血管"无血流,有可能是患者血管内有大量的血栓,在备好抽吸导管的同时,将替罗非班12.5 mg稀释成 10 mL,让台上的医师抽吸 1.25 mg 再稀释到10 mL经导管直接注入冠状动脉,剩余的 11.25 mg 再稀释到 50 mL 的空针中,用微量输液泵以 2 mL/h 的速度给患者输入,若是夹层的原因应立即植入支架。

(6)给予全方位的评估:当急性心肌梗死的患者造影结果与患者的症状不相符合时,应给予全方位的评估,在患者血压及生命指征相对稳定的情况下,将硝酸甘油$100\sim200~\mu g$经导管直接注入冠状动脉,避免因血管痉挛或血栓的形成导致冠状动脉某支血管的缺如或不显影,尤其在主支与分支分叉的位置,容易将显影的分支误认为是主支,而错过了真正的主支最佳的血管再通的时机甚至延误了治疗。

(孙　芳)

第九节 下肢深静脉血栓的介入护理

一、概述

下肢静脉系统血栓形成(LEDVT)是指血液在下肢深静脉腔内不正常凝结引起的疾病,血栓脱落可引起肺栓塞(PE)。

如早期未得到及时有效的治疗,血栓可机化,常遗留静脉功能不全,称为 DVT 后综合征(PTS)。LEDVT 在临床上是一种常见病、多发病。在美国每年约 500 万人发生静脉血栓,在我国缺乏精确的统计,徐州医学院附属医院近 3 年的住院患者统计,静脉血栓的发病率占住院患者的 1%。

二、病理解剖

静脉血栓可分为以下 3 种类型。①红血栓或凝固血栓组成比较均匀,血小板和白细胞散在分布在红细胞及纤维素的胶状块内。②白血栓包括纤维素、成层的血小板和白细胞,只有极少的红细胞。③混合血栓最常见,包含白血栓组成头部,板层状的红血栓和白血栓构成体部,红血栓或板层状的血栓构成尾部。

下肢深静脉血栓形成有些病例起源于小腿静脉,也有些病例起源于股静脉、髂静脉。静脉血栓形成后,在血栓远侧静脉压力升高所引起的一系列病理生理变化,如小静脉甚至毛细静脉处于明显的淤血状态,毛细血管的渗透压因静脉压力改变而升高,血管内皮细胞内缺氧而渗透性增加,以致血管内液体成分向外渗出,移向组织间隙,往往造成肢体肿胀。如有红细胞渗出于血管外,其代谢产物含铁血黄素,形成皮肤色素沉着。在静脉血栓形成时,可伴有不同程度的动脉痉挛,在动脉搏动减弱的情况下,会引起淋巴淤滞,淋巴回流障碍,加重肢体的肿胀。静脉系统存在着深浅 2 组,深浅静脉之间又存在着广泛的交通支,在深部,吻合支可通过骨盆静脉丛抵达对侧的髂内静脉,这些静脉的适应性扩张,促使血栓远侧静脉血向心回流。血栓的蔓延可沿静脉血流方向。向近心端延伸,如小腿的血栓可以继续延伸至下腔静脉。当血栓完全阻塞静脉主干后,就可以逆行延伸。血栓的碎块还可以脱落,随血流经右心,继之栓塞于肺动脉,即并发肺栓塞。另一方面血栓可机化、再管化和再内膜化.使静脉腔恢复一定程度的通畅。血栓机化的过程。自外周开始,逐渐向中央进行。机化的另一重要过程,是内皮细胞的生长,并穿透入血栓,这是再管化的重要组成部分。机化的最后结果,将使静脉恢复一定程度的功能。但因管腔受纤维组织收缩作用的影响.及静脉瓣膜本身遭受破坏,使瓣膜消失,或呈肥厚状黏附于管壁,从而导致继发性深静脉瓣膜功能不全,产生静脉血栓形成后综合征。

三、临床表现

此病由于发病隐匿,早期症状多不典型,一旦出现临床症状时,其症状往往较重。由于血栓形成与高凝状态、外伤或盆腔和腹部手术、产后等卧床有关,除下肢静脉血液回流障碍的症状外,可以合并有其他系统疾病的症状和体征。

临床上根据血栓发生的部位、病程及临床分型不同有不同的临床表现。

（一）中央型

中央型多发生于髂股静脉，左侧多于右侧。特征为起病急，患侧髂窝、股三角区有疼痛和触痛，下肢明显肿胀，浅静脉扩张，皮温及体温增高。

（二）周围型

周围型包括股静脉及小腿深静脉血栓形成。前者主要表现为大腿肿胀疼痛，但下肢肿胀不明显；后者的临床特征为突然出现的小腿剧痛，患肢不能踏平着地，行走时症状加重；小腿肿胀并且有深压痛，Homans 征阳性（距小腿关节过度背屈试验时小腿剧痛）。

（三）混合型

混合型主要表现为全下肢普遍性肿胀、剧痛、苍白和压痛，常伴有体温升高和脉搏加快；若病情继续发展可导致下肢动脉受压而出现血供障碍，表现为足背和胫后动脉搏动消失，进而足背和小腿出现水疱，皮肤温度明显降低并呈青紫色；如不及时处理，可发生肢体坏死。

四、影像学诊断

（一）静脉造影

下肢静脉造影分上行性和下行性静脉造影术，前者主要用来显示股静脉，由下而上充盈，检查下肢静脉有无阻塞。后者需使用插管得以实现，显示髂静脉和下腔静脉内有无血栓蔓延，优于前者。

（二）超声多普勒检查

彩超表现为血栓呈低回声、不均质回声或高回声，静脉管腔增宽等。此法无创伤性，可以反复检查，方便、简便、迅速、有效。

（三）CT 血管造影

CT 血管造影对疑有血栓部位进行扫描，可以显示血栓及侧支血管。有些静脉造影不能显示出来的血栓，用 CT 检测可能发现。

（四）放射性核素检查

肺灌注/肺通气、下肢静脉显像是诊断肺血栓栓塞症和下肢深静脉病变的有效方法。

五、诊断与鉴别要点

根据下肢深静脉血栓形成的临床表现可以做出初步诊断，确诊方法包括超声显像、静脉造影、CTA、MRI 及放射性核素检查。

六、适应证和禁忌证

（一）适应证

经影像学检查确诊的 DVT 患者，年龄一般≤70 岁，血压≤21.3/14.7 kPa(160/110 mmHg)，近期（14 天）内无活动性出血的患者。

（二）禁忌证

(1)严重出血倾向，近期有内脏活动性出血。

(2)颅内出血或颅脑手术史 3 个月之内。

(3)患者的身体状况极差，有严重的并发症。

(4)凝血功能障碍。

(5)心、肝、肾等脏器功能严重损害者。

七、术前护理

(一)心理疏导

由于患者突发肢体肿胀、疼痛、功能障碍,易出现焦虑和恐惧。护理人员应主动、热情地向患者及家属解释本病发生的原因、介入手术的意义和必要性,以及手术经过和注意事项,关心体贴患者,减轻其紧张、恐惧心理,增强战胜疾病的信心。必要时用成功的病例现身教育,以取得患者的合作,积极配合治疗。

(二)卧床休息

(1)急性期患者应绝对卧床休息 10～14 天,避免床上过度活动,患肢制动并禁止按摩及热敷,以防血栓脱落。

(2)抬高患肢高于心脏平面 20～30 cm,以促进血液回流,防止静脉淤血,减轻水肿与疼痛。

(三)饮食指导

患者进低脂、纤维素丰富易消化的食物,以保持大便通畅,避免用力大便致腹压增高,影响下肢血液回流。

(四)戒烟

劝患者禁烟,以防烟中尼古丁引起血管收缩,影响血液循环。

(五)病情观察

观察患肢皮肤颜色、温度、肿胀程度,每天测量患肢与健肢平面的周径并做好记录,以判断血管通畅情况,评估治疗效果。观察患者有无胸痛、呼吸困难、咯血、血压下降等异常情况,如出现上述症状应立即嘱患者平卧,给予高浓度氧气吸入,避免深呼吸、咳嗽、剧烈翻动,并且立即报告医师。

(六)完善术前准备

除做好常规准备外,还应:①协助完善各项术前检查。②重点了解出凝血系统的功能状态,有无介入手术禁忌证。③术前训练患者床上排便,以防术后不习惯床上排便引起尿潴留,术前2～3 天进少渣饮食。

八、术中护理配合

(1)患者平卧于手术床上,头偏向一侧。护理配合:热情接待患者入室,做好心理疏导,稳定患者情绪。核对患者姓名、性别、科室、床号、住院号、诊断及造影剂过敏试验结果。协助患者采取适当的体位;妥善放置头架。连接心电、血压及指脉氧监测。建立静脉通路。准备手术物品并备好器械台。协助医师完成手消毒、穿手术衣、戴无菌手套。

(2)皮肤消毒:消毒右侧颈部,消毒范围上至耳垂,下至锁骨下缘;必要时准备腹股沟区域,消毒范围上至脐部,下至大腿中部。护理配合:聚维酮碘消毒剂消毒手术部位皮肤,并协助铺单。

(3)经股静脉或颈内静脉途径插管,行肺动脉、下腔静脉及髂股静脉造影检查。护理配合:递送穿刺针、6F 穿刺鞘、0.035in 导丝(150 cm)、5F 单弯导管、5F 猪尾导管、5F Cobra 导管。

(4)必要时将滤器置入下腔静脉。护理配合:递送 0.035in 加硬导丝(260 cm)、下腔静脉滤器。

(5)置入溶栓导管。护理配合：递送溶栓导管(8～16孔)。

(6)必要时给予台上溶栓治疗。护理配合：配制并递送溶栓药物。

(7)必要时行滤器取出术。递送球囊、支架术中常规病情观察。①严密监测患者心率、血压、脉搏、呼吸等生命体征的变化，发现异常及时报告医师处理。②观察患者面色，倾听其主诉并给予心理支持。

(8)必要时行狭窄段扩张或支架置入术。护理配合：留置溶栓导管固定，递送敷贴、纱布及橡皮筋，妥善包扎固定鞘管及留置导管；留置导管需贴导管标识并注明外置长度。留置溶栓导管护理，保持导管通畅，防止扭曲折叠；严格无菌操作；定期推注肝素水，防止导管内血栓形成。

(9)妥善固定留置溶栓导管。递送3M敷贴覆盖穿刺点，固定留置导管，递送纱布，妥善包扎。护送患者安返病房。

九、术后护理

(一)常规护理

(1)密切观察穿刺部位有无局部渗血或皮下血肿形成。

(2)密切观察穿刺侧肢体足背动脉搏动情况、皮肤颜色、温度及毛细血管充盈时间，询问有无疼痛及感觉障碍。

(3)心理护理：患者由于术后常常在右颈部留置导管及导管鞘，使患者产生不适感，护理人员应给患者解释留置导管的作用及注意事项，关心体贴患者，使患者情绪稳定，配合治疗和护理。

(4)出血：出血为下肢静脉血栓介入治疗过程中的并非常见的并发症，但是一旦发生内脏出血，特别是颅内出血可以导致患者的死亡，应给予高度重视。一旦发生穿刺部位、皮肤黏膜、牙龈、消化道、中枢神经系统等出血，应立即停止使用抗凝和溶栓药物。

(5)生命体征的观察：加强生命体征的监护，术后遵医嘱测血压、脉搏、呼吸直至平稳，同时观察有无对比剂反应及肺栓塞的发生。如果有异常现象，应协助医师及时处理。

(6)溶栓导管的护理：妥善固定，防止脱出、受压、扭曲和折曲、阻塞。溶栓导管引出部皮肤每天用0.5%聚维酮碘消毒，并根据情况更换敷料，防止局部感染和菌血症的发生。按医嘱执行导管内用药，导管部分和完全脱出后根据情况无菌操作下缓慢送入或者去导管室处理。在治疗过程中要保持导管的妥善固定，必要时行超声或造影调整导管位置，以提高血栓内药物浓度，发挥理想疗效。

(7)足背静脉溶栓的方法和护理：当采取足背留置针静脉推注尿激酶时，可根据栓塞部位扎止血带，最常用的是在大腿、膝关节上、距小腿关节(踝关节)上方各扎止血带一根，目的是阻断表浅静脉，让药物通过深静脉注入，以达到更好的溶栓效果，推注完毕后从肢体远端每间隔5分钟依次去除止血带。注意扎止血带应松紧适宜，并按时松解。

(8)抗凝的护理：根据医嘱常规给予肝素或低分子肝素5 000 U皮下注射，注射完毕应延长按压时间，并更换注射部位，观察出凝血时间及有无牙龈和皮肤黏膜等出血现象。

(9)预防感染：术后遵医嘱应用抗生素治疗，保持穿刺点的清洁，密切观察体温的变化，预防感染的发生。

(10)卧床的护理：由于保留导管溶栓的患者需要卧床休息，对于年龄较大和肥胖的患者，应定时给予翻身和背部按摩以防压疮的发生。

（二）并发症的观察与护理

1.肺栓塞

下肢静脉血栓形成最大的危害在于能引起严重的致命性肺栓塞,是栓子脱落堵塞肺动脉所致。主要表现为呼吸困难、胸痛、咯血、咳嗽等症状。一旦出现肺动脉栓塞的症状和体征,应紧急给予肺动脉溶栓治疗。为预防肺栓塞的发生,可使用下腔静脉滤器,并且在溶栓过程中动作要轻柔,防止栓子脱落。未放置滤器的患者,术后应让其严格卧床;备好抢救药品及器材;严密观察病情变化,必要时监测心电图与血气分析。

2.局部出血

发生在腘静脉或股静脉穿刺点处,以后者多见,主要与肢体活动、使用抗凝及溶栓药物有关。应压迫止血并及时更换辅料。

3.感染

穿刺点局部感染常见于留置溶栓导管的患者。应观察穿刺点有无红肿及脓性分泌物,定时测量体温,定期换药。留置导管期间,使用抗生素,可有效地防治感染。

4.脑出血

下肢深静脉血栓形成(LEDVT)的治疗通常是溶栓和抗凝同时进行,特别是年龄较大,病程较长,尿激酶及肝素用量较大的患者,容易发生出血。在用药过程中,护理人员应严密观察有无颅内出血倾向,定时检查凝血功能。重视患者主诉,如出现头痛、恶心、呕吐等症状时,应警惕颅内出血的发生并即刻给予头颅 CT 检查。

5.滤器并发症

下腔静脉滤器置入术后可能发生滤器移位、血栓闭塞或穿孔。护理人员应了解滤器的种类和型号,以便于对可能发生的并发症进行判断。滤器移位多移向近心端,一般无临床症状,如果滤器移位至右心房、右心室、肺动脉可引起心律失常和心脏压塞。若出现血压下降、心率增快、面色苍白及末梢循环障碍等休克表现及有腹痛、背痛等,立即通知医师进行抢救。术后 1、6、12 个月分别摄卧位腹部 X 线平片,观察滤器的形态、位置。

6.下腔静脉阻塞

常发生在大量血栓脱落陷入滤器时,若血栓脱落至下腔静脉滤器内而阻断下腔静脉血液时,患者则出现由一侧下肢肿胀发展为双侧下肢肿胀。

十、健康教育

(1)对既往有周围血管疾病史的高危患者,应采取积极的预防措施,避免血栓形成。①指导患者避免久站、坐时双膝交叉过久,休息时抬高患肢。②术后、产后患者早期下床活动,经常按摩下肢,以促进血液循环,防止发生下肢深静脉血栓。③告知患者腰带不要过紧、勿穿紧身衣服,以免影响血液循环。④指导患者进行适当的体育锻炼,增加血管壁的弹性,如散步、抬腿、打拳等活动。

(2)控制饮食,减少动物脂肪的摄入,饮食宜清淡易消化,戒烟、酒。

(3)要有自我保健意识,保持心情愉快。

(4)根据医嘱服用抗凝药,预防血栓再形成,告知患者用药的注意事项及与食物的相互影响,如菠菜、动物肝脏可降低药效,阿司匹林、二甲双胍合用增加抗凝作用等。服药期间如出现牙龈出血、小便颜色发红、女性患者月经过多等异常情况,应及时和医师联系,调整服药剂量。

（5）定期复查：术后前 4 周,每周复查凝血酶原时间 1 次。每月复查 1 次多普勒超声、腹部 CT 检查等,如出现下肢肿胀、皮肤颜色、温度有异常情况,应及时复诊。

（孙　芳）

第十节　脑膜瘤栓塞治疗的护理

一、疾病概述

脑膜瘤又叫蛛网膜内皮瘤,是成人常见的颅内良性肿瘤,在颅内肿瘤中发病率为 $16\%\sim 77\%$,仅次于神经上皮肿瘤而居第 2 位,是中枢神经系统内常见的原发性肿瘤。其发病的年龄高峰为 45 岁左右,男：女为 1：1.8；常见发病部位为：大脑凸面、矢状窦旁、大脑镰、鞍结节、蝶骨嵴、嗅沟、侧脑室、小脑幕、小脑脑桥角、斜坡和枕骨大孔；其中 $60\%\sim 70\%$ 脑膜瘤沿大脑凸面、大脑镰（包括矢状窦旁）或蝶骨（包括鞍结节）生长,28% 儿童脑膜瘤发生于脑室内。临床症状因肿瘤部位的不同而异,可出现头痛、视力下降、视野缺损、嗅觉和听觉障碍等症状,大约 40% 的脑膜瘤患者会出现癫痫症状。近年来,脑膜瘤的检出率逐步增高,这与医学科学的发展、CT、磁共振等检查的提高有一定的关系。

脑膜瘤起源于蛛网膜颗粒的内皮细胞和成纤维细胞,组织学分型颇多,$80\%\sim90\%$ 的脑膜瘤为良性（WHOⅠ级）。此类瘤细胞形态多样、排列形式多样,细胞分化较好；$5\%\sim15\%$ 的脑膜瘤属于非典型性（WTOⅡ级）,组织学上可见细胞密度增加,小细胞性,可出现较多核分裂,细胞核异型,该类型肿瘤复发率较高（$7\%\sim20\%$）。$1\%\sim3\%$ 脑膜瘤属于分化不良型（WTOⅢ级）,组织学上细胞明显异常,核分裂指数高,复发率为 $50\%\sim78\%$,通常在诊断后 2 年内死亡。

脑膜瘤一般属于良性肿瘤,治疗主要是手术切除。由于脑膜瘤大多数血供丰富,部分脑膜瘤发生于蝶鞍旁、斜坡、海绵窦、桥小脑角等部分,手术难度较高,风险较大。Manelfe 等在 1973 年最早提出了术前肿瘤栓塞的技术。脑膜瘤术前栓塞能够使肿瘤大部分或全部去血管化,肿瘤质地变软,从而不但减少术中出血,还能够使肿瘤易于切除,从而降低手术风险,提高肿瘤切除率。对于肿瘤较大、部位较深、手术风险较大的脑膜瘤,还要辅助放疗、化疗,以提高术后生存率,降低复发率。另外有实验证明,无论体外还是体内生长激素受体拮抗剂、生长抑素激动剂及多巴胺 D_2 受体激动剂对脑膜瘤都具有一定的抗肿瘤增殖作用。

脑膜瘤的术前栓塞作为手术的一种辅助治疗手段,国内外文献均未见有明确的适应证及禁忌证的报道。综合国内外文献,结合我们和相关单位的实际工作,初步探讨适应证和禁忌证如下。

（一）适应证

（1）脑膜瘤体积较大,一般直径 >3 cm。

（2）术前检查显示脑膜瘤供血丰富,且为颈外动脉供血为主。

（3）脑膜瘤位于颅底或邻近重要神经结构、考虑术中出血较多或与正常解剖结构分离困难。

（二）禁忌证

以下情况认为不合适术前栓塞。

（1）肿瘤供血血管以颈内动脉或椎动脉系统供血为主。

（2）造影可见的颈外动脉与颈内动脉或椎基底动脉间有吻合者。

（3）有不适合介入治疗的其他情况，如凝血功能障碍、重要脏器功能不全、血管解剖入路困难、对比剂过敏、不能控制的高血压[>24.0/14.7 kPa(180/110 mmHg)]。

二、手术操作

（1）术前要常规进行详细的神经系统查体并记录，包括患者意识、语音，双侧肢体的运动、感觉，尤其要注意脑神经的功能。

（2）介入栓塞手术一般在局麻下进行。常规术前准备，包括连接心电监护、建立静脉通路、消毒、铺无菌巾、连接灌注线等。

（3）进行全面的脑血管造影，了解肿瘤血管情况。一般脑膜瘤以颈外动脉供血为主，最常见脑膜中动脉、脑膜副动脉、枕动脉、颞浅动脉供血，颈内动脉参与供血者以脑膜垂体干供血多见。

（4）微导管超选择性插管进入肿瘤供血血管，微导管内造影了解有无危险吻合。若无危险吻合可进一步进行利多卡因激发试验，一般以2%的利多卡因溶液1 mL稀释后缓慢沿微导管注入，然后再进行神经系统评估。若为阳性则进一步调整微导管位置。有危险吻合者要尽量将微导管超过危险吻合，若不能超过，原则上不进行栓塞治疗。

（5）使用栓塞剂对肿瘤血管进行栓塞。常用栓塞剂有NBCA胶、ONYX胶、PVA颗粒、明胶海绵等，必要时可辅以弹簧圈。国外文献报道中使用PVA颗粒较为常见。

（6）颈内动脉系统供血者栓塞要慎重，椎动脉系统供血者尤其要慎重，稍有不慎就会导致灾难性后果。

（7）术后再次进行详尽的神经系统查体，并与术前查体进行比较，若发生脑神经功能障碍，可能是由于栓塞剂栓塞了脑神经的滋养动脉所致，一般经过保守治疗能够恢复；若患者除脑神经障碍外还伴有肢体运动、感觉障碍、意识改变，则可能栓塞剂进入颅内，要进行颅脑MRI检查，并进行积极的内科治疗。

三、并发症

除介入手术操作共有的并发症，例如腹股沟血肿、血管内膜损伤等，主要并发症来自异位栓塞。颅内外危险吻合的存在是引起脑神经和脑组织缺血的重要因素。Manelfe等较早提出了危险吻合的存在，如在眼动脉和脑膜中动脉之间，海绵窦段的颈内动脉和脑膜中动脉、脑膜副动脉之间，椎动脉和咽深动脉之间，椎动脉和枕动脉之间，均存在危险循环。此外，在脑膜中动脉上有滋养血管发出供应面神经，在咽深动脉上有分支供应后组脑神经，这是颈外动脉栓塞可能引起脑神经障碍的一个非常重要的原因。因此，微导管应尽量接近肿瘤，以使栓塞剂更好地进入肿瘤的毛细血管床，达到较好的栓塞效果。常见并发症包括以下。

（1）栓塞剂通过危险吻合或反流进入脑血管内，导致脑梗死；或栓塞视网膜动脉，导致视力障碍，严重者可失明。

（2）栓塞剂栓塞头皮供血动脉，导致头皮坏死，用液态性栓塞剂发生的可能性更大。一般来说，头皮组织供血丰富，固体栓塞剂不会导致头皮组织缺血坏死。使用液体性栓塞剂有导致头皮坏死的可能。

（3）脑神经滋养动脉栓塞，导致一过性或永久性脑神经功能障碍。一般来说，脑神经滋养血管细小,栓塞剂不易到达末梢,因此不易导致永久性神经功能障碍。

(4)栓塞后肿瘤内出血,导致肿瘤体积迅速增大,神经功能恶化,部分需紧急手术处理。

(5)栓塞后局部组织缺血,导致术后头痛,一般经过改善微循环、止痛等对症处理后能够缓解。

四、护理

(一)术前护理

1.心理护理

患者入院后,主动热情向患者介绍病区环境、主治医师及主管护士,使患者尽快熟悉住院环境。应耐心解释手术的基本原理、必要性及并发症的预防、术前术后的注意事项,取得患者、家属的积极配合,使患者以最佳的状态接受手术治疗。

2.术前常规准备

术前嘱患者练习在床上解小便,术前4小时禁食、禁水,腹股沟区备皮,抗生素皮试。术前使镇静药物,地西泮10 mg或苯巴比妥钠100 mg肌内注射。

3.癫痫的预防

运动区、颞叶等部位脑膜瘤,特别是已有癫痫病史者,需要围术期使用抗癫痫药物治疗。术前无癫痫发作的患者,要备好抗癫痫药物,以防术中发作。

4.备好术中抢救可能使用的药物

这些药物包括:急救药物(心脏、呼吸兴奋剂),解痉药(罂粟碱),脱水剂(甘露醇),抗癫痫药物(地西泮、德巴金),溶栓药物(尿激酶等),止血药物(巴曲酶),肝素中和剂(鱼精蛋白)等。

(二)术中护理

(1)协助医师完成术前常规准备,如摆正患者体位、连接心电监护、开通静脉通路、连接导管灌注装置,准备并配好肝素、利多卡因等常用药物。肝素的配制:肝素1支(12 500 U)使用生理盐水稀释至12.5 mL即1 000 U/mL。导引导管放置到位后,按100 U/kg体重静脉注射全身肝素化,并准确记录肝素注射时间。将5 000 U肝素加入500 mL生理盐水中用来冲洗介入器械。

(2)配合手术医师完成术前神经系统查体,对术前患者的神经功能检查结果进行详细记录,包括双侧脑神经和躯体感觉运动神经系统功能,尤其要注意记录双眼视力,面神经、动眼神经和三叉神经感觉运动功能。

(3)在进行栓塞前先行激发试验及栓塞过程中要严密观察患者生命体征和神经功能变化。由于介入治疗医师术中为无菌操作,且精力高度集中,不方便或忽略患者的术中的神经功能变化。这时护士要时刻注意患者语言、意识的变化,提醒医师并进行必要的神经系统检查。

(4)栓塞完成后,再次对患者进行全面的神经系统功能检查,并与术前检查结果比较,以排除因栓塞可能导致的并发症。

(5)协助介入治疗医师完成对患者的压迫止血及穿刺点包扎,并向患者及其家属交代术后的注意事项。

(三)术后护理

1.一般护理

患者术后返回病房后,立即吸氧,心电监护,了解患者血压、脉搏、呼吸有无异常。定时监测血压、脉搏、呼吸、体温变化,并认真做好记录。有变化时及时汇报医师,积极配合抢救。

2.神经功能监测

密切观察患者意识状态、精神、语音,定时观察患者脑神经功能、肢体的运动和感觉功能。尤其要注意视力有无变化,定时观察瞳孔的大小、形态及对光反射,两侧是否等大等圆,面神经、三叉神经运动和感觉功能,因为这些都是栓塞中容易造成损害的神经。若患者出现剧烈恶心、呕吐,意识水平降低,双侧瞳孔不等大或反射迟钝,要及时通知相关医师并进行 CT 复查,以排除肿瘤内或颅内出血。

3.术区护理

监测穿刺肢体的足背动脉搏动、皮温,穿刺点压迫部位有无渗血穿刺肢体若出现皮温降低、足背动脉搏动消失、肢体肿胀,应适当放松穿刺点的压迫,以防出现下肢的缺血和深静脉的血栓形成。

4.对症处理

术后出现一般程度的恶心、呕吐,不伴有剧烈头痛、颈强直、瞳孔改变、意识改变,可能为脑血管造影后的反应,可对症处理后密切观察生命体征;若患者伴有上述情况,需进一步 CT 扫描排除肿瘤内出血及大面积梗死情况。术后患者可出现头痛,可能主要与栓塞后局部脑膜缺血有关,若不伴有神经功能障碍也可止痛治疗后观察。部分患者平卧体位小便不易解出,多为心理性因素,可嘱咐患者放松,或使用膀胱区热敷,多能自行解出,必要时可进行留置导尿。

五、健康教育

患者入院后,要向患者及家属介绍脑膜瘤的临床特点、介入治疗的基本原理、介入栓塞和手术治疗脑膜瘤的必要性及手术前后需要注意的事项,以取得患者及家属的信任,从而能够积极配合介入栓塞治疗。出院后坚持按医嘱服药,特别是抗癫痫的药物,需长期服药,按医嘱减量或停药。出院后合理、卫生饮食,多吃含蛋白质、维生素的食物。有神经功能障碍的患者每天要坚持适当的锻炼,注意劳逸结合,出院后定期随访。

（孙　芳）

第十一节　胸腹部肿瘤消融治疗的护理

一、护理原则

经皮穿刺消融治疗恶性肿瘤,对不能进行手术切除的晚期患者能起到延长生存时间的作用。在护理工作中要做好以下工作。

（1）术前访视、护理评估及充分的术前准备（包括:患者、家属、手术医师、手术室和病房护士）。

（2）指导患者术中如何配合。

（3）术后生命体征观察、疼痛评估、压疮预防及处理。

（4）术后康复指导和远期效应观察。

二、肺肿瘤消融治疗护理

(一)CT引导肺肿瘤射频消融(radiofrequency ablation,RFA)治疗的护理

1.适应证

(1)因高龄、心肺功能差不能耐受手术、拒绝手术的周围型肺癌。

(2)拒绝手术或手术无法切除的中央型肿瘤。

(3)肺部转移瘤,数目一般<5个。

(4)合并纵隔淋巴结转移或纵隔型肺癌,有穿刺路径者。

2.禁忌证

(1)脑转移瘤,有颅内高压或不同程度的意识障碍。

(2)两肺病灶弥漫或广泛肺外转移的患者。

(3)精神障碍患者及患者拒绝合作。

(4)严重心、肺功能不全。

(5)内科治疗无法修复的凝血功能障碍。

(6)严重的阻塞性肺疾病或慢性间质性肺疾病,有低氧血症和/或高二氧化碳血症等。

(7)中等量以上的咯血或咳嗽无法控制者。

(8)胸膜广泛转移者。

(9)中等量以上的胸腔积液或心包积液。

(10)活动性肺部感染或严重的全身感染、败血症、脓毒血症未控制者。

(11)患者已处于疾病终末期,估计生存期<3个月。

(12)体力状况(ECOG)评分>2级。

(13)心脏起搏器植入者、金属物植入者,如行RFA,则必须选择双极射频电极针;也可行微波消融(MWA)、冷冻消融或化学消融。

3.护理评估

(1)责任护士参加术前讨论,详细了解手术部位、肿瘤与周围脏器的关系、影像特征、并发症发生的相关性等。

(2)责任护士于术前1天对患者进行体力状况(ECOG)评分、ADL评分及一般临床症状评估(包括:生命体征、饮食情况、有无不适症状)。

(3)术前根据患者年龄、职业、文化程度对患者的依从性进行评估。

4.术前访视

此类患者多具有焦虑、恐惧心理状态,护士应了解手术具体操作过程,向患者及其家属介绍本手术的目的、意义、方法,简要说明手术操作过程及患者在手术中需要配合医师的事项。对于了解病情且较为乐观者,向其解释手术必要性和治疗效果,对于对疾病恐惧者,配合实施保护性医疗方案。针对不同患者的心理状态,进行不同的知识宣教,缓解焦虑、恐惧心理,增强其战胜疾病的信心,保持乐观心境,使其配合手术。

5.术前指导

(1)局麻患者告知其手术过程中保持体位的重要性,确保进针路径与肿瘤位置关系相对一致。

(2)全麻患者告知其胃肠道准备的重要性。

（3）同时还应告知患者手术大概需要的时间、手术体位等，以取得患者的理解、合作。

（4）吸烟患者应指导其戒烟，防止上呼吸道感染。

（5）术前呼吸配合训练：术前1~3天对患者进行床边沟通和指导，协助患者掌握术中平静呼吸、屏气、卧位咳嗽和咳痰的方法，主要是循序听从以下口令：①"正常呼吸"：嘱患者像平常一样呼吸，要求患者控制每次的呼吸活动保持一致。②"屏气"：寻找出最适合自己的呼气深度，屏住呼吸，约20秒左右，记录最适合自己的屏气时间。③"轻轻呼吸"：呼吸速度可以比平时快，但深度不要大，即不要大口喘气、不要大口长叹气、不要猛烈咳嗽；过渡到"正常呼吸"。④一般射频消融治疗10~30分钟，不可能在一个呼吸周期内完成，穿刺时采取"正常呼吸"—"屏气"—"轻轻呼吸"—"正常呼吸"的呼吸方式；穿刺间歇采取"正常呼吸"的呼吸方式。⑤每天训练6~9次，直至患者熟悉口令并能进行呼吸配合。

6.术前准备

（1）患者准备。①影像资料准备：告知患者需将2周内行增强CT或增强MRI检查影像资料准备齐全，便于手术医师掌握肿瘤位置、大小、数目、形状，与大血管及周围脏器的关系，指导进针路径。②胃肠道准备：患者术前1天晚餐不进固体或难消化食物，少吃甜食，避免腹胀；手术当日应根据手术情况禁食，局部麻醉术前4小时禁饮食，全身麻醉术前12小时禁食、前4小时禁水；如一般情况较差者，应先建立静脉通路给予一定的支持治疗。③皮肤准备：术前1天洗澡或清洁穿刺区域皮肤，更换清洁衣裤。④术前摘除金属饰物；女患者如月经期及时通知责任护士；术前排空膀胱。

（2）家属准备。①告知患者家属（被委托人）手术当日提前到病房，需签署手术知情同意书。②确保患者住院押金足够。③鼓励患者家属术后陪伴。

（3）病房护士准备。①协助完善各项化验及常规检查：术前进行血、尿、大便常规，肝、肾功能，凝血功能，肿瘤标志物，血型检查和感染筛查，心电图、X线胸片等检查。②根据穿刺点、进针路径进行手术区域皮肤准备，嘱患者保持穿刺区和大腿皮肤清洁，毛发多者予以备皮，以防止治疗后感染和电极与皮肤接触不严引起灼伤，并检查有无皮肤破损及感染。③术前晚视病情行肠道准备。④手术当日行碘过敏试验；建立静脉通道。⑤测量生命体征，如有异常及时汇报医师。⑥术前15分钟肌内注射血凝酶1 000 U，维生素 K_1 10 mg，护送患者赴消融治疗室。

（4）手术室护士准备。①药品准备：术前准备麻醉、镇静、镇痛、止吐、止血等药物，急救设备和药品。②设备和材料：准备好吸氧装置、心电监护；消融治疗仪及相应消融治疗极、穿刺架或定位导航系统、引导针等。手术室配备吸氧、吸痰装置，备有简易呼吸器、胸腔闭式引流包等；全身麻醉需要配备呼吸机及相关设备。

（5）医师准备。①病理检查：为明确诊断，建议行病灶穿刺活检病理检查。②制订消融方案：术前根据患者病情和医院条件进行讨论分析，选择适宜的引导方式、消融治疗仪及消融治疗极，确定穿刺点、进针路径及布针方案。③术前与患者及家属充分沟通，签署手术知情同意书。

7.护理配合

（1）患者提前进入消融手术室，手术室护士与病房护士进行详细交接，确认患者身份，核对患者基本信息。

（2）局麻患者根据病灶部位协助其取合适体位（仰卧或俯卧），既要方便治疗，又要使患者舒适安全。嘱患者不能自行改变体位、注意平静呼吸；连接好心电监护，观察患者血氧饱和度情况。全麻患者平卧于CT检查床上，协助全麻插管后按手术要求摆平卧位或俯卧位，固定并保护好患者肢体,以防 CT 扫描时检查床自动进出发生滑落。在手术野以外的不需扫描的重要器官加盖铅衣予以保护。

(3)手术室护士对患者进行压疮评估,评分≤18 分提示患者有发生压疮的危险,建议采取保护性预防措施,如局部敷贴皮肤保护膜。

(4)协助医师进行皮肤消毒、铺无菌巾。

(5)手术治疗过程中应询问患者有无不适之处,注意患者面部表情变化,鼓励患者,消除其焦虑情绪,以便能够顺利完成手术。

(6)术中不适的护理。①发热:治疗时由于局部产生的热量随血流至皮肤蒸发,患者在术中会出现局部发热,出现大汗淋漓的状况,甚至心率加快,遵医嘱适量补充液体帮助缓解。②咳嗽、气促:呼吸道受到治疗中瘤体的坏死组织的刺激导致了患者出现呼吸不顺之类的症状,可以经吸氧、口服可待因或镇静处理来改善自身呼吸问题;若情况严重,需暂停治疗,必要时给予咳喘药物静脉滴注。③穿刺针会对肺内的微细血管造成损伤,进一步导致咯血,术后可应用止血药。④患者出现喘憋、不能平卧位呼吸时需警惕气胸或血气胸的可能,此时应立即停止消融治疗,CT 扫描评估肺组织受压比例,给予抽气,必要时行胸腔闭式引流。

8.术后常规护理

(1)卧位护理:①局麻患者术后平卧至少 6 小时,6 小时后可在床上做翻身、半卧等少量简单活动,24 小时以后方可下床活动,指导患者待病情稳定后尽早下床做轻微活动,促进其血液循环,防止并发症的发生。②全麻患者去枕平卧 6 小时,头偏向一侧,备好吸引器,保持呼吸道通畅;做好呼吸道管理,保持呼吸道通畅,遵医嘱氧气吸入,协助翻身拍背;术后 6 小时患者生命体征平稳后可取半卧位,24 小时后如无异常可在床边少量活动。③肺部肿瘤消融术后,尤其是肿瘤位置靠近上腔静脉及消融后组织水肿者易出现上腔静脉综合征。由于上腔静脉回流受阻,患者多表现为呼吸困难,平卧位时气短。因此,协助患者取半卧位,床头抬高 30°～45°,使膈肌下降,胸廓扩张,增加肺通气量,改善呼吸困难。如出现上腔静脉综合征测血压应以左上肢为准,因上腔静脉回流受阻,使右上肢静脉压增高[可达 1.6 kPa(12 mmHg),正常位 1.4～1.5 kPa(10.9～11.0 mmHg)],故不宜选择右上肢测血压。

(2)生命体征观察:责任护士按护理常规或医嘱监测生命体征,护理记录单详细、及时、准确记录;患者术后返回病房即给予心电监护,严密观察生命体征及血氧饱和度情况,术后 2～5 天多数出现发热(一般在 38～39 ℃),告知患者是术后肿瘤病灶炎症、坏死吸收有关,如果持续体温不退超过 38.5 ℃以上给予物理降温或药物降温。

(3)饮食指导:①术后常规禁食水 2 小时;2 小时后可进水,鼓励患者多饮水,促进术中造影剂的排泄,减少对肾脏的损害。②6 小时后病情稳定可改为半流质饮食,24 小时后恢复正常。③患者术后卧床时间较长,易引起便秘、腹胀,应多食含纤维素高的食品,并鼓励多饮水;指导患者饮食以高蛋白、高热量、清淡易消化食物为主,进行营养支持。④准确执行医嘱,输液、用药及时,各种治疗、护理措施到位。⑤掌握肿瘤专科护理指标,及时发现异常并采取措施;预防措施妥当。⑥患者回病房后,责任护士及时向医师了解术中情况。做好患者心理护理,并与其家属做好沟通工作,缓解患者急于知道手术效果的焦虑心理。

9.术区护理

(1)治疗结束后手术室护士与病房护士详细交接患者情况,术中有无烫伤的发生;对烫伤的面积、数量、周围组织情况进行记录;返回病房后提供宽松病服,保持局部皮肤干燥,减少物理性刺激;局部如有水疱,较小的水疱无须处理,2～3周后自行吸收干枯结痂,脱落后创面可愈合;较大水疱经消毒后予以无菌注射器将疱液抽出,无菌敷料覆盖。

(2)注意观察及保护穿刺部位皮肤。观察术区皮肤的温度、色泽变化,以及术区渗出情况,如渗出较多及时更换敷料,保持术区清洁。

(3)若术区留置负压引流管,应标识清楚,妥善固定,注意观察引流液的颜色、性质、量,及时倾倒并记录;为防止引流导管入口处的局部感染,定期更换敷料;局部亦可涂抗生素软膏保护,以防穿刺口周围皮肤发炎、红肿及肉芽组织过度增生。

10.常见并发症的护理

(1)穿刺局部疼痛:胸痛与壁层胸膜受刺激有关,特别当肿瘤靠近胸壁时更易发生。术后出现胸痛应查明原因,安慰患者,必要时给予镇痛剂。

(2)发热:主要为肿瘤坏死引起的吸收热及肿瘤周围组织出现的炎性反应所致。告知患者术后发热是由于肿瘤组织坏死吸收引起,安抚患者情绪;加强皮肤护理,汗湿后及时为患者更换衣物及床单,注意保暖,鼓励患者多饮水。一般高热持续1周,给予对症治疗。

(3)气胸:观察患者胸痛、咳嗽、呼吸困难的程度,并及时汇报医师采取相应措施。少量气体可不予处置,中至大量气体需胸穿抽气或放置胸腔闭式引流装置,2～3天大多可吸收。给予持续胸腔闭式引流的患者注意保持引流通畅。密切观察水封瓶水柱波动及其他排出情况,准确记录胸腔引流液的质和量。更换引流瓶时要严格无菌操作。患者应取坐卧位,鼓励患者做适当的深呼吸和咳嗽,以加速胸腔内气体排出,清除气道分泌物,促使肺复张。在确定胸膜破口愈合,肺已复张时,先夹管24小时以上,无气促症状方可拔管。

(4)咳嗽、咳痰:此症状与治疗时刺激支气管有关,剧烈咳嗽者遵医嘱口服可待因对症治疗。告知患者是因瘤体靠近气管位置,术后坏死组织直接由气管排出所致,鼓励患者尽量将痰咳出来,同时雾化吸入促进排痰,并给予口服止血药物治疗。

(5)咯血:多发生在中心型肺癌患者,该型肿块常包裹或与支气管及大血管相连致使这些重要脏器损伤。遵医嘱应用止血药;密切观察生命体征,保持呼吸通畅;稳定患者情绪;观察和记录咯血的性质和量,观察用药效果。

(6)呼吸困难:部分患者肺部肿瘤较大,术前有胸腔积液,经射频消融后,肿瘤周围组织充血水肿,进一步影响了气体的交换,出现呼吸困难。给予患者持续低流量吸氧,取半坐卧位,密切观察生命体征。遵医嘱给予雾化吸入以稀释痰液促进排痰,咳喘药物静脉滴注,以减轻气道堵塞和水肿。或遵医嘱应用少量激素和利尿剂以减轻肺水肿和心脏负荷,应用输液泵严格控制输液速度。

(7)胸膜反应:术后胸膜炎和少量胸腔积液,大多数为自限性。应嘱患卧床休息,采用患侧体位。

(8)上腔静脉综合征:此症状与肿瘤位置靠近上腔静脉及射频消融后组织水肿治疗选择下肢静脉。

(9)皮肤灼伤:由回路电极与皮肤接触不良或通电时间过长引起,表现为电极粘贴处皮肤灼伤。射频消融操作过程中,贴回路电极板时应注意贴在大腿肌肉多、皮肤平坦处,体毛较多时应先备皮,使电极板与皮肤紧密接触,不留空隙;对发生烫伤的皮肤,注意保持伤口清洁,予烧伤膏涂抹灼伤处;对灼伤程度较重的常规外科消毒换药。

11.康复指导

(1)心理疏导:鼓励患者采取积极乐观的态度面对疾病,树立战胜疾病的信心;保持良好的心态,正确对待疾病。

(2)家属指导:家庭护理尤为重要,指导家属努力为患者创造一个温馨、和谐的生活氛围;协助生活护理,督促功能锻炼,提高患者出院后的生活自理能力。

(3)根据患者具体情况制订个体化健康教育处方:根据患者疾病的不同阶段,患者及家属的需求,制订出具有针对性的个体化健康教育处方。

处方要求:知识全面、方便实用,通俗易懂,简便实用,形式活泼,便于记忆。

处方内容:包括出院宣教、疾病防治的基本知识、饮食指导、药物治疗、休息与活动的意义、危险因素的预防、自我监测、情绪的调整及疾病相关治疗、护理的注意事项和配合要点等。

12.健康指导

健康宣教是疾病治疗过程中护理干预的一种手段,是传授健康知识,促使患者积极参与疾病治疗和护理、改变不良生活行为的方法,是满足患者健康需要的方法之一。

(1)远期效应观察。①建议消融治疗术后即刻行消融靶区增强 CT 或增强 MRI 扫描评价消融疗效,如存在病灶残余或消融边缘不充分,应及时予以补充消融。②消融术后 4～6 周复查增强 CT 或增强 MRI。增强 CT 或增强 MRI 扫描是目前评价消融效果的标准方法,有条件的可使用 PET-CT,超声造影可用于治疗结束后初步评价消融效果。

(2)定期随访,动态观察患者。①建立肿瘤消融患者门诊个人档案,包括:门诊日志、个人文本资料、电脑数据库。②接待肿瘤消融术后患者和家属的个体咨询,结合患者个人身心特点、知识需求、检查内容、治疗方案,由随访护士进行一对一不少于 30 分钟的个体化健康教育。重点在于改变患者及家属对肿瘤的认识误区和帮助患者树立健康行为,提高在各种情景中的自我管理及护理能力。③发放个体化健康教育处方,内容包括根据评估所得个体情况和针对性健康指导,包括:姓名、年龄、身高、日常生活活动(ADL)得分、基础生命体征、饮食运动处方;中医食疗处方;抗肿瘤药指导;自我监测生命体征的方法;如何预防并发症的发生;门诊、病房联系电话等内容。嘱患者按健康教育内容进行自我管理,随时提供电话咨询。及时了解患者随访就诊情况,给予必要的电话提醒,按时复诊。④复诊时间:术后常规 1 年内每 1～3 个月复查超声及增强 CT 或增强 MRI、肿瘤标志物和肝功能;1 年后每 3 个月复查 1 次。主要观察消融局部有无进展或复发、有无新发病灶及转移等。

(3)根据患者情况,合理安排功能锻炼。个体化运动处方:根据年龄和病情制订运动处方,写出注意事项。运动时间、运动强度因人而异。使其受损部位或肢体逐渐恢复功能,从而提高生活质量。

(4)活动、休息与饮食。①根据患者情况给予个体化营养处方:强调尊重患者个人饮食习惯。介绍抗肿瘤的食疗方法;恢复肝肾功能的食疗方法。②了解患者营养状态:在原有饮食结构上调整,患者对食谱的依从性较高,提供彩色食谱,发挥其生动逼真、色彩鲜艳、直观明了的特点。合理搭配饮食,保证每天摄入足量营养成分,同时注意饮食卫生。避免进食刺激性较大的食物;忌烟酒。③视病情恢复情况酌情进行体力活动,保持良好的心态,保证充足的睡眠。避免劳累,适当地进行体育锻炼,增强体质。

(5)服药指导。根据医嘱服药,向患者讲解其服用的抗肿瘤药类型和中药汤剂口服注意事项;不擅自减药或者停药,有情况及时与医师取得联系。

(二)CT 引导下微波消融治疗肺癌的护理

1.适应证和禁忌证

肿瘤 MWA 的适应证、禁忌证与 RFA 等局部消融治疗基本相同,治疗目的可以是根治,也可以是姑息减瘤。经皮 MWA,最重要的优势在于可应用于肝、肾、肺等器官功能不全而无法行手术切除的患者,其可在实现损毁肝瘤的同时,保留正常的实质,因此可最大限度地保留器官的功能。MWA 主要通过以水分子为主的"偶极子加热"消融肿瘤组织,具有升温快,受热沉降效应影响小的优势,故更适合于直径>4 cm、具囊性成分或邻近直径>1 mm 血管的病灶,而且其可作为其他消融治疗后复发者的第一选择。

2.护理评估

(1)责任护士术前详细了解手术部位、肿瘤与周围脏器的关系、影像学特征、并发症发生的相关性等。

(2)责任护士于术前 1 天对患者进行体力状况(ECOG)评分、ADL 评分及一般临床症状评估(包括:生命体征、饮食情况、有无不适症状)。

(3)术前根据患者年龄、职业、文化程度对患者的依从性进行评估。

3.术前访视

由于疾病的折磨及对手术的恐惧,患者易产生焦虑、失望等情绪,给予个体化有效的心理护理,及时安慰、疏导、鼓励患者,同时讲解 MWA 的治疗原理及效果、治疗的安全性及注意事项,以取得患者的配合,使患者以良好的心态接受治疗。对合并肺部感染,咳嗽频繁、痰多、气促的患者,遵医嘱给予抗感染、止咳、平喘、雾化吸入等治疗,待感染控制、症状减轻或消失后再行微波消融治疗;询问患者药物过敏史,必要时遵医嘱进行相关药物皮试。

4.术前指导

(1)局麻患者告知其手术过程中保持体位的重要性,确保进针路径与肿瘤位置关系相对一致。

(2)全麻患者告知其胃肠道准备的重要性。

(3)同时还应告知患者手术大概需要的时间、手术体位等,以防止术中体位变动影响治疗效果,取得患者的理解、合作。

(4)加强呼吸道准备:包括戒烟,雾化吸入,合并肺部感染的患者积极采取有效的抗感染治疗措施,对咳嗽较明显的患者积极控制症状。

(5)呼吸配合训练:术前 1~3 天对患者进行床边沟通和指导,协助患者掌握术中平静呼吸、屏气、卧位咳嗽和咳痰的方法,训练患者在穿刺时不要紧张,以便能够准确配合。训练法方同 RFA 治疗。

(6)有慢性病史者,不应减量或中断药物。对于高血压患者,收缩压低于 21.3 kPa(160 mmHg),舒张压低于 13.3 kPa(100 mmHg)较为安全,降压药可持续用到手术当天,避免因停药而发生血压剧烈波动。

5.术前准备

(1)患者准备。①影像资料准备:告知患者需将 2 周内行增强 CT 或增强 MRI 检查影像资料准备齐全,便于手术医师掌握肿瘤位置、大小、数目、形状,与大血管及周围脏器的关系,指导进针路径。②胃肠道准备:患者术前 1 天晚餐不进固体或难消化食物,少吃甜食,避免腹胀;手术当日应根据手术情况禁食,局部麻醉术前 4 小时禁饮食,全身麻醉术前 12 小时禁食、前 4 小时禁水;如一般情况较差者,应先建立静脉通路给予一定的支持治疗。③皮肤准备:术前 1 天洗澡或清洁穿刺区域皮肤,更换清洁衣裤。④术前摘除金属饰物;女患者如月经期及时通知责任护士;术前排空膀胱。

(2)家属准备:①告知患者家属(被委托人)手术当日提前到病房,需签署手术知情同意书。②确保患者住院押金足够。③陪同家属必要时带一个尿壶备用。

(3)病房护士准备。①协助完善各项化验及常规检查:术前进行血、尿、大便常规,肝、肾功能,凝血功能,肿瘤标志物,血型检查和感染筛查,心电图、X 线胸片等检查。②根据穿刺点、进针路径进行手术区域皮肤准备,嘱患者保持穿刺区清洁,并检查有无皮肤破损及感染。③术前晚视病情行肠道准备。④手术当日行碘过敏试验;建立静脉通道。⑤测量生命体征,如有异常及时汇报医师。⑥术前 15 分钟肌内注射血凝酶 1 000 U,维生素 K_1 10 mg,护送患者赴消融治疗室。

(4)手术室护士准备。①药品准备:术前准备麻醉、镇静、镇痛、止吐、止血等药物,急救设备和药品。②设备和材料:准备好吸氧装置、心电监护;消融治疗仪及相应消融治疗极、穿刺架或定位导航系统、引导针等。手术室配备吸氧、吸痰装置,备有简易呼吸器、胸腔闭式引流包等;全身麻醉需要配备呼吸机、除颤仪及相关设备。

(5)医师准备。①病理检查:为明确诊断,建议行病灶穿刺活检病理检查。②制订消融方案:术前根据患者病情和医院条件进行讨论分析,选择适宜的引导方式、消融治疗仪及消融治疗极,确定穿刺点、进针路径及布针方案。③术前与患者及家属充分沟通,签署手术知情同意书。

6.护理配合

(1)患者提前进入消融手术室,手术室护士与病房护士进行详细交接,确认患者身份,核对患者基本信息。

(2)局麻患者根据病灶部位协助其取合适体位(仰卧或俯卧),既要方便治疗,又要使患者舒适安全。嘱患者不能自行改变体位、注意平静呼吸;连接好心电监护,观察患者血氧饱和度情况。全麻患者平卧于 CT 检查床上,协助全麻插管后按手术要求摆平卧位或俯卧位,固定并保护好患者肢体,以防 CT 扫描时检查床自动进出发生滑落。在手术野以外的不需扫描的重要器官加盖铅衣予以保护。

(3)手术开始需要密切观察患者意识、面部表情变化、生命体征、保持呼吸道通畅,与患者沟通交流,询问有无不适之处,评估患者的耐受情况,发现问题及时汇报,以便及时处理。保证手术顺利,安全进行。

(4)协助医师进行皮肤消毒、铺无菌巾。

(5)术中不适的护理。①胸痛:遵医嘱予以对症镇痛(吗啡、哌替啶等)。②咯血:穿刺针会对肺内的微细血管造成损伤,进一步导致咯血,术后可应用止血药。③咳嗽:呼吸道受到治疗中瘤体的坏死组织的刺激导致了患者出现呼吸不顺之类的症状,可以经吸氧、口服可待因,还可予以镇静处理;咳嗽严重需停止治疗。④心率增快或减慢:可将治疗温度和功率适当降低,待心率平稳后再恢复治疗,必要时须停止治疗并给予药物处理(心率快可给予受体阻滞剂,如美托洛尔等;心率减慢明显时可给予抗胆碱药,如阿托品,但如患者存在青光眼或前列腺肥大禁用,可应用肾上腺素)。⑤心律失常:须停止治疗,如心律未能复常,可应用抗心律失常药,如胺碘酮等。⑥气胸:患者出现喘憋、不能平卧位呼吸时需警惕气胸或血气胸的可能,此时应立即停止消融治疗,CT 扫描评估肺组织受压比例;中至大量气胸,可穿刺抽气或放置胸腔闭式引流管。

(三)CT 引导肺肿瘤冷冻消融治疗的护理

1.适应证

基本与 RFA、MWA 相同,但比热消融更加宽泛,如对靠近心脏、大血管及侵犯胸膜、膈肌甚至肋骨的肿瘤,均可行冷冻消融。

2.禁忌证

(1)脑转移瘤,有颅内高压或不同程度的意识障碍。

(2)两肺病灶弥漫或广泛肺外转移的患者。

(3)精神障碍患者及患者拒绝合作。

(4)严重心、肺功能不全。

(5)内科治疗无法修复的凝血功能障碍。

(6)严重的阻塞性肺疾病或慢性间质性肺疾病,有低氧血症和/或高二氧化碳血症等。

(7)中等量以上的咯血或咳嗽无法控制者。

(8)胸膜广泛转移者。

(9)中等量以上的胸腔积液或心包积液。

(10)活动性肺部感染或严重的全身感染、败血症、脓毒血症未控制者。

(11)患者已处于疾病终末期,估计生存期<3 个月。

(12)ECOG 体力状况评分>2 级。

(13)心脏起搏器植入者、金属物植入者,如行 RFA,则必须选择双极射频电极针;也可行 MWA、冷冻消融或化学消融。

3.护理评估

(1)责任护士参加术前评估,详细了解手术部位、肿瘤与周围脏器的关系、影像特征、并发症易发生的相关性等。

(2)责任护士于术前 1 天对患者进行体力状况(ECOG)评分、ADL 评分及一般临床症状评估(包括:生命体征、饮食情况、有无不适症状)。

(3)术前根据患者年龄、职业、文化程度对患者的依从性进行评估。

4.术前访视

大部分患者其心理压力大,表现为紧张、焦虑、悲观等负性情绪,少数患者甚至存在抗拒等过激行为。因此,在治疗前,根据患者的心理状态采取积极的心理干预措施十分必要。护士应了解手术具体操作过程,向患者介绍本手术的目的、意义、方法,简要说明手术操作过程及患者在手术中需要配合医师的事项。针对不同患者的心理状态,进行不同的知识宣教;同时,患者家属的术前宣教不容忽视,联合家属通过介绍治疗成功患者案例等方法减轻患者顾虑,缓解焦虑、恐惧心理,增强其战胜疾病的信心,保持乐观心境,以便其能主动配合治疗。

5.术前指导

(1)局麻患者告知其手术过程中保持体位的重要性,确保进针路径与肿瘤位置关系相对一致。

(2)全麻患者告知其胃肠道准备的重要性。

(3)同时还应告知患者手术大概需要的时间、手术体位等,以取得患者的理解、合作。

(4)呼吸道准备:包括戒烟,雾化吸入,合并肺部感染的患者积极采取有效的抗感染治疗措施,对咳嗽较明显的患者积极控制症状。

（5）呼吸配合训练：术前 1～3 天对患者进行床边沟通和指导，协助患者掌握术中平静呼吸、屏气、卧位咳嗽和咳痰的方法，训练患者在穿刺时不要紧张，以便能够准确配合。训练法方同 RFA 治疗。

6.术前准备

（1）患者准备。①影像资料准备：告知患者需将 2 周内行增强 CT 或增强 MRI 检查影像资料准备齐全，便于手术医师掌握肿瘤位置、大小、数目、形状，与大血管及周围脏器的关系，指导进针路径。②胃肠道准备：患者术前 1 天晚餐不进固体或难消化食物，少吃甜食，避免腹胀；手术当日应根据手术情况禁食，局部麻醉术前 4 小时禁饮食，全身麻醉术前 12 小时禁食、前 4 小时禁水；如一般情况较差者，应先建立静脉通路给予一定的支持治疗。③皮肤准备：术前 1 天洗澡或清洁穿刺区域皮肤，更换清洁衣裤。④术前摘除金属饰物；女患者如月经期及时通知责任护士；术前排空膀胱。

（2）家属准备：①告知患者家属（被委托人）手术当日提前到病房，需签署手术知情同意书。②确保患者住院押金足够。③鼓励患者家属术后陪伴。

（3）病房护士准备。①协助完善各项化验及常规检查：术前进行血、尿、大便常规，肝、肾功能，凝血功能，肿瘤标志物，血型检查和感染筛查，心电图、X 线胸片等检查。②根据穿刺点、进针路径进行手术区域皮肤准备，嘱患者保持穿刺区和大腿皮肤清洁，毛发多者予以备皮，以防止治疗后感染和电极与皮肤接触不严引起灼伤；并检查有无皮肤破损及感染。③术前晚视病情行肠道准备。④手术当日行碘过敏试验；建立静脉通道。⑤测量生命体征，如有异常及时汇报医师。⑥术前 15 分钟肌内注射血凝酶 1 000 U，维生素 K_1 10 mg，护送患者赴消融治疗室。

（4）手术室护士准备。①药品准备：术前准备麻醉、镇静、镇痛、止吐、止血等药物，急救设备和药品。②设备和材料：准备好吸氧装置、心电监护；冷冻消融治疗仪及冷冻探针、穿刺架或定位导航系统、引导针（CT 或 MRI 引导用）等。手术室配备吸氧、吸痰装置，备有简易呼吸器、胸腔闭式引流包等；全身麻醉需要配备呼吸机及相关设备。

（5）医师准备。①病理检查：为明确诊断，建议行病灶穿刺、支气管镜活检病理检查。②制订消融方案：术前根据患者病情和医院条件进行讨论分析，选择适宜的引导方式、冷冻消融治疗仪、确定穿刺点、进针路径及布针方案。③术前与患者及家属充分沟通，签署手术知情同意书。

7.护理配合

（1）患者提前进入消融手术室，手术室护士与病房护士进行详细交接，确认患者身份，核对患者基本信息。

（2）局麻患者根据病灶部位协助其取合适体位（仰卧或俯卧），既要方便治疗，又要使患者舒适安全。嘱患者不能自行改变体位、注意平静呼吸；连接好心电监护，观察患者血氧饱和度情况。

（3）手术室护士对患者进行压疮评估，评分≤18 分提示患者有发生压疮的危险，建议采取保护性预防措施，如局部敷贴皮肤保护膜。注意术中保暖，预防术中出现寒战，可采用保温毯。

（4）协助医师进行皮肤消毒、铺无菌巾。

（5）手术治疗过程中应询问患者有无不适之处，注意患者面部表情变化，鼓励患者，消除其焦虑情绪，以便能够顺利完成手术。

（6）对于靠近体表肿瘤，冷冻消融过程中针杆与皮肤表面接触易造成冻伤，可采用装有 45 ℃温盐水的一次性无菌手套置于针杆周围保护皮肤。或用纱布保护周围组织，避免冻伤。

（7）术中不适的护理：①胸痛：遵医嘱予以对症镇痛处理（吗啡、哌替啶等）。②咯血：穿刺针会对肺内的微细血管造成损伤,进一步导致咯血,术前预防性应用止血药。③咳嗽:可口服可待因,还可予以镇静处理;咳嗽严重需停止治疗,必要时给予咳喘药物静脉滴注,待平稳后再恢复治疗。④心率增快或减慢:可将治疗温度和功率适当降低,待心率平稳后再恢复治疗,必要时须停止治疗并给予药物处理(心率快可给予受体阻滞剂,如美托洛尔等;心率减慢明显时可给予抗胆碱药,如阿托品,但如患者存在青光眼或前列腺肥大禁用,可应用肾上腺素)。⑤气胸:术后 24 小时内复查 X 线胸片,必要时行胸部 CT 扫描,除外有无气胸等并发症。患者出现喘憋、不能平卧位呼吸时需警惕气胸或血气胸的可能,此时应立即停止消融治疗,CT 扫描评估肺组织受压比例,给予抽气,必要时行胸腔闭式引流。

8.术后常规护理

(1)卧位护理:①局麻患者术后平卧至少 6 小时,6 小时后可在床上做翻身、半卧等少量简单活动,24 小时以后方可下床活动,指导患者待病情稳定后尽早下床做轻微活动,促进其血液循环,防止并发症的发生。②全麻患者去枕平卧 6 小时,头偏向一侧,备好吸引器,保持呼吸道通畅;做好呼吸道管理,保持呼吸道通畅,遵医嘱氧气吸入,协助翻身拍背;术后 6 小时患者生命体征平稳后可取半卧位,24 小时后如无异常可在床边少量活动。

(2)生命体征观察:责任护士按护理常规或医嘱监测生命体征,护理记录单详细、及时、准确记录;患者返回病房即给予心电监护,严密观察生命体征及血氧饱和度情况;2/3 患者术后 2～5 天出现发热(一般在 38～39 ℃),为肿瘤坏死吸收热及肿瘤周围组织出现的炎性反应所致,大多为低热,一般不超过 38 ℃,3～5 天后体温多可降至正常。多采用物理降温,必要时给予退热药物治疗。如血象升高或血培养阳性可应用抗生素。

(3)饮食指导:①术后常规禁食水 2 小时;2 小时后可进水,鼓励患者多饮水,促进术中造影剂的排泄,减少对肾脏的损害。②6 小时后病情稳定可改为半流质饮食,24 小时后恢复正常。③患者术后卧床时间较长,易引起便秘、腹胀,应多食含纤维素高的食品,并鼓励多饮水;指导患者饮食以高蛋白、高热量、清淡易消化食物为主,进行营养支持。

(4)消融术后综合征的处理:消融术后综合征包括低度发热,寒战,肌痛,延迟性疼痛,恶心呕吐等,一般于术后 3 天内出现。持续 5 天左右,并多于术后 10 天内消失,原因可能为机体对消融所致坏死组织及其所释放的细胞因子的炎性反应。①胃肠道反应:表现为恶心呕吐,遵医嘱给予甲氧氯普胺、托烷司琼等中枢镇吐药对症治疗,并给予泮托拉唑钠常规静脉滴注抑制胃酸保护胃黏膜。②发热:主要为肿瘤坏死引起的吸收热及肿瘤周围组织出现的炎性反应所致,可预防性使用抗生素。每天为患者测体温 4 次,必要时给予物理及药物降温。如果体温大于 38.5 ℃应除外脓肿形成。告知患者术后发热是由于肿瘤组织坏死吸收引起,安抚患者情绪;加强皮肤护理,汗湿后及时为患者更换衣物及床单,注意保暖,鼓励患者多饮水。一般高热持续 1 周,给予对症治疗。③腹痛:常见原因为出血,胆囊炎,以及近肝被膜肿瘤消融治疗后,肿瘤坏死所致的局限性腹膜炎。只要无外科急腹症指征,一般常用药物为吗啡、哌替啶、布桂嗪、芬太尼贴止痛治疗并严密观察药物的不良反应。

(5)掌握肿瘤专科护理指标,及时发现异常并采取措施;患者回病房后,责任护士及时向医师了解术中情况,有无气胸、出血、冻伤等并发症发生。做好患者心理护理,并与其家属做好沟通工作,缓解患者急于知道手术效果的焦虑心理。

9.术区护理

(1)治疗结束后手术室护士与病房护士详细交接患者情况,观察手术皮肤视野,有无渗血、渗液、及冻伤；如发现冻伤，对面积、数量、周围组织情况进行记录；返回病房后提供宽松病服，保持局部皮肤干燥，减少物理性刺激；局部如有水疱，较小的水疱无须处理，2～3周后自行吸收干枯结痂，脱落后创面可愈合；较大水疱经消毒后予以无菌注射器将疱液抽出，无菌敷料覆盖。

(2)告知患者冻伤的发生原因及注意事项，安慰其不要紧张焦虑，询问患者的感受程度，待复温后，每天各班次责任护理人员密切观察冻伤皮肤变化，给予相应的护理措施，记录皮肤恢复情况，严重的通知医师(遵医嘱)增加换药次数。注意观察及保护穿刺部位皮肤。

(3)胸腔闭式引流管的护理。①胸腔闭式引流管置管完毕后应及时粘贴管路标识，标识内容包括：患者姓名、病历号、置管时间、外露长度；标识贴于引流管患者端接口处，使用防水记号笔书写，字迹清楚。患者床头予以防脱管警示标识，并向患者及家属进行相关宣教。②局部皮肤护理：用凡士林纱布严密包盖胸腔引流管周围。局部亦可涂抗生素软膏保护，以防穿刺口周围皮肤发炎、红肿及肉芽组织过度增生。③妥善固定：引流瓶应低于胸壁引流口平面60 cm，以防瓶内液体逆流入胸膜腔。搬动患者或更换引流瓶时，需用双钳相向夹闭引流管，以防空气进入。下床活动时，引流瓶位置应低于膝关节，保持密封，水封瓶始终保持直立。④脱管：随时检查引流装置是否密闭及引流管有无脱落。引流管从胸腔滑脱，立即用手捏闭伤口处皮肤，消毒处理后，用凡士林纱布封闭伤口，并协助医师做进一步处理。如引流管连接处脱落或引流瓶损坏，应立即用双钳相向夹闭胸壁引流管，并更换引流装置。⑤严格无菌操作，防止逆行感染：保持胸壁引流口处敷料清洁干燥，一旦渗湿，及时更换。⑥保持引流管通畅：嘱患者取半坐卧位，鼓励患者作咳嗽、深呼吸运动及变换体位，以利胸腔内液体、气体排出，促进肺扩张。定时挤压胸腔引流管，防止引流管阻塞、扭曲、受压。⑦观察和记录：a.注意观察长玻璃管中的水柱波动。一般情况下水柱波动上下4～6 cm。若水柱波动过高，可能存在肺不张；若无波动，则表示引流管不畅或肺已完全扩张；但若患者出现胸闷气促、气管向健侧偏移等肺受压的症状，应疑为引流管被血块堵塞，需设法捏挤或使用负压间断抽吸引流瓶的短玻璃管，促使其流畅，并立即通知医师处理。b.观察引流液的量、性质、颜色，并准确记录。⑧拔管：一般置引流管48～72小时后，临床观察无气体溢出，或引流量明显减少且颜色变浅，24小时引流液少于50 mL，脓液少于10 mL，X线胸片示肺膨胀良好无漏气，患者无呼吸困难，即可拔管。护士协助医师拔管，在拔管时嘱咐患者先深吸一口气，在吸气末迅速拔管，并立即用凡士林纱布和厚敷料封闭胸壁伤口，外加包扎固定。拔管后注意观察患者有无胸闷、呼吸困难、切口漏气、渗液、出血、皮下气肿等，如发现异常应及时通知医师处理。

10.常见并发症的护理

(1)气胸：为术中及术后发生率最高的并发症，国内气胸发生率为11.1%～50.0%，总发生率为32%，10%左右需要置管。高龄、肺气肿、肺组织顺应性差者更易发生，可发生在术中或术后一段时间内，应注意观察患者胸痛、咳嗽、呼吸困难的程度，并及时汇报医师采取相应措施。少量气胸可不予处置，中至大量气胸可胸穿抽气或放置胸腔闭式引流装置，2～3天后多可吸收。给予持续胸腔闭式引流的患者注意保持引流通畅。密切观察水封瓶水柱波动情况，准确记录胸腔引流液的质和量。更换引流瓶时要严格无菌操作。患者应取坐卧位，鼓励患者做适当的深呼吸和咳嗽，以加速胸腔内气体排出，清除气道分泌物，促使肺复张。在确定胸膜破口愈合，肺已复张时，先夹管24小时以上，无气促症状方可拔管。

(2)咳嗽、咳痰：此症状与治疗时刺激支气管有关，剧烈咳嗽者遵医嘱口服可待因对症治疗。告知患者是因瘤体靠近气管位置，术后坏死组织直接由气管排出所致，鼓励患者尽量将痰咳出来,同时雾化吸入促进排痰,并给予口服止血药物治疗。

（3）冷休克：当肿瘤靠近大血管或冷冻范围较大,有可能导致患者发生冷休克,因此术前应在CT检查床上提前铺好保温毯并调节温度在37～39 ℃之间,密切观察患者生命体征,一旦患者出现恶心、面色苍白、寒战、肢体温度低、脉搏细速、心律失常、血压下降、呼吸困难等冷休克表现,应及时进行保护及抗休克治疗。

（4）肺内出血与咯血：少量肺内出血可无症状,由冷冻探针穿刺损伤血管所致。多为局限性,必要时可应用止血药。一定量的肺内出血表现为咯血,如果大量咯血要防止发生窒息。术后2/3患者可出现血痰,给予止血对症治疗;多发生在中心型肺癌患者,该型肿块常包裹或与支气管及大血管相连致使这些重要脏器损伤。遵医嘱应用止血药;密切观察生命体征,保持呼吸通畅;嘱患者勿紧张,稳定患者情绪,鼓励其有效咳嗽,避免用力剧烈咳嗽;观察和记录咯血的性质和量,观察用药效果。

（5）皮肤冻伤：对于靠近体表的肿瘤,穿刺针与皮肤表面接近,冷冻消融过程中易出现冻伤。冻伤分为Ⅰ、Ⅱ、Ⅲ度。Ⅰ度冻伤：损伤在皮肤表层;Ⅱ度冻伤：损伤达真皮层;Ⅲ度冻伤：损伤达整个皮层,甚至达到皮下组织,肌肉,骨骼。Ⅰ度冻伤表现为局部红肿,充血,并伴有渗液,患者自觉局部热、痒、灼痛。患处皮肤给予安尔碘局部消毒,硫酸镁表面湿敷,无菌纱布包扎,根据损伤程度,选择更换敷料次数。并在患处皮肤做好标记,观察伤口愈合情况。做好相应护理记录。Ⅱ度冻伤表现为患处水疱或者血泡的形成,对于冻伤初期严重时,每天给予无菌换药2次,较大的水疱用无菌注射器将泡液抽出并给予局部消毒处理。可用沛离子抑制剂及磺胺嘧啶银等喷涂患处促进伤口愈合,包扎时采用半暴露包扎法,使患处皮肤保持清洁干燥。保持床单位及衣物清洁干燥,翻身活动时注意保护患处免受摩擦。

（6）胸腔积液：与胸膜受刺激有关,大多数为自限性。多数患者治疗后都有少至中等量的胸腔积液,多可自行吸收,10%左右需要行胸腔引流。应嘱患者卧床休息,采用患侧体位。

（7）上腔静脉综合征：此症状与肿瘤位置靠近上腔静脉及射频消融后组织水肿有关。对出现上腔静脉综合征的患者需严密观察精神意识和生命体征的变化,输液治疗选择下肢静脉。

11.健康指导

（1）远期效应观察。建议消融治疗术后即刻行消融靶区增强CT或增强MRI扫描评价消融疗效,如存在病灶残余或消融边缘不充分,应及时予以补充消融。

消融术后4～6周复查增强CT或增强MRI。增强CT或增强MRI是目前评价消融效果的标准方法,有条件的可使用PET-CT,超声造影可用于治疗结束后初步评价消融效果。

随访：①建立肿瘤消融患者门诊个人档案,包括：门诊日志、个人文本资料、电脑数据库。②接待肿瘤消融术后患者和家属的个体咨询,结合患者个人身心特点、知识需求、检查内容、治疗方案,由随访护士进行一对一不少于30分钟的个体化健康教育。重点在于改变患者及家属对肿瘤的认识误区和帮助患者树立健康行为,提高在各种情景中的自我管理及护理能力。③发放个体化健康教育处方,内容包括根据评估所得个体情况和针对性健康指导,包括：姓名、年龄、身高、ADL得分、基础生命体征、饮食运动处方;中医食疗处方;抗肿瘤药指导;自我监测生命体征的方法;如何预防并发症的发生;门诊、病房联系电话等内容。嘱患者按健康教育内容进行自我管理,随时提供电话咨询。及时了解患者随访就诊情况,给予必要的电话提醒,按时复诊。④复诊时间：术后常规1年内每1～3个月复查超声及增强CT或增强MRI、肿瘤标志物和肝功能;1年后每3个月复查1次。主要观察消融局部有无进展或复发、有无新发病灶及转移等。

（2）功能锻炼。个体化运动处方：根据年龄和病情制订运动处方，写出注意事项。运动时间、运动强度因人而异。使其受损部位或肢体逐渐恢复功能，从而提高生活质量。

（3）活动、休息与饮食。①根据患者情况给予个体化营养处方；强调尊重患者个人饮食习惯。介绍抗肿瘤的食疗方法；恢复肝肾功能的食疗方法。②了解患者营养状态；在原有饮食结构上调整，患者对食谱的依从性较高，提供彩色食谱，发挥其生动逼真、色彩鲜艳、直观明了的特点。合理搭配饮食，保证每天摄入足量营养成分，同时注意饮食卫生。避免进食刺激较大的食物；忌烟酒。③视病情恢复情况酌情进行体力活动，保持良好的心态，保证充足的睡眠。避免劳累，适当地进行体育锻炼，增强体质。④服药指导；根据医嘱服药，向患者讲解其服用的抗肿瘤药类型和中药汤剂口服注意事项；不擅自减药或者停药，有情况及时与医师取得联系。

三、肝肿瘤消融治疗护理

（一）MRI 引导射频消融治疗肝癌的护理

1.适应证

（1）原发性肝癌：不适合手术切除的直径≤5 cm 单发肿瘤，或最大直径≤3 cm 的多发（≤3 个）肿瘤，无血管、胆管和邻近器官侵犯及远处转移；不适合手术切除的直径＞5 cm 单发肿瘤，或最大直径＞3 cm 的多发肿瘤，消融治疗可作为根治或姑息性综合治疗的一部分，推荐消融治疗前联合经肝动脉化疗栓塞术（TACE）或导管动脉栓塞术（TAE）；消融治疗还可用于肝移植前控制肿瘤生长及移植后肝内复发、转移的治疗。

（2）肝脏转移癌：如果肝外原发病变能够得到有效治疗，可进行肝脏移植癌消融治疗。消融治疗中，对肿瘤大小及数目的规定尚无共识。在多数临床试验中，将肿瘤最大直径≤5 cm、数目≤5 个作为治疗指征。

（3）肝血管瘤：有临床症状、肿瘤直径＞5 cm，增大趋势明显，RFA 或 MWA 可作为治疗方法。

2.禁忌证

（1）病灶弥漫。

（2）合并肝外血管、胆管癌栓。

（3）肿瘤侵犯空腔脏器。

（4）肝功能 Child C 级。

（5）不可纠正的凝血功能障碍。

（6）患者处于急性感染状态，尤其是胆系感染。

（7）心、肺、肝、肾等重要脏器功能衰减。

（8）美国东部协作组（ECOG）体力状态评价＞2 级。

（9）妊娠期患者。

3.护理评估

（1）责任护士参加术前评估，详细了解手术部位、肿瘤与周围脏器的关系、影像特征、并发症易发生的相关性等。

（2）责任护士于术前 1 天对患者进行体力状况（ECOG）评分、ADL 评分及一般临床症状评估（包括：生命体征、饮食情况、有无不适症状）。

（3）术前根据患者年龄、职业、文化程度对患者的依从性进行评估。

4.术前访视

大部分患者其心理压力大,表现为紧张、焦虑、悲观等负性情绪,少数患者甚至存在抗拒等过激行为。针对患者易紧张、恐惧的心理特点,对患者进行宣教,减轻患者对手术的焦虑恐惧心理。鼓励家属陪伴,耐心倾听患者诉说,了解患者的心理顾虑,及时给予疏导,鼓励他们树立坚强意志。向患者介绍治愈成功的病例,以此来增加患者对介入治疗的信心,取得患者的信任,以最好的状态来配合手术。此外,还需因人而异,注意执行保护性医疗制度。

5.术前指导

局麻患者告知其手术过程中配合操作的重要性,指导并训练患者屏气及平静呼吸等动作,确保进针路径与肿瘤位置关系相对一致;全麻患者告知其胃肠道准备的重要性;同时还应告知患者手术大概需要的时间、手术体位等,以取得患者的理解、合作。

6.术前准备

(1)患者准备。①影像资料准备:告知患者需将2周内行超声、增强CT或增强MRI检查影像资料准备齐全,便于手术医师掌握肿瘤位置、大小、数目、形状,与大血管及周围脏器的关系,指导进针路径。②胃肠道准备:患者术前1天晚餐不进固体或难消化食物,少吃甜食,避免腹胀;手术当日应根据手术情况禁食,局部麻醉术前4小时禁饮食,全身麻醉术前12小时禁食、前4小时禁水;如一般情况较差者,应先建立静脉通路给予一定的支持治疗。③皮肤准备:术前1天洗澡或清洁穿刺区域皮肤,更换清洁衣裤。④术前摘除金属饰物;女患者如月经期及时通知责任护士;术前排空膀胱。

(2)家属准备。①告知患者家属(被委托人)手术当日提前到病房,需签署手术知情同意书。②确保患者住院押金足够。③鼓励患者家属术后陪伴。

(3)病房护士准备。①协助完善各项化验及常规检查:术前进行血、尿、大便常规,肝、肾功能,凝血功能,肿瘤标志物,血型检查和感染筛查,心电图、X线胸片等检查。②根据穿刺点、进针路径进行手术区域皮肤准备,并检查有无皮肤破损及感染。③术前晚视病情需要进行肠道准备。④手术当日行碘过敏试验;建立静脉通道。⑤测量生命体征,如体温、血压异常及时汇报医师。⑥术前15分钟肌内注射血凝酶1 000 U,维生素K_1 10 mg,护送患者赴消融治疗室。

(4)手术室护士准备。①药品准备:术前准备麻醉、镇静、镇痛、止吐、止血等药物,急救设备和药品。②设备和材料:准备好吸氧装置、心电监护;备好磁兼容设备及耗材。手术室配备吸氧、吸痰装置,备有简易呼吸器、胸腔闭式引流包等。

(5)医师准备。①病理检查:为明确诊断,建议行病灶穿刺活检病理检查。②制订消融方案:术前根据患者病情和医院条件进行讨论分析,选择适宜的引方式、消融治疗仪及消融治疗极,确定穿刺点、进针路径及布针方案。③术前与患者及家属充分沟通,签署手术知情同意书。

7.护理配合

(1)手术室护士与病房护士进行详细交接,确认患者身份,核对患者基本信息。

(2)局麻患者根据病灶部位协助其取合适体位(仰卧或俯卧),既要方便治疗,又要使患者舒适安全。嘱患者不能自行改变体位、注意平静呼吸;连接好心电监护,观察患者血氧饱和度情况。

(3)手术室护士对患者进行压疮评估,评分≤18分提示患者有发生压疮的危险,建议采取保护性预防措施,如局部敷贴皮肤保护膜。

(4)协助医师进行皮肤消毒、铺无菌巾。

(5)手术治疗过程中应询问患者有无不适之处,注意患者面部表情变化,鼓励患者,除其焦虑情绪,以便能够顺利完成手术。

8.术后常规护理。

(1)卧位护理:①局麻患者术后平卧至少6小时,6小时后可在床上做翻身、半卧等少量简单活动,24小时以后方可下床活动,指导患者待病情稳定后尽早下床做轻微活动,促进其血液循环,防止并发症的发生。②全麻患者去枕平卧6小时,头偏向一侧,备好吸引器,保持呼吸道通畅;做好呼吸道管理,保持呼吸道通畅,遵医嘱氧气吸入,协助翻身拍背;术后6h患者生命体征平稳后可取半卧位,24小时后如无异常可在床边少量活动。③生命体征观察:责任护士按护理常规或医嘱监测生命体征,护理记录单详细、及时、准确记录;患者返回病房即给予心电监护,严密观察生命体征及血氧饱和度情况。

(2)饮食指导:①术后常规禁食水2小时;2小时后可进水,鼓励患者多饮水,促进术中造影剂的排泄,减少对肾脏的损害。②6小时后病情稳定可改为半流质饮食,24小时后恢复正常。③患者术后卧床时间较长,易引起便秘、腹胀,应多食含纤维素高的食品,并鼓励多饮水;指导患者饮食以高蛋白、高热量、清淡易消化食物为主,进行营养支持。

(3)消融术后综合征的处理:消融术后综合征包括低度发热,寒战,肌痛,延迟性疼痛,恶心呕吐等,一般于术后3天内出现。持续5天左右,并多于术后10天内消失,原因可能为机体对消融所致坏死组织及其所释放的细胞因子的炎性反应。①胃肠道反应:表现为恶心呕吐,遵医嘱给予甲氧氯普胺、托烷司琼等中枢镇吐药对症治疗,并给予泮托拉唑钠常规静脉滴注抑制胃酸保护胃黏膜。②发热:主要为肿瘤坏死引起的吸收热及肿瘤周围组织出现的炎性反应所致,可预防性使用抗生素。每天为患者测体温4次,必要时给予物理及药物降温。如果体温大于38.5°角应除外脓肿形成。告知患者术后发热是由于肿瘤组织坏死吸收引起,安抚患者情绪;加强皮肤护理,汗湿后及时为患者更换衣物及床单,注意保暖,鼓励患者多饮水。一般高热持续1周,给予对症治疗。③腹痛:常见原因为出血,胆囊炎,以及近肝被膜肿瘤消融治疗后,肿瘤坏死所致的局限性腹膜炎。只要无外科急腹症指征,一般常用药物为吗啡、哌替啶、布桂嗪、芬太尼贴止痛治疗并严密观察药物的不良反应。

(4)掌握肿瘤专科护理指标,及时发现异常并采取措施;患者回病房后,责任护士及时向医师了解术中情况,有无气胸、出血、冻伤等并发症发生。做好患者心理护理,并与其家属做好沟通工作,缓解患者急于知道手术效果的焦虑心理。

9.术区护理

治疗结束后手术室护士与病房护士详细交接患者情况,观察手术皮肤视野,有无渗血、渗液及烫伤;如发现烫伤,对面积、数量、周围组织情况进行记录;返回病房后提供宽松病服,保持局部皮肤干燥,减少物理性刺激;局部如有水疱,较小的水疱无须处理,2~3周后自行吸收干枯结痂,脱落后创面可愈合;较大水疱经消毒后予以无菌注射器将泡液抽出,无菌敷料覆盖。

10.常见并发症的护理

局部消融引起的并发症按照严重程度分为轻度(A、B级)及重要(C~F级)。按照发生时间分为即刻并发症、围术期并发症及迟发并发症。

(1)疼痛:一般在术中及术后1~2天出现,持续时间很少超过1周。轻度疼痛不需要特别处理;中、重度疼痛在排除急腹症等原因的前提下给予镇静、镇痛处理。

(2)胆心反射:手术刺激胆道系统引起迷走神经兴奋导致的冠脉痉挛和心功能障碍,表现为心动过缓,可伴血压下降、心律失常、心肌缺血甚至发生心室纤颤或心脏停搏。疼痛也可引起迷走神经兴奋,造成心动过缓。护理措施为即刻停止消融治疗,静脉注射阿托品;对血压下降、心律失常、心脏停搏患者给予相应的急诊抢救治疗。对肿瘤邻近胆囊、胆管的患者,术前可应用阿托品 0.5 mg 静脉注射降低迷走神经兴奋性;应用镇静、镇痛药,控制疼痛;RFA 及 MWA 可从小功率开始,逐渐调至预定参数。

(3)心脏压塞:引导针、消融治疗极穿刺时误伤心包。护理措施为少量心包积液(<100 mL):即刻停止消融治疗,做好心包穿刺引流准备等,中量以上心包积液(>100 mL):急诊行心包穿刺引流和相应抢救治疗。密切观察病情变化,进入急诊抢救状态。

(4)肝脓肿:消融治疗区组织液化坏死继发感染或消融区形成胆汁瘤继发感染。护理措施为及时行经皮脓肿引流及抗感染治疗。严格无菌操作。对有感染危险因素(糖尿病、十二指肠乳头切开术后等)及消融体积较大的患者可预防性应用抗生素。

(5)肝包膜下血肿、腹腔出血:肝包膜、肝实质撕裂,肿瘤破裂、血管损伤、针道消融不充分等。护理措施为严密监测患者生命体征,少量出血保守治疗;动脉性活动性出血同时行动脉栓塞或消融止血;对有失血性休克的患者积极抗休克治疗,必要时手术探查止血。护理人员尤其要关注患者对疼痛的描述,如持续性疼痛、止痛药物效果不佳时应警惕有活动性出血,并及时通知医师予以相应处理。

(6)气胸:穿刺时损伤脏层胸膜或肺组织。护理措施为少量气胸保守治疗,中至大量气胸穿刺抽吸气体或胸腔闭式引流。胸腔闭式引流的护理同本节 CT 引导肺肿瘤冷冻消融治疗的相应部分。

(7)胸腔积液:邻近膈肌肿瘤消融治疗后导致胸膜组织膈肌损伤,消融后坏死组织刺激胸膜,坏死组织液化或胆脂瘤直接破入胸膜腔。护理措施为少量胸腔积液保守治疗,中至大量胸腔积液行穿刺抽吸或引流。胸腔闭式引流的护理,内容同本节 CT 引导肺肿瘤冷冻消融治疗的相应部分。

(二)CT 引导冷冻消融治疗肝癌的护理

1.适应证与禁忌证

其与肝癌射频消融相同。

2.术前评估与准备

(1)护理评估:与肝癌射频消融相同。

(2)术前访视:向患者及家属讲明冷冻消融的目的,术中注意事项;消融过程中一个循环所需时间,术中需要患者配合的要点等。向患者介绍治愈成功的病例,以此来增加患者对介入治疗的信心,取得患者的信任,以最好的状态来配合手术。

(3)术前指导:局麻患者告知其手术过程中配合操作的重要性,指导并训练患者屏气及平静呼吸等动作,确保进针路径与肿瘤位置关系相对一致;全麻患者告知其胃肠道准备的重要性;同时还应告知患者手术大概需要的时间、手术体位等,以取得患者的理解、合作。

(4)术前准备,包括患者准备、家属准备、病房护士准备、手术室护士准备等。

患者准备。①影像资料准备:告知患者需将 2 周内行超声、增强 CT 或增强 MRI 检查影像资料准备齐全,便于手术医师掌握肿瘤位置、大小、数目、形状,与大血管及周围脏器的关系,指导进针路径。②胃肠道准备:患者术前 1 天晚餐不进固体或难消化食物,少吃甜食,避免腹胀;手术当日应根据手术情况禁食,局部麻醉术前 4 小时禁饮食,全身麻醉术前 12 小时禁食、前 4 小时禁水;如一般情况较差者,应先建立静脉通路给予一定的支持治疗。③皮肤准备:术前 1 天洗澡或清洁穿刺区域皮肤,更换清洁衣裤。④术前摘除金属饰物;女患者如月经期及时通知责任护士;术前排空膀胱。

家属准备。①告知患者家属(被委托人)手术当日提前到病房,需签署手术知情同意书。②确保患者住院押金足够。③鼓励患者家属术后陪伴。

病房护士准备。①协助完善各项化验及常规检查:术前进行血、尿、大便常规,肝、肾功能,凝血功能,肿瘤标志物,血型检查和感染筛查,心电图、X线胸片等检查。②根据穿刺点、进针路径进行手术区域皮肤准备,并检查有无皮肤破损及感染。③术前晚视病情需要进行肠道准备。④手术当日行碘过敏试验;建立静脉通道。⑤测量生命体征,如体温、血压异常及时汇报医师。⑥术前15分钟肌内注射血凝酶1 000 U,维生素 K_1 10 mg,护送患者赴消融治疗室。

手术室护士准备。①药品准备:术前准备麻醉、镇静、镇痛、止吐、止血等药物,急救设备和药品。②设备和材料:准备好吸氧装置、心电监护;备好冷冻消融所需氩气、氦气及消融治疗仪;准备好冷冻探针等材料。手术室配备吸氧、吸痰装置,备有简易呼吸器、胸腔闭式引流包等。③预防术中出现冷休克,术前应在CT床上提前铺好保温毯并调整好温度。

医师准备。①病理检查:为明确诊断,建议行病灶穿刺活检病理检查。②制订消融方案:术前根据患者病情和医院条件进行讨论分析,选择适宜的引方式、消融治疗仪及消融治疗极,确定穿刺点、进针路径及布针方案。③术前与患者及家属充分沟通,签署手术知情同意书。

3.护理配合

(1)手术室护士与病房护士进行详细交接,确认患者身份,核对患者基本信息。

(2)局麻患者根据病灶部位协助其取合适体位(仰卧或俯卧),既要方便治疗,又要使患者舒适安全。嘱患者不能自行改变体位、注意平静呼吸;连接好心电监护,观察患者血氧饱和度情况。

(3)手术室护士对患者进行压疮评估,评分≤18分提示患者有发生压疮的危险,建议采取保护性预防措施,如局部敷贴皮肤保护膜。

(4)协助医师进行皮肤消毒、铺无菌巾。

(5)手术治疗过程中应询问患者有无不适之处,注意患者面部表情变化。如患者出现恶心、面色苍白、寒战、体温降低、心律失常、血压下降、呼吸困难等冷休克表现,应立即通知医师暂停消融,进行抗休克紧急处理。

(6)对于靠近体表肿瘤,冷冻消融过程中针杆与皮肤表面接触易造成冻伤,可采用装有45 ℃温盐水的一次性无菌手套置于针杆周围保护皮肤。或用纱布保护周围组织,避免冻伤。

4.术后护理

(1)术后常规护理。与肝癌射频消融相同。

(2)并发症护理,主要包括冷休克、出血、皮肤冻伤、反应性胸腔积液。

冷休克:当肿瘤靠近大血管或冷冻范围较大,有可能导致患者发生冷休克,因此术前应在CT检查床上提前铺好保温毯并调节温度在37～39 ℃之间,密切观察患者生命体征,一旦患者出现恶心、面色苍白、寒战、肢体温度低、脉搏细速、心律失常、血压下降、呼吸困难等冷休克表现,应及时进行保护及抗休克治疗。

出血:因冷冻消融结束后无法对针道进行消融,出血的发生率高于射频消融及微波消融,因此术后需密切观察生命体征变化,重点观察血压、心率变化及患者对疼痛的主诉,遵医嘱急查血常规,必要时急诊行CT检查,应用止血药。

皮肤冻伤:对于靠近体表的肿瘤,穿刺针与皮肤表面接近,冷冻消融过程中易出现冻伤。患处皮肤给予安尔碘局部消毒,硫酸镁表面湿敷,无菌纱布包扎,根据损伤程度,选择更换敷料次数。可用沛离子抑制剂及磺胺嘧啶银等喷涂患处促进伤口愈合,包扎时采用半暴露包扎法,使患处皮肤保持清洁干燥。并在患处皮肤做好标记,观察伤口愈合情况。做好相应护理记录。保持床单及衣物清洁干燥,翻身活动时注意保护患处免受摩擦。

反应性胸腔积液:部分肿瘤靠近膈顶的患者,冰球刺激膈肌和胸膜,易导致少量胸腔积液。多数患者治疗后都有少至中等量的胸腔积液,多可自行吸收,10%左右需要行胸腔引流。应嘱患者卧床休息,采用患侧体位。

(三)CT引导化学消融治疗肝癌的护理

1.适应证

(1)原发性肝癌及肝转移瘤,一般认为病灶不超过3个,最大病灶直径不超过3 cm的小肝癌疗效最佳,也适用于直径3~7 cm的肝癌;只要能将病灶完全消融,病灶数目及大小应不是绝对限制的因素。

(2)原发性肝癌或肝转移瘤术前治疗,有利于手术切除,且可减少术后复发、转移。

(3)肝癌切除后复发,不宜或不愿意再次接受手术切除。

(4)因合并肝硬化、肝功能失代偿或合并心、脑、肾、肺等疾病或年老体弱而无法接受手术切除的肝癌、肝转移瘤。

(5)较大肝囊肿或肝血管瘤,有增大趋势或患者有治疗意愿。

2.禁忌证

(1)严重的心、脑、肾、肺等器官功能障碍。

(2)无法纠正的凝血功能障碍。

(3)重度黄疸,大量腹水。

(4)肿瘤肝内弥漫分布。

3.术前评估与准备

(1)护理评估。与肝癌射频消融相同。

(2)术前访视。询问患者有无乙醇、碘油过敏史,向患者详细讲述化学消融的原理、注意事项、术中及术后可能出现的症状、并发症及处理措施。

(3)术前指导。局麻患者告知其手术过程中配合操作的重要性,指导并训练患者屏气及平静呼吸等动作,确保进针路径与肿瘤位置关系相对一致;同时还应告知患者手术大概需要的时间、手术体位等,以取得患者的理解、合作。

(4)术前准备,包括患者准备、家属准备、病房护士准备、手术室护士准备等。

患者准备。①影像资料准备:告知患者需将2周内行超声、增强CT或增强MRI检查影像资料准备齐全,便于手术医师掌握肿瘤位置、大小、数目、形状,与大血管及周围脏器的关系,指导进针路径。②胃肠道准备:患者术前1天晚餐不进固体或难消化食物,少吃甜食,避免腹胀;手术当日应根据手术情况禁食,术前4小时禁饮食,如一般情况较差者,应先建立静脉通路给予一定的支持治疗。③皮肤准备:术前1天洗澡或清洁穿刺区域皮肤,更换清洁衣裤。④术前摘除金属饰物;女患者如月经期及时通知责任护士;术前排空膀胱。

家属准备。①告知患者家属(被委托人)手术当日提前到病房,需签署手术知情同意书。②确保患者住院押金足够。③鼓励患者家属术后陪伴。

病房护士准备。①协助完善各项化验及常规检查:术前进行血、尿、大便常规,肝、肾功能,凝血功能,肿瘤标志物,血型检查和感染筛查,心电图、X线胸片等检查。②根据穿刺点、进针路径进行手术区域皮肤准备,并检查有无皮肤破损及感染。③术前晚视病情需要进行肠道准备。④手术当日行碘过敏试验;建立静脉通道。⑤测量生命体征,如体温、血压异常及时汇报医师。⑥术前15分钟肌内注射血凝酶1 000 U,维生素 K_1 10 mg,护送患者赴消融治疗室。

手术室护士准备。①与手术医师沟通,提前将无水乙醇、醋酸、盐酸及碘油等物品备好。②设备和材料:准备好吸氧装置、心电监护;手术室配备吸氧、吸痰装置,备有简易呼吸器、胸腔闭式引流包等。

医师准备。①病理检查:为明确诊断,建议行病灶穿刺活检病理检查。②制订消融方案:术前根据患者病情和医院条件进行讨论分析,选择适宜的引方式、消融治疗仪及消融治疗极,确定穿刺点、进针路径及布针方案。③术前与患者及家属充分沟通,签署手术知情同意书。

4.护理配合

(1)患者提前进入消融手术室,手术室护士与病房护士进行详细交接,确认患者身份,核对患者基本信息。

(2)局麻患者根据病灶部位协助其取合适体位(仰卧或俯卧),既要方便治疗,又要使患者舒适安全。嘱患者不能自行改变体位、注意平静呼吸;连接好心电监护,观察患者血氧饱和度情况。

(3)协助医师进行皮肤消毒、铺无菌巾。

(4)手术开始需要密切观察患者意识、面部表情变化、生命体征、保持呼吸道通畅,与患者沟通交流,询问有无不适之处,评估患者的耐受情况,发现问题及时汇报,以便及时处理。保证手术顺利,安全进行。

(5)嘱患者深吸气后屏气,手术医师根据将穿刺针依确定的方向刺入直到标记的深度,CT扫描确定针尖的确切位置。当穿刺针到达肝肿瘤内,拔出针芯见无回血后,护士协助术者抽吸无水酒精和碘油,术者把吸好的无水酒精、碘油混合液缓慢地注入肝肿瘤内,再进行 CT 扫描,在CT 荧屏上可见药物在肿瘤内弥散,术者根据药物在肿瘤内弥散充盈情况调整穿刺方向及平面,反复多方向穿刺注药。术中注意无水酒精引起的毒不良反应:如头晕、头痛、烧灼感、面色潮红、恶心呕吐等;注意碘油引起的变态反应。有异常,应及时报告医师,以便及时处理。

(6)患者可因注射药物引起瘤内压力增高而致无水乙醇等化学物质外溢或沿针道流入腹腔,刺激肝被膜、腹膜或进入毛细血管、毛细胆管而引起明显疼痛、恶心、呕吐等;因此在注射药物后应严密观察患者的生命体征及疼痛、恶心、呕吐等不良反应,必要时给予止痛、止吐等对症处理。注意患者有无出现心悸、面部潮红、血压上升等乙醇过敏表现,同时注意患者有无疼痛等治疗反应,并给予患者安慰、鼓励等心理疏导,一般 10~30 分钟后上述症状即可逐渐减弱至消失;疼痛明显时给予局部麻醉,必要时可肌内注射或静脉给予镇静、镇痛药物。

(7)药物注射完毕,插入针芯,稍停数秒后,将针尖拔至肿瘤边缘,再停数秒,继续退针至肝包膜 1~1.5 cm 处,CT 扫描无药物返溢后,将针完全拔出。拔出穿刺针,常规消毒穿刺点,用无菌纱布覆盖穿刺口,用手轻轻压迫 15~20 分钟后见无回血包扎伤口。

5.术后护理

(1)常规护理。术后平卧并给予心电监护 12 小时,如无异常即可鼓励患者下床,适当活动以减轻腹胀感;鼓励患者腹式呼吸以减轻局部粘连;鼓励患者多饮水促进代谢;指导患者进食高蛋白、高热量、高纤维、低脂肪食物,以减轻肝脏负担及促进排便。术后部分患者会出现发热及疼痛,对他们要给予更多的关心,并且耐心向患者解释这是正常的术后反应,一般 3~7 天后即可消失,同时可遵医嘱给予必要的对症治疗。

(2)并发症护理,包括肝损害、无水乙醇过敏、血管及胆管损伤。

肝损害:肝肿瘤化学消融所致肝损害原因为单次注入药物的剂量过大或短期内多次治疗导致肝脏负荷过重。护理措施:①鼓励患者多食高蛋白、高热量、高纤维素、低脂易消化食物,宜少食多餐。②术后卧床休息,注意保肝治疗,监测肝功能和测量腹围。③观察患者有无明显的腹胀、尿少等,准确记录24小时尿量并监测电解质情况。④术后1～3天常规给予抗生素,观察患者体温的变化,一旦发生肝脓肿,可在B超引导下穿刺引流,对脓液进行细菌培养和药敏试验,选用敏感的抗生素。

无水乙醇过敏:对乙醇过敏者,应用无水乙醇进行肝肿瘤消融时可发生变态反应,患者可有面色潮红、嗜睡、四肢无力等醉酒样表现。一般10～30分钟后上述症状可逐渐减缓至消失,多无须处理。严重者按照乙醇中毒处理,积极给予扩容、利尿、对症治疗。因此,治疗前应详细询问患者有无乙醇过敏史,对于初次治疗的患者,首次剂量不宜过大,并在治疗开始时从小剂量开始,观察患者无变态反应后再继续进行治疗。

血管及胆管损伤:多因注射药物引起瘤内压力增高而致化学药物外溢并进入小胆管及胆管而引起血管及胆管损伤,少部分因穿刺针直接刺入小胆管及血管所致。因此注射药物时应缓慢推注,防止压力过高导致药物外溢;较大肿瘤应行多点穿刺注药治疗,避免单点加压注药。此外,每次注药应先回抽,防止穿刺针位于小胆管或血管内,开始治疗时宜先注入少量药物后进行扫CT扫描,确定药物在肝实质内后再行注药治疗并间断进行CT扫描观察药物在肿瘤内的浸润情况,防止药物应用过量。

（孙　芳）

参 考 文 献

[1] 肖芳,程汝梅,黄海霞,等.护理学理论与护理技能[M].哈尔滨:黑龙江科学技术出版社,2022.

[2] 王玉春,王焕云,吴江,等.临床专科护理与护理管理[M].哈尔滨:黑龙江科学技术出版社,2022.

[3] 王美芝,孙永叶,隋青梅.内科护理[M].济南:山东人民出版社,2021.

[4] 赵衍玲,梁敏,刘艳娜,等.临床护理常规与护理管理[M].哈尔滨:黑龙江科学技术出版社,2022.

[5] 吴雯婷.实用临床护理技术与护理管理[M].北京:中国纺织出版社,2021.

[6] 马英莲,荆云霞,郭蕾,等.临床基础护理与护理管理[M].哈尔滨:黑龙江科学技术出版社,2022.

[7] 刘爱杰,张芙蓉,景莉,等.实用常见疾病护理[M].青岛:中国海洋大学出版社,2021.

[8] 孙立军,孙海欧,赵平平,等.现代常见病护理实践[M].哈尔滨:黑龙江科学技术出版社,2021.

[9] 于翠翠.实用护理学基础与各科护理实践[M].北京:中国纺织出版社,2022.

[10] 张俊英.精编临床常见疾病护理[M].青岛:中国海洋大学出版社,2021.

[11] 张红芹,石礼梅,解辉,等.临床护理技能与护理研究[M].哈尔滨:黑龙江科学技术出版社,2022.

[12] 田永明,朱红,吴琳娜.临床常见管道护理指南[M].成都:四川科学技术出版社,2021.

[13] 苏文婷,赵衍玲,马爱萍,等.临床护理常规与常见病护理[M].哈尔滨:黑龙江科学技术出版社,2022.

[14] 高淑平.专科护理技术操作规范[M].北京:中国纺织出版社,2021.

[15] 申璇,邱颖,周丽梅,等.临床护理常规与常见病护理[M].哈尔滨:黑龙江科学技术出版社,2022.

[16] 张翠华,张婷,王静.现代常见疾病护理精要[M].青岛:中国海洋大学出版社,2021.

[17] 李红芳,王晓芳,相云,等.护理学理论基础与护理实践[M].哈尔滨:黑龙江科学技术出版社,2022.

[18] 姜鑫.现代临床常见疾病诊疗与护理[M].北京:中国纺织出版社,2021.

[19] 王霞,李莹,连伟,等.专科护理临床指引[M].哈尔滨:黑龙江科学技术出版社,2022.

［20］李华.基础护理与疾病护理［M］.哈尔滨:黑龙江科学技术出版社,2021.

［21］杨春,李侠,吕小花,等.临床常见护理技术与护理管理［M］.哈尔滨:黑龙江科学技术出版社,2022.

［22］宁尚娟.现代护理技术与疾病护理［M］.哈尔滨:黑龙江科学技术出版社,2021.

［23］孙善碧,刘波,吴玉清.精编临床护理［M］.北京/西安:世界图书出版公司,2022.

［24］洪梅.临床护理操作与护理管理［M］.哈尔滨:黑龙江科学技术出版社,2021.

［25］纪代红,王若雨.内科临床护理问答［M］.北京:科学出版社,2022.

［26］周晓丹.现代临床护理与护理管理［M］.北京:科学技术文献出版社,2021.

［27］石晶,张佳滨,王国力.临床实用专科护理［M］.北京:中国纺织出版社,2022.

［28］李淑杏.基础护理技术与各科护理实践［M］.开封:河南大学出版社,2021.

［29］张锦军,邹薇,王慧,等.临床实用专科护理［M］.哈尔滨:黑龙江科学技术出版社,2022.

［30］王佩佩,王泉,郭士华.护理综合管理与全科护理［M］.北京/西安:世界图书出版公司,2022.

［31］关再凤,孙永梅.常见疾病护理技术［M］.合肥:中国科学技术大学出版社,2021.

［32］任秀英.临床疾病护理技术与护理精要［M］.北京:中国纺织出版社,2022.

［33］周红梅.实用临床综合护理［M］.汕头:汕头大学出版社,2021.

［34］杨青,王国蓉.护理临床推理与决策［M］.成都:电子科技大学出版社,2022.

［35］孙慧,刘静,王景丽,等.基础护理操作规范［M］.哈尔滨:黑龙江科学技术出版社,2022.

［36］朱云燕,邵小萍.多元化护理干预对肝硬化腹水患者临床疗效的影响［J］.西部中医药,2021,34(3):143-145.

［37］林翠娴.精细化护理在异常子宫出血患者中的应用效果［J］.微创医学,2022,17(3):394-396.

［38］周卫红.延续性护理教育在脑卒中病人及其主要照顾者中的应用［J］.护理研究,2021,35(1):172-176.

［39］孙健,张芳芳.个性化护理在肺癌患者围术期的应用效果［J］.中国医药指南,2022,20(13):149-151.

［40］王丹.手术治疗急性化脓性阑尾炎的围术期护理措施探讨［J］.中国医药指南,2022,20(10):120-122.